U0062176

# 中医优化组合方

孙家和　编著

学苑出版社

**图书在版编目（CIP）数据**

中医优化组合方/孙家和编著．—北京：学苑出版社，2023.5

ISBN 978 – 7 – 5077 – 6610 – 3

Ⅰ．①中⋯　Ⅱ．①孙⋯　Ⅲ．①方剂 – 汇编 – 中国 – 现代　Ⅳ．①R289.37

中国国家版本馆 CIP 数据核字（2023）第 048680 号

**责任编辑：** 黄小龙　高　赫

**出版发行：** 学苑出版社

**社　　　址：** 北京市丰台区南方庄 2 号院 1 号楼

**邮政编码：** 100079

**网　　　址：** www. book001. com

**电子邮箱：** xueyuanpress@ 163. com

**联系电话：** 010 – 67601101（销售部）、010 – 67603091（总编室）

**印 刷 厂：** 北京兰星球彩色印刷有限公司

**开本尺寸：** 710mm×1000mm　1/16

**印　　　张：** 36. 75

**字　　　数：** 621 千字

**版　　　次：** 2023 年 5 月第 1 版

**印　　　次：** 2023 年 5 月第 1 次印刷

**定　　　价：** 128.00 元

# 前　言

　　方剂学是中医学的重要组成部分，是中医学者的必修教材。方剂是中医治病救人的有力武器，随着时代的发展，古今医家对方剂的研究日臻完善。在现代高科技条件下，研究人员发现了一些中药的新功效，相应地出现了许多新方剂。利用中药知识，对不同中药进行合理搭配，能够预防药物毒副作用发生，做到合理用药，安全用药，提高疗效，增进患者健康水平。

　　中医前辈在丰富的临床实践中总结出了许多卓有成效的经方或验方，笔者在长达60多年的临床实践中体会到，在许多场合下对两个或两个以上的经方进行巧妙组合，有时会产生一些意想不到的奇特效果。随着环境、气候的变化，及人们饮食结构的改变等，人们所患的疾病也越来越多样化。流传已久的经典方，根据病情需要，或合方，或加减，灵活运用，在如今的临床中仍具有较高的适用性。所以笔者在参考大量资料的基础上，将在临床工作中证实有效的组合方进行总结，以供各位中医同仁参考。

　　本书内容共分为17章，按现代医学病名分类，以便于查阅。各章分别收录感染性疾病、呼吸系统疾病、循环系统疾病、消化系统疾病、泌尿系统疾病、血液系统疾病、风湿性疾病、神经系统疾病、内分泌和代谢性疾病、男科疾病、妇产科疾病、性传播疾病、儿科疾病、外科病症、皮肤科疾病、眼耳鼻喉科疾病、骨关节疾病等共200多种常见病、多发病及疑难杂症的临床用方1468首。每首方剂从药物组成、用法用量、功能主治方面进行介绍，均设按语，介绍笔者临床用方的心得。在描述、解释病症或用药理论时，除使用中医学术语外，常使用现代医学名词及理论，更适合现今的临床医药学者及相关工作者、医学生阅读。

　　由于本书是按疾病进行分类，而中医治病所选用方剂经常是"同病异治，异病同治"，所以同一首方剂可能在不同的病种中多次出现，如"龙胆泻肝汤加减"就出现六次之多。但在不同病证中，来源于同一首方剂，所加减的药各有不同，仅条目名称相同。

　　本书得到了九三学社滨州市委原秘书长、著名中医专家王大生先生的关心和支持。王先生在百忙中审阅了全书，并对诸多内容提出了许多宝贵的修改意见，在此表示真诚感谢。

由于作者水平有限，书中难免有一些缺点和错误，万望读者给予批评指正，以便今后补充、修改，使之臻于完善。

孙家和

2017 年冬月

# 目 录

# 第一章　感染性疾病

## 一、感冒与流感

### 【辨病与辨证】

普通感冒，又称伤风、急性鼻炎或上呼吸道感染，一般不发热，数日内自愈。其病因仅是鼻咽部的致病菌感染，有时也合并化脓性炎症，例如中耳炎和鼻窦炎。如合并病毒感染也能引发支气管炎或继发性细菌感染。普通感冒的治疗原则，应以适当休息、保暖、加强护理及对症处理为主。流行性感冒简称流感，是因流行性感冒病毒所致的一种急性呼吸道感染病，其临床表现则以发热、打喷嚏、流涕、鼻塞、头疼、咳嗽、全身不适和呼吸道黏膜炎症为特征；重症患者可出现虚脱、急性气管－支气管炎、肺炎甚或死亡。此病目前仍然缺少相对可靠的病原学治疗，应在对症处理的基础上，加强护理，让患者卧床休息和多饮开水。中医学称流感为"时行感冒"，属于"外感"之病，病位在表卫与肺经，临床直接辨证分型治疗：风寒束表型，患者表现为恶寒发热、无汗头疼，舌苔薄白、脉浮紧，治宜辛温解表、宣肺散寒；肺卫风热型，患者表现为发热偏重、微恶风寒、咳痰黏稠、咽红肿痛，舌尖红、苔薄黄、脉浮数，治宜辛凉解表、清热宣肺；暑湿外感型，多见于夏秋两季，主要表现有头胀痛、胸满痞闷、四肢困倦，伴恶心呕吐、便溏、舌苔白腻、脉浮滑或濡数，治宜清暑解表、和中化湿。

### （一）辛温解表剂

#### 麻黄汤

【组成】麻黄 5～10 克　桂枝 6～10 克　杏仁 6～12 克　炙甘草 3 克

【用法】水煎温服。服后覆盖衣被，令周身微微汗出，若汗出表解，即停服，不必服完，如未得汗，则再服。禁食生冷油腻等物。

【功能主治】散寒解表，宣肺平喘。主治外感风寒，恶寒重，发热轻，头疼身痛，骨节酸痛，无汗，口不渴，脉浮紧，或伴有咳嗽喘促、气逆者。

【按语】本方是辛温解表的代表方剂，是治疗伤寒表实症的主方。本方发汗作用很强，多用于冬季感冒风寒，体质较强的患者。一般用治普通感冒和流行性感冒而有上述症状者。

本方加白术，名麻黄加术汤。用于治疗寒湿伤于肌表，身体烦痛者。

本方去桂枝，加薏苡仁，名麻杏薏甘汤。用于治疗风湿在表，一身尽痛，发热下午加剧者。

麻黄加术汤和麻杏薏甘汤相比，前者温化在表之寒湿，后者清化在表之风湿。

本方去桂枝，名三拗汤，也具有发散风寒、止咳平喘的作用。但它所适应的感冒为鼻塞声重，头疼目胀，四肢拘急，喘咳多痰，以及顿咳初起等症。凡由感冒风寒、肺气不宣所致的咳喘等症，均可以本方加减治疗。

## 麻黄附子细辛汤

【组成】麻黄5克　附子6~10克　细辛3克

【用法】水煎，日1剂，分2次温服。

【功能主治】助阳解表。《伤寒论》曰："少阴病始得之，反发热，脉沉者，麻黄附子细辛汤主之。"素体阳虚，复感寒邪，始得之，恶寒发热，寒重热轻，神疲欲卧，苔水滑，脉象沉细。

【加减法】本方去细辛，加炙甘草，名麻黄附子甘草汤。治少阴病，恶寒身痛，无汗微发热，脉沉微者，或水病身面浮肿，短气，小便不利，脉沉而小者。并治肾咳，咳则肩背相引而痛，甚则咳吐清涎，此风邪伤肾之候。

麻黄附子细辛汤与麻黄附子甘草汤皆治少阴病，发热脉沉，前者言始得之发热为急，后者言微发热为缓，病情稍缓，故治法亦缓。

【按语】本方是用于治疗少阴病复受表邪之方。所谓少阴病，是指机体阳气不足，出现脉沉细，神疲嗜卧，恶寒较甚而言。本方亦可用于虚寒性头痛、咽痛。

## 麻黄附子细辛汤合再造散

【组成】麻黄6克　附子9克　细辛3克　黄芪10克　人参3克　桂枝5

克　甘草3克　羌活3克　防风3克　川芎3克　白芍药5克　生姜3片　大枣2枚

**【用法】**水煎，日1剂，分2次温服。

**【功能主治】**助阳解表，益气发汗。主治阳虚外感，脉沉无力，热轻寒重，头痛无汗。

**【按语】**素体阳虚、气虚之人感受风寒，脉沉细紧者，方可应用。麻黄附子细辛汤只是助阳发汗，合入再造散不但能助阳发汗，还能温阳益气扶正，比单用好。凡阳虚外感，脉沉，精神萎靡不振者，宜用此方。

## 正柴胡饮

**【组成】**柴胡10克　防风5克　赤芍药6克　陈皮5克　甘草3克　生姜6片

**【用法】**水煎，日1剂，分2次温服。

**【功能主治】**表散风寒，解热止痛。主治风寒外感，发热恶寒，头疼身痛，痰疟初起，脉浮紧。

**【加减法】**外感头疼严重，加川芎3克；热而兼渴者，加葛根3～6克；呕恶者，加半夏4.5克；湿盛者，加苍术3克；胸腹有微滞者，加厚朴3克；寒气盛而邪不易解者，加麻黄3～9克，去浮沫服之，或加紫苏叶亦可。

**【按语】**正柴胡饮可用以治疗急证、热证、重证，如心肌炎、肺炎、不明原因的高热。对流感病毒性肺炎的疗效较好。

## 玉屏风散

**【组成】**黄芪20克　白术10克　防风6克

**【用法】**原为散剂，每服6克，日3次。现改为煎剂，水煎，日1剂，分2次温服。

**【功能主治】**补气、固表、止汗。主治表虚自汗，以及体虚易于感冒者。

**【加减法】**素体阴虚者可加生地黄、元参、麦门冬；过敏性荨麻疹，可加当归；亦可用于治疗或预防过敏性鼻炎。

**【按语】**本方为治气虚自汗的常用方剂，为目前预防感冒的常用方。预防感冒常与桂枝汤合用。

## 柴胡饮合玉屏风汤

**【组成】**柴胡10克　防风5克　赤芍药6克　陈皮5克　甘草3克　生

姜3片　黄芪10克　白术10克　防风6克

【用法】水煎，日1剂，分2次温服。

【按语】适用于中老年阴阳气血俱虚者之外感风寒证。对流感病毒性肺炎及年老体弱的心肌炎疗效较好。对预防感冒也很好。

## 桂枝汤

【组成】桂枝10克　白芍药10克　甘草5克　生姜10克　大枣5枚

【用法】水煎，日1剂，分2次温服。

【功能主治】疏风解肌，调营卫，和脾胃，温通降逆。主治外感风邪，风热头疼，汗出恶风，鼻鸣干呕，苔白不渴，脉浮缓或浮弱者。

【加减法】若桂枝汤证，兼有项背强硬不舒者，可加葛根，名桂枝加葛根汤；若无汗可再加麻黄，名葛根汤；若桂枝证兼有咳喘者，可加厚朴、杏仁，名桂枝加厚朴杏仁汤。

【按语】本方是解肌发表和胃剂，外能散表邪，调营卫，内能和脾胃，通痹闭，是治疗伤风有汗表虚症的要方。

桂枝汤在许多过敏性疾病的治疗中也常应用，如过敏性鼻炎、过敏性紫癜、哮喘、食物过敏，以及顽固性荨麻疹、湿疹、过敏性水肿等以瘙痒、渗出、遇冷风尤甚为特点的皮肤病；本方治疗自汗、盗汗，凡脉弱者，均有特效；桂枝汤中的桂枝、甘草善助心阳，桂枝又善治神经性动悸冲逆，凡胸腹部的异常搏动、气上冲感和心慌为特点者，如心肌炎、冠心病、心绞痛、高血压性心肌病、心脏神经官能症以及频发性室性早搏、阵发性心动过速、心房纤颤等心律失常性疾病。

## 桂枝汤合玉屏风加味

【组成】桂枝10克　白芍药10克　甘草5克　黄芪10克　白术10克防风6克　知母10克　生姜6片　大枣5枚

【用法】水煎，日1剂，分2次温服。

【功能主治】疏风解肌，调和营卫，固表止汗。主治表虚自汗，体虚易感者，症见发热头疼，汗出恶风，鼻鸣干呕，苔白不渴，脉浮缓或浮弱。

【按语】用于中老年身体虚弱，表虚自汗，气虚易感的治疗与预防，是常用的方剂，能有效提高免疫力。

## 九味羌活汤

【组成】羌活 6 克 苍术 6 克 川芎 6 克 白芷 6 克 黄芩 6 克 防风 10 克 生地黄 10 克 甘草 3 克 细辛 2 克 生姜 3 片 葱白 3 茎

【用法】水煎，日 1 剂，分 2 次温服。

【功能主治】祛风解表，除湿镇痛，兼清里热。主治外感风寒湿邪，兼有里热，肌表无汗，头疼项强，周身酸痛。

【加减法】湿邪轻者，可去苍术；头疼不甚，可去细辛；若无内热可去生地黄、黄芩；若里热甚而烦渴，可加石膏、知母。

【按语】本方可代替麻、桂，作为解表的常用方剂。麻、桂长于解表，短于祛风胜湿，且受季节所限，而本方在临床中凡外感风寒湿邪见上述症候者皆可应用，亦可灵活运用，随症加减。

## 九味羌活汤合人参败毒散

【组成】羌活 6 克 白芷 3 克 细辛 2 克 苍术 6 克 甘草 3 克 川芎 3 克 黄芩 3 克 生地黄 3 克 防风 6 克 柴胡 5 克 前胡 3 克 枳壳 5 克 独活 3 克 茯苓 5 克 桔梗 3 克 人参 3 克

【用法】水煎，日 1 剂，分 2 次温服。

【功能主治】祛风解表，除湿镇痛，兼清里热。主治外感风寒湿邪，兼有里热，恶寒发热，无汗，头疼项强，周身酸痛，口苦而渴，鼻塞声重，咳嗽有痰，苔白，脉浮。

【按语】凡四时外受风寒湿邪，尤其是流感皆可应用。对素体气虚兼内热者，两方合用加强了扶正的作用。多用于年老体弱者，用量宜轻。

### （二）辛凉解表剂

## 银翘散

【组成】金银花 12 克 连翘 12 克 芦根 15 克 豆豉 10 克 桔梗 10 克 竹叶 10 克 牛蒡子 10 克 薄荷 5 克 荆芥穗 5 克 生甘草 5 克

【用法】现代常作煎剂，注意煎煮时间以 15 分钟为宜。两煎混合，分 2 次温服。

【功能主治】辛凉解表，清热解毒。主治外感热病初起，发热无汗，或有汗不畅，微恶风寒，头疼口渴，咳嗽咽痛，苔薄白或薄黄，或舌边尖微红，脉浮而数等症。

【加减法】本方用治上症，如有汗者，可重用金银花、连翘；无汗者可重用荆芥、薄荷，加入黄芩、青蒿；风热较高者，可加黄芩、生石膏清泄里热；津伤渴甚者，加天花粉生津止渴；烦躁者，加生栀子清心除烦；如挟湿而兼见胸闷呕吐者，可加藿香、郁金、枳壳等芳香化湿、宽胸止呕的药物。

【按语】本方是辛凉解表的常用方剂，常用于风热感冒、流感、急性扁桃体炎麻疹初起等症。由于本方尚有清热解毒作用，故一切发热性流行病，如流行性乙型脑炎（简称"乙脑"）、流行性脑脊髓膜炎（简称"流脑"）、腮腺炎等，初起有风热卫分症状者，皆可考虑使用。此外，疮疡初起见有上述表证者，也可用本方加减治疗。

## 银翘散加味

【组成】金银花 12 克　连翘 12 克　芦根 15 克　豆豉 10 克　桔梗 10 克　竹叶 10 克　牛蒡子 10 克　薄荷 5 克　荆芥穗 5 克　生甘草 5 克　杏仁 10 克　生石膏 30 克　鱼腥草 15 克

【用法】水煎，日 1 剂，分 2 次温服。

【功能主治】辛凉解表，清热解毒。主治外感风热，发热无汗，或有汗不畅，微恶风寒，头疼口渴，咽痛，咳嗽气急，苔薄白或薄黄，脉数或浮数。

【按语】银翘散加味是辛凉解表的常用方剂。凡感冒见上述症状者，多伴有上呼吸道感染和扁桃体炎或咽喉发炎疼痛。本方加入杏仁、石膏、鱼腥草后对上呼吸道感染合并支气管咳喘疗效亦佳。

## 桑菊饮合银翘散

【组成】桑叶 10 克　菊花 10 克　杏仁 6 克　连翘 6 克　薄荷 5 克　桔梗 6 克　甘草 3 克　芦根 6 克　金银花 10 克　竹叶 10 克　荆芥穗 2 克　豆豉 10 克　牛蒡子 10 克

【用法】水煎，日 1 剂，分 2 次温服。（本方剂量常用于小儿，成人应加量。）

【功能主治】清凉解表，清热解毒，疏风凉血，宣肺止咳。主治风温初起或温病初起，或外感风热表证，症见咳嗽鼻塞、微热、微渴，热重寒轻，苔薄白，脉浮数。

【按语】用于感冒风热，流感，急性支气管炎伴有轻度寒热者，如急性扁桃体炎，麻疹初起及乙脑、流脑、腮腺炎初起等。临床用于流感属风热者，多在3天治愈。

## 加减葳蕤汤合葱白七味饮

【组成】玉竹10克　葱白6克　桔梗5克　白薇6克　豆豉10克　薄荷6克　甘草3克　大枣3枚　葛根10克　麦门冬10克　生地黄10克　生姜6片

【用法】水煎，日1剂，分2次温服。

【功能主治】滋阴清热，发汗解表。主治素体阴虚、血虚，或兼吐血、衄血、便血，兼外感表证，症见头疼发热，微恶风寒，无汗或有汗不多，咳嗽心烦，咽干口渴，舌赤，脉数。

【按语】本方适于阴虚体弱及血虚体弱的外感患者，亦可用于冬瘟咳嗽，咽干痰结及肺结核患者，有阴虚燥热征象者。

## 杏苏散

【组成】杏仁10克　紫苏叶6克　半夏6克　茯苓6克　前胡6克　桔梗6克　枳壳6克　陈皮5克　甘草3克　生姜3片　大枣2枚

【用法】水煎，日1剂，分2次温服。

【功能主治】温散风寒，宣肺化痰。主治外感凉燥，头微痛，恶寒无汗，咳嗽痰稀，鼻塞，咽干唇燥，苔薄，脉浮。

【按语】本病常见于深秋，外感风寒所致，但较严冬风寒为轻。本方临床常用于伤风感冒的咳嗽，属风寒较轻而咳嗽较重者。

## 桑杏汤

【组成】桑叶10克　杏仁10克　沙参10克　浙贝母10克　淡豆豉10克　栀子5~10克　梨皮1个

【用法】水煎，日1剂，分2次温服。

【功能主治】轻宣燥热，润肺止咳。主治外感燥热，头疼身热，干咳无痰，口渴，舌质红，苔薄白而燥，脉浮数者。

【按语】本方常用于外感秋燥之气，首先侵犯上呼吸道，出现以上症候者。

## 杏苏散合桑杏汤

【组成】紫苏叶6克 半夏6克 茯苓6克 前胡6克 桔梗6克 枳壳6克 甘草6克 陈皮6克 杏仁6克 生姜6片 大枣2枚 桑叶3克 沙参6克 浙贝母3克 豆豉3克 梨皮3个

【用法】水煎，日1剂，分2次温服。

【功能主治】温散风寒，宣肺化痰。主治外感凉燥（较风寒型），头微痛，恶寒无汗，咳嗽痰稀，鼻塞，咽干唇燥，苔薄，脉浮数。

【按语】本方适用于深秋气凉，外感风寒所致的上述症状，临床常用于伤风感冒咳嗽，属风寒较轻，咳痰较重者。

## 白虎汤

【组成】生石膏30~100克 知母15克 炙甘草6克 粳米15克

【用法】水煎，日1剂，分3次温服。

【功能主治】清气分热，泻胃火，生津止渴。主治温热病，气分热盛，高热头疼，口干舌燥，烦渴引饮，面赤恶热，自汗出，舌质红，舌面干，舌苔黄，脉洪大有力或滑数者。

【按语】本方常用于以肌体新陈代谢极度亢进为特征的疾病。如流感、猩红热、肠伤寒、乙脑、大叶性肺炎、流行性出血热等各种外感热病的极期。甲亢病人基础代谢率增高时也有使用本方的时候；以发热、肿胀、充血或出血为病理表现的皮肤黏膜疾病，如麻疹，夏季皮炎、顽固性过敏性皮炎、外障眼病、鼻衄，急性口腔炎、牙周炎等也有使用的机会；其他如中暑、糖尿病、胃炎、精神病、风湿性关节炎（活动期）、肿瘤发热等。烧伤后伤面灼热且渗出不止，类似于"大热""大汗"的症状，均可使用本方。

## 白虎汤加味

【组成】石膏30~90克 知母10~15克 甘草6克 粳米15~30克 连翘15克

【用法】水煎，日1剂，分2次温服。

【功能主治】清气分热，泻胃火，生津止渴。主治温热病，气分热盛，高热头疼，口干舌燥，烦渴引饮，面赤恶热，自汗出，苔黄，脉洪大有力或滑数。

【加减法】使用本方治疗热性病气分热时，若伤津较重者，可加芦根、麦门冬、天花粉等，以增强清热生津作用；若汗出过多津气两伤神疲倦怠者，可加太子参或党参，甚至西洋参等以益气养阴；如治疗乙脑时，可与大青叶、板蓝根等清热解毒药配伍；治疗牙龈出血、鼻衄时，可与生地黄、赤芍药等凉血药配伍；治疗胃热头疼时，可与白芷、藁本等配伍；治疗风湿热痹时可与苍术、桂枝等配伍。方中粳米临床较少应用。白虎汤加入人参，名人参白虎汤，老年体弱者为宜。

【按语】白虎汤的适应证是大热、大渴、大汗、脉洪大，白虎汤加入连翘后效果更佳。白虎汤加味是一首强有力的解热剂，凡热性病见上述症状者，均可使用本方，如流脑、乙脑、肺炎、中暑、小儿麻疹等出现气分实热者，均可应用。由于本方能泻胃火、清肺热，若消渴、牙龈肿痛，头疼，牙龈出血属于肺、胃热以及肺热鼻衄等症，亦可应用。

## 竹叶石膏汤

【组成】竹叶15克　生石膏30～50克　半夏10克　人参10克　麦门冬20克　炙甘草6克　粳米6克

【用法】先煎煮他药，再加粳米，待米熟汤成去米，日1剂，分3次温服。

【功能主治】清热生津，益气和胃。主治热病之后，余热未清，气阴两伤，咽干唇燥，烦热口渴，咳呛呕哕，痰涎胶着难祛，精神萎靡，身倦无力，舌红少苔，脉虚而数或细数。

【按语】①肺炎、乙型脑炎、流行性脑脊髓膜炎、麻疹、流行性感冒、流行性出血热、猩红热等外感热病的恢复期多见本方证。②手术后感染、肿瘤病人的放疗、化疗、硬化剂治疗过程中出现的毒副反应也有使用机会。③其他方面：如日射病、口腔炎、小儿夏季热、红斑狼疮、糖尿病、神经衰弱等。

## 竹叶石膏汤栀子豉汤合方

【组成】石膏30～60克　甘草6克　竹叶15克　半夏10克　麦门冬10克　人参6克　粳米15克　栀子10克　豆豉10克

【用法】水煎，日1剂，分2次温服。

【功能主治】清气分热，泻胃火，生津止渴。主治热在气分，症见大热烦渴，自汗，脉洪大或洪数。

【按语】本方是一首强力清气分热的方剂。常用于感冒、流感、流脑、乙脑、肺炎、中暑、小儿麻疹，属气分实热者。凡温热病，高烧后气血两燔，气津俱伤，余热难清者多见，故两方合较宜。在辨证施治时宜参考上方，不再赘述。

## 退热灵

【组成】金银花 15 克　连翘 15 克　荆芥 10 克　薄荷 10 克　板蓝根 30克　半边莲 30 克

【用法】水煎，日 1 剂，分 2 次温服。

【功能主治】疏风散邪，清热解毒。主治流感和一般上呼吸道感染，属外感风热与风寒化热者。

【加减法】若患者兼有痰多、咳嗽，宜加杏仁、桔梗、苍耳子、前胡；若伴头疼、咽喉红肿，还可加牛蒡子、山豆根、重楼、僵蚕等。

## 柴葛解肌汤

【组成】柴胡 10 克　黄芩 10 克　葛根 10 克　桔梗 10 克　白芍药 10 克生石膏 18～30 克　羌活 6 克　白芷 6 克　甘草 3 克　生姜 3 片　大枣 3 枚

【用法】水煎，日 1 剂，分 2 次温服。

【功能主治】解肌清热。主治感冒风寒，里已化热。症见恶寒渐轻，身热增重，无汗，头疼，肢酸，目疼，鼻干，心烦，口渴，唇燥，口苦，舌质微红，苔白而燥，脉浮数或微洪。

【加减法】上症如热盛伤津而见舌苔干燥时，可加天花粉、知母等以生津养胃；挟热下痢者，可去石膏加黄连以清热止痢；如恶寒不明显而里热炽盛，舌质偏红者，可去羌活、白芷，加金银花、连翘以清热解毒。应注意大便不通者，本方不宜使用。

【按语】本方为辛凉发汗兼清里热的方剂。常用于风温、斑疹之外有表邪内有里热者为宜。若只有表证而无口渴等里热现象者，不宜使用。特别是斑疹初起，如果早用石膏、知母等寒凉之品，往往会影响斑疹透发，导致变症，应予注意。

## 葛根芩连汤合三黄石膏汤

【组成】葛根 15 克　黄芩 5 克　黄连 3 克　甘草 3 克　石膏 30 克　豆豉

10克 麻黄5克 黄柏5克 栀子6克

【用法】水煎，日1剂，分2次温服。

【功能主治】解表清里，清热解毒。主治表证未解，里热已炽，壮热无汗，身热下利，胸腹烦热，口干口渴，喘而汗出，但发热不恶寒，脉滑数或洪数有力。

【加减法】可加茵陈、龙胆草等清泻湿热。

【按语】本方用于重型感冒、流感、斑疹伤寒等热病过程中而见高热无汗，外有表邪，内有实热者；亦可用于急性传染性肝炎而身热发黄者。

## 小柴胡汤

【组成】柴胡10~20克 黄芩6~10克 半夏6~15克 人参5~10克 甘草5~10克 生姜10~15克 大枣5~10枚

【用法】水煎，日1剂，分3次温服。

【功能主治】和解少阳，扶正祛邪。主治少阳病，寒热往来，胸胁苦满，不欲饮食，心烦喜呕，口苦咽干，目眩，苔薄白，或微黄腻，脉弦等。

【按语】①临床常用于以胸胁苦满为主要表现的疾病。如急慢性肝炎、慢性胆囊炎等肝胆疾病，慢性胃炎、胃溃疡等胃病，均可表现为胸胁部的胀满不适。肺炎、胸膜炎等呼吸系统疾病也可以有此表现，只不过范围上有所不同。②发热性疾病，主要为病毒、细菌等造成的感染性发热，如感冒、急慢性扁桃体炎、结膜炎、疟疾、伤寒、妇女经期发热等，这些疾病中，有表现为寒热往来的，有表现为持续高热的，也有表现为不规则低热的，不必局限于条文。③根据"休作有时"的方证特点，对于支气管哮喘、癫痫、心绞痛、变应性鼻炎、经前紧张综合征等反复发作性疾病可以选用本方。④一些定时发作性疾病也可使用本方，如夜半咳嗽、子时哮喘、子时发热、子午时牙痛、子午卯酉时胃痛、午时瘫痪等。⑤其他分布于"少阳带"的疾病，如偏头痛、肋间神经痛、旋耳疮（耳郭湿疹）、腮腺炎、鼓膜炎（暴聋）、化脓性中耳炎、甲状腺炎、乳腺炎、腋汗以及颈部、腋窝、腹股沟等处的淋巴结炎等也多有出现本方证的机会。⑥以"默默不欲饮食"为代表的情绪低落或欲望低下性疾病，也有用到本方的时候。如神经性食欲缺乏症、心因性阳痿、肠伤寒出现的表情淡漠以及默默不欲入寐的失眠症等。⑦近来有人将本方用于艾滋病的治疗。

## 柴胡桂枝汤

【组成】柴胡 10 ~ 15 克　桂枝 5 ~ 10 克　芍药 5 ~ 10 克　黄芩 5 ~ 10 克　人参5 ~ 10克　甘草 5 克　半夏 5 ~ 10 克　大枣 10 枚　生姜 6 片

【用法】水煎，日 1 剂，分 3 次温服。

【功能主治】疏风解肌，和解少阳，调营卫，和脾胃。主治发热恶风，寒热往来、汗出、关节酸痛，胸胁苦满，或腹痛，食欲不振，心烦喜呕。舌质暗红或暗淡，苔薄白或薄黄腻。

【按语】①临床常用于外感发热性疾病，如普通感冒、流感、肺炎、肺结核、胸膜炎、疟疾、肝炎、产后（包括人流）感染发热等见于虚弱体质而又病久不愈或缠绵复发者。②以"心下支结""心腹卒中痛"为主证的疾病，如胆囊炎、胆结石、胰腺炎、急性胃炎、十二指肠球部溃疡等兼有外感而并无手术指征者。③情志性疾病，如癔病性躯体障碍、自主神经功能失调的盗汗、畏寒、自觉发热、神经官能症的"肝气窜"等异常感觉。④许多关节疾病表现为"支节烦疼"者，也可应用本方。如颈椎病、坐骨神经痛、肩周炎等。⑤一些过敏性疾病如过敏性鼻炎、顽固性荨麻疹、过敏性紫癜等也有应用本方的机会。⑥其他如肾炎、癫痫、激素戒断综合征、慢性结肠炎、胸膜炎、疟疾、肝炎、心绞痛等。

## 小柴胡汤加减

【组成】柴胡 22 克　黄芩 12 克　半夏 9 克　党参 12 克　生地黄 12 克　青蒿 12 克　白薇 12 克　地骨皮 12 克

【用法】水煎，日 1 剂，分 2 次温服。

【功能主治】和解少阳，清热凉血。主治少阳郁热证。症见寒热往来，胸胁苦满，不欲饮食，心烦喜呕，口苦咽干，目眩，或经常发热，夜间尤甚，苔白厚，脉双弦。

【按语】本方辨证要点为邪聚少阳，发热有定时，夜热早凉，两手脉皆弦。

### （三）清暑解表剂

## 桂苓甘露散卫生防疫丹合方

【组成】茯苓 10 克　猪苓 10 克　泽泻 10 克　甘草 3 克　白术 12 克　肉

桂6克　石膏20克　滑石15克　细辛3克　白芷5克　薄荷5克　寒水石15克

【用法】水煎，日1剂，分2次温服。

【功能主治】清暑泄热，化气利湿，辟秽解毒。主治中暑受湿，头痛发热，烦渴引饮，小便不利，以及霍乱吐泻，转筋，下痢腹痛，头疼牙痛，中暑昏厥，以及气郁、痰郁，食郁、呃逆呕哕等。

【按语】本方暑期常用，如头痛发热，下利腹痛，及其他肠胃症状均可应用。要与藿香正气汤鉴别应用。

## 清暑益气汤加味

【组成】黄芪10克　党参10克　苍术10克　麦门冬10克　葛根6克　六神曲6克　泽泻6克　白术5克　黄柏5克　青皮5克　当归3克　陈皮3克　升麻3克　藿香10克　香薷6克　甘草3克　五味子3克　生姜2片　大枣2枚

【用法】水煎，日1剂，分2次温服。

【功能主治】清暑益气，保肺生津，健脾燥湿。主治体质素弱，感受暑湿，头痛身热，微感形寒，口渴自汗，四肢困倦，食少腹胀，呼吸气短，小便黄赤，大便溏薄，苔薄腻，脉虚软。

【注意事项】伤暑而无气虚见证者，不宜服。如单纯暑证高热烦渴者忌用。

【按语】本方为暑期很好的保健方。能缓解暑期不适症状，预防中暑。

## 香薷散

【组成】香薷6克　厚朴6克　扁豆10克

【用法】水煎，日1剂，分2次温服。

【功能主治】祛暑解表，化湿和中。主治暑日内伤于湿，外感于寒，症见形寒发热，头疼无汗，身重酸痛，面赤口渴，胸闷，泛恶，甚或呕吐，腹痛腹泻，苔白腻，脉浮。

【加减法】本方加金银花、连翘，清热解毒，名"新加香薷饮"；本方加黄连，苦寒燥湿，清热除烦，名"四味香薷饮"；如湿盛腹胀泄泻，本方加茯苓、甘草，利水导湿，名"五味香薷饮"；如中气虚弱，汗出过多，精神困倦，本方加党参、黄芪、白术、陈皮、木瓜、金银花、连翘名"十味香薷饮"。

【按语】为暑期感寒伤湿常用的基础方，用于暑瘟初起，暑、寒两兼之证。

【注意事项】暑热病发热汗出不恶寒，心烦口渴者忌服。

# 二、传染性疾病

## （一）麻疹

**【辨病与辨证】**

麻疹是由麻疹病毒引起的一种急性呼吸道传染病，多发于冬春两季，以小儿更为多见。症见发热、畏光、咳嗽、流涕、眼结膜充血，初起出现麻疹黏膜斑，随着病情进展，出现散布于躯干及四肢皮肤的斑丘疹。治疗关键，首先加强护理，预防如肺炎、脑炎等并发症。中医认为本病系因内蕴疫毒，外感时疫，热毒侵袭肺脾所致。应分期治疗：①初热期，患者出现发热、干咳、泪多、羞明，颊黏膜见黏膜斑，为散在分布的灰白色小点，舌质淡红，苔微黄，脉浮数。②疹现期：发热加重，皮肤出现稀疏而不规则的红色斑丘疹，最早始于耳后、颈部，很快沿着发际继续发展，逐渐遍及面部、躯干四肢和全身，同期还伴有发热、口渴、尿赤、舌干红、苔黄、脉数滑。③收没期：通常为出疹后3~4天，疹出热退，患者皮肤上留有糠皮样脱屑或棕色色素沉着，伴肢倦体乏，舌质淡，苔黄或白腻，脉细数。

### 银翘透疹汤

**【组成】** 金银花10克　连翘10克　牛蒡子6克　蝉蜕6克　霜桑叶5克

**【用法】** 水煎，日1剂，分2次温服。

**【功能主治】** 疏风透疹，清热解毒。主治麻疹初期或疹现期，发热加重，皮肤出现稀疏而不规则的红色斑丘疹，最早始于耳后、颈部，很快沿着发际继续发展，逐渐遍及面部、躯干四肢和全身；同期还伴有发热、口渴、尿赤、舌干红、苔黄、脉数滑。

**【加减法】** 汗出不畅加荆芥、防风、葱白；阴虚高热加地骨皮、桑白皮、沙参、知母。

**【按语】** 经验证明，只要患者不断出汗，出疹就顺利。开始发热时就要使患者不断出汗，前3天开始出疹，过3天出全，再过3天恢复正常。

## 银前透疹汤

【组成】金银花6克　连翘6克　前胡3克　蝉蜕2克　葛根6克　荆芥6克　防风4克　葱白4个

【用法】水煎，日1剂，分2次温服。

【功能主治】疏风透疹，清肺解毒。主治麻疹疹现期，伴有发热，出疹始于耳后，为稀疏不规则的红色皮疹，随后遍及躯干和四肢，略高起皮肤，压之褪色。还伴有发热口渴、尿赤，舌干红、苔黄、脉数滑。

【按语】发热3天，高热不退，无汗，又不见出疹，急用此方。

## （二）风疹

### 【辨病与辨证】

风疹是由风疹病毒引起的一种常见急性传染病，冬春两季发病较多，好发于5~9岁的儿童，流行期间也可见于青年和老年人。症见为轻度上呼吸道炎性症状、低热、出现特殊的斑疹以及耳后、枕部或颈后淋巴结肿大，出疹期患者还伴有头疼、食欲下降、疲乏无力、眼结膜充血等。本病中医学称为"风痧"或"瘾疹"，系风热邪毒经口鼻而入，侵及肺卫，郁于肌肤与气血相搏而得病。辨证分为以下三型：①邪热肺卫型，患者发热、恶风、头疼、咳嗽、流涕、咽部干痛，舌质淡红、苔薄黄、脉浮数。②邪热炽盛型，患者发热、咳嗽、躯干和四肢出现细点状淡红色皮疹，舌质红、苔黄、脉滑数或洪数。③气血两虚型，患者反复发作、甚至持续数月或数年之久。于劳累后加重，相伴有心悸、乏力等，舌质淡、苔薄、脉濡细。

## 麻梅甘草汤

【组成】麻黄3克　乌梅6克　甘草9克

【用法】水煎（煎2次，每次10分钟），日1剂，顿服。

【功能主治】疏散风热，发表散邪。主治邪郁肺卫型风疹，症见发热恶风、头疼、咽痛、乏力等。

【加减法】如邪热炽盛者加蝉蜕、僵蚕；素体气血两虚者加淫羊藿、仙茅、巴戟天。

## 蝉蒺僵蚕丸

【组成】蝉蜕 10 克　白蒺藜 20 克　僵蚕 10 克

【用法】上药研为细粉，炼蜜为丸，丸重 9 克，每服 1 粒，日 3 次。

【功能主治】清热解毒，透邪外出。主治邪热炽盛型风疹，伴有发热、咳嗽，躯干和四肢细点状淡红色皮疹。

【按语】临床应辨证灵活运用。

## 二仙汤合麻梅甘草汤

【组成】仙灵脾 15 克　仙茅 10 克　巴戟天 10 克　麻黄 3 克　乌梅 6 克甘草 9 克

【用法】水煎，日 1 剂，顿服。

【功能主治】调补气血，托毒达表，疏散风热。主治气血两虚型风疹，症见反复发作，迁延数月或数年不愈。劳累后发作或加重，伴心悸、胸闷及神疲乏力等。

【按语】本方适用于素体肾阳虚兼气虚者，若邪热炽盛者用蝉蒺僵蚕丸。

### （三）流行性腮腺炎

【辨病与辨证】

流行性腮腺炎是由腮腺炎病毒引起的急性传染病，潜伏期为 3~7 天，以儿童和青少年发病率高，常于冬春两季流行，偶见于夏季。患者发病以耳下部腮腺非化脓性肿胀为特征，局部以耳垂为中心，向前、后或下肿胀，其边缘不甚清楚，局部皮肤张紧发亮，表面灼痛，略有触痛，多数患者伴有发热、头疼、咽痛、食欲下降、恶心呕吐、肌肉酸痛等。本病中医称为"大头瘟""大头风""大头伤寒"等，多因肺胃热毒、上攻头面所致，故出现憎寒发热、头面红肿、咽部胀痛、口渴引饮、烦躁不安等，舌红、苔黄、脉数。现代西医学研究证明，男性不育症与孩童时期是否患过腮腺炎有一定的相关性。一旦得病，终生免疫。

## 板蓝根汤加味

【组成】金银花 15 克　连翘 10 克　大青叶 10 克　板蓝根 10 克　夏枯草 10 克　浙贝母 6 克

【用法】水煎（煎2次，每次20分钟），日1剂，顿服。

【功能主治】透卫清热，解毒消肿，主治流行性腮腺炎。症见发热、头面红肿、咽喉肿痛、口渴引饮、烦躁不安等。舌红、苔黄、脉数。

【加减法】本方加夏枯草、浙贝母效佳。

## 银归天贝汤加味

【组成】金银花30克　当归10克　天花粉10克　浙贝母10克　夏枯草30克

【用法】水煎代茶频服。

【功能主治】解毒消肿，活血散结。主治流行性腮腺炎，症见憎寒发热、头面红肿、咽喉疼痛，继之恶寒口渴、烦躁不安等。

【按语】加入夏枯草后，清热解毒的疗效更强。

## 金蓝汤

【组成】金银花30克　板蓝根30克　山慈菇6克

【用法】水煎，日1～2剂，顿服。

【功能主治】透卫清热，解毒消肿。主治流行性腮腺炎，症见憎寒发热、头面红肿、红肿较硬，咽喉疼痛，继之恶寒口渴、烦躁不安、头胀痛等。

【按语】流行性腮腺炎是流行性腮腺炎病毒引起的一种传染病。本病传染性很强，且易并发他病，常见的有脑膜炎、睾丸炎，临证应辨证论治。

## （四）流行性脑脊髓膜炎

【辨病与辨证】

流行性脑脊髓膜炎简称流脑，是由脑膜炎双球菌引起的一种急性传染病。本病冬春季节流行，以儿童患者为主，表现为突然发热、头疼、呕吐以及项强直等脑膜刺激症状，一旦诊断明确，应及时应用有效抗生素治疗，以防止病情急剧恶化变为爆发性流脑。中医学认为本病属"春温"范畴，治疗时应以清热解毒、清营解毒、透热外达、润燥生津、清心开窍、开闭固脱为主。

## 石膏知母汤加味

【组成】生石膏120克　龙胆草30克　知母30克　甘草30克　白茅根60克　大青叶60克　元参60克　生地黄60克　金银花60克　蒲公英60克

【用法】水煎 2 次，每次煎 20 分钟，日 1 剂，分 2 次温服。小儿减量。

【功能主治】清热解毒，清热凉血。主治急性流行性脑脊髓膜炎。症见壮热口渴、头疼、烦躁不安、肌肤发斑、呕吐、吐血或衄血等。

【加减法】兼有咯血、衄血者加水牛角；神昏谵语高热时，可选加紫雪丹、安宫牛黄丸、或至宝丹；发生抽搐时可加钩藤、全蝎、地龙；呕吐明显者，加藿香、竹茹。

【按语】方中多数药物都具有抑杀脑膜炎双球菌等多种微生物的作用。石膏、知母具有退热、镇静的治疗作用；生地黄、元参清营热、滋营阴；白茅根清热凉血、除血分之热。

## 清营汤

【组成】水牛角 30 ~ 60 克　生地黄 15 ~ 30 克　元参 10 ~ 15 克　麦门冬 10 ~ 15 克　金银花 10 ~ 15 克　连翘 10 ~ 12 克　丹参 10 ~ 12 克　黄连 3 ~ 6 克　竹叶 3 ~ 6 克

【用法】水煎，日 1 剂，分 2 次温服。

【功能主治】清营解毒，透热养阴。主治温邪传营，症见身热夜甚，烦躁不眠，时有谵语，或渴或不渴，或斑疹隐隐，舌绛而干，脉细数。

【按语】本方为治温邪入营的常用方剂。临床可用于乙脑、流脑、中暑、败血症或其他热性病而有上述症状者，并可酌情加入板蓝根、大青叶等增强解毒作用。如见神昏谵语，舌蹇肢厥者，是邪入心包之候，可配用安宫牛黄丸或至宝丹等以清心开窍；若兼见痉厥，可加羚羊角、钩藤、地龙或紫雪丹等以清热息风。

使用本方应注意舌诊，苔白滑者不可用。舌质绛而苔白滑或白腻，是热为湿遏之象，忌用本方，否则助湿留邪，延长病程，必须是舌绛而干，才是入营之证，方可使用。

## 清营汤合犀角地黄汤

【组成】生地黄 30 克　元参 10 克　麦门冬 10 克　竹叶 3 克　丹参 6 克　黄连 5 克　金银花 10 克　连翘 6 克　赤芍药 12 克　牡丹皮 10 克　水牛角 30 克

【用法】水煎，日 1 剂，分 2 次温服。

【功能主治】清营解毒，清热凉血，透热养阴。主治邪热初入营分、血分，发热夜甚，心烦不寐，口渴或反不渴，或斑疹隐隐，舌绛而干，脉细数。

【按语】本方是治瘟邪入营和热入血分的方剂。临床可用于乙脑、流脑、中暑、败血症及热伤血分所见到的身热、舌绛、脉数等血热证。

## 清瘟败毒饮

【组成】生石膏 30～60 克　生地黄 15～30 克　水牛角 30 克　黄芩 10 克　栀子 10 克　知母 10 克　赤芍药 10 克　元参 10 克　连翘 10 克　牡丹皮 10 克　黄连 3～10 克　桔梗 3～10 克　竹叶 3～10 克　甘草 3 克

【用法】水煎，日 1 剂，分 2 次温服。

【功能主治】清热解毒，凉血养阴。主治温热疫毒，一切火热之证。气血两燔，高热烦躁，大渴引饮，口干咽痛，头痛如劈，昏狂谵语，或吐血、衄血，或发斑疹，舌绛唇焦，脉洪数。

【按语】本方清热泻火解毒的作用较强，凡热性病，因热毒火邪亢盛，而致气血两燔者，均可加减使用。目前对于乙脑、流脑、败血症等见有上述症候者，可用本方治疗。本方药性大寒，非属热极毒盛者，不可妄用。

## 加减清瘟败毒饮

【组成】石膏 60 克　金银花 30 克　连翘 24 克　生地黄 18 克　钩藤 15 克　知母 15 克　元参 15 克　栀子 10 克　紫草 10 克　石菖蒲 6 克　羚羊粉 3 克（分 2 次冲服）

【用法】水煎，日 1 剂，分 2 次温服。

【功能主治】清热解毒，凉血养阴。主治流脑高热，头痛剧烈，呕吐频繁，颈项强硬，烦躁不安，谵妄，甚至昏迷不醒，抽风，舌质红绛而干，脉细数或弦滑。

【注意事项】两方合后，药性大寒，非属热极毒盛者，不可妄用。

【按语】本方清热泻火解毒的作用较强。凡热性病，因热毒火邪亢盛而致气血两燔者，皆可加味应用，如乙脑、流脑、败血症等，常用本方治疗。

## （五）肺结核

### 【辨病与辨证】

肺结核是由结核分枝杆菌引起的一种发生在呼吸器官的慢性传染病。本病普遍易感。主要临床表现是长期低热、倦怠、疲劳无力、食欲不振、盗汗，成年女性可表现为月经不调等全身性症状。急性播散型肺结核患者多出现突发性高热不退，可呈弛张热，并伴有畏寒、呼吸急促等。呼吸道症状为咳嗽、咳少量黏痰，一旦肺部空洞形成，患者会有咳痰量增加或咯血等症状。中医称本病为"传尸""痨瘵"，常按下列证型治疗：阴虚型，患者干咳少痰、咯血或痰中带血、口燥咽干、五心烦热、潮热颜红、虚烦不宁、舌光红、苔少无津、脉沉细数；气阴两虚型，患者干咳少痰、痰稀白、不易咳出、痰中带血、胸痛气短、口燥咽干、手足灼热、体倦无力，舌淡、苔薄白、脉细数。

## 青蒿鳖甲汤合清骨散

【组成】青蒿 6 克　鳖甲 15 克　生地黄 12 克　知母 6 克　牡丹皮 9 克　秦艽 3 克　甘草 3 克　地骨皮 3 克　银柴胡 5 克　胡黄连 3 克

【用法】水煎，日 1 剂，分 2 次温服。

【功能主治】养阴清虚热，退骨蒸。主治热病后期，邪伏阴分。症见夜热早凉，热退无汗，形体消瘦，骨蒸潮热，或低热不退，唇红颧赤，形瘦盗汗，舌红少苔，脉细数。

【加减法】根据病情可选加百部 15 克，黄芩 12 克，丹参 12 克，桃仁 6 克。

【按语】本方为阴虚内热的常用方，肾藏阴而主骨，阴虚生内热，故阴虚火炎，则为潮热骨蒸，五心烦热诸证。多用于肺结核以及某些慢性病出现的低热、潮热、手足心热比阴虚症状而热像较重者。

## 结核灵

【组成】壁虎 500 克　百部 100 克　白及 100 克　川贝母 50 克　百合 100 克

【用法】将壁虎焙干与其他药共研细粉，装 0 号胶囊。成人每次服 3~4 粒，日 3 次。

【功能主治】养肺生津，抗痨杀虫。主治阴虚型活动期肺结核。症见干咳、少痰、痰中带血、口燥咽干、五心烦热、潮热颧红、骨蒸盗汗等。

【加减法】气阴两虚型患者可加蛤蚧、黄芪；阴虚型兼咯血、痰血者加茜草 500 克。

## （六）流行性乙型脑炎

**【辨病与辨证】**

流行性乙型脑炎简称乙脑，系由乙型脑炎病毒引起的中枢神经系统传染病，主要传播途径为蚊虫叮咬，传染源是病猪、病马、病牛和患者，为一种有严格季节性的自然疫源性疾病。以 7~9 月份发病率最高，以 10 岁以下小儿更为常见，潜伏期为 4~21 天。临床表现为发病急骤、高热不退、头疼、呕吐、嗜睡或烦躁不安等症状，重症患者可迅速出现昏迷、惊厥或呼吸衰竭，小儿发病时常见凝视、惊厥。患者于急性期过后经常发生不同类型的后遗症。中医认为本病由暑热疫毒侵袭所致，又称为"暑热""暑厥""暑痫"等。主要采用辨证分型治疗：①暑伤卫气型（轻型），症见发热、微恶风寒、头疼、颈项僵直、睡眠易惊醒、口渴，舌质正常或偏红、苔薄白或微黄、脉浮数或滑数。②气营两燔型（重型），症见高热、烦渴、头疼、剧烈呕吐、神志不清、烦躁不安、抽搐、颈项僵直加重、便秘或溏泻，舌红绛、苔黄少津、脉弦数。③热入营血型（极重型），症见高热、神昏谵语、狂躁或惊厥、角弓反张、双目斜视、唇焦面紫、喉间痰鸣，舌质紫绛、苔黄干、脉细数或沉伏。④正虚邪恋型（恢复期），患者低热不退、呆滞、失语、神志异常、肢体瘫痪，舌质暗紫，脉细涩等。

### 清瘟败毒饮加减

**【组成】**生地黄 10 克　黄连 10 克　栀子 10 克　黄芩 20 克　连翘 20 克　元参 20 克　石膏 60 克　知母 10 克　牡丹皮 10 克　郁金 10 克　石菖蒲 10 克　水牛角 20 克

**【用法】**水煎 2 次，每次水沸后 30 分钟，日 1 剂，分 2 次温服。

**【功能主治】**清营凉血，解毒息风。主治温热疫毒，一切火热之证。气血两燔，高热烦躁，大渴引饮，口干咽痛，头痛如劈，昏狂谵语，或吐血、衄血，或发斑疹，舌绛唇焦，脉洪数。常用于治疗流行性乙型脑炎、流行性出血热、钩端螺旋体病等。暑伤卫气型流行性乙型脑炎可加大青叶、板蓝根、金银花、薏苡仁等。

**【注意事项】**本方药性大寒，非属热极毒盛者，不可妄用。

**【按语】**本方汇集白虎汤、犀角地黄汤、黄连解毒汤三方之优势，为治疗温病邪入营血证的重要方剂，气血两清作用较强。

## 普济消毒饮

**【组成】** 酒黄芩 10 克　元参 10 克　牛蒡子 10 克　连翘 12 克　板蓝根 12 克　黄连 6 克　桔梗 6 克　柴胡 6 克　甘草 6 克　陈皮 5 克　马勃 5 克　僵蚕 5 克　薄荷 5 克　升麻 3 克

**【用法】** 水煎，日 1 剂，分 2 次温服。

**【功能主治】** 清热解毒，疏风消肿。主治流行性热病，证见恶寒发热，头面红肿，触之即痛，目不能开，口渴烦躁，咽喉肿痛，脉浮数有力者。

**【按语】** 本方可用于颜面丹毒、急性腮腺炎、急性扁桃体炎以及头面痈疮肿毒等而有上述见证者，皆可应用本方治疗。本方如兼见气虚者，可加党参补气；便秘者，可加大黄以通便泄热；小儿伴有痉厥先兆时，可加钩藤、蝉蜕以平肝息风；如腮腺炎并发睾丸炎时可酌加川楝子、橘核、龙胆草等以泻肝经实火。

## 黄连解毒汤合普济消毒饮

**【组成】** 黄连 5 克　黄芩 10 克　黄柏 6 克　栀子 10 克　元参 10 克　牛蒡子 10 克　连翘 12 克　桔梗 6 克　柴胡 6 克　甘草 6 克　陈皮 5 克　僵蚕 5 克　薄荷 5 克　升麻 3 克　板蓝根 12 克

**【用法】** 水煎，日 1 剂，分 2 次温服。

**【功能主治】** 清热解毒，疏风燥湿。主治一切实热证及流行性热病，发热恶寒，头面红肿，三焦热盛，大热烦躁，口燥咽干，或狂乱谵语，苔黄厚而腻，脉数。

**【按语】** 本方是泻火解毒方，用于一切火热亢盛病。如流行性热病、疮痈疔毒、败血症、脓毒血症、痢疾、肺炎、腮腺炎、扁桃体炎等，属于火毒甚者。本方以苦燥药为主，素体阴虚者慎用。

## 导热散

**【组成】** 生地黄 15 克　木通 6 克　竹叶 10 克　甘草梢 3 克

**【用法】** 现代多作汤剂。水煎，日 1 剂，分 2 次温服。

**【功能主治】** 清心利尿。主治心经热盛，口渴面赤，口舌生疮，心胸烦热，渴欲冷饮，或心热移于小肠，小便短黄，尿时刺痛等症。

**【按语】** ①本方可用于急性肾盂肾炎、小便数急刺痛者，并可加入白茅根、车前子。②口腔炎、小儿鹅口疮属心经热盛者，亦可应用本方。③心胸烦热较甚者，可加黄连、栀子以清心泻火。④小便血淋涩痛者，可加车前子、血余炭、阿胶、小蓟、琥珀末等以清热凉血，祛瘀通淋。⑤本方为清热利尿的轻剂，除治上述症候外，对暑热伤阴小便不利之证亦可应用。

## 导热散合防风通圣散

【组成】荆芥 10 克　防风 10 克　连翘 10 克　麻黄 5 克　薄荷 10 克　当归 10 克　川芎 10 克　白芍药 10 克　白术 10 克　栀子 10 克　大黄 10 克　芒硝 10 克　石膏 20 克　黄芩 20 克　滑石 20 克　甘草 10 克　桔梗 20 克　生地黄 15 克　木通 6 克　竹叶 10 克

【用法】散剂，每服 10 克，日 2 次。现代多改为煎剂，剂量可辨证增减。

【功能主治】解表通里，疏风清热，清心利尿。主治风热壅盛，表里俱实，憎寒壮热，头目昏眩，目赤睛痛，口苦口干，咽喉不利，胸膈痞闷，咳呕喘满，便秘尿赤，以及外科肿疡初期，丹斑，隐疹等症。舌质红，脉数有力。

【按语】本方有消炎、解热、缓泻的作用。常用于外感风热、内有火邪，头面部小疖肿，以及形体肥胖的高血压病患者。症见腹满便秘，头晕头昏，目赤口鼻干燥等。本方还可用于流脑后遗症额部头痛。两方合用后使邪有出路，热邪从小便而出。

【注意事项】孕妇慎用。无实热者，酌情加减。

## 乙脑 1 号验方

【组成】大青叶 60 克　板蓝根 60 克　金银花 30 克　紫花地丁 30 克　贯众 30 克　生石膏 15 克　连翘 15 克　薏苡仁 15 克　知母 10 克　黄芩 12 克　粳米 15 克

【用法】水煎，日 1 剂，顿服。

【功能主治】清气解毒，辛凉泄热。主治暑伤卫气型流行性乙型脑炎。

【加减法】暑天多湿，若湿重者，加藿香、佩兰。

【按语】本方证多见于暑天。

## （七）病毒性肝炎

**【辨病与辨证】**

病毒性肝炎是由多种类型的肝炎病毒引起的感染性疾病，通常包括甲、乙、丙、丁、戊五型肝炎病毒类型。急性病毒性肝炎，包括急性黄疸型、急性无黄疸型；慢性病毒性肝炎，分轻、中、重度；重型病毒性肝炎，分急性、重型、亚急性重型和慢性重型；淤胆型肝炎，肝炎肝硬化，分活动性肝硬化和静止性肝硬化。急性病毒性肝炎起病急，实验室检测肝功能异常，临床表现为乏力、食欲减退、恶心、呕吐、肝肿大等。急性黄疸型肝炎中医学称为阳黄，多因湿热蕴结、胆汁外溢所致。急性无黄疸型肝炎虽无胆汁外溢征象，亦属于湿热蕴结之证。慢性病毒性肝炎中医学称为肝郁、胁痛、症积，其病因主要为肝气郁滞、湿热困脾或肝阴亏损。本病主要治法包括清热利湿、芳香化浊、疏肝解郁、健脾和中、活血化瘀、养血柔肝、滋养肝肾、清热解毒。

### 茵陈汤

**【组成】** 茵陈 10～80 克　栀子 10～15 克　大黄 6～10 克

**【用法】** 先煎茵陈，再下余 2 味，日 1 剂，分 3 次温服。

**【功能主治】** 清热，利湿，退黄。主治湿热黄疸，身热，面目周身黄如橘色，小便黄赤，大便不畅或秘结，胸腹胀闷，口渴，苔黄腻，脉弦滑数者。

**【按语】** ①本方常用于急性病毒性肝炎、溶血性黄疸、肝硬化、急性肝萎缩、胆道蛔虫症、蚕豆黄、婴儿肝炎综合征、新生儿溶血症、新生儿高胆红素血症等见有阳黄证者。②皮肤科的皮肤瘙痒症、牛皮癣、过敏性皮炎、荨麻疹、痤疮、湿疹。③五官科的口腔溃疡、中耳炎、牙龈炎、结膜炎。④妇科的盆腔炎、功能性子宫出血、痛经、阴道炎。⑤外科的阑尾炎等见有口苦口渴、尿赤、便秘、舌红苔黄腻也可选用本方。

### 茵陈汤加味

**【组成】** 茵陈 30 克　栀子 10 克　大黄 6 克　海金沙 30 克

**【用法】** 水煎，日 1 剂，分 2 次温服。

**【功能主治】** 清热利湿退黄。主治黄疸型肝炎，症见眼白、皮肤发黄，小便色深如茶，大便秘结。舌红苔黄，脉数。

**【按语】** 本方是治疗湿热黄疸的基本方，加入海金沙后清热利湿的作用更强，使湿热从小肠、膀胱顺利排出，起到了灶底抽薪的作用。对于急性黄疸型肝炎、爆发性肝炎、阻塞性黄疸等，属于湿热症者，均可使用本方加味治疗。黄疸一症，有阴黄、阳黄之别，湿热郁蒸则发为阳黄，寒湿内郁，则发为阴黄。本方为治疗阳黄之专方，故阴黄症不宜使用。

## 小柴胡汤合茵陈解毒汤加减

【组成】柴胡 10 克　黄芩 10 克　半夏 10 克　丹参 15 克　香附 10 克 甘草 3 克　茵陈 15 克　蒲公英 15 克　秦皮 15 克　大黄 10 克　土茯苓 15 克

【用法】水煎，日 1 剂，分 2 次温服。

【功能主治】疏肝理气，清热解毒。主治无黄疸型肝炎，或迁延性肝炎或慢性肝炎，症见右胁疼痛，恶心呕吐，小便深黄，大便秘结，苔厚腻，脉弦数。

【按语】本方辨证要点：以大小便，舌脉为重点，利湿解毒为治，以胸胁苦满为主要表现的疾病，如急慢性肝炎、慢性胆囊炎等肝胆疾病。

## 柴胡解毒汤

【组成】柴胡 10 克　黄芩 10 克　茵陈 12 克　土茯苓 12 克　凤尾草 12 克　草河车 6 克

【用法】水煎，日 1 剂，分 2 次温服。

【功能主治】疏肝清热，解毒利湿。主治急性肝炎或慢性肝炎活动期。症见转氨酶升高，口苦、心烦、胁痛、厌油食，神倦乏力，小便短赤，大便不爽，苔白腻，脉弦。

【按语】方中柴胡有抗肝炎病毒引起的细胞病变，促进机体免疫、利胆、保肝等作用；黄芩也有护肝、利胆的作用；茵陈利胆、保肝作用显著；草河车、凤尾草、土茯苓均有不同程度的抗病毒作用。本方解毒为主，解毒勿伤脾胃，邪衰之后当顾正气，切忌一味祛邪，忽视后天，损伤正气。

## 柴胡三石解毒汤

【组成】柴胡 10 克　黄芩 10 克　土茯苓 12 克　凤尾草 12 克　草河车 6 克　茵陈 12 克　寒水石 6 克　滑石 12 克　石膏 6 克　竹叶 10 克　金银花 6 克

【用法】水煎，日 1 剂，分 2 次温服。

【功能主治】清热利湿解毒。主治急慢性肝炎，症属湿毒凝结不开者。症见口苦、口粘、胁胀痛，小便短赤，面色黧黑，兼带油垢，体重不减反增，臂背时发酸胀，苔白腻或黄腻而厚，脉弦缓。

【按语】面色黧黑，而有油垢为湿毒凝结之候；臂背酸胀，为湿郁少阳经脉不利之征；舌苔厚腻，难以脱落，为湿毒有根难治之兆。以上三证为使用本方的主要指征，也是观察疾病进退、预后的重要参数。

## 加味柴胡汤

【组成】柴胡 12 克　黄芩 6 克　半夏 9 克　党参 9 克　炙甘草 6 克　生姜 9 克　鳖甲 15 克　牡蛎 15 克　红花 9 克　茜草 9 克

【用法】水煎，日 1 剂，分 2 次温服。

【功能主治】疏通气血，软坚消痞。主治肝炎后期，肝硬化早期。症见面色青黑不华，右胁作痛如针刺，尤以夜间为甚，或伴有腹胀，体倦无力，肝脾肿大，舌黯，有瘀点或瘀斑。苔白，脉弦而涩。

【按语】本病整个过程以"毒"和"虚"贯彻始终。因此，肝功正常，黄疸消退不能视为毒邪全除。治疗关键在于补虚软坚，同时勿忘解毒。解毒勿伤正气，扶正勿恋毒邪。本方亦可用于早期肝硬化的治疗。

## 柴胡鳖甲汤

【组成】柴胡 6 克　鳖甲 15 克　牡蛎 15 克　沙参 10 克　麦门冬 10 克　生地黄 10 克　牡丹皮 10 克　白芍药 10 克　红花 9 克　茜草 9 克　土元 6 克

【用法】水煎，日 1 剂，分 2 次温服。

【功能主治】滋阴软坚，活血化瘀。主治慢性肝炎晚期，蛋白倒置，澳抗阳性，肝坏死，肝脾肿大疼痛，夜重，腹胀，口咽干，面黑、或五心烦热、或低烧不退，舌红少苔、边有瘀斑，脉弦而细。

【按语】肝炎晚期，正虚（阴虚）和血瘀为主要矛盾。治疗重点由解毒转为扶正和软坚化瘀为主，运用本方不仅对治疗肝病极有价值，而且对指导其他疾病的治疗也有积极的意义。

## 加味黄精汤

【组成】黄精 30 克　当归 12 克　生地黄 30 克　白术 10 克　苍术 10 克青皮 10 克　陈皮 10 克　甘草 6 克　柴胡 10 克　姜黄 10 克　郁金 10 克　薄

荷 3 克　夜交藤 30 克

【用法】水煎，日 1 剂，分 2 次温服。

【功能主治】养肝疏肝，滋补肾阴，运脾和胃。主治迁延性肝炎、慢性肝炎、肝硬化、肝癌等。证属肝肾脾胃同病，气阴两虚，气滞血瘀者。腹水消退后体力未复者。

【加减法】大便溏薄者，减生地黄用量；血瘀明显者，可加丹参 30 克，鸡血藤 30 克，名曰丹鸡黄精汤；气虚明显者，可加党参 15 克，黄芪 30 克，名曰参芪黄精汤。

【按语】本方为治疗肝病的基础方，临证要灵活加减运用。

## 一贯煎

【组成】生地黄 24～42 克　枸杞子 10～24 克　沙参 10 克　麦门冬 10 克　当归 10 克　川楝子 5 克

【用法】水煎，日 1 剂，分 2 次温服。

【功能主治】养肝益胃，疏肝理气。主治肝阴不足，胃液亏耗，而见胸脘胁痛，或呕吐苦水，咽喉干燥，舌红少津，脉细弦无力等症。

【按语】本方为滋养肝胃阴亏，再加疏肝理气药组成。久病之后，每多肝气不舒，郁而化火，导致肝阴、肝血及胃液耗伤。临床常用于慢性肝炎、早期肝硬化及慢性胃炎阴虚气滞证者。

## 加味一贯煎

【组成】沙参 15 克　麦门冬 10 克　当归 12 克　生地黄 20 克　川楝子 10 克　丹参 30 克　柴胡 10 克　姜黄 10 克　郁金 10 克　薄荷 3 克　夜交藤 30 克　鸡血藤 30 克

【用法】水煎，日 1 剂，分 2 次温服。

【功能主治】滋肾，养肝，疏肝。主治迁延性肝炎，慢性肝炎，肝硬化，肝癌等。症见肝区痛，口干目涩，便秘，舌质红，苔薄黄干，属肝肾阴虚，气滞血瘀者。

【加减法】大便干结者，生地黄加至 30 克，大便溏者，生地黄减量；肝区疼痛较重者，加元胡 10 克；腹胀明显者，加砂仁 6 克、莱菔子 15 克；合并黄疸者，加生石膏 30 克、寒水石 30 克、滑石 30 克。

【按语】本方临床疗效可靠，为治疗肝病的一大法门。扶正有余，祛邪不足，故不宜久用。从"毒虚"理论出发，本方宜与草河车、升麻甘草汤合用。

## 柴胡疏肝散

【组成】柴胡10克　枳壳5克　白芍药10克　炙甘草3克　川芎5克　香附10克

【用法】水煎，日1剂，分2次温服。

【功能主治】疏肝解郁，行气止痛。主治肝气郁结，胸胁脘腹疼痛，或月经不调，胸胁隐痛，腹中胀痛脉弦。

【按语】本方是四逆散加川芎、香附而成。常用于肝气郁结所致的慢性肝炎、神经衰弱，有胁肋胀痛，饮食不振，头晕头疼等症。亦常用于妇女月经不调，月经先后无定期，经量多或少，质粘有块，经前乳房胀痛、失眠、心烦、易怒等，证见肝郁者。

## 柴胡疏肝散合栀子豉汤

【组成】柴胡10克　当归10克　白芍药10克　枳壳5克　川芎5克　香附10克　炙甘草3克　栀子10克　豆豉10克

【用法】水煎，日1剂，分2次温服。

【功能主治】疏肝理气，清热除烦。主治肝郁气滞诸证，如慢性肝炎，神经衰弱，胁肋满痛，食欲不振，头晕头疼，胸中烦热，脉弦数。

【按语】本方常用于肝郁诸证，及肝炎，肝硬化初起见肝郁化火，胸中烦热者

## 柴胡解毒汤加减

【组成】柴胡10克　黄芩10克　茵陈12克　土茯苓20克　金银花10克　石膏10克　竹叶10克　寒水石10克

【用法】水煎，日1剂，分2次温服。

【功能主治】疏肝清热，解毒利湿。主治急性肝炎或慢性肝炎活动期，转氨酶升高。症见口苦，心烦，胁痛，厌油食，纳差，神倦乏力，小便短赤，大便不爽，苔白腻或黄腻，脉弦。

【按语】急性肝炎或慢性肝炎活动期正邪斗争激烈，故应以祛邪为主。本方清热解毒利湿作用较强。

## 小柴胡汤加味

【组成】柴胡12克　黄芩6克　半夏9克　党参9克　炙甘草6克　生姜9克　鳖甲15克　牡蛎15克　红花9克　茜草9克　沙参10克　牡丹皮10克　土元6克　生地黄10克　麦门冬10克

【用法】水煎，日1剂，分2次温服。

【功能主治】疏通气血，软坚消痞。主治慢性肝炎，迁延性肝炎，肝硬化早期。肝脾肿大，夜重，腹胀，口咽干燥，面黑，或五心烦热，或低烧不退，舌黯，有瘀点，苔白，脉弦而涩。

【按语】肝炎晚期，正气已衰，毒邪式微，病之关键不是毒邪，而是正虚（阴虚）和病理产物——瘀血症块。本方扶正软坚散瘀。

## 软肝煎加减

【组成】太子参30克　炙鳖甲30克　白术15克　茯苓15克　楮实子12克　菟丝子12克　萆薢18克　丹参10克　甘草6克　土元3克　郁金10克

【用法】水煎，日1剂，分2次温服。

【功能主治】健脾护肝补肾，活血化瘀软坚。主治肝硬化。

【加减法】若酒精中毒性肝硬化，加葛花12克；肝炎后肝硬化，加珍珠草30克；若硬化较甚，加炒山甲10克；牙龈出血者，加紫珠草30克；阴虚者去萆薢，加淮山药15克，石斛12克。黄疸者加田基黄30克。

## 茵陈汤合栀子柏皮汤

【组成】茵陈30克　栀子15克　大黄10克　黄柏10克　甘草6克

【用法】水煎，日1剂，分2次温服。

【功能主治】清热，利湿，退黄。主治湿热黄疸，热重于湿或湿重于热的阳黄证，症见身热，面目周身黄疸，小便黄赤，大便不爽或秘结，胸腹胀满，口渴，苔黄腻，脉弦滑数。

【按语】本方常用于急性黄疸型肝炎、爆发型肝炎、阻塞性黄疸等肝胆疾病，属于湿热郁蒸之阳黄，可使用本方治疗。

## 茵陈汤合三仁汤

【组成】茵陈20克　栀子10克　大黄6克　薏苡仁20克　杏仁10克

蔻仁6克　厚朴6克　通草6克　半夏10克　竹叶10克　滑石20克

【用法】水煎，日1剂，分2次温服。

【功能主治】清热，利湿，退黄。主治湿热黄疸，身热，面目周身俱黄，小便黄赤，大便不畅，胸腹胀满，口渴，或暑瘟加湿，邪在气分，苔黄腻，脉弦滑数，或脉濡。

【按语】本方应用于湿热黄疸或湿热蕴于中焦，胸闷不饥，缠绵不愈。本方较上方症状稍轻者。

## 血府逐瘀汤化裁

【组成】当归12克　赤芍药12克　桃仁9克　红花9克　枳壳12克柴胡9克　元胡9克　香附9克　白术9克　丹参30克　三七粉9克（分冲）

【用法】水煎，日1剂，分3次温服。

【功能主治】活血化瘀，疏肝理脾。主治慢性肝炎，脂肪肝，初期肝硬化。症见转氨酶高，肝区隐痛，伴有灼热感，口苦纳差，体倦乏力，时感腹胀，溲黄便滞，烦躁易怒，舌质紫暗，苔黄腻，脉左弦细涩，右沉涩。

【按语】此方使用着眼点应以气郁伤肝，脾不健运，气血失于调达，郁阻肝络。参考医院化验指数不难确诊。

## 血府逐瘀汤化裁

【组成】当归12克　赤芍药15克　桃仁9克　红花9克　柴胡12克枳壳15克　丹参30克　没药9克　元胡9克　山豆根9克　三七粉9克（分冲）

【用法】水煎，日1剂，分3次温服。

【功能主治】疏肝调气，和血化瘀。主治肝硬化。症见心情不悦，常生闷气，面色萎黄，四肢无力，纳差，精神萎靡，舌有瘀斑，苔黄腻，脉弦涩。

【按语】本病多由情志郁结而致气滞血瘀，肝失疏泄，郁阻肝络，脾不健运。治当愉悦心情，结合药物治疗方能取得疗效。

## 疏肝化症汤

【组成】柴胡9克　茵陈20克　当归9克　丹参20克　莪术9克　党参9克　白术9克　黄芪20克　茯苓9克　女贞子20克　五味子15克　板蓝根15克

【用法】水煎，日 1 剂，分 2 次温服。

【功能主治】疏肝解郁，活血化证，清解祛邪，培补脾肾。主治各种急慢性病毒性肝炎，早期肝硬化，肝脾肿大，肝功异常等。

【按语】本方系撷取茵陈汤、四逆散、逍遥散、枳术丸、保元汤、当归补血汤诸方之长组合而成。应根据病情加减运用。

## 附：治脂肪肝方

【组成】人参 15 克　黄芪 15 克　茯苓 15 克　泽兰 15 克　赤芍药 15 克 丹参 20 克　郁金 15 克　山楂 30 克　鳖甲 15 克　枳实 10 克　薏苡仁 15 克 半夏 10 克　杏仁 10 克　甘草 5 克　葛根 20 克　决明子 20 克　白芥子 10 克

【用法】水煎，日 1 剂，分 2 次温服。

【功能主治】扶脾益气，清热利湿，理气化痰，活血化瘀散结。主治脂肪肝，症见右胁隐痛，食欲不振，腹胀，恶心，神疲乏力，大便稀溏，小便黄，舌质淡红，苔黄腻，脉弦细滑。

【按语】脂肪肝多见于肥胖，长期嗜酒，过食肥甘厚味，活动量少之人。脂肪肝病人应做到"管住嘴，迈开腿"。

## （八）细菌性痢疾

【辨病与辨证】

细菌性痢疾是由痢疾杆菌引起的肠道传染病，主要表现为畏寒发热、腹痛、腹泻、脓血便及里急后重。临床症状轻重不一，可分为急性和慢性两种类型，严重时也可发生低血压和中毒性休克等。本病属于中医学的"痢疾"范畴，多因外感湿热疫毒、内伤饮食生冷所致。湿热痢，患者湿热并重，治宜清热解毒、凉营息风；寒湿痢，多由饮食生冷所致，治宜温化寒湿，行气散结；虚寒痢，患者久痢、脾肾阳虚、湿从寒化，治宜温补脾肾，收敛固脱；休息痢，患者正虚邪恋、时发时止，治宜清肠化湿，健脾和中。

## 参苓白术汤加减

【组成】党参 12 克　白术 12 克　茯苓 12 克　扁豆 10 克　山药 12 克 白芍药 12 克　当归 10 克　木香 6 克

【用法】水煎，日 1 剂，分 2 次温服。

【功能主治】补气健脾，和胃利湿。主治脾虚湿滞，痢疾初起，症见大便溏薄，胃纳差，腹痛喜按，或里急后重，或便有脓血。

【按语】本方常用于慢性胃肠炎，慢性肾炎，蛋白尿。运用本方的指导思想是补其虚，利其湿，行其滞，调其气。

## 芍药汤

【组成】白芍药 10 克　黄芩 10 克　当归 10 克　槟榔 10 克　黄连 5 克　大黄 6 克　木香 6 克　甘草 3 克　肉桂 2 克

【用法】水煎，日 1 剂，分 2 次温服。

【功效主治】清肠利气，和血治痢。主治胃肠湿热，下痢腹痛，大便脓血，里急后重，而无表证者。

【加减法】若痢疾初起兼有表证者加葛根；兼有食滞者加枳实、山楂、六曲等。本方亦可加入吴茱萸 1~2 克，取香连丸意，疗效更佳。

【按语】本方是一首清泄肠胃湿热，调气和血治痢的专剂，常用于治疗急性菌痢。

## 白头翁汤加味

【组成】白头翁 12 克　黄柏 6 克　黄连 3 克　秦皮 10 克　当归 10 克　木香 6 克　槟榔 10 克　葛根 15 克　白芍药 10 克　黄芩 10 克　甘草 5 克

【用法】水煎，日 1 剂，分 2 次温服。

【功效主治】清热解毒，凉血治痢。主治热痢腹痛，里急后重，大便脓血，渴欲饮水，肛门灼热，舌红苔黄，脉弦数。

【按语】治痢不忘调气行血，临床应辨证加减应用。主要用于细菌性痢疾、阿米巴痢疾、慢性非特异性溃疡性结肠炎等消化道炎症。现代也扩大用于结膜炎、淋菌性尿道炎、盆腔炎、痔疮、黄水疮、淋巴结核、癔病性震颤等。

## 清肠饮

【组成】葛根 10 克　黄芩 10 克　黄连 6 克　木香 6 克　白芍药 10 克　藿香 10 克　槟榔 10 克　甘草 6 克　车前草 15 克　炮姜 1.5 克

【用法】水煎，日 1 剂，分 4 次温服。

【功能主治】解肌达表，清热化湿，行气导滞。主治湿热型急性细菌性痢疾，伴有高热，体温在 39℃ 以上。

【按语】本方是葛根黄芩黄连汤加味。方中葛根、藿香疏表达邪，宣化湿浊；黄连、黄芩清热燥湿；木香、槟榔行气导滞。

## 四君子汤合芍药汤加减

【组成】党参 15 克　白术 15 克　茯苓 15 克　甘草 9 克　白芍药 12 克　秦皮 12 克　诃子 12 克　黄连 9 克　当归 9 克　木香 9 克　黄芩 12 克

【用法】水煎，日 1 剂，分 2 次温服。

【功能主治】健脾补气，清热燥湿，和血行气。主治脾虚湿阻型慢性细菌性痢疾。

【加减法】体弱气虚，又患慢性肠炎痢疾者，因不能耐受寒凉，使用本方时，亦可根据具体情况加入干姜。

## 木香槟榔丸

【组成】木香 10 克　槟榔 10 克　陈皮 10 克　青皮 10 克　莪术 10 克　黄连 3 克　黄柏 6 克　大黄 6 克　香附 6 克　枳壳 6 克　牵牛子 2 克

【用法】水煎，日 1 剂，分 2 次温服。

【功能主治】行气导滞，泻热通便。主治积滞内停，症见脘腹痞胀，大便秘结，或痢疾里急后重，舌苔厚腻而黄，脉实有力。

【按语】本方症多因饮食不节或外感暑湿疫毒，以致肠胃受伤，积滞内停，传化失常而成。临床常用于急性肠炎，急性痢疾初起而有上述症状者。

## （九）流行性出血热

【辨病与辨证】

流行性出血热又称肾综合征出血热，系由汉坦病毒引起的一种自然疫源性疾病，潜伏期为 4~6 天，患者通常出现以发热、脏器出血、低血压、肾功能损害为主的临床症状。鉴于各期病理改变的具体表现不同，其治疗方法有异。例如，发热期应及时加强对症治疗、卧床休息、摄入易消化食物；高热期应以物理降温为主；中毒症状明显时，可选择氢化可的松 100~200 毫克/日静脉滴注；少尿期要以稳定内环境为主，限制补液量，限制钠盐摄入；血压升高明显时，可予适量降压药。中医学认为本病主因外感瘟疫邪毒所致，须根据各个病期辨证论治，精选清气凉营、活血散瘀、凉血止血、通泄实热的中药治疗。厥逆证、阴虚气脱者，治宜养阴益气固脱；阴阳俱脱者，治宜回阳救逆；热厥证、神昏抽搐者，治宜清心开窍息风。

## 猪苓汤

【组成】猪苓30克　泽泻30克　阿胶30克　茯苓15克

【用法】水煎，日1剂，分2次温服，连服6~8剂。

【功能主治】回阳救逆，固脱益阴。主治阴虚气脱型流行性出血热。症见口干、多汗、烦躁不安、四肢厥冷等。

【按语】本方适用于水热互结或内热阴亏所致的小便不利，渴欲饮水，心烦不寐。亦可用于急性泌尿系炎症，如膀胱炎、尿道炎以及尿路结石引起的尿痛、尿急、尿血等。

## 大金银蒿石汤

【组成】大青叶30克　金银花30克　青蒿30克　石膏60克　白茅根30克　赤芍药15克　知母15克　大黄10克

【用法】水煎2次，日1剂，分2次温服。

【功能主治】清热解毒，凉营泄热。主治流行性出血热，症见面红目赤、皮肤黏膜斑疹隐隐、舌尖发红等。

【加减法】患者湿热偏盛，症见脘痞呕恶、便溏、苔黄腻、脉濡数时，宜去大黄、知母，加半夏、藿香、苍术、厚朴、黄连。

## 人参甘草汤

【组成】人参3克　黄精60克　百合60克　炙甘草6克

【用法】水煎，日1剂，分2次温服。

【功能主治】补肾健脾，益气固脱。主治肾阴欲绝型流行性出血热，症见口干、食少、腰部酸痛、尿频等。

【按语】据"肺肾相生"之理，"温邪上受，首先犯肺，……"之训和祖国医学在温热病治疗中"留的一分津液，便有一分生机"。所以采用滋肺护脾，养阴生津之法，选人参甘草汤。方中人参味甘，大补元气，补肺益脾，生津止渴。现代药理研究有抗利尿作用。甘草性平，益气和中，调和诸药。黄精乃滋阴良药，润肺滋阴补脾。百合甘寒，滋肺生津。诸药合用，肺金得充，上源得滋，脾土得助，肾水得固，排泄复常。本方不仅有效的治疗出血热多尿期，而且促进了出血热的恢复。

### （十）阿米巴痢疾

**【辨病与辨证】**

阿米巴痢疾是由溶组织阿米巴原虫引起的肠道疾病。以腹痛、腹泻、大便呈暗红色果酱样为主要特征，易于反复发病，镜检可发现阿米巴滋养体或囊包。病情轻重不一，一般可有发热、腹痛、腹泻，每日数次至十余次，粪质较多，有血性黏液、伴腥臭。少数爆发型阿米巴痢疾患者，突发高热，大便在 10 次以上，仍可发生脱水、酸中毒或周围循环衰竭，容易继发肠出血或穿孔。慢性阿米巴痢疾患者长期迁延不愈，可伴贫血、肝肿大。此病属中医学"痢疾"的范畴，主因湿热侵袭肠道，气滞血瘀而产生脓血便，治疗时应以清利湿热、解毒杀虫为主。对慢性阿米巴痢疾，兼有气血衰耗、脾肾两虚时，还须选择益气养血、健脾补肾的中药。

### 白头翁汤加味灌肠方

**【组成】**秦皮 12 克　黄柏 12 克　黄连 10 克　大黄 6 克　白头翁 30 克金银花 30 克　紫地丁 30 克

**【用法】**水煎 2 次混合，分 2 次灌肠，每日 2 次，连续灌肠 5 天。

**【功能主治】**清热解毒，杀虫。主治急性阿米巴痢疾或细菌性痢疾等。症见发热、口渴、下痢、里急后重、便脓血，或腹痛，肛门灼热，小便短赤。舌红苔黄，脉数。

**【按语】**白头翁汤加味源自张仲景要方，传统系口服。该方既可治疗细菌性痢疾，又可治疗阿米巴痢疾，前者重用黄连，后者则重用白头翁。对慢性非特异性溃疡性结肠炎等消化道炎症、结膜炎、淋菌性尿道炎、盆腔炎、痔疮、黄水疮、淋巴结核、癔病性震颤等也有应用的机会。

### 鸦胆子胶囊

**【组成】**鸦胆子仁 12 粒　糖化素（淀粉酶）1.5 克

**【用法】**装 0 号胶囊，每服 1~2 粒，日 2~3 次。10 天为 1 疗程。

**【功能主治】**杀灭原虫。主治阿米巴痢疾。

**【按语】**鸦胆子味苦、有毒，用来治疗阿米巴痢疾，通常于 2~7 天后能使患者临床症状完全消失，在 4~6 天以内可使大便镜检转阴。但是，此药对胃肠道有明显的刺激作用，对肝、肾功能也有一定损害，故不宜过量或久服。

服药期间，一旦出现恶心呕吐、头晕、指端麻木，应立即停药。妇女孕期应禁止使用。

## （十一）轮状病毒肠炎

### 【辨病与辨证】

轮状病毒肠炎是由轮状病毒引起。甲组轮状病毒主要传染婴幼儿，因为发病高峰多在秋季，所以该病又俗称为"秋季腹泻"，乙组轮状病毒可引发成人腹泻，以水样便为主要症状，大便次数极频，每日可达10~20次，同时伴有发热、呕吐，并易导致不同程度的脱水。电解质平衡失调，整个病情大致在5~7天。此外，轮状病毒传染过后，还容易发生病毒性心肌炎。此病属中医学"泄泻""暴泻"等范畴，多由感受湿热外邪、脾失健运所致，治亦清热解毒、行气利水、健脾利湿、和胃行气。

### 银翘清肠饮

【组成】金银花30克　连翘15克　车前子15克　木香10克　板蓝根30克　白头翁30克　黄连10克　炒枳壳10克

【用法】水煎，日1剂，分2次温服，连服4~6天。

【功能主治】清热解毒，行气利水。主治轮状病毒性肠炎、湿热型痢疾。

【按语】建议与芍药汤相参。

### 胃苓汤

【组成】猪苓10克　茯苓10克　泽泻10克　苍术10克　白术10克桂枝10克　半夏10克　陈皮10克　甘草10克　生姜2片　大枣3枚

【用法】水煎，日1剂，分2次温服。

【功能主治】健脾利湿，和胃行气。主治轮状病毒性肠炎，症见腹痛腹泻。

【按语】本方适用于脾胃不和，停饮夹食，腹痛腹泻，小便不利，或有浮肿等症。

### 腹泻验方

【组成】黄连3克　葛根5克　苍术5克　厚朴5克　板蓝根10克　茯苓10克　泽泻10克　藿香10克　石榴皮10克　炒六神曲10克

【用法】水煎，日1剂，少量频服，连服4~6天。

【功能主治】清热化湿，行气和胃。主治婴幼儿腹泻。

【加减法】虚寒明显者，去板蓝根、黄连，加干姜。

## （十二）真菌性肠炎

【辨病与辨证】

本病多因慢性消化道疾病或滥用抗生素过后肠道正常菌群失调所致，以白色念珠菌感染更为常见。患者主要表现为便稀、腹泻、时有黏冻状脓血便、轻度腹痛腹胀，治疗不彻底可反复发作。本病属中医学"下利""濡泻""痢疾"的范畴。其病因以湿热蕴结，脾肾两虚为主，宜选用健脾温肾、清热化湿的方剂进行治疗。

### 芍药汤合白头翁汤

【组成】白芍药10克　黄连5克　黄芩10克　大黄6克　木香6克　甘草3克　肉桂2克　槟榔10克　当归10克　黄柏6克　秦皮10克　白头翁12克

【用法】水煎，日1剂，分2次温服。

【功能主治】清热解毒，凉血止痢。主治胃肠湿热，下痢腹痛，大便脓血，里急后重，渴欲饮水，肛门灼热，舌红苔黄，脉弦数。

【按语】常用于胃肠湿热所致的细菌性痢疾，肠炎。

### 四神丸合真人养脏汤

【组成】补骨脂10克　肉豆蔻10克　五味子10克　吴茱萸5克　罂粟壳10克　诃子肉10克　肉桂3克　炙甘草6克　人参6克　白术12克　当归10克　白芍药10克　木香6克

【用法】水煎，日1剂，分2次温服。

【功能主治】补气暖脾肾，涩肠止腹泻。主治脾肾虚寒，五更泄泻，或久泻，或泻痢日久之症。

【按语】本方用于脾肾虚寒的慢性肠炎、慢性痢疾、肠结核等症，往往久泻不愈。两方合用后增加了补虚作用，效果更好。若久利伤阴的慢性腹泻不可用。

## 参苓白术散

【组成】党参 12 克　茯苓 12 克　白术 12 克　扁豆 12 克　山药 12 克　薏苡仁 12 克　莲子 12 克　陈皮 6 克　桔梗 6 克　砂仁 5 克（后下）　炙甘草 5 克

【用法】水煎，日 1 剂，分 2 次温服。

【功能主治】补气健脾，和胃渗湿。主治脾胃虚弱，饮食不消，或大便溏泄，或恶心呕吐，胸脘满闷，形体消瘦，四肢无力，或身面浮肿，面色苍白，脉虚而缓等症。

【加减法】如小便多，可去薏苡仁，加益智仁；肺结核病，症见咳嗽痰多，食欲不振，疲倦无力，属于脾肺气虚者，亦可用本方，取其既能补脾胃，又能补肺气之虚。如有盗汗，可加糯稻根、浮小麦。

附：七味白术散：党参 10 克　白术 10 克　茯苓 10 克　葛根 6 克　藿香 6 克　木香 5 克　炙甘草 3 克。由于加入了葛根的升清即能止泻，藿香的芳香化湿，木香的调气畅中，故专于治疗脾虚身热腹泻，尤以小儿患者，用之更佳。

【按语】本方是四君子汤加味而成，增强了健脾渗湿行气和胃的作用。临床常用于慢性肠炎贫血和其他消耗性疾病，出现消化功能减退、食欲不振、腹泻等症状，均可采用本方治疗；慢性肾炎蛋白尿日久不消，属于脾虚者，可用本方。

## 附子理中汤合参苓白术散

【组成】制附子 6 克　干姜 6 克　木香 6 克　党参 15 克　焦六神曲 9 克　茯苓 9 克　山楂 9 克　苍术 9 克　薏苡仁 20 克　白术 9 克　砂仁 3 克

【用法】水煎，日 1 剂，分 2 次温服。

【功能主治】温阳益气，健脾和胃，利湿止泻。主治脾胃虚弱，脾肾阳虚，寒湿困脾，以致腹痛腹泻。症见恶心，呕吐，胸脘满闷，形体消瘦，四肢无力，或身面浮肿，面色苍白，脉虚而缓。亦治真菌性肠炎。

【按语】本方是四君子汤加味组成。加味后增强了健脾渗湿的作用；合入附子理中汤，增强了温补脾肾的作用，比单用温阳止泻的作用更强。

### （十三）蛲虫病

**【辨病与辨证】**

蛲虫病是蛲虫寄生于肠道所致的慢性疾病。临床症状以肛门周围及会阴部瘙痒为主，夜间检查经常能在肛门或会阴部找到一些白色细小蛲虫。此外，患者尚有睡眠不安，食欲下降、恶心、呕吐、腹泻，严重时可发生肛周破溃及尿路感染等。

#### 百部煎液

**【组成】** 百部 30 克　（小儿用量，成人加倍）

**【用法】** 加水 200 毫升，煎至 30 毫升，于夜间 11 点，实施保留灌肠。10 ~ 12 天为 1 疗程。

**【主治】** 蛲虫病。

#### 玉竹黄精饮

**【组成】** 玉竹 10 ~ 15 克　黄精 10 ~ 15 克

**【用法】** 水煎，日 1 剂，分 2 次温服，连服 3 天。

**【功能主治】** 驱虫止痒，益气养阴。主治蛲虫。

**【按语】** 本病夜间经常肛门瘙痒，妇女亦有阴道瘙痒者，影响睡眠，有的患者伴有恶心呕吐、腹泻。

### （十四）蛔虫病

**【辨病与辨证】**

蛔虫病是一种常见的肠道寄生虫病，可影响人体肠道功能和营养吸收。多数患者无自觉症状，有时也可出现上腹部或脐周阵发性疼痛、腹泻或恶心呕吐等，当肠道蛔虫误入临近脏器或幼虫移行至其他器官时，还可导致胆道感染、胰腺炎、阑尾炎、胆道蛔虫病、机械性肠梗阻。本病中医学称"虫踞"或"蛔虫病"。虫踞肠腑型，患者时有脐周疼痛和轻微压痛，并可触及条索状物；虫厥型，患者突然出现右上腹剧烈疼痛，呈钻顶样绞痛、大汗淋漓、恶心呕吐，舌淡、苔薄白、后转黄腻，脉弦数、或滑数。

#### 乌君汤

**【组成】** 乌梅 20 克　使君子 15 克　川椒 6 克　生姜 6 片　黄连 9 克　大

黄9克　川楝子12克

【用法】水煎，日1剂，分3次温服。

【功能主治】驱蛔，行气，止痛。主治蛔虫感染性急性腹痛。

【按语】使君子有小毒，过量能引起呃逆、头晕、精神不振，严重可导致恶心呕吐，儿童用量酌减。

## 安蛔汤

【组成】乌梅30克　细辛3克　干姜6克　川椒10克　黄芩15克　木香12克　苦楝根皮15克　槟榔30克　甘草5克　大黄10克

【用法】急煎频服，小儿酌减。腹痛不止时，成人可日服2剂。腹痛缓解后应继服1剂，以巩固疗效。服药后应防止呕吐。

【功能主治】温脏安蛔，理气止痛，排蛔驱蛔。主治胆道蛔虫病。症见腹痛发作突然，时发时止，痛剧则辗转反侧，恶心呕吐，甚至吐蛔，脉象弦紧或弦数，痛止则如常人，合并感染后则见发热，苔黄腻，脉弦滑而数或见洪象等症。

【按语】本方为寒热并用的方剂，主治胆道蛔虫病。

## 安蛔汤加减

【组成】乌梅30克　槟榔15克　川楝子12克　使君子12克　细辛6克　川椒10克　大黄10克　苦楝皮9克

【用法】水煎，日1剂，分2次温服。

【功能主治】安蛔，温经止痛。主治胆道蛔虫、胆囊炎。症见汗出肢冷、呕吐清水、口不渴、苔薄白、脉沉弦或紧。

【按语】本方是寒热并用的方剂，本方加减是仿乌梅丸之意，驱虫之力更强。①现代临床扩大了它的用途，慢性胆囊炎、胆石症、消化性溃疡、糜烂性胃炎、不完全性肠梗阻、胃肠神经官能症、神经性呕吐等疾病以腹痛、呕吐为主证时也可使用本方。②以慢性、顽固性腹泻为主证的疾病多用到本方，如慢性溃疡性结肠炎、肠道易激综合征、过敏性结肠炎、慢性细菌性痢疾。③慢性角膜炎、角膜溃疡、青光眼、翼状胬肉、美尼埃综合征、口疮、化脓性中耳炎等五官科疾病也有使用本方的时候。④其他疾病如高血压病、神经性头痛、脑炎脑膜炎后遗症、癔病、自主神经功能紊乱、白癜风、病态窦房结综合征、哮喘、肺炎、糖尿病、顽固性呃逆、顽固性失眠、多发性直肠息肉、妊娠恶阻、慢性盆腔炎、功能失调子宫出血、痛经等都有见到本方证的机会。

## 乌梅丸合安蛔汤

【组成】乌梅10克 川椒5克 当归6克 干姜10克 黄连3克 黄柏5克 桂枝6克 附子6克 人参3克 细辛3克 槟榔10克 黄芩6克 木香6克 甘草3克 大黄6克

【用法】水煎，日1剂，分2次温服。

【功能主治】温脏安蛔，理气止痛，驱蛔。主治蛔虫或胆道蛔虫。

【按语】临床辨证，应参照上方。

### （十五）鞭毛虫病

**【辨病与辨证】**

鞭毛虫病是由鞭毛虫长时间寄生在肠道或胆道内所致，严重感染可表现为腹痛、腹泻、恶心、呕吐等。本病属中医学"虫痛""泄泻"的范畴。目前，主要采用委陵菜煎汤治疗。

## 委陵菜煎剂

【组成】委陵菜750克

【用法】加水1500毫升，水煎2次，混合过滤，浓缩成1000毫升，分装备用。每服30毫升，日3次。

【功能主治】驱虫。主治与预防肠道鞭毛虫病。

【按语】委陵菜味苦性寒，能清热解毒、凉血止血、祛风湿。还可用于治疗热毒泻痢或湿热痢疾、风湿痹痛等。

### （十六）绦虫病

**【辨病与辨证】**

绦虫病是由猪绦虫或牛肉绦虫寄生于小肠内引起的一种难治性寄生虫病。本病早期临床症状比较轻微，患者自觉肛门瘙痒，偶可于粪便中发现白色的绦虫结片。少数患者可出现腹部隐痛、腹泻、食欲异常、消化功能下降、恶心、周身乏力、头晕、失眠、体重减轻等症状。

## 驱绦汤

【组成】南瓜子肉60~120克 槟榔30~60克

【用法】先将南瓜子肉嚼碎吞服，隔2小时之后再服槟榔煎成的浓汁，4~5小时后可见腹泻排出虫体，如无腹泻可服元明粉10克（冲），小儿根据年龄酌减。如头节未驱下，隔半月后再服。在部分虫体排出肛门口时不要用手去拉，可用温水坐浴使虫体自然排出。

【功能主治】驱绦虫。主治绦虫病。症见腹痛、腹泻、腹胀，饮食不化，肛门作痒。甚或出现嗜食异物而面黄肌瘦乏力，头晕失眠等症。

【加减法】若湿热较明显者可加黄柏、黄连以清热燥湿。

【注意事项】驱虫后应用香砂六君子汤以调理脾胃；驱虫前一天晚上应禁食，体弱者吃少量稀粥，明晨空腹服药。

## 雷丸散

【组成】雷丸500克

【用法】研细粉，装入褐色瓶中备用。每服30~50克，空腹时冷开水调服。

【功能主治】驱虫。适用于猪、牛、犬绦虫病的防治。

【按语】服药后第一次大便开始，常可找到白色虫团或结片。但必须找到绦虫头，否则不能说明全虫已被排出。

## 驱绦煎剂

【组成】槟榔50~100克　使君子9克　苦楝皮9克　木香15克　大黄15克　雷丸15克（研末）

【用法】前5味水煎2次，冲服雷丸末，第2天早晨，再服1剂。

【功能主治】驱虫。主治绦虫病。

【按语】服药2~3小时后，绦虫即可随粪便排出。若虫体嵌在肛门口时，可蹲于温水盆上，把虫体置于温水（约37℃）盆中，则有助于绦虫缓慢泄下；若虫体在未全部排出前已经中断，可利用肥皂水灌肠帮助排泄，以找到绦虫头为止。

## （十七）钩虫病

【辨病与辨证】

钩虫病多由皮肤感染钩蚴引起。钩蚴经由微循环或淋巴管，随血流进入支气管，再经咽部进入胃腔，定居在小肠中发育成钩虫成虫。因此，患者最初表现为局部皮肤炎症，咽喉发痒咳嗽。钩虫成虫时期，患者开始出现胃肠功能紊乱、营养不良、慢性贫血，严重者还会导致贫血性心功能不全等。中医学将本病称为黄肿、黄胖或脱力黄，是由于湿阻内热、蕴湿化热、气滞血瘀所致。

## 榧实驱虫丸

【组成】榧实（连壳）21 克　大血藤 21 克　百部 21 克　槟榔 21 克　雄黄 1.5 克　大蒜 9 瓣　苦楝皮 12 克

【用法】将 6 味药研细粉，加入大蒜汁，和面成丸，分为 27 等分，空腹以稀米汤送服，日 3 次。

【功能主治】驱虫。主治钩虫病。

【按语】服药期间须忌食荤油，以防药效下降。

## （十八）姜片虫病

**【辨病与辨证】**

姜片虫病是因摄食附有姜片虫尾蚴的食物所致。姜片虫成虫主要寄生于十二指肠内，患者症状轻者仅有消化不良；较重者可伴有腹痛、腹泻、呕吐，偶尔也可发生机械性肠梗阻。大便化验如查到姜片虫成虫或虫卵可确诊为本病。

## 驱姜虫汤

【组成】槟榔 30 克　榧子 10 克　川椒 10 克　川楝子 10 克　使君子 12 克　乌梅 20 克　雷丸 9 克

【用法】水煎，与雷丸粉分 2 次温服，日 1 剂，连服 5 日。

【功能主治】驱虫。主治姜片虫病。

【按语】大便秘结者，加枳实、沉香；伴有明显腹痛者，宜加乌药、沉香。

# 第二章 呼吸系统疾病

## 一、急性支气管炎

**【辨病与辨证】**

急性支气管炎是因病毒或细菌感染、理化刺激、发生变态反应等引起的气管、支气管黏膜急性炎症。患者起病急，好发于秋冬季节、气候突变或过度劳累之后，初起以上呼吸道症状为主，出现鼻塞流涕、咽痛、声音嘶哑、咳嗽咳痰等，咳嗽多为刺激性或阵发性，咳少量白色稀痰，随着病情的进展也可咳黄色黏痰，持续数周，可伴有畏寒、头疼、发热、浑身酸痛等。倘若治疗不当，部分患者可转为慢性支气管炎。本病属中医学"外感风寒"的范畴，辨证分型如下：①风寒袭肺型，症见起病急，咳嗽声重、气急咽痛、鼻塞流涕、恶寒发热、浑身酸痛、苔薄白、脉浮。②风热犯肺型，症见痰咳不畅、痰黄黏稠、口干咽痛、流黄涕、伴发热、头疼恶寒、汗出，苔薄黄、脉浮数。③燥热伤肺型，症见呛咳胁痛、痰少质粘不易咯出、痰带血丝、口干咽燥，舌红、苔薄黄、脉细数。

### 桔梗汤

**【组成】** 桔梗 3 ~ 6 克　生甘草 6 ~ 12 克

**【用法】** 水煎，日 1 剂，分 2 次温服。

**【功能主治】** 清热解毒，消肿止痛。主治上呼吸道炎症。

**【按语】** 以疼痛为主症的咽喉部炎症，如急慢性咽炎、喉炎、扁桃体炎。有时伴喉中介如梗状，黏痰多者，以胸胁疼痛或咳吐脓痰浊液为特征的肺部疾病，如肺脓肿、支气管炎、支气管扩张、慢支、大叶性肺炎。也可引申用于分泌物多而稠的鼻窦炎。

## 止嗽散

【组成】白前 10 克　桔梗 10 克　陈皮 6 克　甘草 5 克　荆芥 6 克　紫菀 10 克　百部 10 克

【用法】水煎，日 1 剂，分 2 次温服。

【功能主治】止嗽化痰，宣肺疏表。主治外感咳嗽，日久不止，咯痰不畅，或有轻度的恶寒头疼，苔白，脉浮缓。

【按语】本方具有止咳化痰，兼能疏表的作用，但以止咳为主，故名止嗽散。本方常用于急、慢性支气管炎、百日咳，具有上述见证者，均可加减应用。

## 止嗽散合华盖散

【组成】百部 10 克　白前 10 克　紫菀 10 克　桔梗 10 克　陈皮 6 克　荆芥 6 克　甘草 5 克　麻黄 5 克　杏仁 10 克　桑白皮 10 克　紫苏子 10 克　茯苓 10 克

【用法】水煎，日 1 剂，分 2 次温服。

【功能主治】发散风寒，化痰平喘，宣肺疏表。主治外感咳嗽，日久不止，咯痰不爽，或有轻度的恶寒头痛，咳嗽气喘，苔白，脉浮缓。

【加减法】临证时灵活加减运用，如表寒者加防风、紫苏叶、生姜；风热者加桑叶、牛蒡子、薄荷、黄芩、栀子、连翘；干咳少痰者去荆芥、陈皮，加瓜蒌皮、枇杷叶；咳嗽痰多者加半夏。

【按语】本方不寒不燥，温润平和，且长于止嗽化痰，为治咳嗽的通用方。临床应用时加川贝母、杏仁更好。常用于感冒咳嗽和一些慢性咳嗽、慢性支气管炎、哮喘。

## 止嗽散合金沸草散

【组成】百部 10 克　白前 10 克　紫菀 10 克　桔梗 10 克　陈皮 6 克　荆芥 6 克　甘草 5 克　前胡 10 克　半夏 10 克　茯苓 10 克　细辛 3 克　金沸草 6 克　生姜 3 片　大枣 3 枚

【用法】水煎，日 1 剂，分 2 次温服。

【功能主治】发散风寒，化痰止咳。主治外感咳嗽，日久不止，咯痰不爽，或有轻度的恶寒头痛，咳嗽气喘，苔白，脉浮缓。

【按语】本方适于咳嗽，痰湿较重者，治风寒咳嗽为主。两方合较单用一方为好。临床常用于支气管炎的咳嗽痰多偏寒者。金沸草可用旋覆花代。

## 麻杏石甘汤

【组成】麻黄6克　杏仁10克　石膏50克　甘草5克

【用法】水煎，日1剂，分2次温服。

【功能主治】辛凉宣泄，清肺平喘。主治外感风热，发热口渴，咳逆气喘，鼻翼煽动，有汗或无汗，苔薄白或黄，脉滑数者。

【按语】本方证是由外感发热，壅遏于肺所致。①主症是汗出而喘，发热和咳喘性疾病多见本方证，如大叶性肺炎、支气管哮喘、病毒性肺炎、过敏性支气管哮喘、麻疹性肺炎、急性支气管炎、老年性慢性支气管炎、小支气管肺炎、嗜酸细胞增多性肺炎、肺脓肿、百日咳、流行性感冒、流行性出血热、流行性脑炎、药物热等。②五官科疾病，如化脓性鼻窦炎、鼻衄、酒渣鼻、化脓性中耳炎、急性舌炎、白喉、化脓性扁桃体炎、化脓性角膜炎、爆发性结膜炎、角膜溃疡、泪囊炎等。③皮肤科疾病，如泛发性牛皮癣、接触性皮炎、荨麻疹、玫瑰糠疹等。④其他疾病，如急性尿道炎、痔疮、睾丸炎、术后尿潴留、遗尿等也有运用本方的时候。

## 麻杏石甘汤加味

【组成】麻黄6克　杏仁10克　石膏50克　甘草5克　黄芩10克　鱼腥草15克

【用法】水煎，日1剂，分2次温服。

【功能主治】辛凉宣泄，清肺平喘。主治外感风热，发热口渴，咳逆气喘，临床常用于急性支气管炎、肺炎。症见外感风热，发热口渴，咳逆气喘，鼻翼煽动，有汗或无汗，苔薄白或黄，脉滑数。

【按语】本方临床辨证可参考上方。

## 泻肺散

【组成】桑白皮10克　地骨皮10克　甘草3克　粳米6克

【用法】水煎，日1剂，分2次温服。

【功能主治】泻肺清热，平喘止咳。主治肺热咳嗽，甚则气喘，皮肤蒸热，或发热，下午尤甚，舌红、苔黄，脉细数。

【加减法】如肺热较重，可加黄芩、知母等，或合芦根汤，以增强清肺热之效；若燥热咳嗽时可加瓜蒌皮、川贝母等，以增强润肺止咳之功；若阴虚潮热明显时，可加入青蒿、鳖甲、银柴胡等以清虚热；肺气偏虚者，可加沙参或党参、茯苓等以益肺气。

本方合二陈汤，用治哮喘或肺气肿合并感染，有一定效果。

【按语】本方为清泄肺热之剂。临床常用于支气管炎、肺结核的咳嗽，以及小儿麻疹初回，咳嗽气促，身热不退而有肺热见证者。

## 泻肺散合芦根汤

【组成】桑白皮 10 克　地骨皮 10 克　甘草 3 克　粳米 6 克　芦根 60 克薏苡仁 30 克　桃仁 10 克　冬瓜仁 30 克

【用法】水煎，日 1 剂，分 2 次温服。

【主治】肺热咳嗽，甚则气喘，或肺痈，咳吐脓血臭痰，胸中隐隐作痛，咳时尤甚，口干咽燥，皮肤发热，下午尤甚，舌红苔黄，脉细数或滑数。

【按语】凡属于肺热的支气管炎，肺结核的咳嗽、气喘，严重的肺痈咳吐脓血，皆为对证之方。

## 清燥救肺汤

【组成】生石膏 15～30 克　沙参 10 克　桑叶 10 克　麦门冬 10 克　麻仁 10 克　炙枇杷叶 10 克　杏仁 10 克　阿胶 6 克　甘草 3 克

【用法】水煎，日 1 剂，分 2 次温服。

【功能主治】清肺润燥。主治燥热伤肺，头疼身热，干咳无痰，气逆而喘，咽喉口鼻干燥，心烦口渴，舌干无苔，脉细数。

【按语】本方是治肺气虚燥郁咳之剂。临床可用于急性支气管炎、肺炎、百日咳，咳嗽无痰，或痰少黏稠，属于燥热伤肺者。

## 清燥救肺汤合清肺汤

【组成】桑叶 10 克　石膏 10 克　人参 2 克　沙参 10 克　甘草 3 克　麻仁 3 克　阿胶 3 克　麦门冬 4 克　杏仁 2 克　枇杷叶 3 克　天门冬 10 克　桑白皮 10 克　知母 5 克　黄芩 6 克　川贝母 5 克　陈皮 5 克

【用法】水煎，日 1 剂，分 2 次温服。

【功能主治】清肺润燥，燥热伤肺，气阴两虚证。热痰咳嗽，有痰难咯，咽干鼻燥，心烦口渴，舌干无苔，或苔干白或黄燥，脉虚细而数。

【加减法】有痰难咯，苔干白或黄燥加瓜蒌；胸闷不畅，加桔梗、枳壳；喘加杏仁；久咳宜敛，加五味子。

【按语】本方清肺润燥与养阴并用，不但清润之力较大，且兼益气之功。本方可用于急性支气管炎，肺炎，百日咳，咳嗽无痰，或痰少黏稠，属于燥热伤肺者。

## 沙参麦门冬汤

【组成】沙参10克　麦门冬10克　天花粉10克　桑叶10克　生扁豆10克　玉竹12克　甘草3克

【用法】水煎，日1剂，分2次温服。

【功能主治】清养肺胃，生津润燥。主治燥邪伤及肺胃阴分，症见咳呛少痰，咯痰不爽，咽喉干燥，心烦口渴，舌红少苔。

【按语】本方是一首常用的甘寒清润的滋补剂。临床常用于肺痿及胃脘疼痛，舌红少苔，属于胃阴亏损者；本方亦可用于胸膜炎，感染性多发性神经炎，慢性咽炎，以及乙脑和其他急性传染病恢复期等见肺胃阴伤者。本方与清燥救肺汤相较功用颇为类似，惟本方症病情较轻，以阴津损伤为主，益气之力有所不及。

## 养阴清肺汤

【组成】生地黄10克　元参10克　麦门冬10克　川贝母10克　白芍药6克　牡丹皮6克　薄荷3克　甘草3克

【用法】水煎，日1剂，分2次温服。

【功能主治】养阴清肺。主治阴虚白喉，喉间起白如腐，不易剥去，病变甚速，初起发热或不发热，鼻干唇燥，呼吸有声，似喘非喘，以及咽喉肿痛等症。

【按语】本方是一首清热解毒剂，临床常用于急性扁桃体炎、急性喉炎、慢性咽炎，以及声带病变引起的音哑等。

## 养阴清肺汤合沙参麦门冬汤

【组成】沙参10克　麦门冬10克　天花粉10克　桑叶10克　扁豆10克　玉竹12克　甘草3克　生地黄20克　元参10克　川贝母10克　白芍药

6克　牡丹皮6克　薄荷3克

【用法】水煎，日1剂，分2次温服。

【功能主治】养阴清肺，生津润燥。燥邪伤及肺胃阴分，症见咳呛少痰，咳痰不爽，咽喉干燥，心烦口渴，亦治阴虚白喉，及咽喉肿痛等症。舌红少苔，脉细数。

【按语】本方主治肺胃阴虚，多用于肺痿。又可用于胸膜炎，感染性多发性神经炎，慢性咽炎以及乙脑和其他急性传染病恢复期所见肺胃津伤者。

### 贝母瓜蒌散合清气化痰丸

【组成】川贝母5克　瓜蒌10克　天花粉5克　茯苓5克　桔梗5克　陈皮5克　半夏10克　胆南星10克　杏仁10克　枳实6克　黄芩6克

水煎，日1剂，分2次温服。

【功能主治】清热化痰，润肺止咳。主治燥热伤肺，咳吐黏痰，咳痰不爽，咽喉干燥，气短喘促，舌红少苔，或舌红苔黄腻脉数，或脉滑数。

【按语】本方适用于燥热伤肺之证。常用于慢性支气管炎，咳嗽痰粘而具有肺燥见证者。

## 二、慢性支气管炎

【辨病与辨证】

慢性支气管炎是气管、支气管黏膜及其周围组织的慢性炎症，主要症状是长期反复的咳嗽、咳痰或喘息等，以中老年人比较多见，常于秋季气候寒冷或感冒后起病。患者夏天可以缓解，凡遇寒冷或天气突变则易反复发作、经久难愈，目前尚缺乏特效的根治方法。因反复发病或合并感染，最终可导致肺气肿和呼吸衰竭。本病属中医学"痰饮""咳喘"的范畴，与肺、脾、肾三脏密切相关，病理性质属于"本虚标实""其标在肺、其本在肾"，急性发作期以标实为主，慢性迁延期则以虚实夹杂为主。故以分型辨证论治的效果比较好。

### 三子养亲汤

【组成】紫苏子10克　白芥子10克　莱菔子10克

【用法】水煎，日1剂，分2次温服。

【功能主治】降气豁痰，消胀定喘。主治咳嗽痰多，喘满腹胀，不思饮食，苔腻微黄，脉象滑大。临床常用于慢性支气管炎的咳嗽气短，痰多者。

【注意事项】老慢支，属于肾阴虚不纳气者，此方不宜。

## 茯苓桂枝白术甘草汤

【组成】茯苓12克　桂枝6克　白术10克　炙甘草3克

【用法】水煎，日1剂，分2次温服。

【功能主治】健脾祛湿，温化痰饮。主治痰饮病，胸胁胀满，眩晕心悸，或短气而咳，或气上冲胸，胃内有振水声，小便不利、浮肿倾向。舌体胖大苔白滑，脉弦滑或细紧。

【按语】本方症是由中焦阳虚，脾失健运，气不化水，聚湿成饮所致。①临床常用于以眩晕为主诉的疾病，如耳源性眩晕、高血压性眩晕、神经衰弱性眩晕、低血压、椎基底动脉供血不足等。②以心悸为主诉的疾病，如风湿性心脏病、冠心病、高血压性心脏病、肺源性心脏病、心律失常、心脏神经官能症、心脏瓣膜病、心肌炎等。③以胃中有振水声为主诉的疾病，如胃下垂、消化性溃疡、慢性胃炎、神经性呕吐、胃肠神经官能症等。④以胸胁部胀满、咳嗽为主诉的疾病，如急慢性支气管炎、支气管哮喘、百日咳、胸膜炎、心包积液等。⑤眼科疾病，如白内障、结膜炎、病毒性角膜炎、视神经萎缩、中心性浆液性脉络膜炎，视网膜病变等也有使用的机会。⑥其他方面如慢性肾炎、肾结石、肝硬化腹水、特发性水肿、妇科带下、羊水过多、小儿狐疝、过敏性鼻炎、耳鸣、睾丸鞘膜积液等都有用到本方的机会。

## 二陈汤合苓桂术甘汤

【组成】陈皮15克　半夏15克　茯苓10克　甘草5克　桂枝10克　白术10克

【用法】水煎，日1剂，分2次温服。

【功能主治】燥湿化痰，理气和中。合苓桂术甘汤乃标本兼顾之法，症见咳嗽痰多而粘，胸膈胀满，恶心呕吐，以及湿痰所致的眩晕，心悸。苔白滑，脉弦滑或沉紧。

【按语】本方常用于脾虚湿困，痰饮内盛之证。如胸胁胀满，眩晕心悸，或短气而咳。亦可用于脾虚湿盛，脾阳不足的泄泻。对于慢性支气管炎，哮喘等病发作以后，可用本方温运中阳以治本。

## 二陈汤苓桂术甘汤合平胃散

【组成】陈皮15克 半夏15克 茯苓10克 甘草5克 桂枝10克 白术10克 苍术10克 厚朴6克

【用法】水煎，日1剂，分2次温服。

【功能主治】燥湿化痰，健脾除满。咳嗽痰多而粘，胸膈胀满，恶心呕吐，以及痰湿所致的眩晕，心悸等。苔白滑，脉弦滑或沉紧。

【按语】三方合健脾燥湿，理气宽中，化痰除满作用更强。二陈汤是燥湿化痰的主要方剂，临床应用较为广泛。以二陈汤为主组成的方剂有以下几首：温胆汤、导痰汤、涤痰汤、归地二陈汤、半夏白术天麻汤。

## 归地二陈汤加味

【组成】陈皮10克 半夏10克 茯苓12克 甘草5克 当归6克 熟地黄15克 白术10克

【用法】水煎，日1剂，分2次温服。

【功能主治】养阴化痰。主治脾、肺、肾功能不足，水泛为痰，咳嗽呕恶，喘逆多痰，或咽干口燥，苔光剥等症。

【按语】归地二陈汤即二陈汤加当归、熟地黄而成，再加白术以健脾，杜绝生痰之源。功能健脾、养阴化痰，比单用归地二陈汤为好。

## 小青龙汤

【组成】麻黄3~10克 桂枝6克 干姜6克 五味子6克 细辛5克 半夏10克 白芍药10克 甘草3克

【用法】水煎，日1剂，分2次温服。

【功能主治】温肺，散寒，平喘，止咳，化痰。主治外感风寒，内有痰饮，恶寒发热，咳嗽气喘，痰多而清稀，苔白润，脉浮紧。

【按语】本方是一首发汗祛痰剂，主治素患痰饮，复因感受风寒而诱发的咳喘症。①临床常用于以咳喘、痰液清稀为主证的疾病，如上呼吸道感染、急慢性支气管炎、支气管哮喘、肺气肿、肺心病。②恶寒、鼻塞流涕或流泪为主证的疾病，如天花粉证、过敏性鼻炎、病毒性结膜炎、泪囊炎等五官科疾病。③以呃逆、干哕、唾液较多，遇寒冷而加重为特征的消化系统疾病，如慢性肠炎、胃溃疡、十二指肠溃疡、发酵性消化不良、萎缩性胃炎、慢性肥厚性胃炎、肝硬化腹水、慢性细菌性痢疾、结核性腹膜炎。④其他疾病如神经官能症、肾炎、风湿性心脏病、胸膜炎、癫痫、遗尿、肩关节周围炎等也常运用本方。

## 小青龙汤合补中益气汤

【组成】麻黄 5 克　桂枝 6 克　干姜 6 克　五味子 6 克　细辛 5 克　半夏 10 克　白芍药 10 克　甘草 3 克　黄芪 15 克　白术 12 克　党参 12 克　当归 10 克　陈皮 5 克　柴胡 6 克　升麻 3 克

【用法】水煎，日 1 剂，分 2 次温服。

【功能主治】温肺散寒，止咳，平喘，化痰。主治年老及体虚之人，素有气管炎而又外感风寒。症见咳嗽、痰多、气喘。痰多清稀，苔白润，脉浮紧。

【按语】本方常用于正气已虚之人，老年人最多。正气已虚易感风寒，正气已虚，病难恢复。老年及体弱者，外感风寒见上述症状服本方效佳。两方合用扶正祛邪。

## 九味散

【组成】人参 3 克　阿胶 10 克　川贝母 6 克　款冬花 10 克　桑白皮 10 克　五味子 10 克　乌梅 6 克　罂粟壳 6 克　桔梗 6 克　生姜 2 片　大枣 3 枚

【用法】水煎，日 1 剂，分 2 次温服。

【功能主治】益气，敛肺，止咳。主治久咳不已，肺虚气弱，咳甚则气喘自汗，脉虚者。

【注意事项】若新感外邪，肺气失宣而致咳喘，以及肺中有停痰伏饮，久咳而痰多者，不宜使用本方。

【按语】本方主治久咳不愈，以致肺气耗散，肺阴亏损之证。

## 九味散合五味子汤

【组成】人参 5 克　阿胶 10 克　川贝母 10 克　款冬花 10 克　桑白皮 10 克　五味子 10 克　乌梅 6 克　罂粟 6 克　桔梗 6 克　麦门冬 6 克　杏仁 10 克　陈皮 6 克　生姜 3 片　大枣 3 枚

【用法】水煎，日 1 剂，分 2 次温服。

【功能主治】益气、敛肺、止咳。久咳不已，肺气虚弱，咳甚则气喘自汗，口干舌燥，脉虚。

【按语】本方适于久咳不愈，肺气虚而痰少者。

## 三、支气管哮喘

【辨病与辨证】

支气管哮喘是一种呼吸系统过敏性疾病，患者为过敏体质，当受到各种因素的刺激，或与过敏原接触时，可导致气管、支气管平滑肌敏感性增高，引发广泛中、小支气管平滑肌收缩、黏膜水肿和黏液分泌增多，使得气道痉挛、狭窄，并出现发作性呼气性呼吸困难，听诊可闻及不同程度的哮鸣音。临床上常将本病分为外源性（吸入型）、内源性（感染型）及混合性支气管哮喘。本病属中医学"哮证""喘证""痰饮"等范畴。痰饮内伏于肺为本病发生和复发的根源所在，多因外感风寒、风热之邪、内外合邪、痰随气升、气因痰阻、相互搏结、阻塞气道，导致哮喘发作。

### 射干麻黄汤

【组成】麻黄6克　射干6克　细辛3克　半夏10克　五味子6克　大枣5枚　紫菀10克　款冬花10克　生姜3片

【用法】水煎，日1剂，分3次饭后温服。

【功能主治】温肺逐饮，化痰降逆，平喘。主治肺气不降，咳逆上气，喉中如有水鸡声。

【按语】①临床常用于麻黄体质而上气咳逆，喉中痰鸣漉漉，咽喉不利或疼痛者。②小青龙汤证而痰盛咽肿，舌干、口臭、大便偏干者。③以喉中痰鸣漉漉、哮鸣、喘鸣为特点的呼吸系统疾病。④临床见于百日咳、支气管哮喘、急性上呼吸道感染、慢性喘息型支气管炎、肺气肿、肺脓肿、腺病毒性肺炎、支气管肺炎、空洞型肺结核等。⑤其他如白喉、扁桃体炎、滤泡性咽炎、口腔溃疡、慢性胃炎、胃溃疡、肺心病、冠心病、心绞痛、结核性胸膜炎等也可运用本方。

### 小青龙汤合射干麻黄汤

【组成】麻黄9克　半夏9克　甘草3克　干姜6克　细辛3克　五味子5克　桂枝6克　白芍药6克　射干6克　紫菀10克　款冬花10克　大枣3枚

【用法】水煎，日1剂，分2次温服。

【功能主治】温肺，散寒，化痰，止咳，平喘。主治素有痰饮，复感风寒，引动内饮，恶寒发热，咳嗽气喘，痰多而清稀，苔白厚润，脉浮紧。

【按语】本方系小青龙汤加射干、紫菀、款冬花、大枣而成。两方合用以后，解表、止咳、化痰、平喘作用均增强。常用于慢性支气管炎、支气管哮喘，咳嗽痰多者，可参照本方辨证运用。

## 定喘汤

【组成】炙麻黄6~10克　白果12克　紫苏子10克　款冬花10克　半夏10克　桑白皮10克　杏仁10克　黄芩6克　甘草3克

【用法】水煎，日1剂，分2次温服。

【功能主治】宣肺平喘，清热化痰。主治痰热内蕴，痰多气急，痰稠色黄，咳嗽哮喘。

【加减法】①若吐痰黄粘如脓、量多，可加鱼腥草30克，海蛤粉10克。②若痰多白粘，痰鸣声响，不得平卧，可加葶苈子10克，射干5克、地龙10克。③若高热烦渴者，可加生石膏30克、知母10克。④若痰热伤津，见口干多饮、舌质红、少苔，可加沙参12克、天花粉10克、麦门冬10克。⑤若外感引发者，可用生麻黄。

本方亦可用治慢性支气管炎、支气管哮喘咳嗽痰多者。

【按语】本方是治疗痰热咳喘的有效方剂，但临床运用时还可随症加减。

## 紫苏子降气汤

【组成】紫苏子10克　前胡10克　半夏10克　陈皮5克　当归6克肉桂1.5克　厚朴3克　炙甘草3克　生姜3片

【用法】水煎，日1剂，分2次温服。

【功能主治】降逆平喘，温肾纳气。主治肾阳不足，冲气上逆，形成上实下虚，痰涎壅盛，胸膈满闷，喘咳短气，或有呕恶，腰痛腿弱，头目昏眩，肢体倦怠，饮食少思，大便秘结，或肢体浮肿，苔白腻等症。

【按语】本方是治疗上实下虚而咳喘的常用方剂。所谓"上实"是指痰涎壅滞于肺；所谓"下虚"则与一般所指气虚不同，而是指肾阳不足，下焦寒气上冲为患。

【加减法】本方再加沉香，则降气平喘作用更为显著，尤以痰涎壅盛，咳喘气逆者，更为对症。如兼有气虚，可加党参、五味子；如兼有小便不利，可加车前子、冬瓜皮等。本方临床常用于慢性支气管炎、支气管哮喘、肺气肿和肺源性心脏病。

## 紫苏子降气汤合定喘汤

【组成】紫苏子10克　半夏10克　当归6克　甘草6克　前胡6克　厚朴6克　生姜3片　肉桂3克　麻黄9克　白果9克　杏仁10克　款冬花9克　桑白皮9克　黄芩6克

【用法】水煎，日1剂，分2次温服。

【功能主治】降逆平喘，温肾纳气。主治上实下虚喘咳证。上实是指寒痰壅肺，胸膈滞闷，痰涎壅盛，色白质稀，苔白润或白腻，脉弦滑。

【按语】本方常用于慢性支气管炎、支气管哮喘、肺气肿和肺源性心脏病。

## 定喘汤合麻杏石甘汤

【组成】麻黄9克　白果9克　紫苏子6克　杏仁9克　款冬花9克　半夏9克　桑白皮9克　黄芩6克　甘草3克　石膏30克

【用法】水煎，日1剂，分2次温服。

【功能主治】宣肺平喘，清热化痰。主治外寒内热哮喘证。外感可见发热恶寒，头痛，内热，见哮喘气急，痰多黄稠，不易咯出，或外感风热，热壅于肺，肺失清肃而作喘。临证以喘咳气急，身热不解，苔黄腻，脉滑数为主证。

【按语】两方合用较单用一方为好。常用于素有慢性支气管炎、支气管哮喘、肺气肿和肺源性心脏病等证。两方合用后清内热的作用较强。

## 定喘汤合泻白散

【组成】麻黄8克　紫苏子10克　半夏10克　款冬花10克　杏仁10克　桑白皮10克　黄芩10克　甘草5克　地骨皮10克　粳米15克

【用法】水煎，日1剂，分2次温服。

【功能主治】清热化痰，泄肺平喘。主治外寒内热之咳痰哮喘证。外感可见发热恶寒，日晡尤甚，头痛，内热兼见哮喘气急，痰多黄稠，不易咯出，苔黄腻，脉滑数。

【按语】本方常用于慢性支气管炎、支气管哮喘、肺气肿和肺源性心脏病。两方合用泻肺火的作用较好。

## 人参蛤蚧散合芦根汤

【组成】蛤蚧1对　杏仁10克　甘草10克　人参6克　茯苓6克　知母6克　川贝母6克　桑白皮6克　芦根30克　冬瓜子20克　薏苡仁20克　桃仁10克

【用法】水煎，日1剂，分2次温服。

【功能主治】补肺益气，化痰定喘。主治久病咳嗽，上气喘满，咳脓血痰，胸中烦热，隐隐作痛，体瘦乏力，或面目虚浮，或咳声不扬，肺痿喑哑，苔厚腻，脉滑数。

【按语】本方适于久病体弱而见上述症状者，最为合适，多见于老年人。多用于慢性支气管炎、支气管哮喘、肺气肿及肺痈兼支气管扩张的咳嗽气喘，肺心病，风湿性心脏病的咳血、浮肿、喘息而一般身体情况较差者。如有肺热见证者，可去蛤蚧。

# 四、支气管扩张

【辨病与辨证】

支气管扩张是一种具有特征性的支气管化脓性疾病，大多数病例继发于反复呼吸道感染和支气管阻塞，从而致使支气管弹性纤维、肌层、软骨组织破坏。一旦发生支气管化脓性炎症即可突然出现咳大量脓痰和咯血。患者反复发作，极易导致心肺功能下降。中医学认为本病属于"咯血"、"肺痈"、"咳嗽"等范畴，病因为痰浊阻肺、郁久化热、热盛血瘀、蓄结痈脓。由于外感邪热、纵酒、愤怒、忧郁、疾呼，使血行加速、血热妄行而致咯血。疾病初期为实证，后因病情迁延、反复发作、邪热伤阴、余邪羁留，可转为虚实夹杂之证。

## 化痰止咳散

【组成】川贝母15克　蒲黄炭15克　甜杏仁15克　款冬花15克　橘白15克　三七粉15克（分冲）　橘络15克　党参15克　阿胶15克（烊化）蛤粉30克　天竺黄30克　百合30克　白术30克　牡蛎30克　糯米60克

白及 120 克

【用法】水煎，日 1 剂，分 2 次温服。

上药共研细粉，也可制成片剂，每次口服 7.5 克，日 2 次。

【功能主治】化痰止咳，止血。主治支气管扩张，有大量脓痰或咯血者。

【按语】咯血者，日服 3 次。

## 凉膈散加味

【组成】大黄 6 克　芒硝 6 克　甘草 6 克　薄荷 6 克　连翘 9 克　栀子 9 克　黄芩 9 克　蜂蜜 18 克　淡竹叶 6 克

【用法】水煎，日 1 剂，分 2 次温服。10 ~ 15 剂为 1 疗程。

【注意事项】体弱者或孕妇须忌用或慎用。

【功能主治】清泄极热。主治支气管扩张，症见烦躁口渴、面红唇焦、大便秘结、小便黄赤，舌红苔黄、脉滑数。

【按语】本方是治疗上焦郁热，中焦燥实的代表方剂。适用于上中二焦邪热炽盛，心肺之火上炎，中焦燥热上冲所引起的上证。

## 清金止血汤

【组成】白及 30 克　桑白皮 15 克　仙鹤草 15 克　黄芩 12 克　牛膝 12 克　栀子 10 克　三七粉 6 克（分冲）　侧柏叶 15 克

【用法】水煎，日 1 剂，分 2 次温服。

【功能主治】清热止血。主治支气管扩张，咳吐大量脓痰或咯血。

【按语】若发生重度咯血，可考虑中西医结合输液或输血。

## 镇冲止血汤

【组成】代赭石 60 克（先煎）　生地黄 30 克　太子参 30 克　桑白皮 12 克　百合 15 克　白及 15 克　阿胶 10 克（烊化）　侧柏炭 10 克　藕节 7 枚

【用法】水煎，日 1 剂，分 2 次温服，1 月为 1 疗程。

【功能主治】降逆止咳，泄热止血。主治支气管扩张，咯血明显者。

【按语】若发生重度咯血，可考虑中西医结合输液或输血。

## 咳血方合百合固金汤

【组成】生地黄 10 克　熟地黄 10 克　元参 10 克　麦门冬 10 克　桔梗 6

克　甘草5克　川贝母5克　白芍药10克　当归10克　百合10克　青黛6克　栀子10克　海浮石10克　诃子6克　瓜蒌仁10克

【用法】水煎，日1剂，分2次温服。

【功能主治】泻肝火，滋肺肾。主治肝火犯肺之咳血证。症见咳嗽痰中带血，痰质浓稠，咯吐不爽，心烦易怒，胸胁作痛，口苦颊赤，大便干燥，舌红苔黄，脉弦而数。

【按语】两方合用标本兼顾，较单用一方为好。

# 五、感染性肺炎

【辨病与辨证】

感染性肺炎是多种原因的肺部炎症的总称。通常分为大叶性肺炎、小叶性肺炎、间质性肺炎，或按病原分为细菌性肺炎、病毒性肺炎、立克次体肺炎、肺炎支原体肺炎、真菌性肺炎及放射性肺炎。临床实践中以细菌性肺炎更为常见。本病中医认为是由温热之邪袭肺所致，故常见恶寒高热、呼吸困难、胸痛、胸闷、咳嗽咳痰等。中医治疗应以清热为主，并辅以化痰止咳进行对症治疗。

## 加味泻白散

【组成】桑白皮25克　地骨皮15克　前胡10克　黄芩15克　知母10克　薏苡仁10克　杏仁12克　甘草6克　枇杷叶10克　浙贝母12克

【用法】水煎，日1剂，分2次温服。

【功能主治】清泻肺热，止咳平喘。主治老年感染性肺炎。

【加减法】兼有恶寒发热、全身疼痛、苔薄黄、脉浮数等表证者，宜加金银花、连翘、竹叶、荆芥、薄荷；兼有高热口渴、鼻煽气促者，可加用麻黄、石膏；痰中带血者，可加用侧柏叶、白茅根；便秘者，宜加大黄或火麻仁等；神昏谵语者，可加用安宫牛黄丸1粒，服药期间须忌食蟹、虾等易于引起过敏的食物，同时还应增加营养性饮食，以增强机体的抵抗力。

## 肺热宁

【组成】石膏20克　麻黄8克　杏仁10克　大黄10克　桑白皮10克　黄芩6克　甘草5克

【用法】水煎，日1剂，分2次温服。

【功能主治】清泻肺热，止咳平喘。主治肺炎，症见咳嗽、喘促气急、鼻翼煽动，痰稠而黄、口渴汗出、小便黄、大便不畅或秘结。舌质红、苔黄或黄腻、脉浮数或滑数等。

【按语】本方为麻杏石甘汤加味而成。是治疗肺热咳喘兼大肠燥热秘结者。

## 清肺饮

【组成】金银花30克　连翘15克　杏仁10克　柴胡10克　金荞麦30克　桔梗10克　桃仁10克　大黄10克

【用法】水煎，日1剂，分2次温服。

【功能主治】清热解毒，祛痰排脓。主治肺炎实变期的治疗。

【按语】本方在临床时，根据辨证加减运用。

## 咳血方合百合固金汤

【组成】生地黄10克　熟地黄10克　元参10克　麦门冬10克　桔梗6克　甘草5克　川贝母5克　白芍药10克　瓜蒌仁10克　当归10克　百合10克　青黛6克　栀子10克　海浮石10克　诃子6克

【用法】水煎，日1剂，分2次温服。

【功能主治】泻肝火，滋肺肾。主治肝火犯肺之咳血证。症见咳嗽痰中带血，痰质浓稠，咯吐不爽，心烦易怒，胸胁作痛，口苦颊赤，大便干燥，舌红苔黄，脉弦而数。

【按语】两方合用标本兼顾，较单用一方为好。

## 升降散加减

【组成】僵蚕10克　蝉蜕10克　栀子10克　杏仁10克　佩兰10克　半夏10克　浙贝母10克　姜黄6克　淡豆豉10克　鱼腥草10克　枇杷叶10克

【用法】水煎，日1剂，分3次温服。

【功能主治】宣肺开郁，清热化湿。主治湿热郁肺型细菌性肺炎。症见低热不退、咳嗽痰多、胸痛且闷、心烦、汗出不畅、疲乏纳差，舌红、苔黄白而厚腻、脉滑数。

【按语】本方适用于湿热郁肺型细菌性肺炎属湿热郁遏上焦、病证缠绵难治的特点。加减后此方能宣达肺气、清化湿热、解郁开闭，大大增强了单用升降散的疗效。

# 六、肺脓肿

## 【辨病与辨证】

肺脓肿是由各种病原菌所导致的一种肺组织化脓性疾病，病初以急性炎症性肺实变为主，治疗不当，病情加重，肺组织可发生坏死、液化甚或空洞。患者主要表现畏寒、发热、周身酸痛，以及伴有咳嗽、胸痛、咳痰等症状。检查白细胞计数增加、胸部 X 线检查显示片状模糊阴影、圆形透明区、内有液体等。中医称之为肺痈。初期，患者恶寒发热、胸痛、咳嗽、咳白色或黄色黏痰，苔薄白或黄、脉数；成痈期，患者高热、胸痛、烦躁、胸胁胀满、咳大量腥臭脓痰或痰中带血，舌红、苔黄、脉滑数；恢复期，患者干咳少痰或无痰、潮热盗汗、低热乏力，舌红、苔薄、脉细数。

### 芦根汤合芦根合剂

【组成】芦根 60 克　冬瓜仁 30 克　薏苡仁 30 克　桃仁 10 克　桔梗 10克　鱼腥草 50 克　杏仁 10 克　大血藤 30 克　金银花 15 克　连翘 15 克

【用法】水煎，日 1 剂，分 2 次温服。

【功能主治】清肺祛痰，化瘀解毒。主治肺痈，咳吐脓血臭痰，胸中隐隐作痛，咳时尤甚，烦热面赤，发热或微热，口干咽燥，舌红苔黄腻，脉滑而数。

【按语】本方只用于肺痈。

### 麦门冬汤

【组成】麦门冬 15 克　半夏 10 克　人参 10 克　炙甘草 6 克　粳米 10 克大枣 3 枚

【用法】水煎，日 1 剂，分 2 次温服。

【功能主治】益气养阴，化痰止咳。主治咳逆上气、咽喉不利、咯痰不爽。或劳嗽日久不愈、口干咽燥、日晡发热、手足心热。舌红少苔，脉虚数。

【按语】临床常用于咽炎、喉炎、百日咳、支气管扩张症、肺炎、肺结核、肺不张、急慢性支气管炎、支气管哮喘等呼吸系统疾病出现干咳、咽喉不利时可用本方；胃癌、食管癌、鼻咽癌、肺癌、喉癌等恶性肿瘤在放疗化疗过程中见有形体消瘦，肌肤干枯、口舌咽干者可以考虑使用本方；糖尿病、高血压病、消化性溃疡、急慢性胃炎、功能性消化不良、反应性淋巴增生症亦可考虑使用本方。

## 百合固金汤

【组成】百合 12 克　生地黄 10 克　熟地黄 10 克　麦门冬 10 克　元参 10 克　白芍药 6 克　当归 6 克　川贝母 6 克　桔梗 6 克　甘草 3

【用法】水煎，日 1 剂，分 2 次温服。

【功能主治】养阴清热，润肺化痰。主治肺肾阴虚，虚火上炎，咽喉干痛，咳嗽气喘，痰中带血，手足心发热，舌红少苔，脉细数等症。

【按语】临床常用于呼吸系统疾病，见上述症候者均可加减应用。

## 百合固金汤合麦门冬汤

【组成】生地黄 10 克　熟地黄 10 克　元参 10 克　麦门冬 10 克　桔梗 6 克　甘草 5 克　川贝母 5 克　白芍药 10 克　当归 10 克　百合 10 克　人参 9 克　半夏 5 克　粳米 5 克　大枣 4 枚

【用法】水煎，日 1 剂，分 2 次温服。

【功能主治】滋养肺胃，清降虚火。主治肺胃肾阴虚证，以肺为主。症见咳唾涎沫，气喘短气，咳喘痰中带血，咽干口燥，舌干而红，骨蒸盗汗，苔干无津，脉虚数。

【按语】主治肺肾阴虚之咳喘证，本方合方后较单用百合固金汤效果好。

## 二花三黄葶苈子汤

【组成】金银花 30 克　月季花 30 克　葶苈子 30 克　黄连 10 克　黄芩 15 克　大黄 15 克

【用法】水煎，日 1 剂，分 2 次温服。

【功能主治】清热泄肺，活血排毒。主治肺脓肿。

【注意事项】若肺气虚，无热者，忌服。

## 黄芪汤

【组成】黄芪 15 克　鱼腥草 30 克　赤芍药 6 克　牡丹皮 6 克　桔梗 6 克

瓜蒌9克　大黄9克

【用法】水煎，日1剂，分2次温服。

【功能主治】益气活血，清热排毒。主治肺脓肿。

【按语】黄芪补脾肺之气，若气虚较甚，可加人参、白术。

# 七、慢性肺源性心脏病

【辨病与辨证】

慢性肺源性心脏病（简称肺心病）或阻塞性肺气肿性心脏病，是由肺血管疾病、支气管疾病、胸廓运动障碍性疾病导致的肺循环阻力增高，进而引起右心室肥大、右心衰竭的继发性心脏病。患者主要表现为桶状胸、心悸、咳嗽、喘息、发绀、肝肿大、水肿少尿等。本病属中医学"咳嗽""痰饮""喘息""心悸""水肿"等范畴，多由外邪或痰饮久留于肺、肺气受损、气滞血瘀，进而伤及脾肾、水气泛溢所致。中医治疗之法，宜标本兼治。治标以肃肺化痰、降气平喘、温化寒痰、活血化瘀、行气利水；治本以益气补肺、温补脾肾、养阴、纳气。

## 木防己汤

【组成】木防己10～15克　石膏30～50克　桂枝6～10克　人参10～15克

【用法】水煎，日1剂，分2次温服。

【功能主治】补虚通阳，清热利水。主治胸膈阳郁，水热互结之证。症见咳嗽喘气，胸闷而满，心下痞胀坚硬，小便不利，其形如肿，面色黑而晦暗，舌红，苔黄而腻，脉沉紧。

【按语】本方主要用于肺源性心脏病、心脏瓣膜病（如风湿性心脏病），渗出性心包炎等出现的慢性心功能不全（尤其是右心功能不全）；血栓性静脉炎、肋软骨炎、渗出性胸膜炎、关节炎、尿毒症等也可见到本方证。

## 强心益气汤

【组成】万年青根15～30克　五味子5～10克　人参10～20克　制附子3～20克　麦门冬15～20克

【用法】水煎，日1剂，分2次温服。

【功能主治】强心益气，回阳敛阴。主治Ⅰ～Ⅱ度充血性心力衰竭。症见心悸、胸闷、气喘、下肢水肿、脉细数无力等。

【按语】患者出现喘、肿、悸三大主证及出现长时间脉数，如服药 3 天后仍有多尿者应注意。万年青根苦寒、有毒，现代医学研究证明，万年青根有洋地黄样的强心作用，要严格掌握用量，注意密切观察，以治疗 3～5 天为宜，如心率低于 60 次/分，应立即停药。此外，万年青根还能抑制心脏房室传导系统，故禁忌用于心动过缓，房室传导阻滞者。本品有蓄积作用，获效后改用维持剂量。万年青根的不良反应，主要表现恶心呕吐、胸闷、眩晕、腹泻、四肢发凉、心率减慢等症状。

## 肺心饮片（散）

【组成】太子参 10 克　赤芍药 10 克　黄芪 15 克　玉竹 15 克　仙灵脾 15 克　制附子 3 克　红花 6 克　虎杖 15 克　补骨脂 6 克　丹参 15 克

【用法】共研细粉，或压片，每服 6 克，日 3 次。

【功能主治】益气温阳，活血化瘀。主治慢性肺源性心脏病。

【按语】本方能改善肺源性心脏病的痰、咳、喘症状，有助于改善心肺功能。

## 瓜蒌薤白白酒汤

【组成】瓜蒌实 24 克　薤白 12 克　白酒 50 毫升

【用法】水煎前 2 味，煎完后放入白酒，日 1 剂，分 2 次温服。

【功能主治】通阳散结，行气祛痰。主治胸痹证，症见胸部闷痛，甚或胸痛彻背。喘息咳唾，短气，苔白腻，脉沉弦或紧。

【按语】本方所治胸痹系由胸中阳气不振，痰阻气滞所致。诸阳之气受于胸中而转行于背，胸中阳气不振，津液不得输布，凝聚为痰，痰阻气机，故胸部满痛，甚或胸痛彻背；痰浊阻肺，肺失宣降而上逆，故喘息咳唾，短气；苔白腻，脉沉弦或紧，均为痰浊结聚之征。本证胸阳不振为病之本，痰阻气滞为病之标，治宜通阳散结，行气祛痰。方以瓜蒌实为君，利气宽胸，祛痰散结，薤白为臣，温通胸阳，行气散结止痛，二药相配，一除痰结，二通气滞，相辅相成，为治胸痹之要药，佐以白酒，上行升散，行气活血，以助薤白行气通阳之功。本方药仅三味，但配伍严谨，可使胸中阳气宣通，痰浊消除，气机通畅，胸痹自除。

## 瓜蒌薤白白酒汤瓜蒌薤白半夏汤枳实薤白桂枝汤合方

【组成】瓜蒌 15 克　薤白 10 克　半夏 12 克　枳实 12 克　厚朴 12 克　桂枝 6 克

【用法】水煎，日 1 剂，分 2 次温服。服药时同时服用白酒 30 毫升，以助药力。

【功能主治】通阳散结，行气祛痰。主治胸痹证，症见胸部满痛，甚或胸痛彻背，喘息咳唾，短气，痰浊结聚较甚，胸痛较剧，不能安卧，苔多白腻，脉沉弦或紧。

【按语】本方为治疗胸痹的专方。用于治疗冠心病的胸闷短气，心绞痛等。亦可用于慢性气管炎的咳喘痰多，胸背引痛，肋间神经痛。

# 第三章 循环系统疾病

## 一、充血性心力衰竭

**【辨病与辨证】**

充血性心力衰竭又称为心功能不全，是由不同原因所导致的心功能下降，逐渐发展的心排出量不能满足机体代谢的需要，进而导致血流动力异常和神经激素系统启动的特征及相应的临床表现。由于心脏泵血功能减退的程度、速度和持续时间以及代偿功能的异常，患者在临床上可出现昏厥、休克、急性肺水肿和心脏骤停等不同的表现。本病属中医学"怔忡""喘证""浮肿""心痹"等范畴。晚期发生五脏衰微、阴阳俱虚，可致喘脱、厥脱，甚至出现阴竭阳亡、生命危殆。对气虚血滞型，治宜益气活血；对气阴两虚型，治宜益气养阴，化瘀祛痰；对阳虚水泛型，治宜温阳利水；对阳衰欲脱型，需要选用回阳救逆、益气固脱的方剂。

### 桂枝甘草汤

**【组成】** 桂枝 12～24 克　炙甘草 6～12 克

**【用法】** 水煎，日 1 剂，顿服。

**【功能主治】** 温补心阳，驱胸中寒。主治汗多而心下悸。

**【按语】** 本方临床常用于以心悸、心下悸为主诉的疾病。如肺心病、风心病、冠心病、自主神经功能紊乱伴见心动过速、心动过缓及心律不齐等心律失常者，低血压所致头晕者，发汗过多所致心悸、耳聋、头晕及失眠者，也适用于心源性哮喘。

### 强心汤

**【组成】** 黄芪 50 克　丹参 30 克　山茱萸 15 克　人参 9 克　葶苈子 9 克

甘草 5 克

【用法】水煎，日 1 剂，分 2 次温服。

【功能主治】益气扶阳，化瘀通饮。主治充血性心力衰竭，尤适用于老年患者的临床治疗，如出现心悸、口唇青紫、水肿、气急喘息不得卧。

【按语】本方适用于心肺气虚、血瘀痰凝型心力衰竭。

## 心衰合剂

【组成】葶苈子 30 克　桑白皮 30 克　丹参 30 克　麦门冬 15 克　生黄芪 30 克　太子参 30 克　泽泻 15 克　当归 10 克　五味子 10 克　车前子 30 克

【用法】水煎，日 1 剂，分 2 次温服。

【功能主治】益气养阴，活血利水。主治充血性心力衰竭。

【按语】本方集泻肺利水、益气养心、活血通脉于一方，能够标本兼治，方中葶苈子有较显著强心利尿作用，配伍使用 30 克时，也不会出现不良反应。

## 心竭康

【组成】葶苈子 10 克　黄芪 30 克　党参 15 克　茯苓 15 克　汉防己 10 克　白术 12 克　桂枝 6 克　陈皮 6 克　制附子 9 克　苏木 9 克　椒目 5 克

【用法】水煎，日 1 剂，分 2 次温服。

【功能主治】益气温阳，活血利水。主治心阳虚衰、血脉瘀滞、水饮内停型充血性心力衰竭。

【按语】本方为己椒苈黄丸加减。

## 北五加皮汤

【组成】北五加皮 5～10 克（维持量约 3 克）党参 15 克　茯苓 15 克　猪苓 15 克　泽泻 12 克　车前子 15 克　太子参 12 克

【用法】水煎，日 1 剂，分 2 次温服。

【功能主治】益气强心，利水。主治慢性充血性心力衰竭。

【按语】北五加又叫杠柳皮或香加皮，其味苦辛、气芳香、有小毒，用药不可过量或久服。有人认为香加皮的强心作用优于附子，对于冠心病、风心病、肺心病等引起的心力衰竭，均可使用本品治疗。

## 破格救心汤

【组成】制附子 30～100～200 克　干姜 60 克　炙甘草 60 克　人参 10～30 克（另煎）　净山茱萸肉 60～120 克　生龙牡粉、活磁石粉各 30 克　麝香 0.5 克（分冲）

【用法】病势缓者，加水 2000 毫升，文火煎取 1000 毫升，5 次分服，2 小时 1 次，日夜连服 1～2 剂；病势危急者，开水武火急煎，随煎、随喂，或鼻饲给药，24 小时内，不分昼夜频频喂服 1～3 剂。

【功能主治】温中逐寒，回阳救逆。主治三阴，阳气危亡之急症、险症。症见阳气衰微，四肢厥冷过肘膝，下利清谷，腹中冷痛，恶寒倦卧，脉微欲绝。抢救心衰，疗效卓著。

【按语】本方系四逆汤、来复汤、龙牡救逆汤合方，破格重用附子、山茱萸，加麝香而成。本方可挽垂绝之阳，救暴脱之阴，及内外妇儿各科危重急症，或大吐大泻，或吐衄便血，妇科崩漏，或外感寒温，大汗不止，或久病气血耗伤殆尽导致阴竭亡阳、元气暴脱、心衰休克，生命垂危（一切心源性、中毒性、失血性休克及急症导致循环衰竭），症见冷汗淋漓，四肢冰冷，面色苍白或萎黄、灰白，唇、舌、指甲青紫，口鼻气冷，喘息抬肩，口开目闭，二便失禁，神识昏迷，气息奄奄，脉象沉微迟弱，1 分钟 50 次以下，或散乱如丝，雀啄屋漏，或脉如潮涌壶佛，数急无伦，1 分钟 120～240 次以上，以及五脏绝症和七怪脉绝脉等必死之症，现代医学放弃抢救的垂死病人，凡心跳未停，一息尚存者，急投本方，1 小时起死回生，3 小时脱离险境，1 昼夜转危为安。

## 四逆汤

【组成】附子 10～15 克　干姜 6～10 克　炙甘草 6～12 克

【用法】水煎，日 1 剂，分 2 次温服。

【功能主治】温中逐寒，回阳救逆。主治热病后期，病入三阴，或误汗、吐利太过，阴寒内盛，阳气衰微，四肢厥冷，恶寒倦卧，神疲欲寐，下利清谷，腹中冷痛，口中不渴，脉沉或细微欲绝，舌淡苔白者。

【按语】本方是治疗阴盛阳衰的主方。①临床常用于四肢厥逆，身体疼痛，精神萎靡，二便清利，脉微欲绝属里虚寒甚者。②汗、吐、下不当伤津损阳而造成的肢冷、疼痛、畏寒、喜睡、面色少华，舌淡暗、苔白腻、黑润或白滑而脉象呈沉、细、微、软等无神，或寸部空浮无力等症者。③本方最常用于循环障碍性疾病，如急性心功能衰竭、心动过缓造成的脑动脉供血不足和多种原因造成的休克。④以消化道功能衰竭，下利清谷为特征的疾病，如急性胃肠炎、慢性结肠炎、小儿秋季腹泻等。⑤慢性迁延性肝炎、肝硬化等也可见本方证。⑥其他方面如功能性子宫出血、鼻衄、复发性口疮、慢性咽炎、胃下垂、慢性前列腺炎、缩阴症等。

## 回阳救急汤

【组成】附子10克　干姜5克　炙甘草5克　肉桂3克　人参6克　白术10克　茯苓10克　半夏10克　陈皮6克　五味子3克　生姜3片　麝香0.1克（冲服）

【用法】水煎，日1剂，分2次温服。

【功能主治】回阳救逆，益气复脉。寒邪直中三阴而见四肢厥冷，恶寒倦卧，腹痛吐泻，不渴，或指口唇发绀，舌淡苔白滑，脉沉迟无力甚或无脉。

【按语】本方大温大补，常用于心力衰竭。症见肢冷汗出，脉搏微弱，阴竭阳亡危症（休克）。妇女产后，或暴崩以致血脱亡阳者均可用本方救治。此即"血脱益气"法。

## 参附汤合四逆汤

【组成】人参10~15克　附子10~12克　干姜10克　炙甘草10克

【用法】水煎，日1剂，分2次温服。

【功能主治】温中逐寒，回阳救逆。用于热病后期，病入三阴，阴寒内盛，阳气衰微，四肢厥冷，恶寒蜷卧，神疲欲寐，下利清谷，腹中冷痛，麻木不仁，游走性痹痛，舌淡苔白，脉沉或细微欲绝。

【按语】本方大温大补，常用于心力衰竭。症见肢冷汗出，脉搏微弱，阴竭阳亡危症（休克）。妇女产后，或暴崩以致血脱亡阳者均可用本方救治。

## 生脉散

【组成】人参6克（或党参15克）麦门冬12克　五味子6克

【用法】水煎，日1剂，分2次温服。

【功能主治】益气敛汗，养阴生津。主治暑热伤气，汗出过多，气津两伤，症见口干作渴，短气懒言，肢体倦怠，眩晕少神，脉虚。

【加减法】对于脉微欲绝的虚脱证，应重用人参（20～30 克）以收速效；对于肺虚阴伤之证，如咳嗽有痰，微有气喘，可加杏仁 10 克、陈皮 6 克以利气止咳化痰；本方加黄芪、甘草，名生脉保元汤，可用于陈旧性心脏病阴阳俱虚者；现代常用本方治疗心肌梗死、心脏性休克。

本方已制成注射剂。

【按语】本方主治暑热伤气，津液亏损之证。本方不仅用于暑天汗出过多，津耗气伤之证，而且还可用于温热病后期，肺结核、慢性支气管炎、心力衰竭以及急性传染病恢复期见气阴两虚证者。

## 生脉散合参附汤

【组成】人参 10 克　麦门冬 15 克　五味子 6 克　附子酌定

【用法】水煎，日 1 剂，分 2 次温服。

【功能主治】益气养阴，回阳固脱。主治暑热多汗，气阴两虚，久咳伤肺致气阴两虚，症见体倦，气短，咽干口渴，汗出，咳嗽少痰，苔薄少津，脉虚细或虚数或脉微欲绝。

【按语】本方主要用于阴阳俱虚的心力衰竭，及病后恢复期见气阴两虚者。用于心力衰竭脉微欲绝的虚脱证，应重用人参（20～25 克）以求速效。本方亦常用于末梢循环衰竭。本方加入枣仁、柏子仁，用于阳虚体质神经衰弱引起的心烦失眠、脉结代均有一定疗效。加入黄芪、甘草，可用于陈旧性心脏病阴阳俱虚者。

## 真武汤

【组成】附子、生姜、白术各 6～10 克　茯苓、白芍药各 10～12 克

【用法】水煎，日 1 剂，分 2 次温服。

【功能主治】温阳利水。主治肾阳衰微，水气内停，小便不利，肢体浮肿，或沉重疼痛，恶寒肢冷，苔白不渴，心悸、头眩、肉瞤等症。

【按语】①本方主治阳虚水泛证，因此，以皮肤水肿为突出症状的"水气"疾病如慢性充血性心功能不全、慢性肾小球肾炎、肾病综合征、慢性肾功能衰竭、低蛋白血症、肾上腺皮质激素副作用、甲状腺功能低下等出现阳虚证者是本方运用的主要方向。②诸如梅尼埃综合征的内耳迷路水肿、肝硬化腹水、胃下垂的胃液潴留、慢性盆腔炎的盆腔积液及带下过多、风湿性关节炎的关节积液、肾盂积水等水液停留在体腔的疾病也同样可以使用本方。

③以眩晕、身体不自主抖动为特征的疾病，如高血压病、低血压、一氧化碳中毒后眩晕、椎基底动脉供血不足、脑震荡后遗症、甲亢的震颤、老年性震颤、摆头运动症、肌束颤动症、大量氯丙嗪所致的锥体外系统症状、面肌痉挛、眼睑瞤动、长期使用皮质激素导致的手抖等，多有应用本方的机会。④方中附子、白芍药有止痛作用，对于疼痛性疾病也可使用本方。如关节炎、坐骨神经痛、三叉神经痛、牙痛、腹痛、脑外伤后的头痛如劈等。⑤其他方面，还用于肺心病、慢性支气管炎、前列腺炎、前列腺增生、糖尿病、过敏性鼻炎、鼻窦炎、骨质增生症、慢性腰肌劳损、腰椎间盘突出症、梨状肌综合征、阴囊湿疹、子宫脱垂、遗尿等。

## 实脾饮合真武汤

【组成】白术 10 克　茯苓 10 克　大腹皮 10 克　木瓜 10 克　厚朴 6 克　草豆蔻 6 克　木香 6 克　附子 6 克　干姜 6 克　甘草 3 克　白芍药 12 克　生姜 5 片　大枣 3 枚

【用法】水煎，日 1 剂，分 2 次温服。

【功能主治】温阳健脾，利气行水。用于阴水证，肾阳衰微，水气内停，肢体浮肿，腰以下更甚，胸腹胀满，体倦食少，手足发凉，口中不渴，大便溏薄，小便少而色清，苔厚腻或润腻，脉沉迟者。

【按语】本方是治疗脾肾阳虚之方剂。常用于慢性肠炎、慢性肾炎、慢性肝炎、早期肝硬化腹胀、下肢水肿和轻度腹水，以及心力衰竭的轻度浮肿都有一定的疗效。

# 二、常见心律失常

### 【辨病与辨证】

心律失常是指心律起源部位、心搏频率和节律及其冲动传导的异常，大多病例是因自主神经功能紊乱、内分泌失调、电解质失衡、大量失血所致。快速型心律失常包括窦性心动过速、期前收缩、心房扑动、心房颤动、室性心动过速等；慢速型心律失常包括窦性心动过缓、窦性停搏、窦房传导阻滞、房室传导阻滞等。病情严重时心排血量下降导致心功能不全和心源性休克。本病属中医学"心悸""怔忡"等范畴。多因情志所伤，痰湿、风热、寒邪、气滞血瘀、气血虚弱，皆可引起心气虚衰、心血不足，发生心悸或怔忡。临床治疗大法：心气不足者，治宜益气养心；心血瘀阻者，须活血化瘀；心脾两虚者，治宜补益心脾；气阴两虚者，须选择补益养阴的方剂。

## 炙甘草汤

【组成】炙甘草、党参 12～15 克　生地黄 18～30 克　麦门冬 10 克　阿胶 10 克（烊化）　麻仁 6～12 克　桂枝 6 克　生姜 6 片　大枣 6 枚

【用法】水煎，日 1 剂，分 2 次温服。

【功能主治】益心气，补心血，养心阴，通心阳。主治气阴两虚、血少所致的脉结代，心动悸，短气，舌光少苔，或质干而萎者；虚劳肺痿，症见咳嗽短气，虚烦不眠，自汗盗汗，咽干舌燥，大便难解，或羸瘦身热，脉虚而数。

【按语】本方常用于病毒性心肌炎、冠心病、心脏瓣膜病、感染性心内膜炎等心脏病出现期前收缩，表现为心动悸、脉结代者，其他疾病如甲状腺功能亢进症、复发性口疮、干燥综合征、一氧化碳中毒后遗症、小儿汗证、肺结核、支气管哮喘、青光眼、白内障、玻璃体混浊、肿瘤后期、皮肤皲裂等见有形体羸瘦、皮肤干燥者可以考虑使用本方。

## 炙甘草汤合当归补血汤

【组成】炙甘草 10 克　党参 12 克　生地黄 30 克　桂枝 10 克　麦门冬 10 克　阿胶 10 克（烊化）　麻仁 10 克　黄芪 12 克　当归 10 克　生姜 5 片　大枣 10 枚

【用法】水煎，日 1 剂，分 2 次温服。

【功能主治】益心气，补心血，养心阴，通心阳。主治气虚血弱证（指心经气血不足）。症见脉结代，心悸怔忡，健忘失眠，气短体羸，舌光少苔。

【按语】两方合用增强了益气养血、补阳配阴的功能。方中麻仁常改用柏子仁，可用于风湿性心脏病、甲状腺功能亢进所致的心律不齐及神经衰弱之心悸怔忡属于气血两亏者。亦可用于心房纤颤脉不整者。凡舌苔厚浊者，不宜用炙甘草汤。

## 养心定志汤

【组成】太子参 15 克　茯苓 10 克　石菖蒲 10 克　远志 10 克　丹参 10 克　桂枝 8 克　炙甘草 5 克　麦门冬 10 克　川芎 10 克　五味子 10 克　龙骨

10 克

【用法】水煎，日1剂，分2次温服。

【功能主治】益心气，补心阳，养心阴，定心志。主治冠心病。冠心病属胸痹、心悸、真心痛范畴。多见于老年患者，临床常呈现心动悸、脉结代、心绞痛，疲倦乏力，胸闷气短，或烦躁汗出等症候，乃本虚表实之为病。本方是治疗冠心病的通用方。

【加减法】胸闷憋气，胸阳痹阻较甚者，加瓜蒌、薤白；心痛剧烈，痛引肩背，气血瘀滞重者，加三七、金铃子；心烦易怒，心慌汗出，心肝失调者，加小麦、大枣；若高血压性心脏病，亦可去龙骨，加决明子、川牛膝、杜仲；肺源性心脏病，可加银杏、天门冬、生地黄、杏仁，去川芎。

## 养心定志汤加味

【组成】党参15克　茯神10克　石菖蒲10克　远志10克　麦门冬10克　桂枝8克　炙甘草10克　五味子6克　川芎10克　龙骨15克　甘松6克　黄精10克

【用法】水煎，日1剂，分2次温服。

【功能主治】益心气，补心阳，养心阴，定心志。主治冠心病，心动悸，心绞痛，疲倦乏力，胸闷气短，脉结代。

【按语】本方为治疗冠心病脉结代的常用方。临床应用较多，效果良好。

## 生脉饮合甘麦大枣汤加味

【组成】太子参15~30克　淮小麦30克　磁石30克　龙骨30克　牡蛎30克　麦门冬15克　丹参15克　百合15克　五味子6克　甘草6克　大枣7枚

【用法】龙、牡先煎20分钟，再同煎30分钟，水煎2次，日1剂，分2次温服。

【功能主治】益气养阴，生脉宁心。主治心动过速、期前收缩或心脏神经官能症，此方更适用于治疗阴虚型心动过速，症见烦热口干，入夜烦躁、舌质红、苔少、脉细数等。

【按语】本方临床常用于阵发性心动过速，房颤。

## 整律合剂

【组成】党参 30 克　丹参 30 克　苦参 30 克　常山 15 克　柏子仁 15 克　炙甘草 15 克

【用法】水煎，日 1 剂，分 2 次温服。30 天为 1 疗程。

【功能主治】益气活血，养心复脉。主治各型脉结代或心动过速。

【注意事项】本品有小毒，注意不可用量过大，否则可出现呕吐，严重者发生急性中毒。

【按语】现代医学研究发现，常山与西药奎尼丁有某些类似的作用，既可用来治疗疟疾，也适用于各类期前收缩。

## 调律验方

【组成】葛根 60 克　瓜蒌 30 克　磁石 30 克　珍珠母 30 克　泽兰 15 克　郁金 15 克　当归 9 克　刘寄奴 9 克　炙甘草 9 克

【用法】水煎，日 1 剂，分 2 次温服。

【功能主治】活血宁心。主治各种类型的脉结代。

【按语】本方适用于肝阳偏亢之自主神经功能紊乱者。

## 稳脉汤

【组成】人参 12 克　麦门冬 15 克　五味子 8 克　生地黄 15 克　黄芪 15 克　白芍药 15 克　当归 12 克　阿胶 12 克（烊化）　炙甘草 12 克　炙鳖甲 18 克

【用法】水煎，日 1 剂，分 3 次温服，10 天为 1 疗程，2~8 个疗程为宜。

【功能主治】益气养阴，稳律补血。主治气阴两虚型快速型心律失常。

【按语】本方所治，主要包括自主神经紊乱、风湿性心脏病、心肌炎、冠心病、高血压性心脏病等。其中以自主神经功能障碍或心肌炎所致的心律失常疗效较好。

## 阵发性心动过速方

【组成】沙参 15 克　珍珠母 15 克　麦门冬 10 克　茯苓 10 克　丹参 15 克　夜交藤 18 克　远志 6 克　五味子 6 克　莲子心 3 克

【用法】水煎，日 1 剂，分 2 次温服。

【功能主治】阵发性心动过速。症见，疲倦、头晕、心悸，气短，出汗，失眠，舌红无苔，脉细数。

【按语】本方可试用于预防心房纤颤。感冒患者忌服。

# 三、病态窦房结综合征

## 【辨病与辨证】

病态窦房结综合征简称病窦或"3S"征，它是由窦房结起搏功能或窦房结传导功能减退所产生的一种缓慢型心律失常，究其病因可能与冠心病、心肌炎、风湿性心脏病、充血性心肌病和全身结缔组织病有关，临床上以心动过缓为主要特征，个别病例也可出现心动过速－过缓综合征。患者主要临床表现包括眩晕、心悸、胸闷、肢冷甚或晕厥等。本病在中医学中属于"心悸""结代""眩晕"范畴，均因气虚血亏、寒凝血瘀所致。临床中对阳虚寒凝型，治宜温阳散寒，对气虚血瘀、气阴两虚型，治宜益气敛阴。

### 运脾解郁化痰汤

【组成】瓜蒌 20 克　薤白 10 克　半夏 10 克　陈皮 10 克　茯苓 15 克　甘草 6 克　川芎 12 克　苍术 10 克　香附 10 克　枳壳 6 克　六神曲 10 克　莱菔子 10 克

【用法】水煎，日 1 剂，分 2 次温服。

【功能主治】通阳散结，行气祛痰。主治病态窦房结综合征。症见心动过缓，心悸怔忡，心痛闷胀，苔厚腻等痰湿中阻证。

【按语】使用本方辨证应以"痰"为着眼点。痰的生成多由脾虚，运化功能失调所致。

### 温阳益气复脉汤

【组成】人参 15 克　黄芪 20 克　细辛 10 克　麻黄 6 克　麦门冬 12 克　丹参 18 克　桂枝 10 克　甘草 10 克　附子 10 克　五味子 12 克

【用法】水煎，日 1 剂，分 2 次温服。

【功能主治】温阳益气，和络复脉。主治心肾阳虚，心阳不运所致脉象迟滞结代、心悸怔忡、胸憋气短，现代医学之病窦综合征及窦性心动过缓（单纯性）。

【加减法】有房颤去附子、麻黄、桂枝，减细辛用量，加珍珠母、百合、琥珀末，安神敛气；心绞痛加元胡、蒲黄、檀香活血行气；胸憋加瓜蒌、薤白宣痹通阳，或用石菖蒲、郁金解郁理气；头晕者加石菖蒲、磁石开窍通阳；气喘者增加人参用量，补元固脱。

## 温阳复脉汤

【组成】附子 10 克　人参 20 克　麻黄 4 克　细辛 3 克　麦门冬 15 克　五味子 15 克　黄芪 20 克　桂枝 10 克　丹参 20 克　炙甘草 15 克　仙灵脾 10 克　鹿角霜 10 克　小麦 30 克　大枣 6 枚

【用法】水煎，日 1 剂，分 2 次温服。

【功能主治】温阳散寒，益气复脉。主治素体阳虚，阴寒内盛，寒凝气滞而损阻心阳，使心阳不得宣发，心脉鼓动无力引起的心悸，胸痹，脉沉迟或结代等症状。

【按语】包括病态窦房结综合征及窦性心动过缓、窦房传导阻滞、窦性停搏，属心律失常阳虚型。

## 治病窦综合征方

【组成】麻黄 10 克　附子 15 克　细辛 5 克　人参 20 克　黄芪 30 克　仙茅 20 克　桂枝 9 克　肉桂 6 克　五味子 20 克　当归 9 克　丹参 30 克　炙甘草 20 克　仙灵脾 30 克

【用法】水煎，日 1 剂，分 2 次温服。

【功能主治】温阳补气，强心健脾。主治病态窦房结综合征。症见心悸、怔忡、晕厥，身寒肢冷，心律失常。

【按语】本病常在冠心病、心肌炎等器质性病变的基础上发生，常兼夹瘀血、痰浊，故在治疗时尚须根据病情加入化瘀、涤痰之品。

## 血府逐瘀汤加味

【组成】桃仁 10 克　枳壳 10 克　红花 6 克　川芎 6 克　当归 6 克　柴胡 6 克　生地黄 12 克　赤芍药 12 克　牛膝 12 克　桔梗 5 克　甘草 5 克　黄芪 30 克

【用法】水煎，日 1 剂，分 2 次温服。

【功能主治】益气活血通脉。主治窦房结综合征（心动过缓）。症见胸闷心悸，警惕不宁，气短，不耐疲劳，面色少华，舌紫暗，苔薄，脉沉涩迟。

【按语】使用本方，辨证应以气虚、气虚血瘀为着眼点，结合舌、脉不难做出正确诊断。

# 四、冠心病

## 【辨病与辨证】

冠心病全称是冠状动脉粥样硬化性心脏病，主因冠状动脉及其分支粥样硬化导致管腔狭窄或阻塞，从而造成血管相关的心肌供血不足，使患者出现心绞痛和心肌坏死。此病在临床上可分成心绞痛、急性冠状动脉功能不全、急性心肌梗死、充血性心力衰竭、隐性冠心病或心律失常几种类型。中医将本病称为胸痹、真心痛、厥心痛等，多因气血不足、阴阳失调、血瘀痰湿、气滞寒凝所致。①气滞血瘀型：治宜理气活血、宣痹止痛。②气阴两虚型：治宜益气养阴、通脉宣痹。③阴虚阳亢型：治宜养阴潜阳、平肝化瘀。④阳虚型：治宜补益心气、温肾阳。⑤痰瘀型：可选用通阳化痰、宽胸开痹的方剂。

### 生脉饮加减

【组成】太子参18克　麦门冬9克　五味子9克　玉竹10克　柏子仁12克　丹参20克

【用法】水煎，日1剂，分2次温服。

【功能主治】养心阴，通血脉。主治心阴虚证，症见隐痛忧思，五心烦热，口干梦多，兼见眩晕耳鸣，惊惕潮热。苔净质红，脉细数或代促。

【加减法】期前收缩脉促者，加珍珠粉2克冲服。心阴虚兼痰者，加瓜蒌、薤白，兼瘀者，酌加桃仁、红花或三七末2克冲服。

### 生脉饮合温胆汤

【组成】太子参18克　麦门冬9克　五味子9克　陈皮10克　半夏10克　茯苓12克　炙甘草5克　枳实10克　竹茹10克

【用法】水煎，日1剂，分2次温服。

【功能主治】阴阳两虚。主治隐痛忧思，五心烦热，口干梦多，眩晕耳鸣，惊惕潮热，闷痛时作，精神倦怠，汗多肿胀。舌质淡胖，苔薄白，脉沉细尺弱，或结代，甚则脉微欲绝。

【按语】用温胆汤合生脉散或四君子汤合生脉散加减。

## 葛红汤

【组成】党参 10 克 麦门冬 10 克 五味子 10 克 丹参 30 克 川芎 10 克 葛根 10 克 当归 10 克 菊花 10 克 羌活 10 克 赤芍药 10 克 红花 10 克

【用法】水煎，日 1 剂，分 2 次温服。

【功能主治】益气养阴，活血通脉。主治冠心病心绞痛，心律不齐，症见隐痛忧思，五心烦热，口干梦多，兼见眩晕耳鸣，惊惕潮热，苔净质红，脉细数或代促。

【按语】本方治心气不足，心血瘀阻者。若患者脉微欲绝，可用人参易党参。

## 血府逐瘀汤

【组成】当归 10 克 生地黄 10 克 牛膝 10 克 红花 10 克 桃仁 12 克 柴胡 6 克 枳壳 6 克 赤芍药 6 克 川芎 5 克 桔梗 5 克 甘草 3 克

【用法】水煎，日 1 剂，分 2 次温服。

【功能主治】活血行瘀，理气止痛。主治瘀血内阻，头疼胸痛，内热烦闷，呃逆干呕，失眠心悸，急躁善怒，并见面、唇色暗，舌质暗红，或舌边有青筋瘀斑，脉弦迟或细涩。

【加减法】妇女血瘀经闭、痛经，亦可用本方去桔梗加香附、益母草、泽兰等治疗，有活血调经止痛之效。

【按语】本方原是治疗血瘀胸部气机不畅，以及胸痛烦闷等症的方剂。现代常用于冠状动脉粥样硬化性心脏病的心绞痛，胸部挫伤，血瘀胸痛，以及脑震荡后遗症引起的精神抑郁，头疼头晕，幻视幻听，失眠健忘等症。

## 血府逐瘀汤化裁

【组成】当归 12 克 赤芍药 15 克 桃仁 9 克 红花 9 克 柴胡 9 克 川芎 6 克 桔梗 6 克 黄芪 30 克 丹参 30 克 乳香 9 克 没药 9 克 桂枝 6 克 瓜蒌 30 克 薤白 9 克 三七粉 6 克（冲）

【用法】水煎，日 1 剂，分 2 次温服。

【功能主治】活血化瘀，温阳通脉。主治冠心病，肝郁气滞，心阳不足，脉络阻滞。心前区刺痛，痛有定处，面晦唇青，怔忡不宁。兼见爪甲青紫，发枯肤糙。舌紫暗或紫斑，舌下脉络显露，脉涩或结代。

【按语】症属阳气不畅，发为胸痹。

## 葛红汤加减

【组成】党参20克　葛根20克　红景天20克　三七粉20克（分冲）桃仁15克　郁金15克　川芎15克　赤芍药15克　红花12克

【用法】水煎，日1剂，分2次温服。

【功能主治】活血化瘀通脉。主治心前区刺痛，痛有定处，面晦唇青，怔忡不宁。兼见爪甲青紫，发枯肤糙。舌紫暗或紫斑，舌下脉络显露，脉涩或结代。

【按语】此方用于心血瘀阻型冠心病，心绞痛，心律失常脉结代。

## 瓜蒌薤白汤合温胆汤加减

【组成】瓜蒌30克　薤白10克　竹茹10克　枳壳10克　茯苓10克陈皮10克　石菖蒲10克　郁金10克　川芎10克　丹参30克　决明子30克车前草30克

【用法】水煎，日1剂，分2次温服。

【功能主治】通阳化痰，行气逐瘀。主治痰浊闭塞症。症见闷痛痞满，口粘乏味，纳呆脘胀，兼见头重身困，恶心呕吐，痰多体胖，苔黄腻或白滑，脉滑数。

【按语】痰症多三高（高血脂、高血糖、高血压）症。治则：祛痰化瘀。

## 瓜蒌薤白半夏汤

【组成】瓜蒌实20~30克　薤白10~15克　半夏10~15克　白酒30~80毫升。

【用法】水酒合煎，日1剂，分次温服。

【功能主治】温通心阳，化痰止痛。主治胸中痞闷疼痛，呼吸不畅，胸痛彻背，咳嗽痰多，不能平卧。舌质淡，苔白腻，脉沉滑。

【按语】本方常用于以胸部疼痛为主诉的疾病，如冠心病、急性心肌梗死、心包积液、病毒性心肌炎、食管憩室、返流性食管炎、肋间神经痛、非化脓性肋软骨炎、乳腺小叶增生症、带状疱疹、胸部软组织损伤等，急、慢性支气管炎、慢性阻塞性肺病、肺部感染、胸膜炎、自发性气胸、急慢性咽炎等呼吸道疾病，见有或咳或喘，呼吸不畅，痰多胸部闷痛者，有运用本方的机会。

## 心梗六味汤合瓜蒌薤白半夏汤

【组成】党参10克　麦门冬10克　五味子10克　赤芍药10克　丹参30克　川芎10克　全瓜蒌15克　薤白10克　半夏10克

【用法】水煎，日1剂，分2次温服。

【功能主治】益气养阴，开瘀通阳。主治心梗兼痰湿证。症见心前区刺痛，痛有定处，面晦唇青，怔忡不宁。兼见口粘乏味，纳呆脘胀。头重身困，恶心呕吐，痰多体胖。苔黄腻，脉涩或结代。

【按语】本方适用于胸阳不振，痰瘀互结之冠心病心绞痛之心律失常脉结代。

## 泻心汤合导热散

【组成】大黄6克　黄连5克　黄芩10克　生地黄15克　木通5克　竹叶10克　甘草3克

【用法】水煎，日1剂，分2次温服。

【主治】心经热盛，口渴面赤，口舌生疮，心胸烦热，渴欲冷饮，大便干燥或秘结，或心热移于小肠，小便短黄，尿时刺痛。本方可用于一切火证。

【按语】用于一切热病，如上所述的火热证候，尤以大便干燥为宜。亦用于小便表现的火证，如肾炎、膀胱炎、尿道炎，小便时疼痛等。两方合用，使邪有出路，从小便而出。

## 枳实薤白桂枝汤合人参汤加味

【组成】人参10克　白术10克　干姜10克　甘草10克　枳实12克　厚朴12克　薤白10克　桂枝6克　瓜蒌12克

【用法】水煎，日1剂，分2次温服。

【功能主治】温化痰饮，调畅气机。主治胸痹痰饮水气互结，心中痞满，从胁下上逆抢心，乃脾胃阳气虚衰，阴寒内盛所致，更有四肢不温，体倦少气，语声低微，大便溏泄，舌质淡白，脉弱而迟。

【按语】胸痹多为阳气虚，阴寒内盛虚实夹杂之证，因此，两方合用后体虚者更宜。常用治冠心病的胸闷短气，心绞痛等。

## 归脾汤

【组成】人参6克（或党参15克） 炙黄芪15克 炒白术10克 茯苓10克 当归10克 炒枣仁10克 龙眼肉10克 远志6克 木香3克 炙甘草5克 生姜2片 大枣3枚

【用法】水煎，日1剂，分2次温服。

【功能主治】健脾养心，益气补血。主治心脾亏损，气血不足，惊悸怔忡，失眠健忘，食少体倦及妇女脾虚气弱，崩漏下血之症。

【按语】本方是健脾与养心并重的方剂。也是益气补血的方剂。血虚甚者，可加熟地黄，名黑归脾汤。本方亦常用于神经衰弱、心脏病、贫血、功能性子宫出血、血小板减少性紫癜等疾患，见心脾两虚症者。

## 归脾汤合逍遥散

【组成】白术10克 人参6克 黄芪12克 当归10克 炙甘草5克 茯苓10克 远志6克 枣仁10克 薄荷5克 木香5克 龙眼肉10克 柴胡6克 白芍药10克

【用法】水煎，日1剂，分2次温服。

【功能主治】健脾养心，疏肝和脾。主治心脾两虚兼肝气不舒证。症见心悸证忡，健忘失眠，多梦易惊，食少倦怠，面色萎黄，两胁胀痛，头疼目眩，或月经不调，乳房胀痛，舌淡苔薄白，脉细弦。

【加减法】血虚甚者加熟地黄。

【按语】用于心脾两虚肝气不舒之证。神经衰弱、心脏病、贫血、功能性子宫出血、血小板减少性紫癜见心脾两虚者，功能性子宫出血也可与胶艾汤加减使用。

# 五、心肌梗死

【辨病与辨证】

当冠状动脉狭窄超过75%以上或完全闭塞时，即可发生急性冠状动脉综合征或心肌梗死，从而导致部分心肌发生严重而持久的缺血，以至于产生不可逆的局部坏死。患者主要表现为剧烈的胸骨后疼痛，经由休息和紧急服用硝酸甘油不能奏效，出现典型的心电图改变，并伴有发热、白细胞增多、红细胞沉降加快，血清心肌酶谱改变。病情严重时尚可合并心律失常、心力衰竭、心源性休克或心源性猝死。本病在中医学属于"胸痹"、"真心痛"、"厥心痛"等范畴，多因年迈气衰、久病失养、气血运行不畅、心气不足，产生痰浊或瘀血，从而导致患心脉闭阻、气结寒凝的病证。本症多为气虚、阴虚或肾虚，标实多为瘀血、痰浊、气滞、寒凝。气虚血瘀型：治宜益气养阴；气滞痰凝型：治宜通阳化痰、宽胸定痛；肾虚气弱型：宜选用温肾益气、活血通络的方剂。

## 健身汤加减

【组成】黄芪24克　丹参20克　黄精15克　麦门冬15克　葛根15克党参12克　川芎12克　赤芍药12克　郁金12克　仙灵脾10克

【用法】水煎，日1剂，分2次温服，连用2周后间隔休息2天为宜。

【功能主治】益气养心，温肾活血。宜作为急性心肌梗死的辅助治疗。

【按语】本方适用于心梗患者康复期的治疗。

## 回阳救逆汤

【组成】煅龙骨30克　煅牡蛎30克　熟附子15克（先煎）　人参15克（先煎代茶）　山茱萸18克　红花6克　当归18克　全瓜蒌12克　薤白6克　降香6克

【用法】水煎，日1剂，分2次温服。

【功能主治】回阳救逆，理气活血。主治心肌梗死，心源性休克等，症见心前区疼痛、头晕、昏厥、神志不清、面色苍白、冷汗、四肢厥冷、舌淡苔薄白、脉细欲绝等。

【按语】本病为急病，应去医院抢救为好。

## 生脉散加减

【组成】人参6~10克　麦门冬10克　五味子10克　元胡10克　丹参30克　赤芍药15克

【用法】水煎，日1剂，分2次温服。

【功能主治】益气养阴，活血止痛。作为急性心肌梗死的辅助治疗。

**【按语】** 现代医学研究表明，应用生脉散，可以改善心肌的泵血功能、降低体循环阻力，从而有助于提高患者的心输出量，增加人体重要组织器官的血流灌注。

# 六、风湿性心脏病

### 【辨病与辨证】

风湿性心脏病是一种风湿热急性发作或反复发作而遗留的慢性心脏瓣膜病。主要的心瓣膜损伤依次为二尖瓣、主动脉瓣、肺动脉瓣、三尖瓣，包括瓣膜狭窄或（和）关闭不全。随着瓣膜破坏加重和病情不断进行，患者可出现心悸、胸闷、气短、气促、劳力性呼吸困难，甚至不能平卧或咳痰带血，部分患者也可伴下肢或全身水肿、腹水、胸腔积液等症状。此病属中医学"喘证""心悸"等的范畴，临床中须按以下分型选方治疗：心肾阳虚，患者有胸闷、气短、心悸，动则加剧，畏寒肢冷、下肢水肿，舌淡白、苔薄、脉沉细无力；瘀血内阻型：患者出现胸闷刺痛、双颧紫赤、口唇黏膜发紫、关节疼痛，舌质紫暗、脉弦涩；阳虚气陷型：患者短气不足以息、胸闷怔忡，舌淡白、苔薄、脉沉迟。

## 苓桂术甘汤

**【组成】** 茯苓 15 克　白术 10 克　桂枝 6 克　甘草 10 克

**【用法】** 水煎，日 1 剂，分 2 次温服。

**【功能主治】** 温阳利水。主治慢性心瓣膜病合并心力衰竭属阳虚水泛者。症见胸闷气短、心悸、畏寒肢冷、双下肢水肿，舌苔淡白、脉沉细无力。病情严重者，可合入葶苈子大枣汤。

**【按语】** ①临床常用于以眩晕为主诉的疾病，如耳源性眩晕、高血压性眩晕、神经衰弱性眩晕、低血压、椎基底动脉供血不足等。②以心悸为主诉的疾病，如风湿性心脏病、冠心病、高血压性心脏病、肺源性心脏病、心律失常、心脏神经官能症、心脏瓣膜病、心肌炎等。③以胃中有振水声为主诉的疾病，如胃下垂、消化性溃疡、慢性胃炎、神经性呕吐、胃肠神经官能症等。④以胸胁部胀满、咳嗽为主诉的疾病，如急慢性支气管炎、支气管哮喘、百日咳、胸膜炎、心包积液等。⑤眼科疾病，如白内障、结膜炎、病毒性角膜炎、视神经萎缩、中心性浆液性脉络膜炎，视网膜病变等。⑥其他方面如慢性肾炎、肾结石、肝硬化腹水、特发性水肿、妇科带下、羊水过多、小儿狐疝、过敏性鼻炎、耳鸣、睾丸鞘膜积液等。以上这些病症都有使用本方的机会。

## 治风湿性心脏病

【组成】党参 12 克　黄精（或生地黄）12 克　炒枣仁（或柏子仁）12 克　当归 10 克　白术 10 克　茯苓 10 克　远志 6 克　生龙骨 10 ~ 30 克　炙甘草 12 ~ 18 克　生姜 3 片　大枣 3 枚

【用法】水煎，日 1 剂，分 2 次温服。

【功能主治】益气补血，养心安神。主治风湿性心脏病，症见心悸、胸闷、气短者。

【加减法】若风湿病活动期加荆芥、紫苏叶；心力衰竭加麦门冬、五味子、人参；咳嗽加紫菀、桔梗；咯血加小蓟炭、藕节、仙鹤草，血量过多加人参，急煎顿服；浮肿者，党参用量加倍，茯苓改茯苓皮。

【按语】本方适用于素有心脏病，又有风湿病的患者，风湿性瓣膜病疗效不佳。

## 治心脏病方

【组成】当归 12 克　夜交藤 12 克　沙参 10 克　牡丹皮 10 克　没药 6 克　炙甘草 6 克　琥珀粉 3 克（分冲）　朱砂 1.5 克（分冲）

【用法】水煎，日 1 剂，分 2 次温服。

【功能主治】养血宁心，除烦安神。主治风湿性心脏病，二尖瓣关闭不全。症见心悸、失眠、烦躁，听诊有杂音，初期的心衰水肿等。

【按语】若气阴两虚者，可合生脉饮。

## 升陷汤加减

【组成】黄芪 30 克　生地黄 15 克　知母 9 克　柴胡 6 克　桔梗 6 克　升麻 5 克

【用法】水煎，日 1 剂，分 2 次温服。

【功能主治】益气升阳。主治阳虚气陷型风湿性心脏病。症见气短不足以息、胸闷怔忡、脉沉迟细弱、关前尤甚，甚者三五不调等。

【按语】风湿性心脏病患者出现气短不足以息、胸闷怔忡、脉沉迟细弱、关前尤甚。寸脉细弱说明心阴心血不足，加入生地黄后效佳。

# 七、高血压病

**【辨病与辨证】**

高血压病特指原发性高血压，并不包括继发性高血压。本病是由于小动脉病变逐渐发展成动脉硬化的结果。随着患者疾病的不断加剧，进一步导致全身小动脉硬化、外周阻力增加、血压升高等。本病可包括临界高血压（血压为 141～159/91～94mmHg）和临床高血压（血压超过 160/95 mmHg）。早期部分患者可出现头疼、头晕、颈部发硬、心悸、耳鸣、易怒；随着疾病不断进展，可产生心脏、大脑和肾脏等重要靶器官的损害，合并心力衰竭、心律失常、脑血管病、肾功能衰竭、高血压危象等，从而出现各自不同临床表现。中医学认为此病属于"肝阳""肝风""眩晕"等范畴，多因肝阳上亢、心火上炎、阴虚火旺所致，并逐步引起肝肾阴阳失调，转为阴虚阳亢、肝肾阴虚甚或阴阳两虚。治宜选用清热平肝、滋养肝肾、宁心安神、活血化瘀、镇肝潜阳、育阴补阳的方剂。

## 桑菊二至二甲汤

**【组成】** 女贞子 10 克　旱莲草 10 克　桑叶 10 克　菊花 10 克　石决明 15 克　钩藤 10 克　香附 10 克　青皮 5 克　炙龟板 15 克　牡蛎 15 克

**【用法】** 水煎，日 1 剂，分 2 次温服。

**【功能主治】** 补肝肾阴，潜阳降压。主治肝肾阴虚，肝阳上亢。症见头疼头晕，视力减退，血压持续不降，夜间血压比白天更高。脉双弦。

**【按语】** 素体阴虚，肝阳偏亢，阳不入阴，夜间尤甚，西药降压，效果不显，适用本方。脉双弦乃阴虚阳亢之象，也是肝气郁结的表现。

## 镇肝息风汤

**【组成】** 牛膝 10 克　代赭石 30 克　龙骨 15 克　牡蛎 15 克　龟板 15 克　白芍药 15 克　元参 15 克　川楝子 6 克　天门冬 15 克　生麦芽 6 克　甘草 5 克

**【用法】** 水煎，日 1 剂，分 2 次温服。

**【功能主治】** 镇肝息风。主治肝阳上亢，肝风内动，脉弦劲有力，头目眩晕，时常头疼发热，目胀耳鸣，心中烦热，经常嗳气，或肢体渐觉不利，或口眼㖞斜，面色如醉，甚或眩晕跌仆，昏不知人，移时始醒，或醒后不能复原，或肢体痿废，或成偏枯。血压很高。

【按语】本方所主治的病症，称为"类中"（即脑血管病）。《内经》云："诸风掉眩，皆属于肝"，因为肝肾阴亏，肝阳偏亢，阴阳失调，气血逆乱，则肝阳化风，上冲于脑，引起头目眩晕，目胀耳鸣，脑中热痛。本方是治疗类中风的常用方剂。无论在中风前、中风时或平素肝阳上亢者，均可使用。对于高血压病，有降压和缓解症状的作用，也可用于中风半身不遂，面赤眩晕的症候。

## 镇肝息风汤合天麻钩藤饮

【组成】牛膝10克　代赭石30克　龙骨15克　牡蛎15克　龟板15克白芍药15克　元参15克　天门冬15克　天麻10克　钩藤12克　石决明30克　黄芩10克　杜仲10克　桑寄生10克　茯神10克

【用法】水煎，日1剂，分2次温服。

【功能主治】平息肝阳，镇肝息风。镇肝息风汤主治类中风病。其病机为肝肾阴虚，肝阳上亢，肝风内动，气血逆乱，并走于上所致。症见头目眩晕，目胀耳鸣，胸中热痛，心中烦热，面红如醉，肢体渐觉不利，或口眼㖞斜，甚至跌仆不省人事，或成偏枯，脉弦长有力。

【按语】两方合用，用于肝肾阴虚，肝阳上亢的高血压，及高血压病的头目眩晕。常用于中风前，中风时或平素肝阳上亢者。

## 羚羊钩藤汤合大定风珠

【组成】羚羊角粉4克（分冲）　钩藤10克　桑叶6克　菊花10克　生地黄15克　川贝母12克　竹茹15克　茯神10克　麻仁6克　甘草10克阿胶10克（烊化）　麦门冬18克　白芍药18克　龟板12克　鳖甲12克牡蛎12克　五味子6克

【用法】水煎，日1剂，分2次温服。

【功能主治】凉肝息风，清热镇痉，滋阴舒筋。两方合用主治肝经热盛，热极动风证。症见高热不退，烦闷躁扰，手足抽搐，神疲瘛疭，脉气虚弱，舌绛少苔，有时时欲脱之势。发为痉厥甚则神昏之阴虚风动证。舌绛而干，脉弦而数。

【加减法】属阴虚阳亢型痉厥者，可加元参、石斛等养阴增液之品。神昏痰鸣者，可加天竺黄清热豁痰；高血压头晕目眩属于阴虚阳亢者，可加白蒺藜、夏枯草等；方中羚羊角，非必要时不必使用，可用山羊角或珍珠母代替，但须加重用量。

【按语】本方用于高热症，如高热不退，耗伤津液，烦渴，舌绛而干，或素有肝阴不足者。

## 潜阳熄风汤

熟地黄 25 克　天麻 10 克　牡蛎 20 克　夏枯草 10 克　女贞子 25 克　杜仲 15 克　山茱萸 15 克　石决明 25 克　桑寄生 20 克

水煎，日 1 剂，分 2 次温服。

【功能主治】滋阴潜阳息风。主治原发性高血压。症见头晕，头痛，心烦，易怒，夜睡不宁，或头重肢麻，口苦，口干，舌微红，苔薄白，或微黄，脉弦有力。

【按语】本方多见于高血压早期，或血压不高见上述症状者。

## 祛痰平肝汤合温胆汤

【组成】钩藤 15 克　泽泻 10 克　川芎 10 克　莱菔子 10 克　陈皮 10 克石菖蒲 10 克　郁金 10 克　枳壳 10 克　竹茹 10 克　决明子 30 克　丹参 30 克

【用法】水煎，日 1 剂，分 2 次温服。

【功能主治】燥湿化痰，理气降压。主治痰湿型高血压，症见头晕头重，胸闷，气短，纳减，倦怠乏力，血压持续不降，或恶心泛吐痰涎，舌胖嫩，边有齿印，苔白腻，脉弦滑。

【按语】本方辨证要点为痰湿中阻，脾胃失和，苔白腻。

## 祛痰平肝汤合珍决汤

【组成】莱菔子 10 克　泽泻 10 克　川芎 10 克　钩藤 15 克　珠母 30 克菊花 10 克　决明子 30 克　石菖蒲 10 克　郁金 10 克

【用法】水煎，日 1 剂，分 2 次温服。

【功能主治】化痰祛瘀，升清降浊。主治痰瘀互结之高血压。症见眩晕、头重、苔腻、脉滑。

【按语】苔腻是痰瘀互结、毒损心络的表现，以祛痰为主，佐以化瘀、通腑。

## 祛痰平肝汤合杞菊地黄汤

【组成】泽泻 10 克　川芎 10 克　钩藤 15 克　牛膝 10 克　熟地黄 20 克　山药 12 克　山茱萸 10 克　茯苓 10 克　牡丹皮 10 克　枸杞子 12 克　菊花 10 克　桑寄生 10 克　仙灵脾 12 克　莱菔子 10 克

【用法】水煎，日 1 剂，分 2 次温服。

【功能主治】滋养肝肾，清降肝火。主治肝肾阴虚，水不涵木之原发性高血压。症见手足心热，腰酸乏力，舌红少苔，脉象细数之肝肾阴虚之象。

【按语】肝肾阴虚是高血压常见证型。

## 天麻钩藤饮

【组成】天麻 6 克　钩藤 12 克　桑寄生 12 克　牛膝 10 克　杜仲 10 克　益母草 10 克　茯苓 10 克　栀子 10 克　黄芩 10 克　石决明 15 克　夜交藤 15 克

【用法】水煎，日 1 剂，分 2 次温服。

【功能主治】平肝息风，降血压。主治肝阳上亢引起肝风内动的眩晕、头疼、头摇、震颤、耳鸣失聪，失眠，舌强手麻，皮肤有蚁行感等症。

【按语】现代研究本方多数药物有降血压作用，所以本方是降血压的常用方。本方与羚羊钩藤汤同为平肝息风之剂，由于羚羊角价格昂贵，所以临床多用本方。

## 明目地黄汤合天麻钩藤饮

【组成】生地黄 20 克　山茱萸 10 克　山药 12 克　天麻 6 克　钩藤 12 克　桑寄生 10 克　杜仲 10 克　益母草 10 克　茯苓 10 克　黄芩 10 克　石决明 12 克　栀子 10 克　牡丹皮 10 克　牛膝 10 克　夜交藤 15 克

【用法】水煎，日 1 剂，分 2 次温服。

【功能主治】滋补肾阴，平肝潜阳。主治肝肾阴虚肝阳上亢引起的血压升高，头晕头痛，耳鸣失聪，舌强手麻，舌红无苔，脉弦数。

【按语】两方合用，常用于肝肾阴虚，肝阳上亢的高血压及高血压病的头目眩晕，常用于中风前，中风时或平素肝阳上亢者。

## 珍决降压汤合天麻钩藤饮

【组成】钩藤 15 克　泽泻 10 克　川芎 10 克　珠母 30 克　白菊花 10 克

天麻10克　丹参30克　葛根10克　栀子10克　牡丹皮10克　夏枯草30克
海藻10克　牛膝10克　车前草30克　决明子10克　莱菔子10克

【用法】水煎，日1剂，分2次温服。

【功能主治】清肝泻火，宁神潜阳。主治肝郁化火，上扰清窍之眩晕、高血压。舌红苔黄，脉弦数。

【按语】本方适于肝郁化火，肝阳上亢，上扰清窍之高血压、眩晕。多见于有肝气郁结患者。

## 八味降压汤

【组成】何首乌15克　白芍药12克　当归9克　川芎5克　炒杜仲18克　黄芪30克　黄柏6克　钩藤30克

【用法】水煎，日1剂，分2次温服。

【功能主治】益气养血，滋阴泻火。主治凡表现为阴血亏虚，头疼、眩晕、神疲乏力，耳鸣心悸等症的原发性高血压病，肾性高血压以及更年期综合征、心脏神经官能症等，均可用本方治疗。

【加减法】在临床上应辨证加减，如伴失眠、烦躁者，加炒枣仁30克、夜交藤30克、栀子9克；便稀苔腻、手足肿胀者，加半夏9克、白术12克、泽泻30克；大便干燥加生地黄30克、仙灵脾18克；上热下寒、舌红、口干、面红、足冷，加黄连5克、肉桂5克。

【按语】高血压病的发生发展变化，中医认为，不外肝的气血失和，脾的升降失司，肾的阴阳失调。在治疗时首先要供给重要器官所需的气血，才能达到降压的目的。由于高血压病的病因不一，发展到一定程度，其基本病机是阴阳失调，营血亏虚，血行不畅。

## 八味降压汤合黄精四草汤

【组成】制首乌15克　白芍药12克　当归10克　黄芪30克　黄柏6克　钩藤30克　川芎5克　黄精20克　夏枯草15克　益母草15克　炒杜仲18克　车前草15克　豨莶草15克

【用法】水煎，日1剂，分2次温服。

【功能主治】益气养血，滋阴降火，平肝补脾，通络降压。主治阴血亏虚，头痛眩晕，神疲乏力，手麻肿胀，耳鸣心悸等证的高血压。

【按语】高血压病多由肝的气血失和，脾的升降失司，肾的阴阳失调。治疗高血压病不能单纯求之降压药物，用药则降，停药则升，首先要给重要器官所需的气血，才能达到降压的目的。此方即能达到这个目的。两方合用后实属标本兼治。

## 二仙汤

【组成】仙茅 10 ~ 15 克　仙灵脾 10 ~ 15 克　巴戟天 10 克　当归 10 克　黄柏 5 ~ 10 克　知母 5 ~ 10 克

【用法】水煎，日 1 剂，分 2 次温服。

【功能主治】温肾阳，益肾阴，泻肾火，调冲任。主治更年期综合征、高血压、闭经，以及其他慢性病见有肾阴、肾阳不足而虚火上炎者。

【按语】本方的配伍特点是壮阳药与滋阴泻火药同用，以针对阴阳俱虚于下，而又虚火（包括肝火、肾火）上炎的复杂症候。本方用于更年期高血压及更年期综合征能明显改善症状，并能使血压下降。也可以用于其他慢性疾病，如肾炎、肾盂肾炎、尿路感染、闭经，以及更年期精神分裂症等病程中出现肾虚火旺的时候，以此方为基础，进行加减治疗。

## 二仙汤合四逆散

【组成】仙茅 10 克　巴戟天 10 克　当归 10 克　柴胡 6 克　黄柏 6 克　知母 6 克　白芍药 10 克　枳壳 6 克　仙灵脾 10 克

【用法】水煎，日 1 剂，分 2 次温服。

【功能主治】温肾阳，益肾阴，泻肾火，调冲任。主治更年期合综征。高血压，经闭，及其他慢性病，有肾阴肾阳虚，为虚火上炎者。冲任不调及阴虚阳亢型高血压，降压作用明显。

【按语】更综征肝郁者多，两方合用效佳。

## 新降灵汤

【组成】丹参 20 克　牡丹皮 30 克　山楂 30 克　葛根 30 克　泽泻 30 克　何首乌 30 克　黄芪 30 克　地龙 15 克　五味子 15 克　赤芍药 15 克　川芎 15 克　夏枯草 15 克

【用法】水煎，日 1 剂，分 2 次温服。

【功能主治】活血化瘀，益气通络，降脂降压。主治高血脂、高血压，症见头痛、头晕、头重脚轻，神疲乏力，舌质红，边有斑点，脉细弦。

【按语】本方用于高血压兼高血脂证。多见于肥胖体质。

## 温胆汤加味

【组成】竹茹 10 克　枳壳 10 克　茯苓 15 克　石菖蒲 15 克　郁金 15 克　泽泻 10 克　赤芍药 10 克　陈皮 10 克　决明子 20 克　鸡血藤 15 克　车前子 10 克　川楝子 10 克　炒山楂 20 克

【用法】水煎，日 1 剂，分 2 次温服。

【功能主治】化痰，化瘀，降血脂。主治高血脂。温胆汤化痰，泽泻、决明子、车前子通利二便，赤芍药、山楂、鸡血藤活血化瘀。川楝子调理肝气。

【按语】本方多用于"代谢综合征"体质，痰瘀互结为主要病机。

## 葛红汤合二仙汤

【组成】三七粉 10 克（分冲）　丹参 20 克　川芎 10 克　白芍药 15 克　桃仁 12 克　葛根 30 克　红花 10 克　决明子 30 克　仙茅 10 克　仙灵脾 15 克

【用法】水煎，日 1 剂，分 2 次温服。

【功能主治】化瘀，祛浊，降脂。主治老年人高血压高血脂。

【按语】老人多肾阳虚，合入二仙较好。

## 补阳还五汤加味

【组成】水蛭 3 克　地龙 10 克　黄芪 30 克　当归 10 克　赤芍药 10 克　川芎 10 克　山楂 10 克　甘草 3 克　泽泻 10 克　豨莶草 10 克　丹参 15 克

【用法】水煎，日 1 剂，分 2 次温服。

【功能主治】益气，养血，化瘀。主治高黏血，高血脂，高血压。

【按语】本方的辨证要点是气虚血瘀之"三高"。

# 八、低血压病

【辨病与辨证】

低血压病是指血压值低于正常血压值。其原因多为禀赋不足，心肾两虚，气阴两虚所致。治疗应以补益心肾为主。

## 升压汤

【组成】党参 18～30 克　黄精 30 克　桂枝 15 克　炙甘草 30 克

【用法】水煎，日1剂，顿服。

【功能主治】补气养阴，强心升血压。用于抢救休克，血压下降的病例，有一定的疗效。

【按语】本方适用于中西医结合抢救休克。

## 六生汤加味

【组成】熟地黄30克　山药15克　山茱萸15克　茯苓10克　牡丹皮12克　泽泻10克　党参30克　麦门冬10克　五味子10克　黄芪15克　麻黄6克

【用法】水煎，日1剂，分2次温服。

【功能主治】补肾养阴，益气升压。主治心肾两虚，气阴两虚之低血压，症见眩晕，耳鸣。

【按语】一般低血压患者多属气阴两虚者，均适用于本方。

## 保元汤

【组成】黄芪12~18克　党参10~15克　炙甘草3克　肉桂1~1.5克

【用法】水煎，日1剂，分2次温服。

【功能主治】补气温阳，强心生血压。主治虚损劳怯，元气不足，倦怠无力，少气畏寒之低血压。

【按语】本方的补养强壮作用，主要在于补益脾肺肾三脏之气。

## 保元汤加味

【组成】党参15克　麦门冬10克　五味子5克　黄芪15克　肉桂2克　炙甘草10克　浮小麦30克　大枣5枚

【用法】水煎，日1剂，分2次温服。

【功能主治】补气温阳，强心升压。主治心功能低下之低血压。症见眩晕头痛，精神萎靡，烦躁失眠，舌质淡，苔薄白，脉虚无力。

【按语】本方的补养强壮作用，主要在于补益脾肺肾三脏之气。加味后，镇静安神作用增强。

# 九、成人病毒性心肌炎

## 【辨病与辨证】

病毒性心肌炎系心肌急性、亚急性或慢性炎性病变，多因感染病毒所致。近年来发现，病毒性心肌炎还存在细胞介导免疫的致病作用，加重了对心肌的损害，病变常涉及心肌起搏及传导系统。在临床上往往缺乏典型的自觉症状，一般除原发疾病症状外，可有与原发疾病不相适应的水肿、气急、咳嗽、胸闷、发绀等。轻者可无症状，重者可猝死。青年和少儿发病率较高。本病中医属"心痹""心悸""征忡"，危重者亦可归于"厥脱""心水"等，多由心肺气虚，感受邪毒所致。外邪扰心时，治宜清热解毒、和络宁心；气阴两虚时，治宜益气养阴、宁心安神；发生心阳虚损时，治宜温阳益气、活血利水；若为阴虚生内热，应当选取清心养阴的方剂。

### 心肌饮

【组成】金银花 20 克　板蓝根 20 克　丹参 15 克　人参 6 克　五味子 6 克　麦门冬 12 克　当归 12 克

【用法】水煎，日 1 剂，分 2 次温服，1 月 1 疗程。

【功能主治】补气养阴，清热解毒，活血宁心。主治气阴两虚型病毒性心肌炎。舌质淡，脉细数。

【按语】本方适用于气阴两虚型心肌炎。临症时应注意，若患者素体心肾阳虚者，可适当加味。

### 二黄温胆汤

【组成】黄芪 60 克　黄连 10 克　半夏 10 克　茯苓 10 克　茯神 10 克　竹茹 10 克　枳壳 10 克　甘草 10 克　陈皮 5 克　生姜 3 片　大枣 5 枚

【用法】水煎，日 1 剂，分 2 次温服。

【功能主治】益气扶正，清热解毒，化痰宁心。主治急性病毒性心肌炎。

【加减法】若心悸严重，可加龙齿、磁石、酸枣仁等；若胸闷严重，可加川芎、郁金、丹参、沙参、麦门冬等。

### 养阴清心汤

【组成】元参 20 克　生地黄 20 克　蒲公英 10 克　沙参 10 克　麦门冬 12

克 黄芩 10 克 大青叶 10 克 炙甘草 10 克

【用法】水煎，日 1 剂，分 2 次温服。

【功能主治】养阴清热，解毒。主治阴虚内热型急性病毒性心肌炎。

【按语】本方久服伤阳，应予注意。

## 抗心肌炎汤

【组成】板蓝根 30 克 金银花 20 克 柏子仁 12 克 黄芪 18 克 黄柏 15 克 党参 15 克 丹参 15 克 虎杖 15 克 远志 12 克 麦门冬 12 克

【用法】水煎，日 1 剂，分 2 次温服。

【功能主治】清热解毒，益气养心。主治急性病毒性心肌炎。

【加减法】发热时须加柴胡 10 克；伴有期前收缩、心动过速，可加万年青 10 克；若合并心力衰竭，宜加用人参、附子；合并心肌缺血时，可加用川芎、赤芍药、元参、生地黄等。

## 健心汤

【组成】生地黄 25 克 紫石英 25 克 麦门冬 15 克 桂枝 10 克 丹参 20 克 炙甘草 20 克 党参 20 克 板蓝根 15 克

【用法】水煎，日 1 剂，分 2 次温服，连服 3 个月。

【功能主治】益气养心，清热解毒。主治病毒性心肌炎。

【按语】治疗病毒性心肌炎，先用养阴清心汤，再用本方较好。

# 第四章　消化系统疾病

## 一、上消化道出血

**【辨病与辨证】**

上消化道出血最常见于胃及十二指肠球部溃疡，其次见于肝硬化合并食管或胃底静脉曲张、急性胃黏膜病变、胃癌、胆道疾患等。主要临床表现是呕血和黑便，出血量可大可小，失血量大或紧急时，极容易引起周围循环衰竭，导致出血性休克而死亡。本病属中医学的"吐血""便血"范畴，疾病主因可归于"火热熏灼、迫血妄行"和"气虚不摄、血溢于外"两大类。因为出血是离经之血，离经之血则为瘀血，出血之后瘀阻脉络，瘀血不祛则出血难止，所以止血与消瘀为治疗上消化道出血的两大原则。

### 三七合剂

**【组成】** 三七粉 6 克　阿胶口服液 20 毫升　卡巴克洛（安络血）毫升　酚磺乙胺（止血敏）8 毫升

**【用法】** 上药用冷开水 100 毫升于空腹下送服，日 3 ~ 4 次。等大便隐血转阴后，将三七粉用量减至 3 克，再持续服药 5 ~ 7 天为宜。

**【功能主治】** 止血消瘀。主治各种原因引起的上消化道出血。

**【按语】** 出血严重者应中西医结合进行治疗。

### 血宁冲剂

**【组成】** 大黄 100 克　黄连 30 克　黄芩 50 克

**【用法】** 共研细粉，每服 18 克，日 3 ~ 4 次，温开水冲服

**【功能主治】** 泻火解毒，止血。主治消化道出血证属邪火内炽、迫血妄行

者。症见呕血、吐血、便秘、尿赤等。

【按语】本病常用于胃及十二指肠溃疡或炎症所引起的出血。

## 黄芪建中汤加减

【组成】炙黄芪 12 克　白芍药 30 克　煅瓦楞 30 克　桂枝 5 克　炙甘草 5 克　炮姜 6 克　乌贼骨 15 克　山药 15 克　白及 10 克　大枣 7 枚　饴糖 30 克（冲服）

【用法】水煎，日 1 剂，分 2 次温服。

【功能主治】温中健脾，补气摄血。主治上消化道出血，症见呕血、便血、面部无华、头晕心悸乏力肢软、汗出怕冷、胃脘隐痛、舌淡苔薄、脉濡细等。

【按语】此病因中阳虚弱，寒气内生、络脉受损、气不摄血、造成血自离经而外溢。因此，治宜补气健脾，温中止血。

# 二、慢性胃炎

【辨病与辨证】

慢性胃炎是由多种因素所致的慢性胃黏膜炎性病变，常被分成浅表性胃炎、萎缩性胃炎、肥厚性胃炎，以浅表性胃炎最为常见，萎缩性胃炎多因浅表性胃炎治疗不愈迁延所致，肥厚性胃炎比较少见，浅表萎缩性胃炎则是疾病发展的一个过渡类型。近年发现，幽门螺杆菌感染与慢性胃炎的发生发展有密切联系。长期萎缩性胃炎，可以导致胃酸缺乏和胃部肿瘤。本病属于中医学"胃脘痛""痞证"等范畴，患者时常发生胃部胀满、疼痛，并可伴发嗳气、食欲下降、餐后痛重、恶心、胃内嘈杂不适。此病与肝脾关系甚密，初病在气、久病入络；初病多实，久病转虚或转虚中夹实。

## 四君子汤加味

【组成】四君子汤原方：人参 3 克（或党参 12 克）　白术 10 克　茯苓 12 克　炙甘草 5 克

【用法】水煎，日 1 剂，分 2 次温服。

【功能主治】补气，健脾，养胃。主治脾胃气虚，运化力弱，饮食减少，大便溏泻，面色萎白，语言轻微，全身无力，舌质淡，苔薄白，脉细弱，或沉缓。

【加减法】本方加陈皮，名异功散，能增强健脾和胃、理气的作用。

本方加陈皮、半夏，名六君子汤。陈皮、半夏是燥湿化痰的要药，与本方配伍成为健脾化痰的代表方剂。常用于脾胃虚弱兼有痰湿的病人。

本方加陈皮、半夏、木香（或香附）、砂仁四药，名香砂六君子汤。增加了芳香醒脾、燥湿化痰、和胃畅中、调理气机的作用。本方重点在于和胃畅中，适用于脾胃气虚，寒湿滞于中焦，以致胸中痞满，嗳气呕哕，脘腹胀满或腹痛肠鸣便溏等证。目前常用于治疗溃疡病，慢性腹泻，胃肠功能紊乱等症。

本方加葛根、藿香、木香，名七味白术散。由于加入了葛根的解热升提止泻，藿香的芳香化湿，木香的调气畅中，故专于治疗脾虚身热腹泻，尤以小儿腹泻，用之更佳。

【按语】四君子汤是补中气健脾胃的代表方。适用于中气不足（中气即指肠胃功能）所致的体倦乏力，呼吸少气，劳则气促，懒于言语，食欲不振，大便溏泻，脉弱细软或虚大无力等症。一般均用四君子汤加减成方。

## 六君子汤平胃散合方

【组成】厚朴 20 克　人参 3 克　白术 12 克　茯苓 15 克　炙甘草 5 克陈皮 6 克　半夏 6 克　苍术 10 克　生姜 15 克

【用法】水煎，日 1 剂，分 2 次温服。

【功能主治】健脾，利湿，化痰。主治以腹胀为主诉的病症。证见脾胃功能低下，水、气停滞，或肠炎，或吐泻，或大便不畅。

【按语】组合后的本方包括了：四君子汤、理中汤、二陈汤、平胃散、半夏厚朴汤、厚朴生姜半夏甘草人参汤六个经典方。本方为消补兼施方。临证时，要辨明以哪一方为主方，在剂量上，要加以调整。古人云，秘方之秘是剂量。

## 理中汤加味

【组成】人参 20 克　白术 15 克　干姜 10 克　炙甘草 5 克　茯苓 15 克青皮 10 克　白芍药 10 克　柴胡 10 克

【用法】水煎，日 1 剂，分 2 次温服。

【功能主治】补脾益肺，疏肝益脾。主治脾肺虚极，木横土中，肺气失其升清降浊之能。证见胸脘痞满，脉左弦右微。

【按语】浊阴在上则生膜胀。胸脘痞满，原于中阳日衰，浊阴日盛，致脾胃失运行输化之机。欲去其浊阴，必先振其中阳。用理中汤以复其中阳，加青皮、白芍药、柴胡、茯苓以疏其肝气，令其条达。

## 泻脾散清胃散合养阴清胃煎

【组成】藿香10克　栀子10克　石膏15克　甘草6克　生地黄12克当归6克　黄连3克　牡丹皮10克　牛膝5克　升麻3克　熟地黄15克　麦门冬10克　知母5克

【用法】水煎，日1剂，分2次温服。

【功能主治】养阴泻火，滋阴凉血。主治脾胃有火，胃肾阴亏，头痛牙痛，或吐血，衄血，舌干红苔少，或苔薄黄而干，脉细数或浮洪滑大。

【按语】本方适用于由肾阴亏虚，脾胃实火所致的诸证，如急性口腔炎，口舌糜烂等。

## 理中汤（丸）加味

【组成】理中汤原方：人参6克（或党参12克）　　白术10克　干姜5克炙甘草3克

【用法】水煎，日1剂，分2次温服。或制丸，每服10克，日2～3次。

【功能主治】温中祛寒，补气健脾。主治脾胃虚寒，腹痛泄泻，呕吐食少，口不渴，舌淡白，脉沉细或迟缓。

【按语】本方为治脾胃虚寒的常用方。脾胃是运化水谷的脏腑，脾阳素虚，致脾胃失运行输化之机。过食生冷，寒湿内浸，脾阳受遏，清气不升，浊气不降，而致上吐下泻。治宜温运中焦，补气健脾，促脾胃健运使升清降浊的功能得以恢复正常。

【加减法】①本方加附子，名附子理中汤。用于较本方阳虚更甚者，下利不止，脉微，手足不温等症。②本方加枳实、茯苓，名枳实理中汤，功能温脾胃，除痞满，逐痰饮，止腹痛。适用于脘腹痞满，腹胀腹痛。常用于慢性胃炎。③本方加丁香、白豆蔻，名丁蔻理中汤，适用于理中汤证兼有反胃者。常用于消化不良、慢性胃炎、胃溃疡的疼痛。④本方加半夏、茯苓，名理中化痰丸，功能燥湿化痰。适用于脾胃阳虚，脾失健运而致的痰饮内停，症见咳嗽，痰多清稀，或呕吐清水。⑤本方加紫苏子，名理中降痰汤，兼有降气平喘之功。常用于理中汤证兼痰喘者。⑥本方加黄连，名连理汤。适用于中焦寒热错杂，腹泻、呕吐酸水者。

## 理中汤合吴茱萸汤

【组成】人参6克　白术12克　干姜12克　甘草6克　吴茱萸6克　大枣5枚

【用法】水煎，日1剂，分2次温服。

【功能主治】补气健脾，温中祛寒。主治：①中焦脾胃虚寒，上吐，下利，腹痛喜温，喜按，畏寒肢冷，四肢倦怠，脉沉细迟缓。②阳虚失血便血，崩漏。③小儿慢惊风，病后喜唾涎水以及胸痹等症，均属脾胃虚寒。若中阳不足，阴寒上乘，寒凝气结，痹阻胸中，致胸阳不振，脉络不通，而见胸憋气满，胁下有逆气上抢于心，发为胸痹。兼治厥阴头痛（头顶痛）、吐涎沫。

【按语】实践证明两方合用治中焦虚寒，寒气上逆证及因脾胃虚寒的其他常见病，如慢性胃肠炎，消化不良，胃肠功能减弱，胃及十二指肠溃疡等。凡慢性胃炎挟有水饮、肝胃虚寒呕吐、肝胃虚寒、寒气上逆而致头顶痛者，比单用理中汤为好。

## 缩脾饮合大顺散

【组成】砂仁5克　豆蔻5克　乌梅10克　葛根10克　扁豆12克　甘草10克　干姜15克　肉桂10克　杏仁10克

【用法】水煎，日1剂，分2次温服。

【功能主治】温脾和胃，渗湿止泻。主治素体阳虚，暑月饮水过多，或伤于生冷，以致脾胃为寒湿所困，运化不良，水谷不化，呕吐泄泻，头重肢困，身热胸痞，腹胀肠鸣，泄泻如水，苔白腻，脉濡细。

【按语】本方常用于暑期饮食生冷过量损伤脾胃而致的呕吐泄泻诸病。

## 厚朴温中汤合吴茱萸汤

【组成】厚朴6克　陈皮6克　茯苓10克　草豆蔻3克　木香3克　炙甘草3克　干姜3克　吴茱萸5克　人参6克　生姜3片　大枣5枚

【用法】水煎，日1剂，分2次温服。

【功能主治】温中理气，除湿健脾。主治寒湿中阻，脘腹胀满，便溏，或肝胃虚寒，反吐清水，苔白滑或腻，脉濡滑等证。

【按语】本方用于肝胃虚寒偏于寒湿较重的病症。如慢性胃炎属于虚寒性而挟有水饮，神经性头疼、耳源性眩晕、属于肝胃虚寒，虚寒性胃痛、呕吐较甚、或妊娠呕吐属于脾胃虚寒者。

## 小建中汤

【组成】桂枝 6～15 克　芍药 15～30 克　甘草 5～10 克　生姜 10 克　大枣 12 枚　饴糖适量。

【用法】将前五味药水煎，滤出药汁，加饴糖，再放火上使之消融，日 1 剂，分 3 次温服。

【功能主治】温中补虚，缓急止痛。主治脾胃虚寒，腹中时痛，痛喜热按，得热则减，舌淡苔白，脉沉弦涩滞；亦治阳虚发热，营卫不和，腹中时痛，饮食减少，以及气血两虚，心悸虚烦不眠，面色苍白无华等症。

【加减法】本方加当归，名当归建中汤，加强了补血和血的作用。适用于产后气血两虚，懒言少气，四肢倦怠，小腹绞痛，喜得热按，苔淡白，脉沉弦而涩。

【按语】①临床常用于腹中阵发性痉挛性疼痛为主证的疾病：如慢性浅表性胃炎、萎缩性胃炎、胃及十二指肠溃疡、胃下垂、过敏性结肠炎、胃肠神经官能症、肠系膜淋巴结核、慢性腹膜炎、慢性肝炎、肝硬化、胆道结石、慢性胆囊炎、过敏性紫癜、前列腺增生症、输尿管结石、痛经、蛔虫病、股疝、便秘等。②以动悸、眩晕为主要表现的疾病：神经衰弱、心律失常、低血压症、贫血等。③其他方面：肺结核、血管神经性头痛、血小板减少性紫癜、小儿遗尿症、水疱性结膜炎、眼底出血（暴盲）、鼻衄、自汗、盗汗、发热、黄疸、遗精等都有使用本方的机会。

本方加黄芪，名黄芪建中汤，加强了补虚益气固表的作用。适用于虚劳里急诸不足，腹中时痛，喜温喜按，阳虚发热，自汗盗汗，四肢倦怠，懒言短气，舌苔淡白，脉微而弱，或气不摄血，崩中漏下，或气血两虚，心悸怔忡等症，亦治寒疝腹满而痛，痛引睾丸，本方对胃溃疡的愈合有促进作用，可用治胃及十二指肠溃疡，亦可用于寒性脓疡、慢性肝炎、慢性腹膜炎、神经衰弱而有上述症候者。

## 半夏泻心汤

【组成】半夏 10 克　黄芩 10 克　干姜 6 克　党参 12 克　黄连 3 克　炙

甘草6克　大枣6枚

**【用法】**水煎，日1剂，分2次温服。

**【功能主治】**和胃降逆，开结散痞。主治肠胃功能失调，寒热互结，心下痞硬，但满而不痛，肠鸣下利，呕恶，不思饮食，苔腻而微黄。

**【加减法】**本方减干姜用量，加生姜，名生姜泻心汤，以增强化散水气及止呕作用。

本方倍用甘草，名甘草泻心汤，以增强补中作用。用治胃气虚弱，气结成痞，干噫食臭，腹中雷鸣，下利等症。

**【按语】**①本方主要是治疗寒热互结的痞证。由于肠胃运化失常，寒热互结，伤及中气，致胃失和降，不能升清降浊，故上为呕逆，下为肠鸣下利；邪气阻滞中焦，则痞满而不痛。②本方是治疗消化系统的常用方。临床常用于急慢性胃炎、胃十二指肠溃疡、慢性胆囊炎、胃肠功能紊乱等见有"心下痞"时可使用本方。③慢性肠炎、消化不良、肝炎腹胀、甲亢伴有腹泻等以腹中雷鸣为主证时也有使用本方的机会。④其他方面诸如结膜炎、慢性哮喘、口腔溃疡、顽固性咳嗽、冠心病、失眠、眩晕、妊娠恶阻、黄带、闭经等疾病都可见本方证。

## 四逆散

**【组成】**柴胡6~10克　白芍药10克　枳实5~10克　炙甘草3~5克

**【用法】**原为散剂。今常作汤剂，水煎，日1剂，分2次温服。

**【功能主治】**解郁泄热，调和肝脾。主治柴胡证，或对疼痛敏感，经常手冷、对寒冷气温敏感，易紧张及肌肉痉挛的柴胡体质，胸胁苦满、疼痛、腹痛、腹胀、两胁下满实、胸膈挛急或积聚，腹直肌拘急，如棒状样紧张。舌质坚老而暗，或舌有紫点，脉弦。

**【按语】**①临床常用于以痉挛性腹痛为主要表现的疾病。如胆囊炎、胆石症、胆道蛔虫症、胃炎、胃溃疡、十二指肠溃疡、胃黏膜异型增生、顽固性腹痛、过敏性肠炎、痢疾、阑尾炎、粘连性肠梗阻、胰腺炎、泌尿系结石、痛经等伴有手足冷、脉弦者。②以胃肠动力低下、腹胀为主要表现的疾病，如胃神经官能症、胃下垂、饮食积滞性腹痛、十二指肠壅积症等。③以精神紧张或遇紧张则加重的疾病，如经前期紧张综合征、心因性阳痿、神经官能症、冠心病，梅核气，情绪性腹泻、女性急迫性尿失禁、遗尿、遗精、更年期综合征等。④以分泌物、代谢物排出不畅为特点的疾病，如鼻窦炎、急慢性乳腺炎、输卵管不通、阑尾周围脓肿、肝郁气滞的便秘或下利不爽等也有应用本方的机会。⑤其他方面如月经不调、肋间神经痛、非化脓性肋软骨炎、腰腿痛、神经性头痛、三叉神经痛、癫痫、自主神经功能失调、肝炎、过敏性鼻炎、皮炎、小儿高热肢厥、流行性出血热的低血压休克期等均有用四逆散的报道。

## 半夏泻心汤合四逆散

【组成】半夏10克　黄连3克　黄芩10克　干姜6克　甘草6克　党参12克　大枣6枚　柴胡6克　白芍药10克　枳壳6克

【用法】水煎，日1剂，分2次温服。

【功能主治】调和肝脾，和胃降逆。主治肝郁气滞，胃肠功能失调，寒热互结，心下痞硬，但满不痛，肠鸣下利，呕恶，不思饮食，苔腻而微黄，脉弦。

【按语】胃肠功能失调往往与肝之疏泄有关，临床证明两方合用比单用半夏泻心汤效佳。常以本方调和肝脾，用于治疗湿热中阻所致的胃肠功能失调。亦可用本方治疗胰腺炎。

## 越鞠丸

【组成】苍术10克　香附10克　川芎10克　六神曲10克　炒栀子10克

【用法】共研细粉，水泛为丸，每服6～10克，日3次。亦可水煎服。

【功能主治】行气解郁。主治气、血、痰、火、湿、食诸郁。证见胸脘痞闷，嗳气不舒，吞酸呕吐，消化不良等症。

【加减法】本方去六神曲，加半夏、陈皮、茯苓、甘草、砂仁，名六郁汤。较越鞠丸痰湿较重，又见呕吐气闷者为好。

【按语】本方为统治六郁之剂，是行气解郁的代表方。六郁为病主要是由于脾胃气机不畅，升降失常，以致湿、食、痰、火、气、血相因郁滞，故常见胸腹痞闷，嗳气吞酸，消化不良等症。本方常用于慢性胃肠病、慢性肝炎、胃肠神经官能症以及妇女的痛经、胁痛、梅核气、精神抑郁症等属于气郁而有上述见证者。临床应根据六郁的偏重，加入相应的药物以增前疗效。

## 越鞠丸合六郁汤

【组成】川芎10克　苍术10克　香附10克　栀子10克　六神曲10克

陈皮 10 克　半夏 10 克　茯苓 10 克　甘草 6 克　砂仁 5 克

【用法】水煎，日 1 剂，分 2 次温服。

【功能主治】除湿化痰，行气解郁。主治气、血、痰、火、湿、食诸郁，胸满痞闷，嗳气不舒，吞酸呕吐，消化不良，痰湿较重等证。苔多厚腻，脉多弦滑。

【按语】本方多用于中气虚弱而致的气滞痰瘀诸证。如慢性胃肠病，慢性肝炎，胃肠神经官能症，以及妇女的痛经、胁痛、精神抑郁症等属于气郁痰阻而有上述见证者，皆可加减运用。两方合用后大大增强了化痰的功能。

## 越鞠丸合良附丸

【组成】川芎 10 克　苍术 10 克　香附 10 克　栀子 10 克　六神曲 10 克　良姜 10 克

【用法】水煎，日 1 剂，分 2 次温服。

【功能主治】行气解郁，散寒止痛。主治六郁证，以气郁为主。症见胸膈痞闷，脘腹胀满，嗳腐吞酸，恶心呕吐，饮食不消，气滞寒凝之胃脘、胸胁诸痛或痛经。以胃脘痛为主。舌淡，苔白，脉弦紧。

【按语】两方合用增强了散寒止痛的效果。

## 乌药汤

【组成】乌药 12 克　香附 10 克　当归 10 克　木香 5 克　炙甘草 3 克

【用法】水煎，日 1 剂，分 2 次温服。

【功能主治】行气止痛。主治气机郁滞，血行不畅，脘腹胀痛，妇女经前或月经初行时，少腹胀痛，或连胸胁乳房胀痛，精神抑郁，舌质淡，苔薄白，脉弦滞涩者。

【加减法】本方去当归，加砂仁、元胡、生姜，名加味乌药汤。适应证同上，惟止痛作用较强。

本方去当归、木香、甘草，加陈皮、紫苏叶、干姜，名绀珠正气天香散。治疗气郁不舒，胸胁胀痛，或腹中如有结块刺痛，妇女月经不调等症。

【按语】本方是行气止痛兼以活血调经之剂。气机郁滞，则为脘腹胀痛，气滞影响血液运行，故经期出现少腹胀痛，气滞肝郁不舒，故连及胸胁乳房胀痛。本方为治疗痛经的方剂，但全方是以行气止痛为主，故不局限于痛经一症。凡气机郁滞或兼血行不畅，证见胃腹胀痛而略偏于寒性者，皆可使用。

### 天台乌药散暖肝煎橘核丸合方

【组成】乌药 12 克　小茴香 6 克　良姜 10 克　青皮 6 克　槟榔 10 克
川楝子 12 克　当归 10 克　枸杞子 10 克　枳实 5 克　肉桂 5 克　木香 5 克
茯苓 6 克　橘核 10 克　海藻 12 克　昆布 12 克　海带 12 克　桃仁 10 克　元
胡 5 克　厚朴 6 克　木通 5 克

【用法】水煎，日 1 剂，分 2 次温服。

【功能主治】暖肝散寒，行气止痛。主治寒凝气滞所致的寒疝或少腹疼
痛。症见少腹痛引睾丸为主证，以阴囊，睾丸持续肿胀为特征或坚硬如石，
或引痛脐腹。舌淡苔白，脉沉迟或弦。

【按语】肝经受寒易患寒疝。三方合用增强了暖肝、温经散寒止痛的
功效。

### 旋覆代赭汤

【组成】旋覆花 10 克（布包）　生姜 10 克　半夏 10 克　党参 10 克　代
赭石 12 克（先煎）　炙甘草 3 克　大枣 4 枚

【用法】水煎，日 1 剂，分 2 次温服。

【功能主治】降逆消痰，益气和胃。主治胃气虚弱，痰浊内阻，胃脘痞
闷，嗳气，呃逆，以及气逆不降，时吐涎沫，或时时呕恶，或食入即吐，舌
苔白滑，脉弦而虚者。

【按语】本方为平降胃肠逆气，宣通胸膈痰结的常用要方。①临床常用于
慢性胃炎、胃及十二指肠球部溃疡、胃肠神经官能症，胃扩张、慢性肝炎、
膈肌痉挛、妊娠呕吐等疾病，以恶心、呕吐、嗳气、呃逆、噫气为主诉时可
用本方。②以噎膈为主证的疾病也有使用本方的机会，如幽门梗阻、贲门痉
挛、食管癌、胃癌等。③手术后的呃逆、重病恢复期见有纳呆、心下痞硬、
形体消瘦者也可选用旋覆代赭汤治疗。④支气管哮喘、支气管扩张、梅尼埃
综合征、高血压病、梅核气等也可用到本方。

### 旋覆代赭汤合生姜泻心汤

【组成】旋覆花 10 克　代赭石 10 克　半夏 10 克　生姜 12 克　人参 6 克
炙甘草 6 克　黄连 3 克　黄芩 10 克　大枣 5 枚

【用法】水煎，日 1 剂，分 2 次温服。

【功能主治】降逆消痰，益气和胃。主治汗、吐、下后，胃气虚弱，失于和降的心下痞硬，噫气不除，寒热互结，胃气不和的痞证。

【加减法】胃气虚寒泛吐清涎者可加砂仁、豆蔻；寒甚呕逆者，生姜易为干姜，酌加丁香、柿蒂。

【按语】用于寒热互结，胃气虚弱，失于和降的"心下痞鞭，噫气不除"症。

## 旋覆代赭汤橘皮竹茹汤丁香柿蒂汤合方

【组成】旋覆花10克　代赭石12克　半夏10克　党参10克　甘草3克　生姜10克　大枣4枚　丁香6克　陈皮10克　竹茹10克　柿蒂10克

【用法】水煎，日1剂，分2次温服。

【功能主治】降气消痰，益气暖胃。主治胃气虚弱，痰浊内阻，胃脘痞闷，嗳气呃逆，气逆不降，时吐涎沫，或时时呕恶，或食入即吐，苔白滑，脉弦而虚者。

【按语】凡胃气虚寒，痰浊内阻，胃脘痞满，嗳气呃逆，气逆不降等胃病综合征均可应用。临床常用于各型慢性胃病。

## 保和丸

【组成】山楂180克　半夏90克　茯苓90克　陈皮30克　连翘30克　莱菔子30克　六神曲60克

【用法】共研细粉，六神曲打糊为丸，每服10克，日2次。

【功能主治】消食和胃，化湿散结。主治食积停滞，脘腹痞满或胀痛，嗳气厌食，或呕吐泄泻，苔厚腻，脉滑实。

【加减法】本方可加入谷芽、麦芽、鸡内金，以增强消食化滞的功能；若呕而作泻者，可加藿香、佩兰以芳香化浊；若食积较重，腹痛便秘者，可加槟榔、枳实、大黄等以攻下通腑。

本方去半夏、莱菔子、连翘，加白术、白芍药，名小保和丸。功能助脾进食。

本方加白术，名大安丸。功能消食补脾，用治脾虚食滞不化，大便稀溏，小便不利，脉濡之症。

【按语】本方是治疗伤食的主方。《素问》曰："饮食自倍，肠胃乃伤"，是说饮食过量则脾运不及，势必食阻肠胃，运化失常，而为食积停滞。见以上症候者可用本方。

## 保和丸合健脾丸

【组成】山楂 18 克 六神曲 6 克 莱菔子 5 克 半夏 10 克 连翘 3 克 茯苓 10 克 陈皮 3 克 人参 5 克 白术 8 克 甘草 3 克 麦芽 5 克 木香 3 克 砂仁 3 克 山药 5 克 豆蔻 3 克 黄连 2 克

【用法】水煎，日 1 剂，分 2 次温服。

【功能主治】补气健脾，消食化积，主治脾虚食积停滞证。症见胸脘痞满或胀痛，嗳腐吞酸，食少难消，厌食呕吐，大便稀溏，苔厚腻，脉滑或虚弱等。

【加减法】若阳虚有寒，加附子 5 克，干姜 5 克；久泻气虚，甚至下陷，加升麻 5 克、柴胡 6 克、黄芪 15 克；脾虚加有湿热，加黄芩 10 克、厚朴 6 克。

【按语】本方消食导滞兼补中气，用于以上诸证均合适。常用于消化不良、慢性胃炎、慢性肠炎等病。

## 枳术丸

【组成】枳实 30 克 白术 60 克

【用法】用荷叶包米饭 100 克，焙干，共研细粉，制成水丸，每服 10 克，日 3 次。亦可改汤剂服。

【功能主治】健脾胃，消痞满。主治脾胃虚弱，运化不良，饮食停滞，腹胀痞满，大便或溏或不畅。

【按语】本方对老年体弱和小儿消化不良，尤为适宜。①对胃下垂胃肌无力和慢性胃炎的食欲不振，胸满痞闷，胃液滞留有振水音也有疗效。②临床常见于胃石症、胃下垂、胃扩张、慢性胃窦炎、胃溃疡、十二指肠溃疡、胃神经官能症、胃黏膜脱垂症等出现动力障碍而有胃液潴留者多用本方。③慢性肝炎、肝硬化腹水也可借用本方。④慢性结肠炎、过敏性结肠炎、消化不良性腹泻、非溃疡性消化不良等出现腹胀腹泻时也有使用本方的机会。⑤其他如胆石症、子宫脱垂、肛管直肠脱垂、单纯性睑下垂、面神经麻痹、震颤麻痹、疝气、痛经、肥胖症等疾病也有用到本方的时候。

本方加砂仁、木香，名香砂枳术丸，有健胃醒脾的作用，对饮食不香，胸脘胀满，呕恶吞酸等症更宜使用，乃消补兼施之法。

## 枳实消痞丸

【组成】枳实 15 克　黄连 15 克　厚朴 12 克　党参 15 克　白术 10 克　茯苓 10 克　干姜 6 克　炙甘草 6 克　炒麦芽 10 克　半夏曲 10 克　六神曲 15 克

【用法】共研细粉，六神曲糊为丸，每服 10 克，日 3 次。亦可汤剂服，剂量酌定。

【功能主治】健脾益气，消痞化滞。主治心下痞满，食欲不振，神疲乏力，或胸腹胀满，大便不畅者。

【按语】本方是治疗中脘痞满，窒塞不畅，脾胃升降功能失调，无形之寒热中阻，久而不化，则气壅湿聚，痰食交阻的有效方剂。临床常用于慢性胃炎、慢性腹泻有上述症候者。

## 枳实消痞丸合半夏泻心汤

【组成】枳实 10 克　白术 6 克　半夏 10 克　干姜 3 克　厚朴 12 克　茯苓 6 克　麦芽 6 克　炙甘草 6 克　人参 6 克　黄连 3 克　黄芩 6 克　大枣 5 枚

【用法】水煎，日 1 剂，分 2 次温服。

【功能主治】健脾消痞，和胃降逆。主治脾虚气滞，寒热互结之痞证。以心下痞满为主证，按之濡软。在上，呕或不呕，口苦之热症，在下则肠鸣下利之寒症，苔黄腻，脉弦。

【按语】本方主治寒热互结之痞证。用药寒热并用兼补虚。常用于各种常见胃肠病，如慢性胃炎、慢性腹泻具上述症状者。

## 木香槟榔丸合枳实导滞丸

【组成】莪术 10 克　黄连 3 克　黄柏 6 克　大黄 6 克　香附 6 克　牵牛子 2 克　枳实 6 克　六神曲 6 克　茯苓 6 克　黄芩 5 克　白术 6 克　泽泻 5 克　木香 6 克　槟榔 10 克　青皮 6 克　陈皮 6 克

【用法】水煎，日 1 剂，分 2 次温服。

【功能主治】消导积滞，泄热通便。主治积滞内停证。症见脘腹痞满胀痛，大便秘结，或赤白痢疾，或小便短赤，苔黄腻，脉沉实。

【注意事项】若体质虚弱，脉象虚弱者忌用。

【按语】本方常用于急性肠炎、急性痢疾初起而有上述症候者，亦可用于湿温病，湿聚肠胃，身热不退。本方消导作用较强，适于体质强壮者。

## 中满分消汤

【组成】白术3克　人参3克　炙甘草3克　猪苓3克　姜黄3克　茯苓6克　干姜6克　砂仁6克　泽泻10克　陈皮10克　炒知母12克　炒黄芩12克　炒黄连3克　半夏10克　炒枳实10克　厚朴10克

【用法】水煎，日1剂，分2次温服。

【功能主治】健脾行气，清热利湿。主治热胀，腹大坚满，二便不利，烦热，口苦，纳减，苔黄腻或灰黑，脉弦数。

【按语】本方是治疗热胀的方剂。热胀的临床变化较大，使用本方应注意辨证加减。本方临症用于治疗肝硬化腹水取得较为满意的效果。

## 枳实消痞丸合中满分消丸

【组成】枳实6克　黄连3克　厚朴6克　六神曲10克　麦芽10克　党参10克　白术10克　茯苓10克　干姜6克　甘草6克　猪苓6克　姜黄3克　砂仁3克　泽泻6克　陈皮6克　知母6克　黄芩3克　半夏6克

【用法】水煎，日1剂，分2次温服。

【功能主治】健脾行气，清热利湿。主治心下痞满，食欲不振，神疲乏力，或胸腹胀满，大便不畅，烦热口苦，苔黄腻或灰黑，脉弦数。

【按语】两方合用应用范围广，消导作用强。常用于慢性胃炎、慢性肠炎。

## 小建中汤合理中汤

【组成】桂枝10克　白芍药20克　炙甘草6克　生姜10克　大枣5枚　人参6克　白术10克　饴糖30克

【用法】先煎前7味药，沥汁后放入饴糖加温使之融化，日1剂，分2次温服。

【功能主治】补气健脾，温中止痛。主治虚劳（中焦脾胃虚寒而致气血、阴阳俱虚之症），里急（指腹中拘急挛痛，时轻时重）。脉弦细而缓。

【按语】适于各种胃肠虚寒而致气血阴阳俱虚之证。如胃及十二指肠溃疡，肠痉挛，慢性肝炎，慢性腹膜炎及神经衰弱见上述症状者。

### 参附汤加味

【组成】参附汤原方：人参 10～15 克　制附子 10～12 克

【用法】水煎 1 小时，第二煎 30 分钟，混匀，日 1 剂，分 2 次温服。

【功能主治】回阳，益气，救脱。主治元气大亏，阳气暴脱，症见手足厥冷，汗出，呼吸微弱，脉微等。

【加减法】本方去人参，加黄芪，名芪附汤，功能助阳固表。适用于阳虚自汗不止。

本方去人参，加白术，名术附汤，功能温阳除湿。适用于寒湿内阻，脾阳郁遏，腹胀便溏，或寒湿相搏，身体疼痛等症。

本方加龙骨、牡蛎，名参附龙骨牡蛎救逆汤，有敛汗、潜阳、固脱的作用。适用于阴阳俱虚竭，汗出肢冷，面色浮红，脉虚数或浮大无根。

【按语】阳气暴脱一则不能温通四肢，故手足厥冷，二则不能鼓动血流，故脉微，由于元气大亏，则阴液亦随阳气暴脱而外溢，故见冷汗外出，并见气息微弱。此时若不急用大温大补之品，不足以回阳救脱，故方用人参大补元气为主药，附子温壮真阳为辅佐药，二药合用，大补大温，具有回阳、益气、固脱的作用。

本方的大补、大温，临床上常用于抢救心力衰竭，出现的肢冷汗出，脉搏微弱等阴竭阳亡危症（休克）。

## 三、湿浊病（代谢综合征）

【辨病与辨证】

中医学认为湿浊病多由肺、脾、肾三脏功能不足再加肝的疏泄功能失常所致。脾的运化功能不足则肺气的宣泄水湿的功能也不足，肺的功能不足则肾的功能也不足，再加肝的疏泄功能不足，造成代谢功能降低，致使湿邪泛溢积聚，湿浊病成矣。本病治宜健脾，补肺，强肾，疏肝。治疗方法应辨证分型，如寒湿型、湿热型。还要根据不同季节选择相应的方剂治疗。

### 平胃散

【组成】苍术 10 克　厚朴 5 克　陈皮 6 克　甘草 3 克　生姜 2 片　大枣 2 枚

【用法】水煎，日1剂，分2次温服。

【功能主治】祛湿健脾，消胀散满。主治湿困中焦，脾胃不和，不思饮食，脘腹胀满，恶心呕吐，肢体倦怠，大便溏薄，口中无味，舌苔白腻而厚。

【加减法】本方与小柴胡汤合方，名柴平汤。有燥湿除痰，和解表里的作用。治湿虐脉濡，一身尽痛，手足沉重，寒多热少。

本方与二陈汤合方，名平陈汤。有燥湿化痰健脾的作用。适用于脾胃运化不良，痰湿内阻，胸膈痞满，或有呕吐泄泻，病情较平胃散症为重者。

本方与五苓散合方，名胃苓汤。有祛湿健脾，利水消肿的作用。适用于脾胃不和，停饮夹食，腹痛泄泻，小便不利，或有浮肿等症。

本方加藿香、半夏，名不换金正气散。有芳香化浊，健脾止泻的作用。适用于四时伤寒，瘴疫时气，腰背拘急，咳嗽痰涎，或霍乱吐泻等症。比平胃散的祛湿健脾和芳香化浊的作用更强。

【按语】本方常用于治疗慢性胃炎，胃无力或胃下垂，胃神经官能症的腹部胀满疼痛，以及急性肠炎等症。

## 藿香正气汤

【组成】藿香12克　茯苓12克　紫苏叶10克　大腹皮10克　炒白术10克　半夏曲10克　白芷6克　陈皮6克　厚朴5克　桔梗5克　甘草5克　大枣3枚

【用法】水煎，日1剂，分2次温服。

【功能主治】解表化湿，理气和中。主治外感风寒，内伤湿滞，症见恶寒发热，头疼胸闷，恶心呕吐，腹痛腹泻，口淡苔腻，脉濡缓。

【按语】本方是治外感表证，内有湿邪的常用方剂。①临床常用于夏秋季感冒伴有胃肠症状者，或急性胃肠炎初起见有恶寒发热，头疼等表证者。②若湿邪较重者多加入佩兰，以增加芳香化湿的功效。③若表证重者，可加荆芥、防风、薄荷以祛风解表。④如兼食滞，胸闷腹胀，可去甘草、大枣之甘壅，加六神曲、山楂以消食导滞。⑤若舌苔厚腻者，以苍术代白术，增强化湿作用。⑥若小便短少，加木通、泽泻以祛湿利水。

## 藿香正气汤合三仁汤

【组成】藿香15克　茯苓12克　紫苏叶10克　大腹皮10克　白术5克　半夏10克　白芷6克　陈皮6克　厚朴5克　桔梗5克　甘草5克　杏仁10

克 白蔻仁6克 薏苡仁15克

【用法】水煎，日1剂，分2次温服。

【功能主治】解表化湿，理气和中。主治夏季外感风寒，内伤湿滞，症见恶寒发热，头痛胸闷，恶心呕吐，腹痛腹泻。亦可用于四季，内伤湿滞，湿阻中焦，气机不畅，口淡苔腻，脉濡缓。

【加减法】加入佩兰可增强化湿的作用；表证重者加入荆芥、防风、薄荷增强解表作用；湿重者苍术易白术。合入三仁汤，四季均可用于湿浊严重者。

【按语】常用于夏、秋季感冒伴有肠胃症状，或急性胃肠炎初起见有恶寒发热，头痛等表证者。

## 甘露消毒丹

【组成】飞滑石12克 茵陈12克 石菖蒲6克 通草3克 杏仁6克 藿香10克 薄荷3克 白蔻5克 连翘10克 薏苡仁10克 厚朴5克

【用法】水煎，日1剂，分2次温服。

【功能主治】利湿化浊，清热解毒。主治湿温初起，邪在气分，湿热并重，症见湿热困倦，胸闷腹胀，无汗而烦，或有汗而热不退，尿赤便秘，或泻而不畅，有热臭气，苔黄腻。

【按语】本方在临床上应用甚广，其在夏季使用机会更多，是治疗湿温、时疫的常用方剂。

## 三仁汤合甘露消毒丹

【组成】杏仁15克 白蔻仁6克 薏苡仁18克 半夏15克 厚朴6克 通草6克 滑石18克 竹叶6克 藿香12克 石菖蒲10克 茵陈15克 黄芩10克 连翘10克 川贝母10克 射干6克 薄荷6克

【用法】水煎，日1剂，分2次温服。

【功能主治】清利湿浊、湿毒，宣畅气机。主治湿温初起，邪在气分之证，湿重于热者。症见恶寒头痛，午后身热，身热不扬，身重疼痛，面色淡黄，胸闷不饥。或湿温、时疫，邪在气分，湿热并重之症。症见身热困倦，胸闷腹胀，肢酸，咽肿颐肿，口渴，身黄，小便短赤，吐泻淋浊，苔白腻或黄腻，脉弦细而濡。

【按语】两方合用适用于湿浊较重者。

# 五苓散加减

【组成】五苓散原方：茯苓 15 克　猪苓 10 克　泽泻 10 克　白术 15 克　桂枝 6 克（或肉桂 2 克）

【用法】水煎，日 1 剂，分 2 次温服。

【功能主治】健脾渗湿，化气利水。用于水湿内停所致的水肿、身重、小便不利或泄泻，以及暑湿吐泻等症。苔白腻，脉浮数或脉濡。

【加减法】本方去桂枝，名四苓散，属一般健脾渗湿的方剂，治脾虚湿阻，小便短少，大便溏泄。

本方加茵陈，名茵陈五苓散，有利湿热退黄疸的作用。治湿热黄疸，小便减少，大便溏泄，偏于湿重者。

本方去白术、桂枝，加阿胶、滑石，名猪苓汤，有滋阴利水的功效。适用于水热互结或内热阴亏所致的小便不利，渴欲饮水，心烦不得眠，以及淋病、尿血、小便涩痛、小腹胀满作痛者。可用于急性泌尿系炎症，如膀胱炎、尿道炎以及尿路结石引起的尿痛、尿急、尿血等。

【按语】本方主治水湿内停，膀胱气化功能减弱，以致口渴，水入即吐，小便不利，并有表证未解，而头疼发热等症。本方常用于急性肾炎、心脏病、肝硬化出现小便不利，面目浮肿，或下肢浮肿，或轻度腹水等症。

①临床常用于心下痞坚、小便不利或心下满痛、身重纳减、消瘦者。②胃脘痞硬，胀满如囊裹水，或如按杯盘，有形可见，且饮食减少，肌肉瘦消者。③临床常见于胃石症、胃下垂、胃扩张、慢性胃窦炎、胃溃疡、十二指肠溃疡、胃神经官能症、胃黏膜脱垂症等出现动力障碍而有胃液潴留者多用本方。④慢性肝炎、肝硬化腹水也可借用本方。⑤慢性结肠炎、过敏性结肠炎、消化不良性腹泻、非溃疡性消化不良等出现膻胀腹泻时也有使用本方的机会。⑥其他如胆石症，子宫脱垂、肛管直肠脱垂、单纯性睑下垂、面神经麻痹、震颤麻痹、疝气、痛经、肥胖症等疾病也有用到本方的时候。

# 小柴胡合达原饮

【组成】柴胡 15 克　黄芩 10 克　半夏 10 克　党参 10 克　槟榔 10 克　厚朴 6 克　草果 10 克　知母 10 克　白芍药 10 克　甘草 3 克

【用法】水煎，日 1 剂，分 2 次温服。

【功能主治】和解少阳，开达膜原，辟秽化浊。主治湿郁少阳证。证见寒热往来，子丑时烦热不适，或素有精神抑郁，或胆囊炎，胆结石，或胆囊术后，苔厚腻，或白厚如积粉，脉双弦。

【按语】本方多由于瘟疫而致邪伏膜原。辨证要点是寒热有规律，定时而作，苔厚腻，脉弦。

## 二妙散（丸）加味

【组成】原方：苍术、炒黄柏各等份。

【用法】共研细粉，制成水丸，每服6～10克，日2次。

【功能主治】清热燥湿。主治湿热下注引起的下肢痿软无力，足膝红肿热痛，湿疮，以及带下、淋浊等症。

【按语】本方是治疗下焦湿热的常用方。由于湿热郁蒸，浸淫经脉，气血运行阻滞，故下肢痿软无力，或足膝红肿热痛；湿热下注，或为带下，或为下部湿疮。

【加减法】本方加牛膝，名三妙散。治湿热下注，脚膝热痹，红肿作痛。亦治带下，阴痒湿疮。常用于风湿性关节炎，阴道炎、外阴炎等。本方加槟榔，亦名三妙散，外用于脐中出水及湿癣，有清热燥湿止痒之效。

三妙散加薏苡仁，名四妙散。治湿热下注，脚膝红肿，下肢痿软无力等症，惟加薏苡仁后，祛湿热而利筋脉的作用更强。

## 二陈汤加减

【组成】二陈汤原方：陈皮10克　半夏10克　茯苓12克　炙甘草5克

【用法】水煎，日1剂，分2次温服。

【功能主治】燥湿化痰，理气和中。主治痰湿症。症见咳嗽痰多而粘，胸膈胀满，恶心呕吐，以及痰湿所致的眩晕，心悸等症。

【加减法】本方加枳实、竹茹、大枣，名温胆汤。方名温胆，实则清胆和胃除痰，兼以止呕。主治胆虚痰热，虚烦不眠，胸闷，口苦，呕涎等症。亦常用于神经官能症患者，证属痰热内扰，胃失和降，出现眩晕、心悸、失眠等症。也可用于高血压患者，证见头晕胀痛，胸中烦闷，口干，口苦，苔黄腻等痰热症候。本方加枳实、胆南星，名导痰汤。有化痰消结的作用，适用于一切顽痰胶滞、痰厥、头晕目眩，或痰饮留聚，胸膈痞满，不思饮食，咳嗽痰多，或头疼头眩，语言不利等症。

温胆汤加胆南星、石菖蒲、人参组成涤痰汤。有开窍豁痰作用，适用于中风湿痰壅盛，舌强不能言语。

本方加当归、熟地黄、生姜，名归地二陈汤。功能养阴化痰。主治肺肾阴虚，水泛为痰，咳嗽呕恶，喘逆多痰，痰带咸味，或咽干口燥，舌苔光剥等症。

本方加白术、天麻，名半夏白术天麻汤。有健脾燥湿，化痰息风的作用。适用于痰饮上逆，眩晕头疼。可用于神经衰弱的头疼头晕而又有胃肠症状者。亦可用于耳源性眩晕。本方为临床治疗眩晕头疼的常用方。如头疼甚，可加蔓荆子；气虚可加党参、黄芪。

【按语】本方是治疗痰湿的一首主方，为治痰之总剂。本方常用于慢性支气管炎的咳嗽、吐痰，且伴有胃肠症状者。亦可用于慢性胃炎而兼有咳嗽吐痰者。

# 四、消化性溃疡

## 【辨病与辨证】

消化性溃疡是一种常见的慢性消化系统疾病。正常情况下，各种针对胃黏膜的攻击因子都处于动态平衡状态，不会发生溃疡。倘若攻击因子的作用超过了防御因子，就可能发生黏膜损害而容易形成溃疡。攻击因子包括胃酸、精神神经因素、幽门功能失调、饮食、吸烟、药物及幽门螺杆菌感染，防御因子包括黏膜与黏膜屏障、细胞再生、黏膜血液供应、前列腺素及胃肠激素。患者可发生上腹部慢性、周期性、节律性疼痛，有时还会伴有反酸、恶心等胃肠道症状。本病如治疗不当，易出现出血、穿孔、幽门梗阻等并发症。中医学称本病为"胃脘痛""吞酸""嘈杂"等，病位虽在胃，但与肝脾的关系甚密。健脾温中、制酸、活血化瘀、敛疮生肌是本病中医治疗的主要原则；此外，针对幽门螺杆菌还注意选用清热解毒的中药治疗。

### 加减黄连温胆汤

【组成】黄连 2 克　陈皮 6 克　半夏 10 克　茯苓 12 克　甘草 6 克　枳实 6 克　竹茹 6 克

【用法】日 1 剂，水煎分 2 次温服。

【功能主治】苦降辛通，化滞和中。主治慢性浅表性、萎缩性胃炎，胃窦炎，属痰热中困、胃失和降者。

【加减法】①肝郁化火，嘈杂泛酸加吴茱萸，为左金温胆；②胃酸少加吴茱萸、白芍药乃戊己温胆。③脘腹胀满加全瓜蒌即陷胸温胆。④肝胃不和，痛涉胁肋加柴胡、白芍药，合四逆散意。⑤胃酸多加乌贼骨、大贝取乌贝散意。⑥痛甚加元胡、川楝子、白芍药。⑦伴失眠者，胃不和卧不安，加秫米、夜交藤、合欢皮。⑧胃脘灼热重用黄连3克，加青木香、蒲公英，寓青蒲饮。⑨胃阴不足加沙参、麦门冬、石斛，养胃汤之意。⑩便秘者加瓜蒌仁、郁李仁。⑪脘痞烦热，加栀子、黄芩。⑫久痛入络加瘀血证加丹参、赤芍药。⑬防癌变加白花蛇舌草30克。

【按语】在临床上慢性胃病实属常见，并且很难治愈，上方加减运用，常得心应手。

## 黄连温胆汤合内托生肌散

【组成】黄连2克　陈皮6克　半夏10克　茯苓12克　甘草6克　枳实6克　竹茹6克　黄芪15克　乳香8克　没药8克　丹参10克　天花粉15克

【用法】水煎，日1剂，分2次温服。

【功能主治】苦降辛通，化滞和中，祛腐生肌，益气止痛。主治慢性浅表性、萎缩性胃炎、胃窦炎、糜烂性胃炎，属痰热中困、胃失和降者。

【按语】根据上方辨证加减。

## 内托生肌汤

【组成】生黄芪30克　甘草10克　生乳香10克　生没药10克　白芍药15克　天花粉20克　丹参15克

【用法】水煎，日1剂，分2次温服。

【功能主治】益气活血，化腐生肌。主治瘰疬疮疡破后，气血亏损不能化脓生肌；或其疮数年不愈，外边疮口甚小，里面溃烂甚大，且有串至他处不能敷药者。

【按语】此方专用于深部溃疡，气血亏损不能生肌愈合者。临床常用于胃及十二指肠溃疡、糜烂型胃炎、肠炎及外科手术感染化脓后的愈合。

## 黄芪建中汤合内托生肌散

【组成】黄芪15克　桂枝10克　白芍药15克　甘草5克　乳香8克

没药 8 克　丹参 10 克　天花粉 15 克　生姜 3 片　大枣 3 枚

【用法】水煎，日 1 剂，分 2 次温服。

【功能主治】祛腐生肌，益气止痛。主治脾胃虚寒性胃及十二指肠溃疡。症见腹中疼痛，空腹较甚，痛喜热按，得食则减，舌淡苔白，脉沉弦涩滞。

【按语】本方主治胃及十二指肠溃疡，中气虚寒者。亦可用于慢性脓疡。

## 仙方活命饮

【组成】当归 15 克　川贝母 15 克　天花粉 15 克　金银花 15 克　赤芍药 15 克　防风 10 克　白芷 10 克　陈皮 10 克　皂角刺 10 克　穿山甲 6 克　甘草 6 克　乳香 6 克　没药 6 克

【用法】水煎，日 1 剂，分 2 次温服。

【功能主治】清热解毒，活血消肿。主治消化性溃疡。

【按语】本方是治疗疮疡中毒的方剂，用来治疗消化性溃疡能获得令人满意的疗效。

# 五、胃下垂

【辨病与辨证】

胃下垂是指人在站立时胃小弯切迹低于髂嵴连线。本病由韧带和腹肌松弛无力所致。因而常见干瘦长体型者、多生育妇女老年人及体质虚弱者，与此同时，患者还可伴有肝、肾、子宫等器官下垂。本病属于中医学"胃缓"或"胃痛"的范畴。主要表现为脘腹痞闷，食后坠痛，卧时则减轻或消失，站立或活动时加剧，腹部外形欠满。本病证属本虚而标实，本虚以脾气虚为主，标实则为气滞、血瘀。在病变发展过程中的某一阶段也可能以实证为主。治疗应在补气举陷的同时照应祛除实邪之法。

## 补中益气汤加减

【组成】原方：黄芪 10 克　党参 10 克　升麻 5 克　柴胡 3 克　当归 10 克　白术 10 克　陈皮 5 克　甘草 3 克　生姜 3 片　大枣 3 枚

【用法】水煎，日 1 剂，分 2 次温服。

【功能主治】调补脾胃，升阳益气。主治气虚发热，症见身热自汗，渴喜热饮，头疼恶寒，少气懒言，脉虽洪大，按之虚软，气虚下陷引起的胃下垂、子宫脱垂、脱肛、久泻等一切阳虚下陷之症。

【加减法】本方治疗脏器下垂，加入枳壳或枳实，效果更好。

本方去当归、白术，加木香、苍术，名调中益气汤。主治气虚，脾胃湿滞，气机不畅，症见胸闷肢倦，食少短气，口不知味。补中益气汤加白芍药、五味子亦称"调中益气汤"，可治补中益气汤证兼见多汗之证。

本方加白芍药、栀子，名升阳举经汤。有益气升阳凉血退热作用。治脾虚气弱，崩漏不止，短气倦怠，身热自汗，饮食少思。

【按语】本方是一首著名的补益剂。本方常用于阳虚易患感冒，或气虚发热不退，身倦多汗的患者，亦可用于慢性出血性疾病所造成的身体衰弱，低血压，重症肌无力。

## 调气益胃汤

【组成】柴胡6克　白术12克　白芍药12克　茯苓12克　枳实15克党参15克　山药30克　黄芪30克　麦芽20克　葛根18克　桂枝6克　炙甘草6克

【用法】水煎，日1剂，分2次温服。

【功能主治】补中益气，健脾利湿。主治胃下垂。

【按语】本方适用于中气下陷兼肝气郁结者。

## 升陷汤

【组成】黄芪18克　知母10克　柴胡5克　桔梗5克　升麻3克

【用法】水煎，日1剂，分2次温服。

【功能主治】补气，升阳，举陷。主治胸中大气下陷，气短不足以息。或努力呼吸，有似乎喘，或气息将停，危在顷刻。其兼证，或寒热往来，或咽干作渴，或满闷怔忡，或神昏健忘，种种病状，诚难悉数。其脉象沉迟微弱，关前尤甚。其剧者，或六脉不全，或参伍不调。

【按语】此大气指胸中大气，以司呼吸之气。原以元气为根本。本方以黄芪为主者，因黄芪既善补气，又善升气。唯其性稍热，故以知母之凉润者济之。柴胡为少阳之药，能引大气之陷者自左上升。升麻为阳明之药，能引大气之陷者自右上升。桔梗为药中之舟楫，能载诸药之力上达胸中，故用之为向导也。

### 升陷汤加味

【组成】黄芪 20 克　知母 10 克　升麻 3 克　柴胡 5 克　桔梗 5 克　党参 12 克　山茱萸 10 克

【用法】水煎，日 1 剂，分 2 次温服。

【功能主治】胸中大气下陷，气短不足一息。或努力呼吸，有似乎喘。或气息将停，危在顷刻。其兼证，或寒热往来，或咽干作渴，或满闷怔忡，或神昏健忘，种种症状，诚难悉数。此脉象沉迟微弱，关前尤甚，其剧者，或六脉不全，或参伍不调。

【加减法】气分虚极下陷者，加人参、山茱萸以收敛气分之耗散，使升者不至复陷更佳；若大气下陷过甚，至少腹下坠，或更作痛者，宜将升麻改用 5 克或 6 克。本方可用治气虚脏器下垂。

## 六、急性胰腺炎

【辨病与辨证】

急性胰腺炎是胰液及其消化酶启动，从而作用于胰腺及其周围组织产生的急性炎症。主要病因可能与胆道结石、炎症、蛔虫病、暴饮暴食、大量酗酒有关，次要病因还包括感染、创伤、高脂血症、动脉粥样硬化等。患者有突然发作的上腹部剧痛，常伴有发热、黄疸、恶心、呕吐，早期即可出现血清和尿蛋白酶升高，部分患者还可出现血糖和黄疸指数增高。本病属中医学"脾心痛"、"胃脘痛"、"厥心痛"、"胁痛"、"膈痛"等范畴。起因于热毒阻滞、肺气不通，与肝、胆、脾、胃、大肠密切相关。临床中应当选用疏肝健脾、理气止痛、清热逐水、通腑攻下、清热化湿的方剂治疗。

### 胰腺清化汤

【组成】柴胡 15 克　黄芩 15 克　白芍药 15 克　厚朴 12 克　枳实 10 克　佩兰 10 克　大黄 10 克　金银花 30 克　大青叶 30 克　芒硝 6 克（分冲）

【用法】水煎，日 1 剂，分 2 次温服。

【功能主治】急性胰腺炎，症见突发性上腹部剧痛如刀割，恶心呕吐，低热、高热，尿短赤，或有黄疸，舌质红，苔黄腻，脉弦或洪数。

【加减法】①高烧加石膏 30 克、知母 24 克、连翘 12 克。②腹痛重加川棟子、元胡各10克。③黄疸者，加茵陈30克。④呕吐加半夏、竹茹各10克。⑤胸闷加瓜蒌30克、陈皮10克。⑥湿重加麦香10克、茯苓10克。⑦腹中寒冷加干姜6克。⑧腹泻每日超过3～4次，去芒硝。

【按语】本方主治胰腺炎，临床应用时，可随证加减。

## 大柴胡汤

【组成】柴胡15克　黄芩10克　半夏10克　枳壳6克　白芍药10克　大黄8克　生姜10克　大枣4枚

【用法】水煎，日1剂，分2次温服。

【功能主治】外解少阳，内泻热结。主治寒热往来，胸胁苦满，呕恶不止，烦闷，心下痞硬，或腹满胀痛，大便不解，或挟热下利，苔黄，脉弦有力。

【按语】本方由小柴胡汤和小承气汤加减组成。主治少阳阳明之症候。①临床常用于以"心下急""心下痞硬""按之心下满痛"为特征的疾病。如急慢性胰腺炎、急慢性胆囊炎、胆道蛔虫症、胆石症、急性胃炎、胃十二指肠穿孔、胃溃疡等疾病都可表现为肋弓下上腹部的胀满、疼痛、拒按，与经文相符合。②许多代谢性疾病如肥胖症、糖尿病、高血压、高脂血症、脂肪肝以及由此引起的阳痿、中风等，其人体质肥壮，颈部粗短，肋角呈钝角，腹部按之有力，均有较多的应用机会。③传染性疾病如病毒性肝炎、肠伤寒、流感、猩红热、疟疾等也有应用的场合。

## 大柴胡汤合清胰饮

【组成】柴胡15克　黄芩10克　半夏10克　枳壳10克　白芍药10克　大黄8克　金银花10克　连翘15克　黄连5克　厚朴10克　桃仁10克　红花6克　木香10克

【用法】水煎，日1剂，分2次温服。

【功能主治】清热解毒，通里攻下。主治急性胰腺炎，症见上腹中部偏左持续性剧痛，并向左侧肩、背、腰部放射。同时有发热、呕吐、腹胀、便秘等症状。舌红苔腻，脉弦数。

【按语】本病发病急，属急腹症。以疼痛剧烈为特征，以腹诊部位为依据，确诊后及时投以此方，疗效显著。

### 清胰汤合胰腺消炎汤

**【组成】**柴胡 15 克　白芍药 15 克　大黄 15 克　黄芩 10 克　木香 10 克　元胡 10 克　芒硝 10 克（冲）胡黄连 10 克　厚朴 15 克　枳实 15 克

**【用法】**水煎，日 1 剂，分 2 次温服。

**【功能主治】**疏肝理气，清热泄浊。主治急性单纯性胰腺炎及水肿型和出血坏死型急性胰腺炎。

**【加减法】**患者热重者，加蒲公英 30 克，栀子 15 克；湿热重者，加佩兰、藿香各 10 克；若疼痛剧烈者，加川楝子、娑罗子各 12 克；如果伴有结石宜加金钱草、海金沙各 15 克。

# 七、肝炎肝硬化

**【辨病与辨证】**

肝炎、肝硬化是一种缓慢发展的全身性疾病，临床上出现以肝功能损害、脾脏肿大、门静脉血流受阻、侧支循环形成及腹水等为主的一系列复杂生理病理改变，晚期治疗颇为棘手，随着病情的不断恶化可导致肝性脑病或肝癌。本病属中医学"积聚""膨胀"的病变范畴。通常是湿邪为患、脾失健运，由脾及肝，由气分而入血分，湿邪伤脾，脾虚则肝旺，肝旺则乘脾。此外，随着病情的发展，病变还可进一步影响心、肺、肾等脏器。鉴于脏腑功能失调，还可相继产生若干病理性产物，如痰饮、水气、瘀血等，形成本虚标实，虚实夹杂的证候。

### 加味黄精汤

**【组成】**黄精 30 克　当归 12 克　生地黄 30 克　白术 10 克　苍术 10 克青皮 10 克　陈皮 10 克　甘草 6 克　柴胡 10 克　姜黄 10 克　郁金 10 克　薄荷 3 克　夜交藤 30 克

**【用法】**水煎，日 1 剂，分 2 次温服。

**【功能主治】**益气养阴，行气活血。主治迁延性肝炎、慢性肝炎、肝硬化、肝癌等。症属肝肾脾胃同病，腹水消退后体力未复者。

**【按语】**本方是治疗肝炎的基本方，临床若灵活应用必有良效。本方对消化系统均有调养作用，肝病康复期多用此方。

## 加减一贯煎

【组成】沙参 15 克　麦门冬 10 克　当归 12 克　生地黄 20 克　川楝子 10 克　丹参 30 克　柴胡 10 克　姜黄 10 克　郁金 10 克　薄荷 3 克　夜交藤 30 克　鸡血藤 30 克　黄精 20 克　升麻 5 克　甘草 3 克

【用法】水煎，日 1 剂，分 2 次温服。

【功能主治】养肝疏肝，补肝肾阴，运脾和胃。主治迁延性肝炎，慢性肝炎，肝硬化，肝癌等。症见胸胁满闷，肝区痛，口干目涩，便秘，舌质红苔薄黄干，属肝肾阴虚，气滞血瘀者。

【按语】本方辨证重点为肝肾阴虚，气滞血瘀之慢性肝炎，迁延性肝炎，早期肝硬化，肝癌等。

## 加味异功散

【组成】党参 15 克　苍术 10 克　白术 10 克　茯苓 30 克　甘草 6 克　青皮 10 克　陈皮 10 克　黄精 20 克　薄荷 3 克　当归 12 克　山楂 10 克　六神曲 10 克　丹参 30 克　柴胡 10 克　姜黄 10 克　郁金 10 克　鸡血藤 30 克

【用法】水煎，日 1 剂，分 2 次温服。

【功能主治】补养脾胃，益气化瘀。主治迁延性肝炎，慢性肝炎，肝硬化，肝癌等。症见胸胁满闷，胁下隐痛，纳呆，便溏，舌质淡润，苔薄白，脉濡细。症属脾胃气虚肝乘脾，气滞血瘀者。

【按语】肝阴虚者此方不宜。本方既补脾土、荣肝木，又畅肝气、调血脉，故为治疗肝病的良方。

## 软肝煎加味

【组成】太子参 30 克　炙鳖甲 30 克　白术 15 克　茯苓 15 克　楮实子 12 克　菟丝子 12 克　草薢 18 克　丹参 10 克　甘草 6 克　土元 3 克

【用法】水煎，日 1 剂，分 2 次温服。

【功能主治】养阴，软坚，散结。主治肝硬化

【按语】肝硬化属中医症瘕、臌胀范畴，不外肝、脾、肾三脏功能失调，以致气血痰水瘀积于腹内而成。本病属本虚标实之证，治当扶正祛邪，标本兼顾。

## 治慢性肝炎方

【组成】党参或太子参 15 ~ 30 克　茯苓 15 克　甘草 5 克　白术 12 克　萆薢 10 克　珍珠草 30 克

【用法】水煎，日 1 剂，分 2 次温服。

【功能主治】健脾化湿浊，扶土抑肝木。主治慢性肝炎。

【加减法】①湿重者加法半夏 10 克、砂仁 3 克、薏苡仁 15 克。②肝郁者加素馨花 10 克、郁金 10 克。③肝阴不足而见眩晕、失眠、梦多者加桑寄生 30 克、桑葚子 15 克、旱莲草 12 克、女贞子 12 克。④肾阴虚而见腰膝酸痛、舌嫩红苔少、脉细数者加何首乌 30 克、山茱萸 12 克、熟地黄 20 克，淮山药易白术，太子参易党参。⑤黄疸者加田基黄 30 克、溪黄草 30 克，或金钱草 25 克、土茵陈 25 克。⑥血瘀者加丹参 15 克、茜草根 12 克、桃仁 10 克、土元 6 克。

## 治早期肝硬化方

【组成】太子参 30 克　白术 15 克　楮实子 12 克　萆薢 10 克　茯苓 15 克　菟丝子 12 克　土元 10 克　甘草 6 克　丹参 18 克　鳖甲（醋炙）30 克

【用法】水煎，日 1 剂，分 2 次温服。

【功能主治】健脾护肝，化瘀软坚。主治早期肝硬化。

【加减法】酒精中毒性肝硬化，加葛花 12 克；肝炎后肝硬化，加珍珠草 30 克；门脉性肝硬化，若硬化较甚，加炒山甲 10 克；牙龈出血者，加紫珠草 30 克；阴虚者去萆薢，加淮山药 15 克，石斛 12 克。黄疸者加田基黄 30 克。

## 治腹水方

【组成】甘草、甘遂等量

【用法】用等量之甘草煎浓汁浸泡已打碎之甘遂，共泡三天三夜，去甘草汁，将甘遂晒干研细末，每服 1 ~ 2 克，用肠溶胶囊装吞，于清晨用米粥送服。

【功能主治】攻逐泻水。主治肝硬化腹水。

【按语】此方为民间验方，攻逐力强，不宜重用多用，仍须与辨证论治相结合。

## 肝复汤

【组成】党参15克　黄芪20克　茯苓30克　白术15克　甘草9克　黄精30克　枸杞子15克　元参30克　鸡内金12克　当归15克　金银花30克　薏苡仁10克　丹参30克　茵陈40克　黄芩15克　山楂30克　麦芽30克　六神曲30克　车前子30克

【用法】水煎，日1剂，分2次温服。

【功能主治】益气健脾，行气利水。主治慢性乙肝。症见胁痛腹胀，神疲乏力，纳差，恶心呕吐，或目黄，齿衄，肝脾肿大，或下肢浮肿，腹水，舌质红、脉弦细。

【按语】肝硬化初期亦可应用本方。

## 清热利湿汤

【组成】板蓝根30克　连翘15克　败酱草15克　蒲公英15克　郁金12克　柴胡10克　泽泻15克　茯苓15克　龙胆草10克　甘草6克

【用法】水煎，日1剂，分2次温服。

【功能主治】清热利湿，泻火解毒。主治急性传染性肝炎（阳黄）。症见黄疸，发热，恶寒，食欲不振，恶心呕吐，厌食油腻，腹痛，尿黄，便秘，舌质红，苔黄腻，脉弦数。

【按语】若肝阴不足者，不宜久服。

## 银菊茵陈汤

【组成】金银花30克　菊花30克　连翘20克　茵陈30克　栀子10克　大黄10克　柴胡10克　龙胆草10克　滑石30克　金钱草50克　竹叶10克　甘草10克

【用法】水煎，日1剂，分2次温服。

【功能主治】清热利湿，泻火解毒。主治急性传染性肝炎（阳黄）。症见黄疸，发热，恶寒，食欲不振，恶心呕吐，厌食油腻，腹痛，尿黄，便秘，舌质红，苔黄腻，脉弦数。

【按语】若肝阴不足者，不宜久服。

## 广益汤

【组成】茵陈30克　金钱草30克　郁金10克　柴胡10克　板蓝根30

克　败酱草10克　丹参30克　薏苡仁30克　萆薢10克　茯苓30克

【用法】水煎，日1剂，分2次温服。

【功能主治】清热利湿，泻火解毒。急性黄疸型传染性肝炎（湿热黄疸）。症见身面目黄，色鲜明如橘子，腹胀胸闷，口渴，小便不利，小便黄，舌质红，苔黄腻，脉滑数。

【按语】宜与导赤散合用。

## 护肝祛瘀汤

【组成】柴胡15克　连翘15克　当归15克　苍术10克　茯苓15克　黄芪30克　香附15克　郁金15克　丹参30克　泽泻12克　秦艽12克　元胡12克　佛手10克　山楂10克　麦芽10克　甘草6克

【用法】水煎，日1剂，分2次温服。

【功能主治】疏肝解郁，行气化瘀。主治肝郁脾虚（慢性肝炎，肝脾肿大）。症见肝区疼痛，腹胀，食欲减退，乏力，舌质淡红，苔白，脉弦。

【按语】注意舌脉，仪器检查排除器质性病变。

## 新订鸡胵汤

【组成】鸡内金12克　白术10克　白芍药12克　柴胡10克　陈皮6克　六神曲10克　麦芽10克　佛手10克　甘草6克　丹参3克　泽兰15克　板蓝根15克

【用法】水煎，日1剂，分2次温服。

【功能主治】疏肝，健脾，化瘀。主治慢性肝炎，肝硬化，肝脾综合征，慢性胃炎等。兼治脾胃虚而且郁，饮食不能消化。

【按语】本方改散剂服亦佳。

## 血府逐瘀汤化裁

【组成】当归12克　赤芍药12克　桃仁9克　红花9克　枳壳12克　柴胡9克　元胡9克　香附9克　白术9克　丹参30克　三七粉9克（分冲）

【用法】水煎，日1剂，分3次温服。

【功能主治】疏肝化瘀。主治慢性肝炎，脂肪肝，初期肝硬化，转氨酶高。舌质紫暗，苔黄腻，脉左弦细涩。

【按语】本方服7天后，与加减一贯煎交替服用较好。

## 变通血府逐瘀汤

【组成】当归12克　赤芍药12克　川芎6克　桃仁9克　红花9克　枳壳12克　柴胡12克　青皮9克　白术12克　茵陈18克　栀子6克　败酱草15克

【用法】水煎，日1剂，分2次温服。

【功能主治】活血化瘀，疏肝行气。主治慢性肝炎，胁痛，体倦无力，腹胀纳差，肝区压痛，舌红苔黄，边有瘀斑，左脉弦细涩。

【按语】本方与上方都可用于慢性肝炎，临症时要辨证选用。

## 舒肝化癥汤

【组成】柴胡9克　茵陈20克　当归9克　丹参20克　莪术9克　党参9克　白术9克　黄芪20克　茯苓9克　女贞子20克　五味子15克　板蓝根15克

【用法】水煎，日1剂，分2次温服。

【功能主治】疏肝理气，化瘀软坚。主治各种急慢性病毒性肝炎，早期肝硬化，肝脾肿大，肝功异常等。

【按语】本方乃逍遥散化裁而成。在疏肝理气调畅气机的作用下推动了化瘀消症功能，用于早期肝硬化，肝脾肿大效果显著。

## 软肝煎

【组成】大黄9克　桃仁9克　土元9克　丹参9克　鳖甲9克　穿山甲9克　黄芪30克　白术50克　党参15克

【用法】水煎，日1剂，分2次温服。

【功能主治】益气化瘀，软坚散结。主治症瘕，积聚，胁痛，鼓胀（早期肝硬化、轻度腹水）。

【按语】两个软肝煎临症时应互参。本方用于肝硬化腹水较上方为好。

## 一贯煎合公英汤

【组成】生地黄30克　枸杞子25克　沙参10克　麦门冬10克　当归10克　川楝子6克　蒲公英30~100克

【用法】水煎，日1剂，分2次温服。

【功能主治】滋阴凉血，疏肝解毒。主治肝郁化火伤阴之证，如慢性肝炎，慢性胆囊炎，乳癖肿痛等。

【按语】本方加入公英后，治疗肝阴不足，肝郁化火是最佳方选。

## 桑菊茶

【组成】桑叶　菊花　葛根　佛手　香橼各 10 克

【用法】代茶饮。

【功能主治】养肝，疏肝理气。主治慢性肝炎。

【按语】现代医学证明：葛根能促进肝细胞再生。

# 八、胆囊炎

【辨病与辨证】

胆囊炎主要是由胆道系统受到细菌、结石、理化因子侵袭所产生的炎症，同时也可引起许多全身和局部的临床表现，如右季肋部下方疼痛和压痛，伴有畏寒、发热、嗳气、胃脘灼热、食欲下降等。本病属中医学"胁痛"、"结胸"、"肝气痛"等范畴。"胆为中清之腑，以通为用"，急性胆囊炎多因湿热之邪侵袭肝胆，肝胆失疏、气血阻滞、腑气不通，患者出现发热、右胁下剧烈绞痛、呕吐，治宜清利、疏泄、通滞；慢性胆囊炎起因于肝胆疏泄失常，并且影响到脾胃的运化功能，多属虚实夹杂之证，此时，突出表现为右胁下隐痛和脘腹胀满等胃肠道症状，治疗时应当选用疏肝利胆、健脾和胃的方剂。

## 桂萸郁温胆汤

【组成】桂枝 3 克　吴茱萸 2 克　郁金 15 克　半夏 10 克　茯苓 15 克炙甘草 3 克　竹茹 10 克　枳实 5 克　陈皮 10 克

【用法】水煎，日 1 剂，分 2 次温服。

【功能主治】温胆利肝，化痰止痛。主治慢性胆囊炎。上腹钝痛，放射至肩甲，或腰部，呕恶，便秘，小便短赤，脉弦。

【按语】本方适用于寒湿偏重的慢性胆囊炎。

## 变通大柴胡汤

【组成】柴胡 18 克　黄芩 9 克　半夏 9 克　白芍药 9 克　枳实 9 克　郁

金 9 克　生姜 12 克　大黄 9 克

【用法】水煎，日 1 剂，分 2 次温服。

【功能主治】利胆通腑，清热利湿，解郁止痛。主治急性胆囊炎症属肝胆湿热者。苔厚腻、脉弦滑。

【按语】本方适用于肝胆湿热严重之急性胆囊炎。

## 舒肝汤

【组成】香附 10 克　郁金 10 克　枳壳 6 克　枇杷叶 10 克　藕节 15 克川芎 9 克　百合 15 克　赤芍药 15 克

【用法】水煎，日 1 剂，分 2 次温服。

【功能主治】疏肝解郁，行气止痛。主治胆囊炎、急慢性肝炎、慢性支气管炎、肺气肿、肋间神经痛。属肝气郁结、肺气怫者。以胸胁闷痛，或呼吸迫促。

【按语】本方适用于慢性肝炎，慢性气管炎，肝气郁结兼肺气不宣之胆囊炎患者。

## 舒肝饮

【组成】柴胡 10 克　黄连 3 克　白芍药 10 克　当归 10 克　川芎 10 克枳壳 10 克　桃仁 6 克　青皮 10 克　红花 3 克　生姜 3 片

【用法】水煎，日 1 剂，分 2 次温服。

【功能主治】疏肝解郁，行气化瘀。主治肝郁气滞血瘀型，肝胆湿热之胆囊炎、胆石症。

【按语】本方与上方同治胆囊炎。若肝胆湿热兼气滞血瘀者选本方为宜。

# 九、胆石症

【辨病与辨证】

胆石症是指发生于胆道系统，包括胆囊和胆管内的结石病，病因可能与胆汁淤积、胆道细菌或寄生虫感染、胆固醇代谢失衡等因素有关。患者合并急性胆囊炎，极易导致发热、胆绞痛、胆汁淤积、胆囊穿孔，有时疼痛可放射至右胸或右肩甲，绞痛可相伴恶心呕吐、大汗淋漓、面色苍白等症状。本病属中医学"胁痛""胆胀"等范畴。胆为"中精之腑"，内藏胆汁，"胆附于肝"，胆汁即是"肝之余气、溢入于胆、聚积而成"，胆石症主要源于肝气郁滞、湿热蕴阻，以致肝之疏泄、胆失通降、胆汁淤积、久积为石。本病宜选择疏肝利胆、清热利湿、化石排石的方剂。

## 治胆囊炎与胆石症方

【组成】柴胡 10 克　太子参 15 克　金钱草 30 克　郁金 12 克　白芍药 15 克　蒲黄 6 克　五灵脂 6 克　甘草 3 克

【用法】水煎，日 1 剂，分 2 次温服。

【功能主治】舒肝利胆排石，健脾活血。主治胆囊炎，胆石症。

【加减法】热盛者去太子参加黄芩、栀子；湿盛者去太子参加茵陈、木通；大便秘结者去太子参加元明粉、枳壳或大黄；脾虚较甚者加茯苓、白术。

## 变通一贯煎

【组成】生地黄 12 克　何首乌 9 克　枸杞子 9 克　虎杖 12 克　大黄 9 克　山楂 12 克　鸡内金 3 克　茵陈 12 克　麦芽 12 克　玫瑰 3 克　佛手 6 克　萼梅 6 克

【用法】水煎，日 1 剂，分 2 次温服。

【功能主治】养阴行气，化瘀止痛。主治慢性胆囊炎、胆石症属肝阴不足者。苔薄黄，或少苔。脉弦细。

【按语】胆囊炎、胆石症主要源于肝气郁滞、湿热蕴阻，以致肝之疏泄、胆之通降失常。本方属于疏肝利胆、养阴清热利湿、化石排石的方剂。

## 加味五金汤

【组成】金钱草 30 克　海金沙 15 克　鸡内金 10 克　金铃子 10 克　郁金 10 克　玉米须 15 克

【用法】水煎，日 1 剂，分 2 次温服。

【功能主治】清热利湿，化瘀止痛。主治肝胆结石，尿路结石，以及肝炎、胆囊炎、肾炎、肾盂肾炎、膀胱炎等。

【按语】胆石症多由于湿热内蕴，郁于肝胆，炼液成石。本方加入玉米须后增强了清热利湿，利水利胆排石的功能。

## 金钱开郁汤

【组成】金钱草 30 克　柴胡 9 克　枳实 9 克　白芍药 9 克　炙甘草 3 克

郁金9克　乌贼骨9克　浙贝母9克

【用法】水煎，日1剂，分2次温服。

【功能主治】疏肝理气，消炎排石。主治慢性胆囊炎、胆石症。

【按语】经验证明方中乌贼骨、浙贝母治疗胆囊炎、胆石症，疗效可靠。其机理尚须研究。

## 柴牡五金汤

【组成】柴胡9克　牡蛎30克　海金沙15克　鸡内金5克　川楝子9克　金钱草30克　陈皮5克　枳实6克　冬葵子12克　甘草5克　青皮5克　郁金9克　厚朴6克　瓜蒌12克　冬瓜子18克

【用法】水煎，日1剂，分2次温服。

【功能主治】疏肝理气，溶石排石。主治胆结石。

【按语】胆石症的治疗，以疏肝利胆、清热利湿、化石排石为主方。本方加入疏肝理气、降气的药，作用明显增强。

## 疏肝利胆排石汤

【组成】柴胡6克　栀子9克　大黄6克　芒硝15克　茵陈30克　郁金9克　白芍药15克　木香6克　香附12克　当归15克　元胡30克　陈皮6克　金钱草30克　玉米须30克

【用法】水煎，日1剂，分2次温服。

【功能主治】缓解疼痛，排除结石。主治胆道结石。

【按语】本方为通腑利胆排石法。

# 十、慢性结肠炎

【辨病与辨证】

慢性结肠炎是以反复腹泻、黏液便和里急后重为主要临床表现。引起慢性结肠炎的病因十分复杂，多由于胃肠道分泌、消化吸收和运动功能障碍所致，最常见病因是非特异性结肠炎、肠易激综合征、小肠吸收不良。患者出现大便次数增加、大便稀薄、消瘦，及伴菌群失调，病程长久不愈，反复发作。本病属中医学"泄泻"范畴，临床证型分为食滞肠胃型、肝郁脾虚型、脾胃虚弱型、肾阳亏虚型等，治疗时要选用健脾祛湿、补肾涩肠的方剂。

## 固本益肠汤

【组成】黄芪18克　党参15克　白术12克　山药12克　白芍药12克　元胡12克　石脂9克　地榆9克　炮姜9克　当归9克　木香6克　儿茶6克　补骨脂9克　炙甘草6克

【用法】水煎，日1剂，分2次温服，或散剂服，每次6克，日3次。

【功能主治】健脾温肾，和中涩肠。主治慢性结肠炎，症见脾气虚、脾阳虚、脾肾阳虚等证。

【按语】本方健脾止泻，尤对脾虚型慢性结肠炎的疗效显著。另外，还具有缓急止痛、消肿、补益强壮，增强抗病能力的功效。

## 连姜汤

【组成】黄连3克　炮姜5克　薏苡仁30克　苍术10克　白术10克　厚朴10克　木香10克　元胡10克　鸡内金10克　车前子10克

【用法】水煎，日1剂，分2次服。30天为1疗程。

【功能主治】清热燥湿，温中理脾。主治慢性结肠炎，尤适于治疗寒热夹杂型慢性泄泻。

【按语】张景岳："久利伤阴。"若慢性结肠炎属阴虚型，此方不宜。

## 温中实脾汤

【组成】制附子10克　炒白术10克　木香10克　茯苓15克　焦山楂15克　炒枳壳5克　肉桂5克　黄连5克　炮姜5克

【用法】水煎，日1剂，分2次温服，7天为1疗程。

【功能主治】温中散寒，清热燥湿。主治寒热夹杂型慢性结肠炎。

【加减法】水样便者，宜加用煨肉豆蔻10克；粘冻样便者，可加入马齿苋30克。

【按语】寒热夹杂，宜寒热并用。

## 苍芷合剂（外用方）

【组成】苍术30克　白芷10克　黄芪15克　白及15克　木香15克　三七6克　黄连3克　干姜3克

【用法】水煎2次，早、晚各1次保留灌肠，日1剂。

【功能主治】燥湿行气，益气调中，化瘀生肌。主治慢性结肠炎。

【加减法】偏于寒湿时，黄连可加至 6 克，干姜加至 9 克；偏于湿热时，黄连加至 6 克，干姜加至 6 克，再加苦参 15 克；偏于湿热、带脓血便时，可加白头翁 30 克、地榆 30 克、槐花 10 克。

## 加味补中益气汤

【组成】黄芪 30 克　党参 20 克　当归 15 克　白术 15 克　陈皮 15 克　蒲黄 15 克　地榆 15 克　甘草 15 克　升麻 10 克　柴胡 10 克　枳壳 10 克　黄连 10 克　白头翁 15 克　五灵脂 15 克

【用法】水煎，日 1 剂，分 2 次温服，连服 1 个月。

【功能主治】益气升阳，清热利湿。主治慢性结肠炎。

【按语】方中地榆、黄连、白头翁等都能清热利湿。现代药理研究已表明黄连具有抗炎、抗腹泻、抗溃疡、保护胃肠黏膜的作用；白头翁具有抗菌抗病毒、消炎、止痢的作用；地榆有抗菌、抗炎、止痢和预防肠道溃疡的作用。

## 补脾益肾汤

【组成】炒山药 30 克　茯苓 15 克　菟丝子 15 克　肉桂 6 克　补骨脂 15克　陈皮 10 克　白术 10 克　焦山楂 10 克

【用法】水煎，日 1 剂，分 2 次温服。12 天为 1 疗程。

【功能主治】健脾温肾，消食止泻。主治慢性结肠炎、过敏性肠炎。

【按语】本方适用于脾肾阳虚型慢性结肠炎。

## 真人养脏汤加减

【组成】党参 20 克　黄芪 15 克　白术 15 克　当归 12 克　白芍药 12 克　元胡 12 克　乌梅 12 克　木香 10 克　肉桂 3 克　甘草 9 克　赤石脂 20 克　肉豆蔻 10 克

【用法】水煎，日 1 剂，分 2 次温服，30 剂为 1 疗程。

【功能主治】益气补脾，温中涩肠。主治慢性结肠炎。

【按语】本方加减后，增强了补气养血的功能，对中气虚寒，久治不愈的慢性结肠炎疗效可靠。

## 秦艽苍术汤

【组成】秦艽 10 克　防风 10 克　陈皮 10 克　苍术 10 克　泽泻 12 克

当归 12 克　黄柏 12 克　升麻 12 克　槟榔 12 克

【用法】水煎，日 1 剂，分 2 次温服。10 天 1 疗程。

【功能主治】祛风燥湿，和中调气。主治慢性结肠炎。

【加减法】患者每日腹泻超过 4 次、兼有脓血便时，宜加用马齿苋 30 克、白头翁 15 克；若大便秘结、难排、肛门下坠时，宜加用党参 12 克、麦门冬 10 克、当归 20 克，与此同时，还可加入菊花 45 克、蒲公英 45 克，水煎 2 次，保留灌肠睡前 1 次。

# 十一、慢性腹泻

【辨病与辨证】

慢性腹泻是指病程超过 2 个月的大便性状、次数及便意失控的变化，其病因复杂、病种繁多，包括慢性结肠炎、溃疡性结肠炎、肠易激综合征、功能性腹泻、过敏性肠炎、药物性肠炎、菌群失调综合征等。本病属中医学"泄泻"、"痢疾"等范畴，主要起因于患者情志失和、脏腑虚弱、脾肾功能障碍而引起脾不运化、肾不固摄。治疗时应选用健脾抑肝、祛邪扶正、调气行血的方剂。

## 参苓白术散

【组成】人参 90 克　炙甘草 120 克　茯苓 120 克　山药 120 克　扁豆 90 克　莲子 60 克　薏苡仁 60 克　砂仁 60 克　桔梗 60 克　白术 120 克

【用法】共研细粉，每服 9 克，早、晚饭后服。30 天 1 疗程。

【功能主治】健脾益气，和胃渗湿。主治脾虚型慢性腹泻、慢性结肠炎、过敏性肠炎以及肠易激综合征，如大便溏稀、伴黏液或脓血、腹部胀痛、肠鸣音亢进等。

【加减法】若患者肾阳不足，可加熟附子、补骨脂各 10 克；若出现肝气郁结时，宜加柴胡 10 克、白芍药 15 克；兼有湿热内蕴时须加黄芩 10 克、黄连 5 克；伴有食欲下降时，可加六神曲、谷芽、麦芽各 30 克。

## 调理气血汤

【组成】乌梅 15 克　葛根 15 克　白芍药 15 克　茯苓 15 克　太子参 15 克　木香 10 克　当归 10 克　枳实 10 克　白术 10 克　炙甘草 6 克

【用法】水煎，日1剂，分2次温服。

【功能主治】调气行血，涩肠止泻。主治顽固性腹泻，出现脘腹痞闷、纳少乏力，面色苍白、舌淡暗、苔腻、脉弦缓而滑。

【按语】调气行血，升清降浊是治疗消化系统疾病的大法，本方即按此法组方。本方不仅用于慢性腹泻，凡辨证属于消化系统气机不调之证，均可应用。

## 升阳除湿汤加减

【组成】苍术10克　柴胡10克　羌活10克　防风10克　升麻10克　黄芩10克　陈皮10克　六神曲20克　山药20克　黄芪20克　炙甘草4克

【用法】水煎，日1剂，分2次温服。20天1疗程，停药5天再服第2疗程。

【功能主治】益气升阳，和中除湿。主治慢性腹泻，伴有纳差、腹胀、四肢乏力、舌质淡红、苔薄白、脉沉细。

【加减法】患者腹胀时，宜加郁金、木香各10克；腹部隐痛，可加炒白芍药15克，元胡10克；纳差、乏力者，可加炙鸡内金12克，薏苡仁20克；肠鸣音亢进者可加半夏、益智仁、大枣各10克；合并脱肛者，宜加太子参20克；大便黏液增多者，可加入黄柏10克、蒲公英20克。

## 温肾止泻汤

【组成】制附子10克　仙灵脾10克　苍术10克　白术10克　石榴皮10克　木香10克　党参15克　山药15克　茯苓15克　六神曲15克　炮姜6克　五味子6克　黄连6克

【用法】水煎，日1剂，分2次温服。

【功能主治】温肾健脾，涩肠止泻。主治老年慢性腹泻。

【按语】老年人常肾气亏虚，命门火衰，发生脾失温煦，泄泻不止。方中诸药共奏温肾健脾、涩肠止泻的功能。

## 四神丸

【组成】补骨脂12克　五味子6克　肉豆蔻6克　吴茱萸3克

【用法】水煎，日1剂，分2次温服。

【功能主治】温肾暖脾，固肠止泻。主治脾肾虚寒，症见五更泄泻，不思饮食，食不消化，或腹痛，肢冷，神疲乏力，舌淡，脉沉迟无力。

【加减法】根据病情，可适当加入党参、黄芪、白术、附子、煨木香、益智仁等。

【按语】久泻不能专责脾胃，亦有因于肾阳虚衰，不能上温脾阳，导致脾气衰弱，运化失职，而成腹泻者。本方临床常用于慢性肠炎、肠结核的久泻辨证属脾肾虚寒者。

## 复方四神丸

【组成】补骨脂 20 克　防风 20 克　白术 15 克　五味子 10 克　吴茱萸 10 克　白芍药 10 克　陈皮 10 克　生姜 3 片　肉豆蔻 10 克　大枣 15 枚

【用法】水煎，日 1 剂，分 2 次温服。

【功能主治】温肾抑肝，健脾止泻。主治"五更泻"，如早晨腹泻不适，从而导致长期吸收不良、营养缺乏、消瘦等。

【按语】本方系四神丸与痛泻要方的合方。用于脾肾虚寒兼肝脾不和者。

## 桂枝人参汤

【组成】桂枝 6～15 克　炙甘草 6～10 克　白术 10～15 克　人参 10～15 克　干姜 6～10 克

【用法】水煎，分 3 次温服。

【功能主治】温中散寒，补气健脾，强心利尿。主治下利不止、心下痞硬，或心腹疼、心下悸、四肢倦怠、足冷、舌质淡苔薄白、脉浮弱。

【按语】本方常用于以发热下利为主诉的外感疾病兼中气虚寒腹痛腹泻等症。如胃肠型感冒、急、慢性肠炎；平素胃肠功能不佳之人或患有慢性胃炎、消化性溃疡、功能性消化不良、慢性胆囊炎、慢性结肠炎等疾病复感外邪兼有表证者；病毒性心肌炎、冠心病等心脏病出现气上冲或心下悸而便溏、不欲饮食者。

# 十二、便秘

### 【辨病与辨证】

便秘常指患者大便排出困难或超过 3～4 天以上未能大便。此病多因肠道功能分泌不足、过度吸收水分、结肠平滑肌运动无力、肠蠕动减弱、肛门和直肠动态下降、局部黏膜神经功能障碍等引起，患者表现为排便困难、大便干结，并伴有腹胀、腹痛、肛门胀痛、便血或黏液，甚至脱肛等。中医学认为便秘多起因于胃肠燥热、心情郁闷、气血不足，导致大肠功能失调。单纯性便秘有以下两种情况："一时性便秘"，即急性便秘，多属阳实；"习惯性便秘"即慢性便秘，或虚或实，甚至发生虚实夹杂证。

## （一）寒下方

### 大承气汤加减

【组成】大承气汤原方：生大黄 10～12 克（后下）厚朴 6～10 克　枳实 6～12 克　芒硝 10～15 克（分冲）

【用法】水煎，分 2 次温服。服后，大便通则停服。

【功能主治】峻下热结。主治外感热病，表热已解，邪热入里，与肠胃中的糟粕结成燥实，症见腹部胀满，硬痛拒按，大便不通，或频转矢气，潮热自汗，烦躁谵语，小便利，苔黄厚或焦黄燥裂，脉沉实或滑数有力；热病里有燥实，大便不通，以致热结、神志不清，扬手掷足，烦躁渴饮，小便黄赤，头汗出，脉滑实。

【加减法】本方去芒硝，名小承气汤。与大承气汤相比，痞、满、燥、实、脉均较轻。

本方去枳实、厚朴，加炙甘草，名调胃承气汤，是一首缓下剂。适用于阳明病，恶热，口渴便秘，腹痛拒按，苔黄，脉滑数者。

只取本方的大黄、芒硝、厚朴，再加赤芍药、桃仁、枳壳、炒莱菔子，名复方大承气汤。功能攻下导滞，活血下气，适用于一般肠梗阻，气胀较重者。

【按语】本方是一首峻下剂。适用于阳邪入里化热，热盛伤津，实热与积滞壅结肠胃而成实症。概括起来不外"痞、满、燥、实"四字。使用本方应以痞、满、燥、实及脉实为依据。①以痛而闭为特征的外科急腹症，如急性肠梗阻、蛔虫性肠梗阻、粘连性肠梗阻、腹腔结核性肠梗阻、胃溃疡穿孔、急性胰腺炎、坏死性胰腺炎、化脓性阑尾炎、急性胆囊炎、胆结石、胃柿结石等及腹部手术后。②热性传染病如细菌性痢疾、肝炎、重症肝炎、急性黄疸型肝炎、乙型脑炎、流行性出血热、菌痢、伤寒、副伤寒、流行性感冒等。③感染性疾病如病毒性肺炎、大叶性肺炎、肺坏疽、化脓性扁桃腺炎、结膜炎、角膜炎、牙周脓肿、破伤风等伴有严重的中毒症状或出现中毒性休克者。④急性呼吸窘迫综合征、肺心病、哮喘、小儿哮喘、小儿遗尿、癫痫、泌尿系结石、肾功能衰竭、痔疮、脱肛、脑血栓、脑出血、高血压、精神分裂症、挤压综合征、皮质醇增多症及产后食积腹痛等，出现大满、大热、大实和脉沉、实、滑为主者，都有使用本方的机会。

### 大承气汤合凉膈散

【组成】大黄12克　厚朴10克　枳实10克　芒硝10克　甘草6克　栀子10克　黄芩10克　薄荷5克　连翘10克

【用法】水煎，日1剂，分2次温服。

【功能主治】清热解毒，泻火通便。主治热病，里有燥粪，大便不通，以致热厥，神志不清，扬手掷足，烦躁渴饮，小便黄赤，头汗出，脉滑实。

【加减法】本方又可用于急性胆囊炎、胆石症，见黄疸时加茵陈、郁金；胸胁胀痛时加柴胡、川楝子、元胡；有胆结石时加金钱草、虎杖、枳实。对乙脑、流脑，见便秘、烦躁时，可加大青叶、板蓝根、蒲公英等。

【按语】使用本方，应以痞、满、燥、实及脉实为依据。如症虽实，而脉反虚，不可使用本方。

## （二）温下方

### 大黄附子汤

【组成】大黄6～10克　附子10～12克

【用法】水煎，日1剂，分2次温服。

【功能主治】温经散寒，通便止痛。主治阴寒积聚，症见腹痛，或胁下偏痛，便秘，肢冷畏寒，苔浊腻，脉沉弦而紧。

【按语】本方是温下法的代表方剂。适用于素体阳虚，寒邪内结成实，肠道传送无力大便秘结不行。①临床常用于以一侧躯体疼痛为特征的疾病，如肩关节周围炎、肋间神经痛（包括带状疱疹性疼痛）、胆囊炎、胆结石、胆道蛔虫病、泌尿系结石、阑尾炎、肠梗阻、腹股沟疝等疼痛剧烈、恶寒而便秘者多有应用本方的机会。②位于上部的偏头痛、三叉神经痛，位于下肢的脉管炎、坐骨神经痛以及生殖系统的急性睾丸炎、外伤性睾丸炎、附睾结核等出现明显肿痛时也可推广运用。③五官科的疾病如睑腺炎、角膜炎、结膜炎、龋齿疼痛、牙周脓肿、扁桃体炎、咽部脓肿等有"寒包火"征象者。④其他如心绞痛、慢性肾功能衰竭、腰椎间盘突出症、顽固性荨麻疹、过敏性紫癜、顽固性湿疹、药物过敏性皮炎、传染性湿疹样皮炎、细菌性痢疾。

## 大黄附子汤加味

【组成】大黄 10 克　附子 12 克　细辛 5 克　党参 12 克　黄芪 15 克　桂枝 10 克　白芍药 10 克

【用法】水煎，日 1 剂，分 2 次温服。

【功能主治】温经散寒，通便止痛。主治阴寒积聚，症见腹痛，或胁下偏痛，便秘，肢冷畏寒，苔浊腻，脉沉弦而紧。

【按语】本方适于阳虚气虚体质，寒邪内结成实，肠道传送无力而大便秘结不行。本方亦可扩大用于以下疾病。

①以一侧躯体疼痛为特征的疾病，如肩周炎、肋间神经痛（包括带状疱疹性疼痛）、胆囊炎、胆结石、胆道蛔虫病、泌尿系结石、阑尾炎、肠梗阻、腹股沟疝疼痛剧烈、恶寒而便秘者。②位于上部的偏头痛、三叉神经痛。③位于下肢的脉管炎、坐骨神经痛以及生殖系统的急性睾丸炎、外伤性睾丸炎、附睾结核等出现明显肿痛时也可应用。④五官科疾病，如睑腺炎、角膜炎、结膜炎、龋齿疼痛、牙周脓肿、扁桃体炎、咽部脓肿等有"寒包火"征象者。⑤其他如心绞痛、慢性肾功能衰竭、腰椎间盘突出症、顽固性荨麻疹、过敏性紫癜、顽固性湿疹、药物过敏性皮炎、传染性湿疹样皮炎、细菌性痢疾。

大黄附子汤原方是大黄、附子、细辛，加入党参、黄芪、桂枝、白芍药后增强了温阳补气的功效。

## （三）润下方

## 麻子仁丸

【组成】火麻仁 300 克　熟大黄 300 克　厚朴 150 克　炒枳实 150 克　白芍药 150 克　炒杏仁 150 克

【用法】共研细粉，炼蜜为丸，每服 10 克，日 2 次。

【功能主治】润肠通便。主治胃肠燥热，大便秘结，脘腹胀满，腹中疼痛，或痔疮便秘。

【按语】本方是一首缓下剂，即小承气汤加麻子仁、杏仁、白芍药组成。

适用于因津液不足，肠失濡润，兼之肠燥胃热而致大便秘结不通。①本方常用于痔疮便秘，肛裂及习惯性便秘，是取其润肠缓下，以解肠燥便秘。如痔疮便血，可加槐花、地榆凉血止血。②消化系统疾病及肛肠科疾病，如蛔虫性肠梗阻、不完全性肠梗阻、手术后肠麻痹、萎缩性胃炎、胆汁返流性胃炎、痔疮、痔疮术后出血及老年性便秘、习惯性便秘、产后便秘等。③其他如噎膈、肺心病、支气管哮喘、膀胱炎、神经性尿频、冠心病、糖尿病等只要有便秘、小便数者都有用到本方的机会。

## 麻子仁丸增液汤合方

【组成】大黄 10 克　枳实 6 克　厚朴 6 克　生地黄 15 克　元参 15 克　麦门冬 10 克　麻仁 10 克　杏仁 10 克　白芍药 10 克

【用法】水煎，日 1 剂，分 2 次温服。

【功能主治】宣肺降气，养阴增液，润肠通便。主治肺气不降，津液不足之肠燥便秘。

【按语】本方适于胃肠燥热，大便秘结，津液亏损之证。多用于阴虚体质者及老年人。

## 麻子仁丸合济川煎

【组成】麻仁 12 克　白芍药 12 克　枳实 10 克　大黄 10 克　厚朴 10 克　杏仁 10 克　当归 15 克　牛膝 6 克　肉苁蓉 10 克　泽泻 4 克　升麻 2 克

【用法】水煎，日 1 剂，分 2 次温服。

【主治】降气润肠，温阳通便。主治肾阳不足，肠燥津枯，大便秘结之证。

【按语】本方适用于老年肾阳不足又肠燥便秘者。

## 参归承气汤合增液承气汤

【组成】党参 12 克　当归 12 克　大黄 10 克　枳实 6 克　厚朴 3 克　桔梗 3 克　甘草 3 克　元参 12 克　生地黄 12 克　麦门冬 10 克　芒硝 10 克（分冲）

【用法】水煎，日 1 剂，分 2 次温服。

【主治】滋阴增液，扶正通便。主治阳明腑实证，正气已虚，邪实不祛，或津液耗伤，燥屎不行，症见腹痛硬满，口渴，身热，或素体亏虚，而便秘不通，不宜强攻者。

【按语】本方多用于老年气血虚弱甚，阳明腑实，津液亏虚之大便秘结。

# 十三、胃肠神经官能症

## 【辨病与辨证】

胃肠神经官能症是由神经调节失常而引起的胃肠道运动及分泌机能紊乱。紧张、恐惧、忧虑、暗示或自我暗示都可诱发本病。中医学认为本病多由精神因素诱发，如精神抑郁，肝郁不舒，忧思伤脾所致。

### 逍遥散加味

【组成】柴胡10克　当归10克　白芍药10克　白术10克　茯苓10克　薄荷3克　枳壳10克　半夏6克　香附6克　青皮5克　陈皮5克

【用法】水煎，日1剂，分2次温服。

【功能主治】疏肝理气，调理肝脾。主治由肝郁气滞所致的肝胃不和，症见除肠胃症状外，多伴有头疼、失眠、记忆力减退、烦躁、心悸等神经官能性症状，如神经性嗳气，神经性呕吐，情绪激动时出现胃肠症状。脉多弦。

【按语】神经官能症大多与肝气郁结有关，与精神因素有关。

### 痛泻要方

【组成】炒白术10克　炒白芍10克　陈皮6克　防风5克

【用法】水煎，日1剂，分2次温服。

【功能主治】泻肝补脾，止痛止泻。主治肠鸣腹痛，大便泄泻，泻必腹痛，每因情绪影响而发作，脉弦，苔多薄白。

【按语】本证多由肝脾不和所致。临床常用于急性肠炎，消化不良和胃肠功能紊乱的腹痛腹泻属肝脾不和者。

### 痛泻要方加味

【组成】炒白术12克　炒白芍12克　陈皮6克　防风6克　木香10克　砂仁6克

【用法】水煎，日1剂，分2次温服。

【功能主治】泻肝补脾，止痛止泻。主治肝胃不和，因郁怒而发生腹痛腹泻。症见胸胁胀满或腹痛，嗳气食少，或肠鸣腹泻，苔腻，脉弦。

【按语】本病病机为肝旺脾弱。本方亦可用于急性肠炎，消化不良和胃肠功能紊乱的腹痛腹泻属肝脾不和者。

## 一贯煎加味

【组成】生地黄30克　沙参10克　当归10克　枸杞子15克　麦门冬12克　川楝子6克　石斛10克　佛手6克　枳壳6克

【用法】水煎，日1剂，分2次温服。

【功能主治】养肝益胃，疏理肝气。主治肝胃阴虚，迁延日久，阴液亏损，胸胁满痛，泛酸口苦，舌红而干，脉弦细无力。

【按语】本方常用于慢性肝炎和肝炎恢复期。

## 逍遥散合柴胡疏肝散

【组成】柴胡10克　当归10克　白芍药10克　白术10克　茯苓12克　甘草5克　香附10克　川芎6克　枳壳10克　薄荷3克

【用法】水煎，日1剂，分2次温服。

【功能主治】疏肝和脾，养血调经。主治肝郁血虚，脾不健运，肝气郁滞，胸胁胀痛，寒热往来，头痛目眩，口干咽燥以及月经不调，经来腹痛，乳房作胀。并治骨蒸烦热。脉双弦。

【按语】常用于七情所致的消化系统病，妇科月经病，精神方面的病，如精神抑郁症等，此外，常加减用于乙肝，临床应用较广。

## 一贯煎合柴胡疏肝散

【组成】生地黄30克　枸杞子20克　沙参10克　麦门冬10克　当归10克　柴胡10克　白芍药10克　香附6克　枳壳6克　川芎6克　甘草3克　川楝子6克

【用法】水煎，日1剂，分2次温服。

【功能主治】养肝益胃，疏肝理气。主治肝郁气滞，肝阴不足，胃液亏耗，而见胸脘胁痛，咽喉干燥，舌红少津，脉细弦无力等症。

【按语】本方用于肝郁日久，郁久化火所致的肝胃阴虚诸证。症见胁痛，寒热往来。临床常用于慢性肝炎，早期肝硬化，胁肋胀满，食欲不振，头晕头痛，妇女常见的因七情所伤而致的精神抑郁，月经不调，痛经，乳房胀痛，舌红少苔，脉弦细等。

## 一贯煎合逍遥散

【组成】生地黄 30 克　沙参 10 克　当归 10 克　枸杞子 12 克　麦门冬 10 克　川楝子 5 克　柴胡 10 克　白芍药 10 克　白术 10 克　茯苓 10 克　薄荷 5 克　甘草 5 克

【用法】水煎，日 1 剂，分 2 次温服。

【功能主治】疏肝和脾，养肝理气。主治肝肾阴虚，肝气不舒证。症见胸脘胁肋胀痛，口干咽燥，吞酸口苦，舌红少津，脾失健运，头痛目眩，或月经不调，乳房胀痛，舌质淡红，脉弦而细。

【按语】两方合用比单用效果好。可用于早期肝硬化、慢性肝炎及慢性胃炎阴虚气滞、精神抑郁症者。

## 一贯煎合甘柴合剂

【组成】生地黄 30 克　沙参 10 克　当归 10 克　枸杞子 12 克　麦门冬 10 克　川楝子 5 克　柴胡 10 克　甘草 5 克

【用法】水煎，日 1 剂，分 2 次温服。

【功能主治】养肝益胃，疏肝理气。主治肝阴不足，胃液亏耗，症见胸脘胁痛，或呕吐苦水，咽喉干燥，舌红少津，脉细弦无力。

【按语】本方多因肝病或肝郁日久，郁久化火导致肝阴、肝血及胃液耗伤。常用于慢性肝病，如慢性肝炎、慢性胃炎、慢性胆囊炎、脂肪肝、早期肝硬化等。本方有养肝，护肝，疏肝理气，降低转氨酶，阻止脂肪在肝内蓄积等作用。

## 补肝汤合当归补血汤加味

【组成】熟地黄 15 克　当归 6 克　白芍药 10 克　川芎 6 克　枣仁 10 克　木瓜 10 克　麦门冬 10 克　甘草 5 克　黄芪 30 克　枸杞子 10 克　牛膝 10 克　续断 10 克　桑寄生 10 克　乌药 6 克　鸡血藤 15 克

【用法】水煎，日 1 剂，分 2 次温服。

【功能主治】养肝柔肝，益气舒筋。主治肝血不足，头目眩晕，少寐，妇女月经量少，以及血不荣筋，肢麻，转筋，爪甲不荣，舌质淡，脉细等症。

【按语】两方合后增强了补气养血功能。因肝肾同源，也增加了补肾功能。用于以上诸证疗效显著。

# 十四、食道炎

**【辨病与辨证】**

食道炎是指在吞咽食物时疼痛，有的伴有梗阻感，有不少患者是由于吞咽较硬的食物划伤。

## 食道炎方1

**【组成】** 沙参 15 克　麦门冬 15 克　甘草 15 克　胖大海 10 克　桔梗 10 克　金银花 20 克　连翘 20 克

**【用法】** 水煎，日 1 剂，分 2 次温服。

**【功能主治】** 养阴解毒。主治食道炎。症见呕吐，吞咽食物，感觉胸骨后有灼热样刺痛，或摩擦样疼痛，吞酸，久之不能进食，吞咽动作有时疼痛，伴有梗阻感，舌质红，苔黄，脉弦数。

**【按语】** 本方常见于阴虚体质患者。症状缓解后，建议服一贯煎调理。

## 食道炎方2

**【组成】** 土茯苓 100 克　金银花 100 克　蜂蜜 100 克

**【用法】** 前两味水煎 2 次，浓缩到一定程度，加入蜂蜜成膏。含入口中，徐徐慢咽。

**【按语】** 症见上方。

# 第五章　泌尿系统疾病

## 一、急性肾小球肾炎

### 【辨病与辨证】

急性肾小球肾炎简称急性肾炎，它是由链球菌等感染后产生免疫反应而引起的双侧弥漫性肾小球损害，在小儿和青少年中发病率较高，偶见于老年人，男性多于女性。患者常于发病前 1~2 周有上呼吸道或皮肤感染史，本病主要临床表现有水肿、高血压、血尿、蛋白尿、管型尿。据此应当采取相应措施及时清除慢性感染性病灶和防止反复的上呼吸道感染。本病属中医学"水肿""血尿"等范畴，多因风湿或毒邪外袭而致肺、脾、肾失调，不能输化水液和通调水道，水湿泛溢而致水肿。本病急性期常以标实为主，治疗应选取疏散风热、散寒宣肺及清热利湿的方剂。

### 防己黄芪汤

【组成】防己 10 克　黄芪 15~30 克　白术 6~12 克　甘草 3 克　生姜 3 片　大枣 3 枚

【用法】水煎，日 1 剂，分 2 次温服。

【功能主治】补气健脾，利水消肿。主治风水，脉浮身重，汗出恶风，全身浮肿，小便不利，舌淡苔白，以及湿痹肢体重着麻木者。

【按语】本方所治的风水、湿痹，属于表虚湿盛之证。①临床常用于特发性水肿、功能性水肿、急慢性肾小球肾炎、慢性风心病、肺心病等以浮肿为主要表现时可用本方，肝硬化腹水也可参照使用。②变形性膝关节炎、类风湿性关节炎、风湿性关节炎、腰椎间盘突出症等以关节疼痛、沉重、活动不利、动作不灵活为主证时可见到本方证。③一些代谢性疾病也有应用本方的机会。如痛风、糖尿病、高脂血症，单纯性肥胖症等。④其他还用于高血压病，脑血管疾病，荨麻疹、狐臭、带下病、自主神经功能紊乱、妇女更年期综合征等疾病。

## 五苓散合防己黄芪汤

【组成】茯苓 10 克　猪苓 10 克　泽泻 10 克　白术 10 克　桂枝 5 克　防己 10 克　黄芪 20 克　甘草 3 克　生姜 3 片　大枣 3 枚

【用法】水煎，日 1 剂，分 2 次温服。

【功能主治】健脾利湿，化气利水。水湿内停所致的水肿，身重，以及暑湿吐泻，或外感风寒所致的头痛发热，小便不利，以及风水全身浮肿，以及湿痹肢体重着麻木者。舌淡苔白，脉浮。

【按语】本方常用于急性肾炎、心脏病、肝硬化出现小便不利，面目浮肿，或下肢浮肿，轻度腹水等症，可酌加桑白皮、陈皮、大腹皮、赤小豆，以增强利尿消肿的功效。亦可用于手术后尿潴留，以及急性肠炎，症见水泻，烦渴，小便不利者。湿盛加苍术，亦常用于风湿性心脏病。

## 六味地黄汤合大补阴丸加味

【组成】熟地黄 24 克　山药 12 克　山茱萸 12 克　茯苓 10 克　牡丹皮 10 克　泽泻 10 克　知母 12 克　黄柏 12 克　龟板 18 克　黄芪 15 克　防己 10 克

【用法】水煎，日 1 剂，分 2 次温服。

【功能主治】滋阴补肾，降火。六味地黄汤主治肾阴不足虚火上炎阴虚火旺证。症见腰膝酸软，头晕目眩，耳聋耳鸣，遗精盗汗，小便淋痛，骨蒸潮热，手足心热，舌红少苔，脉细数有力。

【加减法】六味地黄汤加当归、柴胡、五味子，对治疗球后视神经炎，中心视网膜炎，视神经萎缩，有一定疗效。

【按语】六味地黄汤是补肾阴的习惯用方，两方合用补阴降火效果更好。本方对于肺结核、肾结核、慢性肾盂肾炎、糖尿病、高血压及无排卵性子宫功能出血、更年期综合征等慢性疾病，属于肾阴不足者，都可使用。

## 左归饮合大补阴丸加味

【组成】熟地黄 24 克　山药 12 克　山茱萸 10 克　枸杞子 10 克　茯苓 10 克　甘草 5 克　知母 12 克　黄柏 12 克　龟板 18 克　黄芪 15 克　防己 10 克

【用法】水煎，日1剂，分2次温服。

【功能主治】补肝肾，益精血，滋阴降火。主治形体消瘦，腰膝酸软，眩晕眼花，遗精盗汗，舌红无苔，脉细数等肝肾阴虚之证。

【按语】本方较上方补肝肾益精血的作用较好。

## 复方益肾汤加味

【组成】生黄芪15克　半边莲10克　丹参10克　蒲黄10克　半枝莲10克　灯笼草60克　益母草30克　茜草10克

【用法】水煎，日1剂，分2次温服。

【功能主治】益气活血，清热利水。主治急性肾小球肾炎。

【按语】急性肾小球肾炎，中医认为大多属湿热下注，热毒积于肾脏所致。治疗应以化瘀利水，清热解毒为大法。用黄芪扶正以增强疗效。

## 地肤子汤

【组成】地肤子15克　茯苓皮15克　瞿麦12克　蝉蜕9克　白茅根15克　车前子9克　泽泻12克　杏仁6克　紫苏叶6克　桔梗6克　薄荷3克

【用法】水煎，日1剂，分2次温服。30天为1疗程。

【功能主治】发汗利尿，清热除湿。主治急性肾小球肾炎。

【按语】本方与上方互参。本方主要以清热利尿为法。

## 急肾汤

【组成】金银花8克　野菊花8克　蒲公英10克　紫地丁10克　茯苓12克　白茅根10克　小蓟10克　猪苓12克　泽泻12克　益母草15克

【用法】水煎，日1剂，分3次温服。

【功能主治】清热解毒，利水祛湿。主治急性肾小球肾炎。

【按语】本方与上两方互参。本方以清热解毒为治。

## 茅坤汤

【组成】白茅根60克　益母草25克　泽泻25克　猪苓20克　半边莲25克　车前子20克

【用法】水煎，日1剂，分2次温服。

【功能主治】清热利湿。主治急性肾小球肾炎。

【加减法】湿热严重者，加蒲公英、竹茹；腹胀便秘者，加大黄、槟榔；若合并咽炎者，加金银花、蒲公英。

# 二、慢性肾小球肾炎

## 【辨病与辨证】

慢性肾小球肾炎简称慢性肾炎，此病是由各种病因引起的双侧肾小球弥漫性或局灶性炎症病变。多数患者起病隐匿、病程绵长，而且病情进展比较缓慢，病变以中、青年更为常见。其病因不明，有人推测可能与链球菌感染有关，统计分析仅有15%～20%病例起因于急性肾小球肾炎未得到及时彻底的治疗。临床表现不一，通常有水肿、蛋白尿、血尿，后期还会出现贫血、高血压和不同程度的肾功能障碍等。此病属中医学"虚劳""尿血""水肿""腰疼"等范畴。出现脾肾虚损证是本，发生风邪、湿热、瘀血证为标。采取扶正之法治疗，予滋养肝肾、益气补脾，同时施以祛邪之法，可适当选用清热解毒、祛风除湿和活血化瘀的方剂。

## 健脾补肾固精汤

【组成】菟丝子30克 山药30克 黄芪15克 党参15克 车前子15克 白术15克 熟地黄15克 白芍药15克 芡实15克 金樱子15克 山茱萸12克 甘草6克

【用法】水煎，日1剂，分2次温服。30天为1疗程。

【功能主治】健脾补肾，固摄精气，主治慢性肾小球肾炎。

【按语】中医治疗虚症，扶正祛邪是其常法。本方补脾肾，固精气能使肾脏功能自然恢复。

## 清解利湿汤

【组成】白花蛇舌草30克 蒲公英30克 败酱草30克 威灵仙30克 白茅根30克 板蓝根30克 玉米须30克 薏苡仁20克 七叶一枝花15克 蝉蜕9克

【用法】水煎，日1剂，分2次温服。

【功能主治】清热解毒，利湿。主治慢性肾小球肾炎。由外感因素不断反复加重者。

【按语】多数患者因上呼吸道感染诱发，伴有发热、咽喉疼痛、咳嗽、水肿、小便不畅或皮肤湿疹等。

## 利湿健脾汤

【组成】白花蛇舌草 30 克　半枝莲 30 克　藕节 30 克　旱莲草 15 克　白术 15 克　山药 15 克

【用法】水煎，日 1 剂，分 2 次温服。2 个月为 1 疗程。

【功能主治】清热利湿，活血散瘀，健脾益气。主治以血尿为主的 IgA 肾病。

【按语】现代医学证明，IgA 肾病（肾小球系膜区内以免疫球蛋白 A 或以免疫球蛋白 A 为主的一种原发性肾小球类疾病）主因湿热内盛，瘀血阻滞、脾虚气弱所致。

# 三、肾病综合征

## 【辨病与辨证】

肾病综合征是肾小球病变的一组临床症候群，起源于多种疾病所引起肾小球毛细血管滤过膜改变，从而导致了病理性肾小球滤过膜渗透性增高。原发性肾病综合征主要由原发性肾小球病变所致，而继发性肾病综合征多见于过敏性紫癜、系统性红斑狼疮、糖尿病等。本病主要临床特征是发生大量蛋白尿、重度低蛋白血症、高胆固醇血症和不同程度的水肿。此病在中医学归属于"水肿"的范畴。主要由肾阳虚衰和水气泛溢所致，通常见有不同程度的感染、厥脱、癃闭、瘀血、胸痹、消渴。治疗时应选择扶正祛邪、健脾补肾的中药治疗，阳虚时宜温阳、阴虚时宜滋阴，邪祛后宜利水、活血、理气、利湿，或施以清热解毒。

## 真武汤合五苓散

【组成】制附子 6 克（先煎）　茯苓 12 克　白术 10 克　白芍药 10 克猪苓 12 克　泽泻 10 克　桂枝 10 克　生姜 10 克

【用法】水煎，日 1 剂，分 2 次温服。

【功能主治】温阳利水。主治脾肾阳虚，水气内停，小便不利，肢体浮肿，或沉重疼痛，恶寒肢冷，苔白不渴，脉象沉细。

【按语】本方常用于急性肾炎、心脏病、肝硬化出现小便不利，面目或下肢浮肿，轻度腹水者。

## 大补元煎加减

【组成】黄芪30克　茯苓12克　党参10克　熟地黄10克　山药10克　枸杞子10克　当归10克　山茱萸6克　甘草6克

【用法】水煎，日1剂，分2次温服。

【功能主治】益气健脾，补肾行水。主治原发性肾病综合征。

【按语】慢性肾病，出现水肿，是常见的现象，应早治疗，防微杜渐。本方就是益气健脾补肾，治疗肾病综合征的常用方。

## 加减二仙汤

【组成】仙茅6克　仙灵脾6克　补骨脂6克　黄芪6克　丹参6克　肉苁蓉6克　炒白术6克　防风6克

【用法】水煎，日1剂，分2次温服。

【功能主治】温肾健脾，益气活血。主治小儿原发性肾病综合征。

【按语】若小儿先天性发育不良，属肾阴虚者，使用此方应慎重。

## 益气活血汤

【组成】黄芪60克　党参30克　白术30克　茯苓30克　丹参30克　当归15克　赤芍药15克　川芎10克　益母草30克　车前子15克

【用法】水煎，日1剂，分2次温服。

【功能主治】益气活血。主治Ⅱ型肾病综合征。

【按语】患者阳虚时，可加附子、肉桂、大腹皮以发挥温阳利水的效果。

## 温阳利水汤

【组成】黄芪60克　丹参30克　茯苓30克　肉桂10克　苍术10克　木瓜10克　厚朴10克　赤芍药10克　车前子30克　制附子10克　大腹皮10克　川芎10克　红花10克　炙甘草5克

【用法】水煎，日1剂，分2次温服。3～4个月为1疗程。

【功能主治】温阳利水，益气活血。主治肾病综合征。

【加减法】在患者的巩固阶段，应去除附子、肉桂、木瓜、厚朴、车前子，加入熟地黄、枸杞子、菟丝、杜仲、山茱萸、白术、砂仁，同时改做成丸药服，以连续治疗 12～18 个月。

## 六味地黄丸

【组成】熟地黄 24 克　山药 12 克　山茱萸 12 克　茯苓 10 克　牡丹皮 10 克　泽泻 10 克

【用法】水煎，日 1 剂，分 2 次温服。

【功能主治】补肾养阴。主治肾阴不足，精血亏乏，症见腰膝酸软，手足心热，骨热酸痛，或脚跟疼，精神萎靡，或烦躁不安，头疼、眩晕，耳鸣，齿松，遗精，盗汗，面色苍白或晦暗，目眶圈黑，或消渴引饮，小便淋漓，舌质红，苔白滑，脉弦紧或沉细，以及小儿发育不良。

【加减法】临床常用的补肾方剂多由此方加味而成，如：

本方加知母、黄柏，名知柏地黄丸。滋阴泻火之力更大，治阴虚火旺，见骨蒸潮热，遗精，盗汗等症较甚者。

本方加枸杞子、菊花，名杞菊地黄丸。功能滋阴清肝明目，治肾虚肝旺，见目疼干涩，视力减弱等症。

本方加当归、白芍药、枸杞子、菊花、白蒺藜、石决明，名明目地黄丸。功能滋肾平肝，清散风热，治肾虚肝旺，风热上攻，见目翳遮睛，目涩多泪，夜盲，视物模糊等症。

本方加麦门冬、五味子名麦味地黄丸。功能敛肺纳肾，治肺肾阴虚，咳嗽气喘，吐血，潮热盗汗等症。

本方加五味子名七味都气丸。功能补肾纳气，治肾虚气喘，咳嗽等症。

本方加磁石、柴胡名耳聋左慈丸。功能滋阴潜阳，治肾虚火升，见耳聋、耳鸣、眩晕等症。

【按语】本方是补阴的代表方剂。常用于虚型肾病综合征。临床也可用于肺结核、肾结核、慢性肾盂肾炎、糖尿病、高血压，及无排卵性子宫功能出血，更年期综合征等慢性疾病，属于肾阴不足者。

## 左归丸

【组成】熟地黄 240 克　山药 120 克　山茱萸 120 克　菟丝子 12 克　枸杞子 120 克　鹿角胶 120 克　龟板胶 120 克　怀牛膝 90 克

【用法】制成蜜丸，每服 10 克，日 2 次。亦可适量改汤剂煎服。

【功能主治】补肝肾，益精血。主治久病、大病后，或老年肝肾精血虚损。症见腰膝酸软，眩晕眼花，遗精盗汗等。

【按语】本方是从六味地黄丸衍化而来，补血养精的功效较六味地黄丸强。本方去菟丝子、鹿角胶、龟板胶、牛膝，加茯苓、炙甘草，名左归饮。主治与左归丸相近，但补肾益精之功效较左归丸差。

### 鱼腥草汤

【组成】鱼腥草15克　倒扣草（土牛膝）30克　白茅根30克　半边莲15克　益母草15克　车前草15克　灯芯草1克

【用法】水煎，日1剂，分2次温服。8周为1疗程。

【功能主治】清热利水，活血解毒。主治湿热内盛型小儿肾病综合征。

## 四、肾盂肾炎

### 【辨病与辨证】

肾盂肾炎曾一度称为"上尿路感染"，是由细菌或真菌等感染所引起的肾盂和肾实质性炎症，部分患者可同时合并下尿路感染等病变。急性肾盂肾炎可出现弛张热、间歇型发热、稽留热或者败血症型发热，并出现恶寒发热、腰疼、脓尿、尿频、尿痛、尿急等临床表现。慢性肾盂肾炎可反复出现脓尿、病情迁延不愈、劳累后更易于复发，可伴低热、腰部酸痛及轻度尿频、尿痛、尿急等。本病属中医学"腰疼""虚劳""热淋""血淋"等范畴。本病急性期多为下焦湿热蕴结、伤及肾与膀胱，治疗要以清利湿热、解毒消炎为主；慢性期多因湿热伤及正气，出现肾阴虚衰证时应予补益肾阴，若肾阴受损并相伴脾虚时可温补脾肾；阴阳俱虚时，则应选用滋阴补阳的方剂治疗。

### 加味五味消毒饮

【组成】金银花30克　蒲公英20克　野菊花20克　紫地丁12克　天葵10克　赤芍药6克　大黄6克　琥珀5克（研末分冲）

【用法】水煎，日1剂，分2次温服。

【功能主治】清热解毒，利尿通淋。主治急性肾盂肾炎或慢性期的急性发作。

【加减法】加入赤芍药、大黄、琥珀，可增强该方清热泻火、化瘀通淋之功效。因此，本方尤适用于热淋或血淋的治疗。

【按语】此方是治疗疮痈肿痛的要方。

## 柴芩汤

【组成】柴胡 24 克　石韦 30 克　萹草 30 克　车前草 30 克　黄芩 18 克　木香 9 克

【用法】水煎，日 1 剂，分 2 次温服。

【功能主治】通淋利湿，清热解毒。主治热淋、劳淋。如本病慢性期急性发作，通常在服药 5～7 天后开始热退，其临床症状逐渐缓解。

【按语】本方适用于热淋，属湿热下注型。常合并尿路感染，发热，尿痛，尿急。本方属清热利尿的方剂。

## 莲草知母汤

【组成】蒲公英 30 克　半枝莲 30 克　萆薢 15 克　黄柏 12 克　知母 12 克

【用法】水煎，日 1 剂，分 2 次温服。

【功能主治】清热泻火，利湿通淋。主治热淋，症见小腹急满、尿频涩痛、淋漓不爽、腰部酸痛等。

【加减法】患者为阴虚证，宜加生地黄 15～30 克、牡丹皮 15 克；患者为气虚型，宜加党参 15 克、炙黄芪 15～20 克。若尿检白细胞及脓细胞明显增多，须加用半边莲 30 克；如尿检红细胞增多，宜加入白茅根 15～20 克或藕节 15～20 克。

## 疏肝益气汤

【组成】柴胡 23 克　黄芪 30 克　车前草 30 克　麦门冬 15 克　党参 15 克　茯苓 15 克　地骨皮 10 克　莲子 15 克　石菖蒲 10 克　甘草 10 克

【用法】水煎，日 1 剂，分 3 次温服。30 天为 1 疗程。

【功能主治】益气养阴，疏肝利湿。主治慢性肾盂肾炎，尤对病情反复、菌尿患者的效果更好。

【加减法】对急性发作、尿热涩痛者，宜在此方基础上加入清热解毒药物，如忍冬藤、连翘、紫地丁、蒲公英、败酱草、黄芩、黄柏、栀子、黄连、半边莲、金钱草等。

# 五、泌尿系结石

【辨病与辨证】

泌尿系结石又称尿结石，常系草酸盐、磷酸盐、尿酸盐等在泌尿系统沉积所致，以20~40岁男性更为常见。通常肾结石多行成于肾盂或肾盏，并且向下输送至输尿管和膀胱，真正的原发于膀胱的尿结石甚少。主要临床表现为腰腹部剧痛或绞痛，尿频、尿急、排尿困难或排尿中断，部分患者出现血尿，脓尿等。结合超声波、X线和CT扫描一般均可确诊。本病在中医学称为"石淋""腰疼""血淋"，多是由于湿热蕴结下焦所致。患者为湿热蕴结证者，治宜清热利湿、化石通淋；若兼有血热血瘀时，须加用活血化瘀药；如果出现气滞血瘀证时，宜行气化瘀、通淋排石；出现脾肾虚证，应选用补益脾肾、利尿通淋的方剂。

## 泌尿系结石方

【组成】萹蓄20克　瞿麦20克　金钱草50克　海金沙20克　甘草5克　元胡10克

【用法】水煎，日1剂，分2次温服。

【功能主治】清热利湿，排石。主治湿热下注之尿路结石。症见尿频尿急，小便黄赤，剧烈腰疼。苔黄，脉数。

【按语】本病多是由于湿热蕴结下焦所致。患者为湿热蕴结证者，治宜清热利湿、化石通淋。本方即清热利湿排石方。

## 消坚排石汤

【组成】金钱草60克　三棱15克　莪术15克　鸡内金15克　丹参20克　赤芍药15克　红花15克　牡丹皮15克　瞿麦20克　萹蓄20克　滑石20克　车前子15克　桃仁15克

【用法】水煎，日1剂，分2次温服。

【功能主治】清热利湿，行气活血，排石通淋。主治尿路结石。

【按语】本病多是由于湿热蕴结下焦所致。如果出现气滞血瘀证时，宜行气化瘀、通淋排石。本方即行气化瘀，利尿通淋排石的方剂。

## 石韦散加减

【组成】石韦 15 克　萹蓄 15 克　瞿麦 15 克　滑石 18 克　海金沙 15 克　冬葵子 15 克　木通 10 克　木香 10 克　枳实 12 克　当归 12 克　金钱草 60 克　甘草 10 克　威灵仙 30 克　葛根 30 克　芒硝 10 克（分冲）

【用法】水煎，日 1 剂，分 2 次温服。

【功能主治】清热泻火，利尿通淋。主治泌尿系结石。（输尿管结石、膀胱结石体积在 0.5 厘米以下者）。

【按语】经 B 超确诊，体积大于 0.5 厘米以上者，须激光碎石后，方可排石。

## 金龙排石汤

【组成】鸡内金 9 克　金钱草 30 克　甘草 9 克　白芍药 30 克　牛膝 12 克　地龙 12 克　茯苓 15 克　泽泻 10 克　车前子 10 克　滑石 30 克　芒硝 6 克（冲）　硼砂 4 克（冲）

【用法】水煎，日 1 剂，分 2 次温服。

【功能主治】清热泻火，利尿排石。主治泌尿系结石，症见，腰酸而痛，小便涩痛，频数而急，尿黄而赤，便秘，尿中有沙石，或血尿，舌质红，苔薄黄，脉弦数。

【按语】经 B 超确诊，体积大于 0.5 厘米以上者，须激光碎石后，方可排石。

## 二金排石汤合寒通汤

【组成】金钱草 50 克　鸡内金 10 克　木通 10 克　车前子 10 克　白芍药 30 克　知母 15 克　黄柏 15 克　琥珀 3 克（分冲）

【用法】水煎，日 1 剂，分 2 次温服。

【功能主治】清利湿热，利尿通淋。用于泌尿系结石。属下焦湿热，淋漓不通，兼见前列腺肥大，尿痛不爽。

【加减法】尿中有红细胞加生地黄 30 克，脓球多加金银花 15 克。

## 温阳利水汤

【组成】制附子 6 克　川椒 3 克　肉桂 3 克　黄精 10 克　补骨脂 9 克

桂枝9克　续断9克　泽泻30克　女贞子30克　车前子30克　车前草30克

【用法】水煎，日1剂，分2次温服。3个月为1疗程。

【功能主治】温阳利水排石。主治输尿管结石及肾积水等。

【加减法】若气虚反复通利不下，须重用黄芪、佐以党参；肾阴虚时加牛膝、菟丝子。

【按语】泌尿系结石患者若久服清利药无效，大多是肾虚证。方中用附子、肉桂、补骨脂等药，可改善肾功能，提高肾小球滤过率和肾血流量，克服尿路梗阻的逆压力，从而纠正肾盂积水与增加排石。

## 化瘀排石汤

【组成】金钱草30克　三棱15克　白术15克　赤芍药15克　车前子15克　桃仁9克　牛膝9克　青皮9克　炒枳壳9克　厚朴6克　没药6克　薏苡仁6克　穿山甲9克　皂角刺9克　乳香6克　白芷9克

【用法】水煎，日1剂，分2次温服。

【功能主治】活血化瘀，行气散结，利尿排石。主治泌尿系结石。

【按语】本方具有活血祛瘀、行气止痛、利尿通淋作用。实验证明，本方可增加狗输尿管蠕动的频率与强度，具有抗炎、抗粘连的作用，可减少鼠肾草酸钙结石及肾积水的产生，防止肾小管萎缩和肾间质纤维化等作用。

## 补肾溶石汤

【组成】金钱草100克　石韦30克　芒硝30克　琥珀30克　王不留行30克　续断20克　杜仲20克　滑石20克　鸡内金30克　元胡15克　牛膝15克　木香10克　石榴树根10克

【用法】水煎，日1剂，分2次温服。

【功能主治】清热利尿，行气活血。主治肾结石。

【按语】石榴树根在民间用来治疗肾结石，但须注意此药有小毒，决不可长期、过量使用。

## 重剂排石汤

【组成】鳖甲20克　夏枯草20克　薏苡仁20克　滑石20克　白芷12克　苍术12克　海金沙9克　积雪草100克

【用法】水煎，日1剂，分2次温服。

【功能主治】活血，软坚散结，清热利尿。主治各种类型的泌尿系结石。

【加减法】①患者若合并尿路梗阻、肾功能不全时，宜加王不留行、防己、生黄芪、黄精、白茅根。②若肾结石不太大时，为促进结石向下方移动，可酌情加入三棱、莪术、皂角刺、穿山甲、乳香、没药、枳壳、厚朴、牛膝。③若患者合并泌尿系感染，须加用黄柏、重楼等具有清利功能的中药。④对膀胱结石可加用桃仁。⑤对尿酸结石，可加青皮、陈皮，或可重用积雪草，以调节尿液的 pH 值。⑥如有必要，可配合输尿管扩展，宜多饮水、多做跳跃运动，或针刺环跳、肾俞、曲骨、中极、关元等穴。

# 六、膀胱炎

## 【辨病与辨证】

膀胱炎可分为急性膀胱炎和频发性膀胱炎，大多数患者并无明显的全身症状，通常只表现为尿急、尿痛、尿频等膀胱刺激症状。配合实验室尿液检查，此病经常见有脓尿、血尿，以及尿细菌培养阳性。所谓频发性膀胱炎，是指时常复发或反复感染加重的病症。本病治疗不当，也可上行感染导致肾盂肾炎。中医学认为本病是由于湿热下注于膀胱所致，治疗时应选用清利下焦湿热的方剂。

## 八正散

【组成】萹蓄 10 克　瞿麦 10 克　滑石 10 克　车前子 10 克　栀子 6 克　熟大黄 6 克　木通 5 克　甘草梢 3 克　灯芯草 2 克

【用法】水煎，日 1 剂，分 2 次温服。

【功能主治】清热泻火，利尿通淋。主治湿热下注，热淋、石淋、血尿、小便涩痛、刺痛、频数、淋漓不畅，或癃闭不通，小腹胀急，口渴心烦，或兼大便秘结等症。

【加减法】如便溏者，去大黄；高血压者，加桑寄生、白芍药、杜仲；浮肿消退较慢者，加茯苓皮；气血虚者，去大黄，加当归、川芎、枸杞子；石淋可加海金沙、琥珀粉、金钱草等；治急性肾盂肾炎，加柴胡、五味子，效果更好。

【按语】本方主治湿热下注所致的淋症。临床常用于膀胱炎、尿道炎及泌尿道结石而表现下焦湿热征象者，本方还可用于急性肾炎、急性肾盂肾炎疗效较好。

## 八正散合石韦散

【组成】萹蓄 10 克　瞿麦 10 克　车前子 10 克　滑石 10 克　栀子 6 克　大黄 6 克　木通 5 克　甘草 3 克　石韦 10 克　木香 10 克　枳实 10 克　当归 10 克　金钱草 30 克　海金沙 15 克　冬葵子 15 克

【用法】水煎，日 1 剂，分 2 次温服。

【功能主治】湿热下注，热淋、石淋、血尿，小便涩痛、刺痛、频数、淋漓不畅，或癃闭不通，小腹胀急，口渴，心烦，或大便秘结，或泌尿系结石等。

【加减法】如身热，脉数，便秘等实热证，可加入蒲公英、金银花等清热解毒药；如出现尿血，可加入小蓟、旱莲草、白茅根等；如有结石，出现涩痛，可加入金钱草、海金砂、石韦、鸡内金等；小腹胀急，可加乌药、川楝子。

【按语】本方常用于膀胱炎、尿道炎及泌尿道结石而表现下焦湿热征象者。

## 五苓散合防己黄芪汤

【组成】茯苓 10 克　猪苓 10 克　泽泻 10 克　白术 10 克　桂枝 5 克　防己 10 克　黄芪 20 克　甘草 3 克　生姜 3 片　大枣 3 枚

【用法】水煎，日 1 剂，分 2 次温服。

【功能主治】健脾利湿，化气利水。水湿内停所致的水肿，身重，以及暑湿吐泻，或外感风寒所致的头痛发热，小便不利，以及风水全身浮肿，以及湿痹肢体重着麻木者。舌淡苔白，脉浮。

【按语】本方常用于急性肾炎、心脏病、肝硬化出现小便不利，面目浮肿，或下肢浮肿，轻度腹水等症，可酌加桑白皮、陈皮、大腹皮、赤小豆，以增强利尿消肿的功效。亦可用于手术后尿潴留，以及急性肠炎，症见水泻，烦渴，小便不利者。湿盛加苍术，亦常用于风湿性心脏病。

## 加味白头翁汤

【组成】白头翁 10 克　秦皮 10 克　黄柏 10 克　黄连 10 克　车前子 12 克　黄芩 10 克　制大黄 12 克　半边莲 15 克　蒲公英 15 克

【用法】水煎，日1剂，分2次温服。10天为1疗程。

【功能主治】清热解毒，利湿。主治由大肠杆菌、变形杆菌、金黄色葡萄球菌等引起的急性尿路感染。

【按语】本方用于急性尿路感染，湿毒较重者。

## 白马车白煎

【组成】白花蛇舌草30克　马鞭草30克　车前草30克　白茅根30克荔枝草30克　甘草梢6克　黄柏10克　肉桂3克

【用法】水煎，日1剂，分2次温服。7天为1疗程。

【功能主治】清热利湿，化气通淋。主治急性尿路感染。

【按语】本方用于湿热较重，兼尿潜血者。

# 七、乳糜尿症

【辨病与辨证】

乳糜尿病为丝虫病所致的常见泌尿生殖系统并发症，常呈间歇性发作。发病时小便呈乳白色或粉红色，多数还可伴有血尿和血凝块等。乳糜尿在膀胱较长时间滞留后容易凝固成块，导致患者排尿困难。部分患者还可能伴发下肢或阴囊象皮肿。实验室检查约有半数病例可在尿沉渣中找到微丝蚴。乳糜尿中医学中属于"膏淋""尿浊"的范畴，多因湿热下注，病久犯脾而致肾虚，故治疗应以清热利湿、补中益气为主。

## 肾着汤（又名甘草干姜茯苓白术汤）

【组成】甘草3克　干姜3克　茯苓12克　白术10克

【用法】水煎，日1剂，分2次温服。

【功能主治】温脾祛湿止痛。主治寒湿所伤，腰部及腰以下冷感，重坠感，口不渴，小便自利的腰痛。

【按语】本方是由于带脉感受寒湿而致的伤湿腰痛。临床常用于以身体下部寒冷、沉重、肿胀、酸痛为主诉的疾病，如急性腰扭伤、腰肌劳损、肾结石、腰椎间盘突出症、慢性盆腔炎、妊娠浮肿、坐骨神经痛、风湿性关节炎、骨性关节炎等，其他如过敏性鼻炎、慢性支气管炎、良性前列腺增生症、急性胃肠炎、慢性结肠炎、急慢性湿疹、皮炎、肛瘘、小儿遗尿、自汗、盗汗、厌食症等也有使用机会。

## 萆薢分清饮合肾着汤

【组成】萆薢 12 克　益智仁 6 克　乌药 10 克　石菖蒲 5 克　白术 10 克
茯苓 12 克　干姜 3 克　甘草 3 克

【用法】水煎，日 1 剂，分 2 次温服。

【功能主治】温脾肾，利湿浊。主治白浊、膏淋，症见小便频数，浑浊不
清，白如米泔，稠如膏糊，素体阳虚，腰以下有冷感。苔白厚，脉沉迟。

【加减法】应用本方可酌情加入散寒止痛的药物，如制川乌、制草乌、细
辛、五加皮等；也可加入杜仲、桑寄生、续断、牛膝等益肾壮腰之品。

【按语】白浊、膏淋有湿热与寒湿的不同。本方所主是由于阳虚湿浊不
化，下注膀胱。

## 补中益气汤加减

【组成】党参 15 克　黄芪 15 克　茯苓 15 克　炙甘草 10 克　白术 12 克
升麻 10 克　车前子 18 克

【用法】水煎，日 1 剂，分 2 次温服。

【功能主治】补中益气，泄浊利湿。主治脾虚气弱型乳糜尿证。

【加减法】①若患者发生湿热久羁、阴液耗伤时，宜加用麦门冬、枸杞子
或兼服六味地黄丸。②若出现肾虚不固、腰膝酸软时，宜加用山药、芡实。
③若产生肾阳不足畏寒肢冷时，可加用仙茅、仙灵脾、巴朝天、石菖蒲等。
④此外，补中益气汤中加覆盆子、菟丝子、益智仁、桑螵蛸、车前子；或者
另外加用鹿角霜、熟地黄等，其治疗效果更好，而且还有助于预防本病的
复发。

## 清热止血汤

【组成】黄连 14 克　栀子 14 克　苦参 14 克　石韦 30 克　茅根 30 克
藕节 20 克　蒲黄 12 克　小茴香 12 克　土茯苓 30 克　血余炭 10 克

【用法】水煎，日 1 剂，分 2 次温服。24 天为 1 疗程。

【功能主治】清热利湿，活血止血。主治乳糜尿证。

【按语】本方适用于湿热蕴结。证见小便浑浊，尿中潜血。

## 小蓟饮子

【组成】 生地黄 30 克　小蓟 15 克　滑石 15 克　炒蒲黄 10 克　淡竹叶 10 克　藕节 10 克　当归 10 克　木通 6 克　栀子 6 克　炙甘草 3 克

【用法】 水煎，日 1 剂，分 2 次温服。

【功能主治】 凉血止血，利尿通淋。主治下焦热结，尿血，血淋。

【加减法】 如血淋尿道疼痛较甚者，方中炙甘草改为生甘草或甘草梢为宜，或加琥珀粉药汤送服；如火旺湿盛，可加知母、黄柏，以增强清热化湿之功。

【注意事项】 本方只适用于急性实证，若血淋、尿血日久正虚，出现气阴两伤者，可减去木通、滑石等渗利之品，加入党参、黄芪、石斛、阿胶等以补气养阴，标本兼顾为宜。

【按语】 本方是治疗血淋的要方。临床常用于急性泌尿系统感染而见有上述症状者。

## 小蓟饮子合八正散

【组成】 小蓟 15 克　藕节 10 克　蒲黄 10 克　滑石 15 克　竹叶 10 克　栀子 10 克　生地黄 15 克　当归 6 克　炙甘草 6 克　萹蓄 10 克　瞿麦 10 克　车前子 10 克　大黄 6 克

【用法】 水煎，日 1 剂，分 2 次温服。

【功能主治】 凉血止血，利尿通淋。主治下焦热结，血淋证。尿中带血，小便频数，赤涩热痛，或癃闭不通，小腹胀急，口燥咽干，心烦，舌红，苔黄，脉数而实。

【按语】 两方合用主治各种淋病。可随证加减，如无血尿者，可去前三味。

# 八、慢性肾功能衰竭

【辨病与辨证】

慢性肾功能衰竭是由多种疾病引起的慢性进行性肾实质损害，致使肾排泄功能及调节水电解质和酸碱平衡的功能下降，从而出现许多代谢失衡和多系统病变的症状，病情不断发展，预后极差。病变临床分 4 期：肾功能代偿期，多无临床症状；氮质血症期，除轻度贫血、夜尿增多之外，可在劳累、感染、发生血压波动后导致其临床症状加重；肾功能衰竭期（尿毒症前期），可产生明显贫血症状、消化道以及神经系统的并发症，以及不同程度的水钠代谢和酸碱平衡失调等；尿毒症期。中医学将本病归属于"关格""癃闭""溺毒"的范畴。主因湿毒内停、脾肾虚亏所致，治疗应当选取祛湿泄浊、清热解毒、和胃化浊、活血祛瘀、益气养阴、温补脾肾之类的方剂。

## 大黄泻毒汤（外用）

【组成】大黄 30 克　半枝莲 30 克　煅牡蛎 30 克　桂枝 20 克　玄明粉 15 克　制附子 15 克

【用法】水煎 2 次，取汁 300 毫升，保留灌肠 1 小时，20 天为 1 疗程。

【功能主治】温阳，泄浊，解毒。主治慢性肾功能衰竭。

【按语】用此方保留灌肠是治疗慢性肾功能衰竭的最简单的方法。尤适用于出现频繁呕吐的患者。大黄加桂枝称为"降氮汤"，对慢性肾功能衰竭有比较好的治疗作用。

## 丹参益母活血汤

【组成】丹参 30 克　益母草 50 克　赤芍药 20 克　当归 20 克　川芎 20 克

【用法】水煎，日 1 剂，分 2 次温服。

【功能主治】活血化瘀。主治慢性肾炎，肾功能不全。

【加减法】对脾肾阳虚证，可加附子、仙灵脾、巴戟天；对气阴两虚者，可加黄芪、党参、白术、玄参、麦门冬；对肝肾阴虚证，可加山茱萸、桑葚、枸杞子、生地黄；对血瘀阻络证，应加穿山甲、大黄、路路通。

## 加味温胆汤

【组成】陈皮 10 克　半夏 10 克　茯苓 12 克　六神曲 15 克　山楂 15 克　竹茹 10 克　枳实 10 克　苍术 10 克　白术 10 克　大黄 10 克　甘草 3 克　生姜 5 片

【用法】水煎，日 1 剂，分 2 次温服。1 周为 1 疗程，以 4 个疗程为宜。

【功能主治】化湿泄浊，健脾和胃。主治慢性肾功能衰竭证属湿浊中阻者。

【按语】本方属于治标之法。适用于湿浊中阻，影响肾的功能。

## 冬虫夏草

【组成】冬虫夏草 4.5~6 克

【用法】水煎 2 次，分 2 次连渣服，日 1 剂。

【功能主治】祛邪益肾。主治慢性肾功能衰竭。

【加减法】患者伴有酸中毒时，宜加服碳酸氢钠；伴有低钙者，须加服葡萄糖酸钙；伴有高磷者，可加服氢氧化铝等协助治疗。现代医学研究已证明，冬虫夏草能改善肾功能、提高免疫功能、纠正脂代谢紊乱、改善贫血、降低血肌酐，能够提高肝脏和肌蛋白合成率。但是此药价格昂贵、比较紧缺。

## 肾衰验方

【组成】生大黄 15~20 克　　制附子 15~20 克（先煎）　　芒硝 10~20 克（分冲）　　益母草 10~20 克　　炙黄芪 30~60 克

【用法】水煎，日 1 剂，分 2 次温服。

【功能主治】温阳益气，泻火解毒，利尿。主治慢性肾功能衰竭。

【加减法】大黄配伍须注意：①从小剂量开始（如生大黄 5 克、制大黄 10 克），观察无不良反应时再逐渐增加剂量。②如患者为阳虚体质须加附子、桂枝；若气虚证宜加甘草、黄芪，以便缓和大黄苦寒攻逐作用。③须严格掌握大黄配伍禁忌，不宜与富含蛋白的药物同用，诸如鹿角胶、阿胶等。

# 第六章 血液系统疾病

## 一、缺铁性贫血

**【辨病与辨证】**

缺铁性贫血是由于体内铁缺乏影响到血红蛋白合成所引起的一种贫血，其原因与需铁量增加或（和）摄入量不足、慢性失血及胃酸不足、慢性腹泻、小肠吸收不良等影响铁吸收有关，以育龄妇女和婴幼儿的发病率最高。本病主要临床表现为皮肤黏膜苍白、软弱无力、头晕、眼花、心悸、气短、口舌发炎、浅表性胃炎。本病属中医学"虚劳""萎黄""黄胖"等范畴，病因为脾虚血亏、气血两虚、肝血不足，治宜健脾和胃、养血益气，可结合西药补铁和加强营养等。

### 六君子汤合补血汤加味

**【组成】** 党参 10 克　白术 12 克　茯苓 10 克　炙甘草 5 克　陈皮 6 克　半夏 10 克　黄芪 15 克　当归 10 克　鸡血藤 30 克　制首乌 15 克　仙鹤草 30 克

**【用法】** 水煎，日 1 剂，分 2 次温服。

**【功能主治】** 补脾生血。主治缺铁性贫血。症见头晕乏力，耳鸣、气短、心悸、面黄、舌质淡，脉细弱。

**【按语】** 本方亦可用于一般性贫血。

### 当归补血汤加味

**【组成】** 黄芪 30 克　当归 10 克　党参 10 克　白术 10 克　丹参 10 克　肉苁蓉 10 克

【用法】水煎，日 1 剂，分 2 次温服。

【功能主治】补气养血。主治气血不足之贫血。症见心悸气短，疲倦乏力，舌质淡白，脉细弱。

【按语】本方常用于妇科疾病，如劳倦内伤，或大失血后，产后，症见血虚现象，面色萎黄，体倦乏力，或有低热，颧红，脉虚无力者。

## 四物汤合二至丸加味

【组成】熟地黄 20 克　当归 10 克　女贞子 10 克　旱莲 10 克　代赭石 20克　磁石 20 克　白芍药 10 克　川芎 3 克

【用法】水煎，日 1 剂，分 2 次温服。

【功能主治】滋阴潜阳。主治阴虚阳亢之贫血，症见心悸，耳鸣，眩晕，脉弦细。

【按语】多用于阴虚、血虚所致的贫血及其他病证。

## 黄芪乌梅饮

【组成】黄芪 30 克　代赭石 30 克　党参 15 克　制首乌 15 克　乌梅 12克　白芍药 12 克　桂枝 6 克　五味子 6 克　甘草 6 克

【用法】水煎，日 1 剂，分 2 次温服。

【功能主治】益气生血，甘酸养胃。主治缺铁性贫血。

【按语】服药期间注意少喝或不喝浓茶、咖啡等碱性食物，以防影响铁吸收。

# 二、溶血性贫血

【辨病与辨证】

溶血性贫血是由于红细胞发生内在缺陷或某些血浆因素的作用，导致患者红细胞破坏过多而产生一系列的贫血症状。急性患者主要表现为寒战、高热、恶心、呕吐、血尿、头疼、全身疼痛和黄疸，严重者还可发生休克和尿闭，慢性患者的临床症状相对缓和，除有贫血和轻度黄疸及脾大外，时常表现为乏力、苍白、气促、头晕等。本病大部分患者与先天性或遗传性红细胞发生内生性缺陷有关。中医常将此病称为"黄疸"、"蚕豆黄"等，主因湿热内蕴、脾肾两虚所致。湿热内蕴型，表现为身目俱黄、发热畏寒、腹痛口渴、酱油样尿，舌质红、苔黄腻、脉弦；脾肾两虚型，表现为体倦乏力、腰膝酸软、面色无华、脉沉细。临床中应当选择健脾化湿的方剂。

## 小菟丝子丸（散）

【组成】石莲肉60克　茯神20克　菟丝子150克　山药90克

【用法】共研细粉，制丸或散剂服。每次25～50克，日1～2次。

【功能主治】健脾补肾。主治脾肾两虚型蚕豆病慢性溶血。症见体倦神疲、腰腿酸软、面色无华、脉沉细。

【按语】中医健脾补肾是治疗本病的常法。本方有服用简便的特点。

## 甘草汤

【组成】生甘草6～10克

【用法】水煎，日1剂，分2次温服。

【功能主治】清热，消肿，止痛。主治口腔、咽喉等处黏膜溃烂、红肿、疼痛者。

【按语】以咽喉肿痛为特征的疾病，如急性咽炎、急性扁桃体炎、急性喉炎，治疗胃溃疡、胃炎以痉挛性胃痛为突出表现者，外用湿敷又治痔、脱肛、皮炎等见剧烈疼痛者。

现代单味甘草200克，水煎，日1剂，顿服。治疗湿热内蕴型急性溶血性贫血。症见身目俱黄、发热、小便短赤、舌红、苔黄、脉弦或滑。

# 三、再生障碍性贫血

【辨病与辨证】

再生障碍性贫血简称为"再障"，可因诸多病因引起的红骨髓总体容量降低、造血功能衰竭。外周血细胞分析可见全血细胞减少，如呈现白细胞、红细胞、血小板的同期下降。此病多见于青壮年，男性高于女性，通常将本病分成先天性再生障碍性贫血和获得性再生障碍性贫血。获得性再生障碍性贫血又可能分为原发性和继发性两类。急性再生障碍性贫血主要临床表现为贫血、出血和感染性发热、骨髓再生不良。中医学称本病为"血虚""血枯""虚劳""急劳""血症"等，多由肾精亏损以致阳虚阴耗，与此同时，还可涉及肝郁脾虚或气血两衰。治宜补肾益精，或补阳，或滋阴，兼用益气、养血、健脾、益肝等方药。对于急性再生障碍性贫血，若出现急劳湿热证，应当选取补肾滋阴、凉血解毒为主的方剂治疗。

## 四物汤

【组成】熟地黄15克　当归15克　川芎15克　白芍药10克

【用法】水煎，日1剂，顿服。

【功能主治】补血调经。主治血虚血滞所致的月经不调，痛经，崩漏，以及一切血虚症而见脉细、舌质淡者。本方是补血兼活血的方剂。对于血虚型下肢静脉曲张，症见下肢静脉迂曲成团、长期不愈、皮肤发绀、溃疡、稀脓、肉芽晦暗者。

【加减法】本方加酸枣仁、木瓜、麦门冬、炙甘草，名补肝汤。有养血柔肝作用，治疗肝血不足，头目眩晕、少寐、妇女月经量少，以及血不荣筋、肢麻、转筋、爪甲不荣等症。

本方加党参、黄芪，名圣愈汤。治一切失血过多，或气血俱虚，烦渴燥热，睡卧不宁，或疮疡脓血太多，心烦口渴，体倦食少等阴虚气弱血脱之证。方中宜加陈皮以和胃，以免参、芪、归、地之滋腻，有碍消化。

## 四物汤加味

【组成】熟地黄15克　白芍药10克　当归10克　川芎3克　阿胶10克（烊化）　枣仁10克　丹参15克　仙鹤草30克

【用法】水煎，日1剂，分2次温服。

【功能主治】养阴补血。主治再障贫血，症见面色无华，头晕乏力，夜寐不安，脉细无力。

【按语】四物汤是临床常用的基础方，临床辨证加减应用变化无穷。

## 益气补血汤

【组成】人参20克　黄芪20克　黄精20克　山茱萸20克　女贞子20克　淫羊藿15克　巴戟天20克　丹参15克　龟板30克　鹿角霜10克　生地黄12克　鸡血藤20克　大枣10枚

【用法】水煎，日1剂，分2次温服。

【功能主治】培补脾肾，益气养血。主治再障贫血，表现为阴阳气血两虚者。亦可治疗各种贫血症及化疗后骨髓抑制所出现的贫血、白细胞减少、血小板减少等。可作为临床常用的基本方辨证加减。

【按语】再障贫血为目前疑难杂症，尚无特效疗法，只能改善症状，纠正西药的毒副作用。临证时尚需辨证应用，提高疗效。

## 大菟丝子饮

【组成】菟丝子15克 熟地黄20克 女贞子20克 旱莲草20克 补骨脂15克 枸杞子15克 桑葚15克 制首乌12克 肉苁蓉12克 山茱萸10克

【用法】水煎，日1剂，分2次温服。

【功能主治】滋阴益阳，养血填精。主治慢性再生障碍性贫血，证属阴虚血亏者。

【按语】本病是一种极其复杂而难治的病证，临床中应以补肾入手。辨证论治不可偏执一端。遵循张景岳教导："善补阳者，必于阴中求阳，善补阴者必于阳中求阴"。

## 二仙温肾汤

【组成】仙茅10克 仙灵脾12克 巴戟天15克 黄芪20克 当归10克 赤小豆30克 人参3克 陈皮6克 甘草6克

【用法】水煎，日1剂，分2次温服。

【功能主治】温补脾肾，益气养血。主治脾肾阳虚型再生障碍性贫血。症见面色苍白无华、气短乏力、形寒肢冷、纳少便溏、下肢水肿、齿衄，或皮肤紫斑，舌淡胖、脉芤或沉弱等。

【加减法】若偏于脾阳虚者，宜同时加用理中丸；肾虚较重者宜加入补骨脂、肉苁蓉、锁阳、菟丝子、紫河车粉；肾阳虚明显者，宜再加鹿角片15克先煎。应注意：温补肾阳药用量较大，容易使患者发生心脾两虚，从而造成男性相火妄动或夜寐不安。

## 加味七宝丹

【组成】黄芪20克 熟地黄20克 制首乌15克 菟丝子15克 枸杞子15克 茯苓15克 补骨脂10克 当归15克 牛膝15克 人参10克 肉桂10克

【用法】水煎，日1剂，分2次温服。15天为1疗程。在服用汤药的同时，加服紫河车粉（或装胶囊），每次 3 克，开水送服。

**【功能主治】** 益肾气，补精血。主治再生障碍性贫血。

**【加减法】** 阴虚偏重者，可加元参、麦门冬、桑葚、山茱萸、乌梅炭；阳虚偏重者，可加仙茅、肉苁蓉、巴戟天、仙灵脾、附子、鹿茸；阴阳两虚者，宜加小茴香、续断、黄精、山药。

## 血复生汤

**【组成】** 黄芪 30 克  菟丝子 20 克  巴戟天 20 克  当归 10 克  女贞子 20 克  制首乌 10 克  补骨脂 10 克  仙灵脾 10 克  熟地黄 10 克  鹿角片 10 克  肉苁蓉 10 克  紫河车粉 10 克

**【用法】** 水煎，日 1 剂，分 2 次温服。

**【功能主治】** 补肾填精，益髓生血。主治再生障碍性贫血。

**【按语】** 本病补肾填精，益髓生血，协调阴阳是其大法。加入黄芪见效尤捷。

## 加味保元汤

**【组成】** 原方：党参 40 克  黄芪 50 克  肉桂 2  甘草 10 克

**【用法】** 水煎，日 1 剂，分 3 次温服。

**【功能主治】** 补气温阳。主治元气不足、阳虚劳损所致的慢性再生障碍性贫血。

**【加减法】** 阳虚偏重者，宜加补骨脂、仙茅、仙灵脾，若效不显著时又可加用鹿角霜、附子；若偏于阴虚者，宜加熟地黄、何首乌、女贞子、枸杞子，如效不显著时，可再加元参、桑葚；若阴阳两虚时，可加熟地黄、何首乌、菟丝子、补骨脂、鹿角霜、元参。

**【按语】** 治疗本病是根据："血脱须益气、阳生则阴长"的原理，灵活加减运用。

## 造血验方

**【组成】** 黄芪 50 克  菟丝子 20 克  肉苁蓉 20 克  补骨脂 15 克  当归 12 克  女贞子 15 克  仙灵脾 12 克  葫芦巴 12 克  桑葚 15 克  仙茅 12 克

**【用法】** 水煎，日 1 剂，分 3 次温服。

**【功能主治】** 补阳温肾，益气养血。主治慢性再生障碍性贫血。

## 益气补血汤

**【组成】** 人参20克 黄芪20克 黄精20克 山茱萸20克 女贞子20克 淫羊藿15克 巴戟天20克 丹参15克 龟板30克 鹿角霜10克 生地黄15克 鸡血藤20克 大枣10枚

**【用法】** 水煎，日1剂，分2次温服。

**【功能主治】** 益气补血，益肾填精。主治再障贫血，表现为阴阳气血两虚者。亦可治疗骨髓抑制的贫血，放化疗后白细胞减少、血小板减少。可作为临床常用的基本方。

**【按语】** 本方较以上几方增加了补气养阴的功能。临症时注意辨证选方。

## 八珍汤

**【组成】** 熟地黄12克 当归10克 白芍药10克 川芎5克 党参12克 白术10克 茯苓10克 炙甘草5克

**【用法】** 水煎，日1剂，分2次温服。

**【功能主治】** 补气养血。主治心肺亏损，脾胃不足，或失血过多。症见形体消瘦，肌肤萎黄，面色苍白，饮食少思，精神困倦，或身热虚烦口干，或疮疡难溃，溃面难敛等症。

**【加减法】** 本方加黄芪、肉桂，名十全大补汤。较八珍汤补力更大，药性偏温，适用于气血两亏而见证偏于虚寒者。本方亦可制成丸剂，长期服用。

十全大补汤去川芎，加五味子、远志、陈皮，名人参养荣汤。有补益气血，宁心安神作用。治气血不足，惊悸健忘，自汗短气，食少倦怠，大便溏泻，恶寒发热等症。

**【按语】** 本方是四物汤、四君子汤合方。是气血双补的常用方。常用于病后虚弱，贫血，白血病，及妇女月经不调，产后崩漏，外科痈疽等症。

## 八珍汤加味

**【组成】** 党参15克 白术12克 炙甘草5克 当归10克 白芍药10克 熟地黄10克 补骨脂10克 陈皮5克 仙灵脾15克 仙鹤草30克 熟附子10克

**【用法】** 水煎，日1剂，分2次温服。

**【功能主治】** 补气养血，温补肾阳。主治阳虚型再生障碍性贫血，症见面色晄白，四肢发冷，皮下出血或有鼻衄，舌淡苔薄，脉细迟。

【按语】再障贫血多见于肾阳虚者，此方较为对症。

# 四、白细胞及粒细胞缺乏症

【辨病与辨证】

白细胞及粒细胞缺乏症是指外周血白细胞低于 $4.0 \times 10^9/L$ 者、中性粒细胞计数低于 $(1.6 \sim 2.0) \times 10^9/L$，称为白细胞及粒细胞减少症，低于 $(0.5 \sim 1.0) \times 10^9/L$ 时，称为粒细胞缺乏症。本病的发生可能与放疗、化疗或用药期间、各种病原微生物感染有关，有些病例始终不能寻到病因。主要临床表现为乏力、眩晕、食欲减退、低热等，有时容易与其他疾病发生误诊，由于患者全身抵抗力下降，极易导致继发性感染。本病属中医学"眩晕""虚劳""劳热"等范畴，常因气血亏虚、阴阳失调而发病。治疗时对气血亏虚者应予补气养血，对脾肾阳虚者宜温补脾肾，对肝肾阴虚者宜滋养肝肾，另外，当患者兼有心火上炎时，还须选取清热泻火或清热解毒的方剂治疗。

## 生白丸（汤）

【组成】丹参15克　太子参15克　山药15克　黄芪30克　熟地黄20克　黄精20克　鸡血藤20克

【用法】水煎，日1剂，分2次温服。或制成丸或散，每服9克，日3次，1月为1疗程。

【功能主治】益气补肾，养血活血。主治宫颈癌放、化疗后的白细胞减少症。

【按语】本方适用于气阴两虚型白细胞减少症。

## 健脾补肾汤

【组成】党参30克　黄芪30克　山药15克　白术10克　茯苓10克　山茱萸10克　炙甘草5克　女贞子10克

【用法】水煎，日1剂，分2次温服。

【功能主治】健脾益气，补肾养阴。主治白细胞减少症，证属脾肾两虚者。

【加减法】患者血虚时，宜加当归、阿胶、制首乌；兼阴虚津亏者，加太子参、麦门冬；兼阳虚时，宜加仙灵脾、锁阳；兼血瘀时，加赤芍药、五灵脂等。苔厚腻者，去山茱萸、黄芪，并适当减少党参用量。

## 生血增白汤

【组成】人参 15 克　白术 15 克　当归 10 克　何首乌 20 克　淫羊藿 20克　菟丝子 20 克　肉桂 3 克　枸杞子 20 克　女贞子 20 克　赤芍药 30 克　鸡血藤 25 克

【用法】水煎，日 1 剂，分 2 次温服。

【功能主治】　补气养血，益肾养精。主治虚劳、血劳，证见面色苍白、身倦懒言，动则气短，食少便溏，腰脊酸冷，两足痿弱。包括贫血、慢性再障，放化疗后白细胞减少等症。

【按语】本方适用于气阴两虚兼肾阳不足的白细胞减少症。

## 参芪藤苇汤

【组成】人参 15 克　黄芪 15 克　鸡血藤 20 克　石韦 15 克　大枣 7 枚

【用法】水煎，日 1 剂，分 2 次温服。

【功能主治】补气养血，活血行瘀。主治放化疗后白细胞减少症，症见眩晕、心悸、失眠、多梦、体倦乏力，或胸闷短气，或纳呆，舌质淡红，苔薄白，脉细弱。

【按语】本方适用于气虚血瘀型白细胞减少症。

## 生血合剂

【组成】何首乌 20 克　山茱萸 12 克　女贞子 12 克　淫羊藿 10 克　丹参10 克　厚朴 10 克　炮山甲 15 克　甘草 6 克　鸡血藤 30 克

【用法】水煎，日 1 剂，分 2 次温服。

【功能主治】补肾养阴，行气化瘀。主治化疗后白细胞减少症。眩晕、耳鸣、头发脱落，面色微黄，神疲懒言，胃纳呆滞，四肢乏力，腰膝酸软，舌质淡红，边有瘀斑，脉细弱。

【按语】本方适用于肾阴阳两虚兼血瘀型白细胞减少症。

# 五、慢性白血病

## 【辨病与辨证】

慢性白血病是造血组织的一种原发性恶性疾病，俗称"血癌"。本病病理特征是骨髓及其造血组织的某一类型幼稚白细胞的异常增生，故可导致白细胞成熟障碍。急性白血病在 40 岁以下男性为高发人群，起病急骤，则以发热为首先出现的症状，并发生广泛性全身出血、贫血、心慌、气短、乏力、水肿等。慢性白血病以中老年人为高发人群，起病较为缓慢，在我国则以慢性粒细胞性白血病居多，早期多无自觉症状，患者易于疲劳、多汗、怕热、体重下降、面色苍白、头晕、气急、心慌、脾大、肝大，少数病例也可出现轻度淋巴结肿大或低热。本病属中医学"血症""虚劳""积聚"等范畴，辨证分为湿热内蕴型、痰湿瘀阻型和阴虚血热型，治疗时宜分别选择清热解毒、化痰散结、活血化瘀以及清热凉血止血的方剂。

### 治白血病两方

**方 1**

【组成】党参 15 克　黄芪 10 克　当归 10 克　香附 10 克　鳖甲 15 克　枳壳 5 克　乌药 10 克　乳香 5 克　凌霄花 10 克　没药 5 克　虎杖 15 克

【用法】水煎，日 1 剂，分 2 次温服。

【功能主治】补气养阴，活血化瘀。主治慢性白血症，症见头晕乏力，体重减轻，低热，腹胀，肝脾肿大，淋巴结肿大，贫血征。

**方 2**

【组成】黄芪 25 克　党参 15 克　天门冬 15 克　沙参 15 克　生地黄 12 克　黄芩 10 克　仙鹤草 12 克　甘草 6 克　白花蛇舌草 30 克　青黛 3 克（兑服）　半枝莲 20 克

【用法】水煎，日 1 剂，分 2 次温服。

【功能主治】清热解毒，益气养阴，化瘀软坚，扶正祛邪，攻补施。主治慢性白血病。

【按语】本病尚无很好的疗法。临证应根据病情治疗。

### 三物豆根汤

【组成】山慈菇 50 克　赤芍药 20 克　川芎 20 克　麦门冬 15 克　山豆根

30 克　当归 20 克　丹参 20 克　沙参 20 克　板蓝根 50 克

【用法】水煎，日 1 剂，分 2 次温服。

【功能主治】养血活血，清热解毒。主治急性白血病。也可结合化疗应用本方。

【加减法】血热妄行者合并犀角地黄汤；气滞血瘀者用丹参注射液静脉输液，同时服上方加理气药。

## 黛香散

【组成】青黛 30 克　雄黄 15 克　没药 15 克　麝香 0.3 克

【用法】共研细粉，每服 0.1 ~ 1 克，日服 2 次。

【功能主治】清热解毒，化瘀通络。主治慢性粒细胞性白血病，证属热毒内蕴者，症见低热、腹内硬结、坚硬不移、面色晦暗、苔黄腻、脉弦。

【按语】本方功能清热解毒，化瘀通络，用于热毒内结。若低热不退，可适当选加养阴清热药。

## 龙胆泻肝汤加减

【组成】龙胆草 10 克　黄芩 10 克　栀子 10 克　木通 10 克　当归 10 克　生地黄 10 克　柴胡 10 克　猪苓 10 克　泽泻 10 克　丹参 30 克　鸡血藤 30 克

【用法】水煎，日 1 剂，分 2 次温服。

【功能主治】清泻肝胆湿热。主治急性白血病，证属肝胆湿热者。

【按语】如发生感冒、感染须停用本方，根据辨证选用另方，待病情好转后再用本方。

## 青蒿鳖甲汤

【组成】鳖甲 15 克　青蒿 6 克　知母 6 克　生地黄 12 克　牡丹皮 9 克

【用法】水煎，日 1 剂，分 2 次温服。

【功能主治】养阴清热，凉血止血。主治慢性白血病。证属阴虚血热者。症见低热不退、心悸气促、腰膝酸软、鼻齿出血、舌红、少苔、脉细数。

## 青黄散

【组成】青黛 9 份　雄黄 1 份

【用法】共研细粉，装胶囊备用。每日 6 ~ 14 克，分 2 ~ 3 次，饭后服。

【功能主治】解毒抗癌。主治慢性粒细胞性白血病。

【按语】青黛的抗癌成分是靛玉红，不溶于水，故此方不宜煎汤服用。雄黄的主要成分是二硫化二砷，对白血病也有一定治疗作用，但长期用药易导致慢性砷中毒。服药期的不良反应有恶心、胃脘不适、便溏等，严重时还出现血便。

# 六、真性红细胞增多症

## 【辨病与辨证】

真性红细胞增多症是一种原因不明的慢性进行性造血系统病变，常以骨髓造血功能亢进、红细胞与血容量增多、血液黏稠度增加为特征。主要临床表现为皮肤红紫、脾肿大、出现相应的心血管及神经系统症状；部分病例还可产生出血倾向、腹胀、便秘、肢体麻木、头疼头晕，以至于产生缺血性脑卒中，病情严重时，可及时采取放血或进行血液稀释疗法。中医治疗酌情选用清肝泻火、凉血泄热、活血化瘀的方剂。

## 加减龙胆泻肝汤

【组成】紫草 20 克　龙胆草 15 克　生地黄 15 克　黄芩 15 克　泽泻 15 克　知母 15 克　菊花 15 克　柴胡 10 克　栀子 10 克　牡丹皮 5 克

【用法】水煎，日 1 剂，分 2 次温服。

【功能主治】清肝泻火，凉血泄热。主治真性红细胞增多症。

【加减法】本方源于龙胆泻肝汤，还可辨证加用桃仁、红花、三棱、莪术、藕节、白茅根等，共奏凉血化瘀之功效；此外，若能另外加入青黛 2～3 克后煎，疗效更佳，

## 真红缓解汤

【组成】卷柏 60 克　紫草 9 克

【用法】水煎，日 1 剂，分 2 次温服。3 月为 1 疗程。

【功能主治】活血化瘀，清营泄热。主治真性红细胞增多症。

【加减法】①患者出现血瘀证时，可加赤芍药、川芎、红花、桃仁等。②出现血热证时，可加牡丹皮、知母、麦门冬、茜草、石膏。③合并中风时，宜加用夏枯草、龙胆草、栀子、红花、水蛭等。④若气虚者，可加入黄芪、党参。方中卷柏能活血化瘀，现代医学研究证明，卷柏具有抗肿瘤作用。此

药治疗红细胞增多症，可将卷柏用量从 60 克逐渐增至 80 克，一般不会发生药物不良反应。方中紫草能清热解毒、活血凉血，也有抗肿瘤作用。

# 七、嗜酸性粒细胞增多综合征

**【辨病与辨证】**

当检测周围血液内嗜酸性粒细胞计数超过 $(0.4 \sim 0.45) \times 10^9/L$ 时，即成为嗜酸性粒细胞增多综合征。此病通常与多种疾病有关，且以寄生虫感染及过敏性疾病最为多见。患者临床症状不一，常出现发热、盗汗、胸痛、持续咯血、皮疹或皮肤瘙痒、腹痛、腹泻、消化不良及神经精神症状等。本病多属于中医学"咳嗽""哮喘""风湿"等范畴，临床应当选取祛风化痰、宣肺止咳、清热养阴、益气和血的方剂治疗。

## 清肝泄肺汤

**【组成】** 海蛤壳 30 克　鱼腥草 30 克　黄芩 9 克　青黛 4.5 克　桑白皮 18 克　地骨皮 12 克　白芍药 12 克　炙甘草 6 克

**【用法】** 水煎，日 1 剂，分 2 次温服。

**【功能主治】** 清肝泄肺。主治嗜酸性粒细胞增多性肺炎。

**【加减法】** 患者胸胁疼痛时，加郁金 12 克、川楝子 8 克；出现不同程度咯血时，宜加仙鹤草 20 克，藕节 30 克；若咳喘严重时可加竹沥 30 克、天竺黄 9 克；治疗中嗜酸性粒细胞降低不明显时，须加入乌梅 12 克。

## 止嗽散加减

**【组成】** 紫菀 12 克　款冬花 12 克　槟榔 12 克　百部 15 克　桔梗 10 克　薏苡仁 15 克　白前 10 克　枳壳 10 克　甘草 4.5 克

**【用法】** 水煎，日 1 剂，分 2 次温服。

**【功能主治】** 泄肺化痰，止咳行气。主治嗜酸性粒细胞肺炎，患者已发生嗜酸性粒细胞浸润。

**【加减法】** 患者伴有畏冷、发热、苔薄白时，加麻黄；出现胸闷、气促明显时，宜加紫苏子；出现久咳不止时，可加五味子、罂粟壳。

# 八、过敏性紫癜

## 【辨病与辨证】

过敏性紫癜也称出血性毛细血管中毒症，为一种毛细血管变态反应性、出血性疾病，以儿童和青少年更为常见。主要临床改变除皮肤过敏性紫癜外，尚可产生皮疹、血管神经性水肿、关节炎、腹泻、过敏性肾炎，偶尔出现咯血、哮喘、胸膜炎，有时患者还伴有全身不适、发热、食欲下降、腰痛或黑便。此病中医称为"紫斑""鲤血""葡萄疫""瘟毒发疫"等，多因感受外邪、气血失调，导致血不循经、离经外溢所引起。临床分型及治疗大法为：外感风热型，治宜疏风清热、凉血解毒；湿热蕴结型，治宜清热化湿，清解血热；血热妄行型，治宜凉血泄热，散瘀止血；阴虚血热型，治宜凉血清热，兼以养阴。

## 补络补管汤

**【组成】** 生龙骨30克　生牡蛎30克　山茱萸30克　三七粉6克（分冲）

**【用法】** 前3味水煎，日1剂，分2次送服三七粉。

**【功能主治】** 活血化瘀，收敛止血。主治毛细血管渗血，久治不愈。

**【加减法】** 若素体气虚，可加党参、黄芪补气摄血；若阴虚有热，可加生地黄、牡丹皮、白茅根；若湿热蕴结，加连翘、薏苡仁。

**【按语】** 本方为治慢性毛细血管渗血的常用方。本方正合用于过敏性紫癜。

## 保元汤加味

**【组成】** 党参10克　黄芪15克　当归10克　熟地黄15克　炙甘草5克仙鹤草30克　大枣10枚

**【用法】** 水煎，日1剂，分2次温服。

**【功能主治】** 补气养血，止血。主治过敏性紫癜，症见紫癜多见于下肢，微高起，两侧对称分布，可合并荨麻疹，亦可出现严重弥漫性腹痛，关节肿痛，便血和尿血。

**【加减法】** 临证应加减运用，如大便出血加地榆炭10克；小便出血加小蓟10克，白茅根30克；齿、鼻出血加元参10克；呕血加花蕊石12克，藕节

5 个。

【按语】本病多为脾气虚不能摄血。

## 痛泻要方加味

【组成】白术 10 克　白芍药 10 克　陈皮 5 克　防风 10 克　乌梅 10 克　仙鹤草 30 克

【用法】水煎，日 1 剂，分 2 次温服。

【功能主治】调和肝脾，止血。主治肝脾不和之过敏性紫癜，症见上方，肠胃症状严重者。

【按语】本方为调和肝脾止血，临证应参照上方加减运用。

## 抗敏消癜汤

【组成】蝉蜕 60 克　生地黄 30 克　白鲜皮 20 克　丹参 20 克　茜草 15 克　地龙 15 克　牛膝 15 克　防风 10 克　荆芥 10 克　甘草 10 克　大枣 5 枚

【用法】水煎，日 1 剂，分 2 次温服。20 天为 1 疗程，服 1～2 个疗程为宜。

【功能主治】疏风清热，凉血止血，化瘀通络。主治过敏性紫癜属风热者。

【加减法】①热毒盛者，宜加生石膏、金银花、连翘。②阴虚火旺者，可加知母、黄柏、玉竹。③脾虚气弱者，须加黄芪、党参、山药。④发生关节肿大时，须加秦艽、薏苡仁。⑤腹痛明显时，可加元胡、木香。⑥若尿血或便血，可加白茅根、大蓟、小蓟、地榆、炒槐米。

## 化斑消痛汤

【组成】土茯苓 15 克　生地黄 12 克　牡丹皮 10 克　防己 10 克　薏苡仁 12 克　紫草 10 克　当归 10 克　川芎 10 克　白鲜皮 12 克　地龙 10 克　苍术 10 克　地肤子 12 克

【用法】水煎，日 1 剂，分 2 次温服。

【功能主治】养血清热，祛风利湿。主治关节型过敏性紫癜。

【按语】本方属凉血解毒，清热化湿法。用于湿热蕴结型。

## 凉血解毒汤

【组成】连翘 30 克　生地黄 15 克　紫草 15 克　炒槐花 12 克　徐长卿 12

克　甘草 10 克　大枣 10 枚

【用法】水煎，日 1 剂，分 2 次温服，10 天为 1 疗程。

【功能主治】清热凉血，祛风解毒。主治过敏性紫癜。

【加减法】对胃肠型、呕吐明显者，可加半夏、竹茹；腹痛严重者加白芍药 30 克；便血者，可加炒地榆 20 克。对关节型，须加薏苡仁 30 克、防风 15 克；对肾型，出现蛋白尿时，应加茯苓 30 克、黄芪 20 克、山药 15 克；白细胞增多可加蒲公英 20 克；红细胞增多，可加白茅根 30 克。

## 消风宁络饮

【组成】赤芍药 10 克　生地黄 15 克　甘草 5 克　炙黄芪 15 克　牡丹皮 10 克　槐花 15 克　牛角腮 5 克　大枣 10 枚　炒防风 10 克

【用法】水煎，日 1 剂，分 2 次温服。

【功能主治】凉血解毒，活血散瘀。主治肌衄（过敏性紫癜）

【按语】本方属外感风热型，治宜疏风清热、凉血解毒，治疗过敏性紫癜。

## 补阳还五汤化裁

【组成】黄芪 50 克　赤芍药 12 克　当归 12 克　川芎 10 克　地龙 10 克　防风 10 克　甘草 10 克　桃仁 8 克　红花 8 克　牛膝 15 克　小蓟 15 克

【用法】水煎，日 1 剂，分 2 次温服。

【功能主治】补气养血，通络散瘀。主治肌衄（紫癜）

【按语】临症运用此方必须着眼于气虚血瘀。常见于中老年。本方以补气养血，活血通络治疗本病，常能取得满意疗效。

## 补阳还五汤加减

【组成】黄芪 30 克　当归 12 克　赤芍药 12 克　地龙 12 克　丹参 12 克　桃仁 10 克　川芎 10 克　牛膝 10 克　红花 3 克　三七粉 2 克（分冲）

【用法】水煎，日 1 剂，分 2 次温服。

【功能主治】补气养血，化瘀止血。主治肌衄（过敏性紫癜）

【按语】本方宜于上方互参。

## 治过敏性紫癜方

【组成】白茅根 30 克　天花粉 15 克　板蓝根 10 克　茜草 10 克　紫草 6

克　生地黄 15 克　元参 10 克　石斛 15 克　槐米 15 克　牡丹皮 10 克　地榆 6 克

**【用法】** 水煎，日 1 剂，分 2 次温服。

**【功能主治】** 清热凉血，散瘀止血。主治过敏性紫癜。

**【按语】** 本方多用于青壮年患者。治宜凉血泄热，散瘀止血。

# 九、原发性血小板减少症

**【辨病与辨证】**

原发性血小板减少症是一种免疫性出血性疾病，因血小板减少而引起皮肤或黏膜紫癜。急性患者于发病前多有呼吸道疾病或病毒感染史，起病急骤，有畏寒发热，突发皮肤黏膜出血，呈瘀点或瘀斑状，严重时还可发生皮肤血肿等。倘若超过六个月以上不能自行恢复，少数病例可转变成慢性原发性血小板减少症。慢性患者出血较轻，却可不断复发，长达数月或数年不愈，导致轻度脾脏肿大或（和）贫血。实验室检查发现，血小板计数低于 $50 \times 10^9$/L 及其形态异常，呈现不同程度的出血时间延长。本病在中医学属于"血证""肌衄""虚劳""葡萄疫"等范畴。急性型多由外感热毒或胃热炽盛、郁于营血、火盛动血、迫血妄行，而溢于肌肤与黏膜之间所致。患者病久可转为慢性，导致脏腑气血耗伤或阴液耗伤，并且产生阴损及阳、虚阳浮动、虚火内动、血不归经。急性型治须选用清热养阴、凉血止血的中药，慢性型治疗宜选用养血益气、健脾补肾的方剂。

## 补络补管汤合地黄止血冲剂

**【组成】** 生龙骨 30 克　生牡蛎 30 克　山茱萸 30 克　三七粉 6 克（分冲）水牛角 40~60 克　黄芪 20 克　生地黄 20 克　牡丹皮 15 克

**【用法】** 共研细粉，每服 10 克，日 4 次。

**【功能主治】** 清热解毒，凉血止血，益气摄血。主治原发性血小板减少症，证属血热者。

**【加减法】** 若阴虚有热，可再加白茅根；若湿热蕴结，加连翘、薏苡仁。

**【按语】** 血小板减少症，中医称"肌衄"，与气虚不摄，毛细血管渗血有关。本方用于气虚不摄正为合拍。

# 生血灵

【组成】黄芪 30 克　党参 15 克　当归 10 克　生地黄 25 克　熟地黄 25 克　仙鹤草 25 克　旱莲草 25 克　牡丹皮 20 克　大青叶 20 克　甘草 10 克

【用法】水煎，日 1 剂，分 2 次温服。

【功能主治】健脾补肾，凉血止血。主治原发性血小板减少症。

【按语】现代医学研究证明，此方可作用于造血细胞，可直接刺激巨噬细胞成熟以及血小板分化、增殖和释放。

## 补肾生血汤

【组成】熟地黄 30 克　鹿角胶 15 克　龟板胶 15 克　炙甘草 10 克　丹参 15 克　制首乌 10 克　枸杞子 30 克　黄芪 30 克　党参 15 克　茜草根 10 克　女贞子 10 克　当归 12 克　仙灵脾 15 克

【用法】水煎，日 1 剂，分 2 次温服。20 天为 1 疗程。

【功能主治】补肾，益气养血。主治慢性血小板减少症。

【按语】本方适用于肝肾阴虚、气阴两虚型，慢性血小板减少症。多见于女性，或更年期后期。

## 血小板减少性紫癜方

【组成】仙鹤草 30 克　白及 10 克　紫草 20 克　生地炭 15 克　赤芍药 12 克　牡丹皮 10 克　藕节 15 克　侧柏叶 20 克

【用法】水煎，日 1 剂，分 2 次温服。20 天为 1 疗程。

【功能主治】凉血止血。主治血小板减少性紫癜，症见皮下点状出血、瘀斑或乌青块，分布不一，四肢多于躯干。黏膜出血常见于鼻腔，齿龈。偶有内脏出血，如呕血和便血。如长期出血，可出现贫血征象。

【按语】治疗本病的指导思想是凉血止血。临证应根据病情灵活运用。

# 第七章　风湿性疾病

## 一、风湿性关节炎

【辨病与辨证】

风湿性关节炎源于风湿热，与溶血性链球菌感染后发生的变态反应有关，属于全身性结缔组织炎症，主要临床表现为游走性多关节炎，常累及膝、踝、肩、腕、肘等大关节，西医治疗首选水杨酸制剂（如阿司匹林、布洛芬），但容易出现胃肠道症状，如消化性溃疡及出血等。本病在中医学属于"痹症"范畴，包括风寒湿痹、风寒热痹、正虚久痹。治疗时，可选择祛风除湿、散寒止痛、清热通络或益气养血的方剂。

### 二乌煎加味

【组成】制川乌 5 克　制草乌 5 克　桂枝 10 克　苍术 10 克　钻地风 50 克　杨柳枝 50 克　当归 10 克　牛膝 10 克　薏苡仁 12 克　木防己 12 克　甘草 5 克

【用法】水煎，日 1 剂，分 2 次温服。

【功能主治】温经散寒，除湿止痛。主治坐骨神经痛，症见痛处有寒冷感，得热则舒，苔白腻，脉沉细紧。

【按语】本方温经通络，主用于寒湿型之坐骨神经痛、寒湿型腰腿痛见上述舌脉者。

### 热痹汤

【组成】生地黄 12 克　黄芩 10 克　赤芍药 10 克　丹参 10 克　牛膝 10 克　元胡 10 克　当归 12 克　姜黄 10 克　忍冬藤 15 克

【用法】水煎，日1剂，分2次温服。

【功能主治】祛风，清热，活血，止痛。主治坐骨神经痛，症见痛处有灼热感，得凉痛缓，舌红苔黄，脉数。

【按语】本方清热，祛瘀，通络，用于风湿热痹之坐骨神经痛。

## 活络效灵丹

【组成】丹参15克　当归15克　生乳香15克　生没药15克

【用法】水煎，日1剂，分2次温服。亦可散剂服。

【功能主治】活血化瘀，行气止痛。主治气血凝滞，痃癖症瘕，心腹疼痛，腿痛臂痛，内外疮疡，一切脏腑积聚，经络湮淤。

【加减法】若腿痛加牛膝；臂痛加连翘；妇女瘀血腹痛加桃仁、五灵脂；疮痛红肿属阳者，加金银花、连翘、知母；白硬属阴者，加肉桂、鹿角胶；疮破后生肌不速者，加生黄芪、知母、甘草；脏腑内痛，加三七、牛蒡子。

【按语】本方是治疗气血瘀滞，疼痛的有效方。临床常用于脏腑、内外、肢体因气血瘀滞而疼痛的各种病症，如胸腹内疼痛，腰痛腿痛，疮痛疼痛，均有较好的疗效。

## 变通活络效灵丹

【组成】丹参15克　当归15克　乳香8克　没药8克　白术15克　茯苓15克　山茱萸20克　杜仲10克　续断10克　补骨脂10克　白芍药15克　甘草6克

【用法】水煎，日1剂，分2次温服。

【功能主治】活血化瘀，疏通经络。主治气血凝滞之腰腿痛。症见腰腿疼痛，活动受限，夜间加剧。舌质暗淡，脉沉细涩。

【加减法】活络效灵丹（前四味）腿疼加牛膝；臂痛加连翘；妇女瘀血腹痛加桃仁、五灵脂；疮红肿属阳者，加金银花、知母、连翘；白硬属阴者，加肉桂、鹿角胶；疮破后生肌不速者，加黄芪、知母、甘草；脏腑内痛加三七、牛蒡子。

【按语】本方亦可加减运用，治疗气血凝滞，心腹疼痛，痃癖症瘕，腿疼臂痛，内外疮疡，一切脏腑积聚，经络湮淤。

## 四逆汤合当归四逆汤

【组成】当归10克　白芍药10克　桂枝10克　细辛10克　鸡血藤12

克 炙甘草6克 大枣5枚 附子10克 干姜10克

【用法】水煎，日1剂，分2次温服。

【功能主治】少阴病。症见四肢厥逆，恶寒蜷卧，吐利腹痛，舌淡不渴，神疲欲寐，寒邪凝滞于经脉，经脉失养之寒厥证，手足厥冷，冷在腕踝伴有面色萎黄，舌淡苔白滑，脉细欲绝之血虚之象。

【按语】本方适于少阴病，四肢厥逆而血虚，寒入经络的肢体痹痛，以及月经不调腰腹冷痛。本方可用于四肢血管痉挛（雷诺氏病），亦用于内有久寒，兼胃有水饮而呕逆者。

## 黄芪桂枝五物汤

【组成】黄芪10～15克 桂枝10～15克 白芍药10～15克 生姜20～30克 大枣12枚。

【用法】水煎服，日1剂，分3次温服。

【功能主治】益气温经，活血利痹。主治血痹症，症见肌肤麻木不仁，游走性痹痛，肢体无力沉重，活动不灵，酸痛或肌肉萎缩。浮肿，自汗，恶风，舌质暗淡，脉微而涩紧者。

【按语】①以肢体麻木不仁、感觉减退或感觉异常为主证的疾病。如多发性末梢神经炎、糖尿病性周围神经炎、硬皮病、皮肌炎、面神经麻痹、腓总神经麻痹、雷诺氏病、血管闭塞性脉管炎、多发性大动脉炎（又称无脉症）、肢端血管舒缩功能障碍等。②下肢慢性溃疡、褥疮、荨麻疹、血小板减少性紫癜等皮肤科疾病也可参照使用。③以肢体疼痛、无力、僵硬，阵挛、运动障碍及肌肉萎缩为特征的疾病。如坐骨神经痛、颈椎病、类风湿关节炎、肩周炎、骨质增生症、原发性脑萎缩、中风后遗症、局限性癫痫、不宁腿综合征、面肌震颤和面肌痉挛、低钙抽搐、低钾性周期麻痹等。④产后多血虚，因此产后的诸多病症也多见本方证，如产后尿潴留、产后痉证、产后身痛、产后自汗盗汗、产后指掌麻胀、产后足痿不用等。⑤其他的妇产科疾病如妊娠恶阻、转胞（妊娠期因胎儿压迫膀胱等原因，导致小便不出）、带下、痛经、月经后期等也可参照辨治。⑥其他方面还用于肾炎、慢性前列腺炎、盗汗、肥胖症、小儿多汗症、半身无汗症、肝硬化腹水、冠心病、窦性心动过缓、血管神经性水肿、原发性低血压、慢性肠炎、胃窦炎、慢性鼻炎、肺炎、神经衰弱、反复感冒等。

## 黄芪桂枝五物汤合当归四逆汤

【组成】 黄芪15克　桂枝10克　白芍药10克　生姜15克　大枣4枚　当归10克　细辛3克　炙甘草5克　鸡血藤12克

【用法】 水煎，日1剂，分2次温服。

【功能主治】 益气温经，活血利痹。主治血痹证，症见肌肤麻木不仁，游走性痹痛，脉微而涩紧。

【加减法】 如半身不遂可将当归、黄芪量加倍以补气养血；上肢软则加倍桂枝，下肢软加牛膝，筋软加木瓜，元气虚加党参，阳气虚加附子，于临床时灵活运用。

【按语】 除以上适应证外，尚可用于中风后遗症，手足无力，肌肤不仁者。

## 羌活胜湿汤

【组成】 羌活10克　独活10克　藁本6克　防风6克　蔓荆子6克　川芎5克　甘草3克

【用法】 水煎，日1剂，分2次温服。

【功能主治】 解表祛风湿。主治风湿在表，症见头疼，腰背重痛，或周身疼痛，恶寒，发热，苔白腻，脉浮。

【加减法】 临床常见身重而尤以腰部沉重较甚者，是寒湿较重的征象，可加防己、熟附子，重者，再加川乌，以温经散寒，助阳化湿；若湿热身重，关节热痛，加苍术、黄柏、防己、薏苡仁等以清热除湿。

【按语】 本方是治疗风湿在表，头疼身痛的常用方剂。

## 羌活胜湿汤合鸡鸣散

【组成】 羌活10克　独活10克　藁本6克　防风6克　蔓荆子6克　川芎5克　甘草3克　紫苏叶6克　槟榔10克　陈皮6克　木瓜6克　吴茱萸6克　桔梗6克　生姜3片

【用法】 水煎，日1剂，分2次温服。

【功能主治】 解表祛风湿，下气降浊。主治风湿在表，症见头痛，腰背重病，腿脚肿痛，步行困难，或周身疼痛，恶寒，发热，苔白腻，脉浮。

【加减法】 如病情较重再加防己6克，制附子5克。

【按语】两方合用治疗寒湿脚气，腿脚肿胀，疼痛，麻木效果良好。

## 益肾蠲痹丸

【组成】熟地黄 120 克　当归 120 克　鹿衔草 120 克　炙全蝎 25 克　生地黄 10 克　虎杖 120 克　仙灵脾 120 克　炙蜈蚣 25 克　炙乌蛇 25 克　炙蜂房 90 克　炙土元 90 克　炙僵蚕 90 克　炙蜣螂 90 克　鸡血藤 120 克　老鹳草 120 克　甘草 30 克

【用法】先将生地黄、鸡血藤、老鹳草、虎杖水煎，浓缩成膏；余药共研细粉，混合制成丸，每服 6 克，餐后服，日 2 次。

【功能主治】益肾壮督，蠲痹通络。主治阳虚寒痹证，如风湿性关节炎或类风湿性关节炎。

【注意事项】妇女月经期和妊娠期禁服。

## 二乌止痛酒

【组成】制川乌 12 克　制草乌 12 克　桑枝 12 克　桂枝 12 克　忍冬藤 12 克　威灵仙 12 克　红花 12 克　乌梅 12 克　甘草 12 克

【用法】川乌、草乌先煎 2 小时，同其他药置于 500 毫升白酒内，浸泡 7 天开始服用，每次 30 毫升，日 2 次。1 月为 1 疗程。

【功能主治】祛湿通络。主治风湿性关节炎。

【按语】高血压及心动过速者，孕妇及对酒精过敏者禁用。

## 四物四藤合剂

【组成】生地黄 15 克　当归 9 克　鸡血藤 15 克　海风藤 15 克　赤芍药 9 克　川芎 6 克　络石藤 15 克　伸筋藤 15 克　独活 6 克　地龙 6 克

【用法】水煎，日 1 剂，分 3 次温服，6 剂为 1 疗程。

【功能主治】养阴活血，息风通络。主治风湿性关节炎。

【按语】治风先治血，血行风自灭。本方即是符合养血活血，除湿通络的治疗方针。

## 桂枝芍药知母汤

【组成】桂枝 10～20 克　芍药 10～20 克　甘草 3～6 克　麻黄 6～15 克　生姜 10～20 克　白术 10～20 克　知母 10～20 克　防风 10～20 克　附子 10～

20 克

【用法】水煎，分 3 次温服。

【功能主治】祛风湿，清热，止痹痛。主治风寒湿痹发作，遍身关节疼痛、肿大，肿痛处伴有灼热，但全身无明显发热者。本方用于风寒湿痹，反复发作，有郁而化热之象。身体消瘦，面色暗黄或有浮肿，脚浮肿。

【按语】现代常对于类风湿性关节炎、风湿性关节炎、肩周炎、坐骨神经痛、痛风、骨质增生症等以关节疼痛、肿胀为主要表现时可用本方，其他方面如马尾神经炎、下肢静脉血栓、结节性红斑、关节型银屑病、内耳眩晕症、肺心病合并心衰等也有使用本方的机会。

## 桂芍知母汤加减

【组成】附子 30 克　桂枝 15 克　白芍药 15 克　甘草 6 克　麻黄 6 克　白术 12 克　知母 10 克　防风 10 克　生姜 5 片

【用法】附子先煎 2 小时，再与它药同煎 2 次，每次 30 分钟，日 1 剂，分 2 次温服。

【功能主治】祛寒止痛，温经通络。主治风湿性关节炎。

【按语】临症时与上方互参。

## 身痛祛瘀汤

【组成】当归 9 克　桃仁 9 克　红花 9 克　牛膝 9 克　甘草 6 克　没药 6 克　川芎 6 克　地龙 6 克　羌活 3 克　秦艽 3 克　香附 3 克　五灵脂 6 克

【用法】水煎，日 1 剂，分 2 次温服。

【功能主治】活血化瘀，祛风止痛。主治风湿性关节炎。

【加减法】寒痹甚者，加附子、细辛、威灵仙；热痹甚者，去羌活，加忍冬藤、石膏、黄柏、薏苡仁；着痹者，加白芍药；行痹者，加蕲蛇或乌蛇。患者若出现微热，可加苍术、黄柏，肌体虚弱时加黄芪。

## 加味麻黄附子细辛汤

【组成】威灵仙 15 克　麻黄 10 克　桂枝 10 克　羌活 10 克　制附子 12 克　独活 10 克　细辛 6 克　乳香 6 克　没药 6 克　甘草 3 克

【用法】水煎，日 1 剂，分 2 次温服。附子先煎 1 小时。

【功能主治】温经祛风，活血止痛。主治风湿性关节炎。

【加减法】①患者如行痹明显，宜加防风、白芷、秦艽、海风藤各 10 克。②痛痹明显时，可加干姜、肉桂各 6 克。③热痹明显时，可加金银花、连翘、黄柏、桑枝各 15 克。④着痹严重时，可加薏苡仁 15 克、苍术 12 克、猪苓 20 克、络石藤 20 克、千年健 15 克。⑤倘若患者久病体虚，宜加桑寄生 10 克、杜仲 15 克、续断 15 克、山药 12 克。

### 续命汤

【组成】麻黄 10～30 克　杏仁 10～20 克　桂枝 10～30 克　甘草 5～15 克　石膏 40～200 克　人参 10～30 克　当归 10～30 克　干姜 10～20 克　川芎 10～20 克

【用法】水煎，日 1 剂，分 2 次温服，待微汗出为度。不汗，盖被助汗。若不汗，更服。总以汗出为度，但不可见风。

【功能主治】益气发散，解表除风。主治大青龙汤证咳而多涎唾，或心下痞虚，或头痛、腹痛，体格黑胖病人，咳逆上气，面目浮肿，但伏不得卧，口干烦渴，肢体不遂、言语涩滞、茫然不知痛痒或身拘急不能转侧，属表邪兼内虚者。

【按语】①本方常用于以肢体的感觉和运动障碍为特点的神经系统疾病，如脑梗死、脑血栓后遗症、大脑软化症、颈椎病、急性脊髓炎、多发性神经炎、糖尿病性神经炎、颅内压增高综合征等。②呼吸系统疾病，如病毒性感冒、支气管哮喘、喘息性支气管炎、慢性支气管炎、肺炎、肺心病、慢性阻塞性肺气肿、百日咳、妊娠咳嗽等也有应用的机会。③其他疾病，如风湿性关节炎、急性浆液性关节炎、肩周炎、类风湿性关节炎，克山病、神经衰弱、糖尿病、肾炎、风湿热、高血压病、面神经炎、血管神经性头痛、丛集性头痛、脑动脉硬化、颈椎基底动脉供血不足、皮炎等都有应用的机会。

## 二、类风湿性关节炎

【辨病与辨证】

类风湿性关节炎是一种自身免疫性疾病，起病与细菌、病毒感染以及内分泌、遗传因素有关，天气阴冷、潮湿、疲劳、营养不良、外伤、精神创伤等均是本病的诱发因素。此外，患者的变态反应和自身免疫性反应也占有极其重要的地位，其基本病变为发生在骨关节滑膜的炎性病变，患者出现对称性周围性多个关节的慢性炎症。西药常规治疗是使用水杨酸制剂、吲哚美辛（消炎痛）、灭酸类药物和肾上腺皮质激素、免疫抑制剂等，但仍不能从根本上清除患者体内的抗原－抗体复合物，而且一旦停药，复发率极高。本病属中医学"痹证"的范畴，又称为"鹤膝风""历节风""骨痹""厄痹"等。主因居处潮湿、气候异常、冒雨涉水、冷热交错，风寒湿热之邪流注于肌肉、关节、经络所致，从而患者产生内禀不足、肝肾亏损、气血不足、病后虚损、正气不足以驱邪外出，甚者引起严重的关节畸形，宜选用祛风散寒、除湿通络、化痰祛瘀、凉血解毒或补益肝肾的方剂治疗。

## 甘草附子汤

【组成】甘草10～20克　制附子10～50克　白术15～30克　桂枝20～50克

【用法】先煎附子2小时，再入余药同煎，日1剂，分3次温服。

【功能主治】温通散寒，驱湿止痛。主治剧烈的关节疼痛，功能受限，伴全身汗出恶风及小便不利，舌淡苔白润，脉沉或浮细涩者。

【按语】临床常用于以骨节疼痛为主症的运动系统疾病。如风湿性关节炎、类风湿性关节炎、脊椎骨质增生、慢性腰骶关节炎继发坐骨神经痛、肩关节周围炎、结核性关节炎、腰椎间盘突出、肥大性腰椎炎、腰椎管狭窄等。除用于关节病外，其他还用于脱疽、流感、过敏性鼻炎、痛风、风湿性心脏病、慢性心功能不全、久病自汗等。

## 程氏蠲痹汤合乌头汤

【组成】羌活10克　独活10克　秦艽10克　当归10克　桂枝10克川芎10克　桑枝30克　乳香5克　木香5克　海风藤30克　甘草5克　麻黄6克　川乌6克　黄芪15克　白芍药10克　防风6克

【用法】水煎，日1剂，分2次温服。

【功能主治】温经散寒，除湿通络。主治风寒湿痹，肢体关节疼痛，沉重麻木，得热痛减，遇阴雨寒冷加剧，局部无红肿发热，关节疼痛剧烈，脉弦紧。

【按语】本方多用于风湿、类风湿性关节疾病，属寒湿者。

## 加减苍术石膏知母汤合桂枝芍药知母汤

【组成】苍术12克　赤芍药12克　石膏30克　知母10克　防己10克

羌活 10 克　独活 10 克　甘草 10 克　桂枝 10 克　防风 10 克　白术 10 克　麻黄 3 克

【用法】水煎，日 1 剂，分 2 次温服。

【功能主治】祛风除湿，清热宣痹。主治关节红肿热痛，全身发热，口渴，舌质红，苔腻而润，脉数。

【按语】本方多用于风湿、类风湿性关节疾病，属于湿热者。

## 风湿类风湿性关节炎方

【组成】桂枝 12 克　白芍药 12 克　甘草 6 克　当归 6 克　黄芪 20 克　防己 6 克　威灵仙 10 克　石膏 30 克　赤芍药 10 克　桑寄生 10 克　知母 12 克　杜仲 10 克　鸡血藤 15 克　海桐皮 10 克　伸筋草 10 克

【用法】水煎，日 1 剂，分 2 次温服。

【功能主治】养血活血，温经通络，除湿止痛。主治风寒湿痹，寒湿较重者。用于风湿类风湿性关节炎初期关节未变形者。

【加减法】若寒湿偏重，去石膏、知母，加独活 10 克。

## 独活寄生汤

【组成】独活 10 克　桑寄生 12~30 克　秦艽 10 克　防风 10 克　当归 10 克　白芍药 10 克　杜仲 10 克　牛膝 10 克　茯苓 10 克　党参 10 克　细辛 5 克　肉桂 3 克　川芎 10 克　熟地黄 15 克　炙甘草 5 克

【用法】水煎，日 1 剂，分 2 次温服。

【功能主治】祛风湿，止痹痛，益肝肾，补气血。主治肝肾不足，气血两虚，风寒湿痹，腰膝酸痛，四肢屈伸不利，关节疼痛，或肌肉麻木不仁。

【加减法】本方去桑寄生，加黄芪、续断、生姜，名三痹汤。主治与上方基本相同。因为加了生姜，补虚散寒的作用更大。

【按语】本方是十全大补汤加减组成，包括两类药物，一类以祛邪为主，一类以扶正为主，是临床常用于治疗体虚而风寒湿痹的通用方剂。①可用于腰肌劳损，慢性风湿性关节炎，风湿性坐骨神经痛等，属肝肾两虚，气血不足者。②若痹症偏寒者，方中温性药用量宜重，还可加制附子；③偏热者，去肉桂，秦艽宜重用，可用生地黄，白芍药，可用赤芍药，还可加忍冬藤、桑枝等；④脾虚湿重便溏者，可去熟地黄加苍术、薏苡仁；⑤有淤血见证者，可加桃仁、红花；⑥若痹症延久，宜加通络之品，如木瓜、五加皮、海风藤、伸筋草等，临症时均可配合应用。

## 独活寄生汤合三痹汤

【组成】独活 10 克　桑寄生 20 克　秦艽 10 克　当归 10 克　防风 10 克
白芍药 10 克　杜仲 10 克　牛膝 10 克　茯苓 10 克　党参 10 克　细辛 6 克
桂枝 10 克　川芎 10 克　熟地黄 15 克　甘草 5 克　黄芪 15 克　续断 10 克
生姜 5 片

【用法】水煎，日 1 剂，分 2 次温服。

【功能主治】补益肝肾，散寒通络。主治肝肾不足，气血两虚，风寒湿
痹，腰膝酸痛，四肢屈伸不利，关节疼痛，或肌肉麻木不仁。脉多沉细弱。

【按语】本方用于风湿、类风湿性关节疾病，属于气血两虚体质者。

## 痹痛消

【组成】制川乌 12 克　制草乌 12 克　制乳香 12 克　白芍药 15 克　续断
18 克　制黄精 18 克　制没药 12 克　桂枝 15 克　白术 15 克　炙麻黄 9 克
知母 9 克　防风 9 克　全蝎 9 克　蜈蚣 3 条

【用法】水煎，日 1 剂，分 2 次温服。30 天为一疗程。治疗时不宜撤掉激
素，待痹痛始消，方可逐渐减量或停药。若疼痛剧烈，也可临时使用西药
止痛。

【功能主治】祛风除湿，通络止痛。主治类风湿关节炎。

【加减法】①病变以上肢为主时，宜加羌活 12 克、海桐皮 18 克、桑枝 15
克、姜黄 12 克。②病变以下肢为主时，宜加独活 2 克、牛膝 12 克、木瓜 24
克。③局部红肿加重、热毒炽盛时宜去川乌、草乌、桂枝、麻黄，另加牡丹
皮 12 克、栀子 15 克、石膏 60 克、忍冬藤 30 克。④若有腰部酸痛，可加杜仲
18 克、桑寄生 18 克、枸杞子 30 克。⑤合并气血两虚时，可加黄芪 30 克、鸡
血藤 30 克、党参 12 克、当归 15 克。

# 三、强直性脊柱炎

## 【辨病与辨证】

迄今，强直性脊柱炎仍是一种原因不明难以治疗的疾病。本病最先侵犯
骶髂关节，其后随着病情进展累及腰椎、胸椎、颈椎，导致脊椎关节间隙模

糊、融合，以及椎体骨质疏松和破坏，患者病情不断加重，即可导致脊柱强直或驼背状固定，患者出现明显的晨强和脊椎关节疼痛、活动受限。本病中医学称为"骨痹""历节病"等，通常按以下证型选择相应的中药治疗：①风寒外袭型，出现背腰拘急疼痛，或连髋股、或引膝胫等。遇寒加重、得温痛减、苔白腻、脉浮紧。②湿热浸淫型，出现腰背和腿部疼痛，于轻微活动后减轻，口干不欲饮，苔黄而厚腻、脉濡数。③瘀血阻络型，出现背腰疼痛，日轻晚重，脊背活动受限，舌质紫暗或有瘀点瘀斑，脉细涩。④肾精亏虚型，出现背腰和腿部疼痛，喜温喜按、腰膝无力、遇劳加重、肢体不温、手足不温、心烦失眠、足跟疼痛、舌质红苔白腻、脉弦细。

## 桂枝附子汤

【组成】桂枝 10 克　附子 10 克　生姜 10 克　炙甘草 6 克　大枣 4 枚

【用法】水煎，日 1 剂，分 2 次温服。

【功能主治】温经散寒，除湿止痛。主治身体疼痛、关节屈伸不利、转动痛剧、心烦。知觉障碍、肌肉拘挛、疼痛、上冲、舌质淡红，苔白滑润、脉浮涩数者。

【按语】临床常用于关节、肌肉的风湿性、劳损性、退行性病变，如风湿性关节炎、类风湿性关节炎、急性膝关节炎合并关节腔积液、颈椎病、慢性腰肌劳损等，其他疾病如糖尿病性脱疽、动脉硬化症特发性脱疽、雷诺氏病、末梢神经炎、坐骨神经痛、慢性胃炎、胃下垂、胃十二指肠溃疡、慢性肾炎、慢性肝炎、腹股沟淋巴结炎、阳痿、寒疝等也可用到本方。现代也用于风寒外袭型强直性脊柱炎。

## 散寒化湿验方

【组成】桂枝 15 克　当归 30 克　细辛 6 克　苍术 25 克　制川乌 6 克

【用法】水煎，日 1 剂，分 2 次温服。

【功能主治】疏风散寒，祛湿止痛。主治风寒外袭型强直性脊柱炎。此类患者疼痛具有"遇寒则重，得温痛减"的特点。

【加减法】寒湿严重者加黄芪 30 克，防风 10 克，效佳。

【按语】气不足便生寒。

## 清热化湿验方

【组成】金银花 30 克　当归 30 克　苍术 25 克　黄柏 15 克　威灵仙 15

克　甘草 10 克

【用法】水煎，日 1 剂，分 2 次温服。

【功能主治】清热利湿，通络止痛。主治湿热浸淫型强直性脊柱炎。症见身目俱黄、小便黄赤、发热口渴、舌质红、苔黄腻、脉弦。

【按语】本方证多见于青壮年。可与上方互参。

## 复方雷公藤煎

【组成】雷公藤 10 克　生地黄 30 克　金银花 30 克　续断 15 克　赤芍药 15 克　牛膝 18 克

【用法】水煎，日 1 剂，顿服。

【功能主治】疏散风寒，祛湿止痛。主治湿热浸淫型强直性脊柱炎。症见口干不欲饮、无明显畏寒、苔厚腻、脉濡数。

【注意事项】雷公藤有毒。本方不宜久服。

# 四、系统性红斑狼疮

【辨病与辨证】

系统性红斑狼疮是一种侵犯人体多系统的自身免疫性疾病，因此，病变遍及全身，以皮肤和肾脏损害最早和最为严重。常见临床症状有不规则发热或弛张型高热、皮肤蝶形红斑、脱发、关节疼痛、蛋白尿、血尿等。西医通常采用激素和免疫抑制剂冲击疗法，可对缓解症状和稳定病情产生明显作用。然而，此类药物治疗的不良反应大，停药后易于出现反跳和复发。依据本病的临床特点，当属于中医"鬼脸疮""痹症""阴阳毒"等范畴。目前，对轻、中型患者单用中医药治疗，也能获得比较好的疗效，可以减轻临床症状和改善实验室检查指标，对中、重型患者，宜采取中药与激素和免疫抑制剂结合治疗，既可明显减少西药的不良反应和并发症，又可减少激素或免疫制剂用量或维持量，以便巩固治疗效果和防止发生"反跳"或复发。

## 消毒灵加味

【组成】生地黄 20 克　赤芍药 15 克　牡丹皮 15 克　牛膝 15 克　苦参 15 克　蒲公英 20 克　地丁 20 克　天花粉 15 克　当归 15 克　连翘 15 克　黄芩 15 克　甘草 10 克　秦艽 10 克　乌蛇 10 克

【用法】水煎，日1剂，分2次温服。

【功能主治】清心火，凉血热，解热毒。主治红斑狼疮。

【按语】症见皮损为水肿性鲜红色斑片，或有瘀点、瘀斑、血泡、甲下及眼结膜出血点，甚或伴高热，烦躁少寐，热度持续不退，神昏，谵语，抽搐，肌肉酸痛，关节疼痛，舌质红绛或紫暗，脉洪滑或洪数等。

## 狼疮丸

【组成】金银花80克　连翘80克　丹参80克　桃仁50克　赤芍药80克　蒲公英80克　红花30克　蜈蚣8条　白鲜皮40克

【用法】制成蜜丸，丸重9克，每服2丸，日2次。急性期每次4丸。

【功能主治】清热解毒，活血化瘀。主治系统性红斑狼疮。

【按语】近来实验证明，狼疮丸能缩短优球蛋白溶解时间，对各种病因引起的炎症均可产生抑制作用，包括治疗Ⅱ、Ⅲ、Ⅳ型变态反应，但对免疫反应的致敏性和反应期却无影响。

## 滋肾养阴益气汤

【组成】生地黄15克　麦门冬15克　山茱萸12克　山药30克　泽泻30克　太子参25克　茯苓25克　牡丹皮10克　女贞子12克　旱莲草12克五味子10克

【用法】水煎，日1剂，分2次温服。2周为1疗程，连服4个疗程为宜。必要时，可同时使用激素治疗，服药期间可使用维持量，待中药生效后才考虑逐渐减量或撤药。

【功能主治】益气滋阴，清热凉血。主治系统性红斑狼疮。症见伴有发热、关节酸痛、颜面蝶形红斑、甲周红斑、蛋白尿或水肿等。

【加减法】①风热毒盛型患者，症见颜面蝶形红斑或散在斑丘样疹、或肢端红斑、色鲜红、皮损脱屑、咽部干痛、舌尖红、苔薄黄，脉浮滑时，宜加水牛角30克、赤芍药15克、荆芥12克、连翘30克。②阴虚内热型患者，症见颜面蝶形红斑或其他部位多形红斑、色暗红、手足心热、自汗、盗汗、乏力、懒言、关节痛楚、腰酸、脱发、舌红少苦、脉细数，宜加知母、焦黄柏、焦栀子、淡豆豉。③肝肾阴虚型患者，偶尔伴发低热，局部斑疹暗褐色或色素沉着、腰酸痛、关节酸楚、脱发、月经不调或闭经，或头晕目眩、少寐、咽干口燥、便干溲黄、肢肿、舌红少津、苔薄黄、脉细，须加用制首乌30

克、酸枣仁 30 克、桑寄生 25 克、续断 15 克。④风湿热痹型患者，症见全身大小关节游走疼痛、肌肉酸痛、或关节肿胀灼热，或伴低热、口苦咽干、舌淡红、苔黄燥、脉滑，应去五味子，加入桑枝 30 克、薏苡仁 30 克、苍术 15 克、焦黄柏 15 克、怀牛膝 12 克。⑤肝郁脾虚型患者，若有胁腹胀痛不适、纳呆、便溏不爽、月经不调、局部皮肤色素沉着、舌淡苔白或腻、脉弦细，宜去生地黄、牡丹皮，加柴胡 12 克、白芍药 15 克、枳实 12 克、白术 15 克、陈皮 10 克、半夏 15 克。

## 益气养阴汤

【组成】黄芪 30 克　当归 10 克　熟地黄 30 克　蚕沙 20 克　麦门冬 15 克　太子参 15 克　黄精 15 克　秦艽 10 克　半枝莲 15 克　灵芝 15 克　五味子 10 克　海桐皮 10 克　山茱萸 10 克　山药 10 克

【用法】水煎，日 1 剂，分 2 次温服，连用 3 ~ 6 个月。急性进展期，宜选加地塞米松片，每日 10 毫克口服，待病情控制后，可逐渐减少用量。

【功能主治】补气益阴。适用于系统性红斑狼疮缓解期的治疗。

【按语】①患者若阴虚低热、烦躁时，宜加石斛、知母、青蒿。②症见肝脾湿毒（肝功能受损）时，宜加茵陈、白术、柴胡。③证见脾肾湿毒（肾功能受损）时，可加入土茯苓、益母草、车前子等。④证见心气亏损（心功能受损）时，须重用生脉饮伍甘草、丹参。⑤若证见气滞络阻（皮肤血管炎）时，宜加入首乌藤、鸡血藤、茜草、仙茅、仙灵脾。现代药理研究证明，益气药如黄芪、党参、白术、甘草等，均有提高人体非特异性免疫的功能。

# 第八章 神经系统疾病

## 一、动脉硬化症

**【辨病与辨证】**

动脉硬化症是指颈与脑部动脉发生的粥样硬化和血管腔变窄。患者如出现动脉鼻塞和组织供血不足，即可发生缺血性心脑血管疾病，以至于突然死亡。临床以中、老年更为常见，患者多有高脂饮食、糖尿病、吸烟史，而且有半数以上患者出现一过性脑缺血发作，中医称之为"小中风"，认为本病主因肝阳上亢、痰浊中阻、瘀阻脑络和气血亏虚所致，多发生于老年体弱、情志不畅、饮食不节、劳少逸多者，宜选用平肝潜阳、清热息风、化痰泄浊、活血化瘀、补气养血的方剂治疗。

### 祛瘀通络汤

**【组成】** 丹参 20 克　黄芪 20 克　大黄 10 克　地龙 10 克　红花 10 克　川芎 10 克　当归 10 克　水蛭 6 克

**【用法】** 水煎，日 1 剂，分 2 次温服。2 周为 1 疗程。

**【功能主治】** 活血化瘀，通络和阴。适用于防治动脉硬化脑梗死。必要时可合用克芦丁、胞磷胆碱等扩血管药，为防止发生脑水肿或颅内压升高，还可酌情给予 20% 甘露醇 200 毫升快速静滴。

**【按语】** 本方适应证是属气虚血瘀型。可与补阳还五汤互参。

### 活血通腑汤

**【组成】** 丹参 15 克　大黄 10 克　牛膝 10 克　天麻 10 克　瓜蒌 10 克　陈皮 10 克　三七粉 3 克（冲）

【用法】水煎，日1剂，分2次温服。

【功能主治】通腑泄浊，祛痰息风，活血化瘀。主治痰热腑实、风痰上扰型脑梗死。症见口舌㖞斜、半身不遂、偏身麻木、舌绛语滞、头晕目眩、舌质暗淡、苔薄白或白腻、脉弦滑。

【按语】本方适应证是属痰瘀交阻，腑气不通的脑血管病。

## 复遂胶囊

【组成】水蛭、蜈蚣、地龙、川芎各等份。

【用法】将上药烘干研细粉，装0号胶囊，每粒约含生药0.4克。每服4粒，日3次。

【功能主治】活血通络。主治脑动脉硬化或脑梗死。

【按语】服药期间禁食辛辣刺激性食物。

## 菊花梅楂饮

【组成】菊花15克　乌梅15克　山楂15克　白糖5克

【用法】代茶饮。

【功能主治】清肝、活血、收敛。主治肝阳上亢型动脉粥样硬化。症见血压升高、头疼、头晕、目眩等。

【按语】此方宜长期饮用，无副作用。


# 二、缺血性脑卒中

【辨病与辨证】

缺血性脑卒中是在脑动脉粥样硬化和血栓形成基础上发生的疾病，因脑组织缺血，脑梗死区血流明显减少或中断，导致局部缺血缺氧以及神经细胞受损，即可出现偏瘫和失语等急性或亚急性脑部损伤的症状和体征。患者平素多有诸如血脂、血小板功能异常、红细胞变形能力下降等血流障碍，以至于产生突然急性脑供血不足时的脑组织水肿或坏死。此病以老年人多见，且多有"小中风"、高脂饮食、糖尿病、吸烟史。中医学也将此病称之为卒中或中风，常因年老体弱、情志、饮食、劳逸所致，多责之于"虚、风、痰、火"，治宜化痰通络、祛风活血、平肝潜阳之大法。

## 加味补血汤合升陷汤

【组成】黄芪 30 克　当归 15 克　龙眼肉 12 克　丹参 10 克　乳香 6 克 没药 6 克　甘松 6 克　升麻 3 克　柴胡 5 克　桔梗 5 克　知母 10 克

【用法】水煎，日 1 剂，分 2 次温服。

【功能主治】补气活血，疏通经络。主治肢体渐觉不遂，或头重目眩，或 神昏健忘，或头部紧缩作痛，甚或昏仆移时苏醒致成偏枯，或全身痿废，脉 象迟弱，类中风症之偏虚寒者，此即脑贫血之证也。

【按语】本方用于脑缺血之头昏之证。

## 黄藤南菖汤

【组成】大黄 12 克　鸡血藤 60 克　胆南星 10 克　石菖蒲 15 克

【用法】水煎，日 1 剂，分 2 次温服。

【功能主治】祛瘀通络，化痰开窍。主治痰热腑实型缺血性脑卒中。症见 昏仆不识、肢体偏瘫、精神恍惚、大便秘结、舌质红绛或有紫斑、苔黄腻或 白腻、脉细弦或滑数等。

【按语】通腑泄浊，化瘀通络，是治疗本病的常用治法。只要大便通畅， 痰浊瘀血自有出路。

## 脑心康

【组成】水蛭、制首乌、地龙各等份。

【用法】上药共研细粉装 0 号胶囊，每粒含生药 0.3 克。每次 1 粒，日服 3 次。

【功能主治】滋阴活血，祛瘀通络。主治阴虚风动型缺血性脑卒中。症见 突然半身不遂、偏身麻木、口角㖞斜、手足挛急或蠕动、舌红苔少、脉细数。

【按语】此方适用于阴虚血瘀症。只用于轻症患者，若属重症，则药力 不足。

## 化痰通络验方

【组成】石菖蒲 15 克、僵蚕 15 克、地龙 15 克　远志 10 克

【用法】水煎，日 1 剂，分 2 次温服。

【功能主治】化痰开窍，疏通经络。主治痰热腑实型缺血性脑卒中。症见

神志昏蒙、口眼㖞斜、舌强不语、偏身麻木、肥胖、喉中痰鸣、舌体肥大、脉弦滑等。

【按语】本方适用于痰浊壅盛型。痰阻经络、脑窍，出现上述症状者。

## 化瘀通脑验方

【组成】制大黄20克　桃仁10克　胆南星10克　水蛭10克

【用法】水煎，日1剂，顿服。

【功能主治】化痰开窍，疏通经络。主治气虚血瘀型缺血性脑中风。症见突然半身不遂、口眼㖞斜、偏身麻木、舌质暗、苔薄白、脉涩等。

【加减法】气虚较重者加黄芪50克。

【按语】本方适用于痰瘀互结型。

# 三、脑卒中后遗症

【辨病与辨证】

　　脑卒中包括脑出血、脑栓塞、脑血栓形成、脑梗死等脑血管意外，可分为缺血性脑卒中与出血性脑卒中。脑卒中后遗症仅指患者在成功救治后所遗留的不同程度的运动、感知、语言和认知方面的障碍。尽管病因和性质不同，但此类患者共同的病理特点是脑组织细胞受损。脑卒中后遗症的形成原因，一是脑血管外周阻力增大、血流量减少、血供不足，致缺血局部的能量代谢耗竭，导致局灶性神经元坏死；二是病理代谢产物的潴留，且产生毒性作用，如兴奋性氨基酸、氧自由基等，都对神经元有一定损害。中医学认为本病源于肝肾亏虚，其证属本虚标实，气虚不足为本，"风、痰、瘀"为标。

## 血府逐瘀汤合黄芪赤风汤

【组成】黄芪30克　当归10克　生地黄10克　牛膝10克　红花10克桃仁12克　柴胡6克　枳壳6克　防风6克　川芎5克　桔梗5克　甘草3克　赤芍药6克

【用法】水煎，日1剂，分2次温服。

【功能主治】活血化瘀，行气止痛。主治胸中淤血症。证见头痛，胸痛，日久不愈，痛如针刺，病有定处，或急躁善怒，或心悸失眠，或内热瞀闷，或入暮潮热，或呃逆日久，饮水即呛，干呕，舌质暗红，舌边有瘀点或瘀斑，唇暗或两目暗黑，脉弦紧或涩。

【加减法】治头面上部血瘀之证时，可加生姜、葱白、大枣、麝香。妇女血瘀经闭、痛经，加入黄芪赤风汤后，活血通脉的作用更强。

【按语】本方内已含通窍活血汤及补阳还五汤。本方多用于冠状动脉粥样硬化性心脏病、脑中风后遗症、胸部挫伤、血瘀胸痛，脑震荡后遗症引起的精神抑郁、头痛头晕、幻视幻听、失眠健忘等症。

## 地黄饮子

【组成】熟地黄 15～30 克　肉苁蓉 10～15 克　巴戟天 10 克　山茱萸 10 克　石斛 10 克　麦门冬 10 克　茯苓 10 克　制附子 5～10 克　肉桂 3～6 克　石菖蒲 6 克　远志 6 克　五味子 6 克　薄荷 2 克　生姜 3 片　大枣 4 枚

【用法】水煎，日 1 剂，分 2 次温服。

【功能主治】滋肾阴，温肾阳，开窍化痰。主治中风喑痱病，肾元虚衰，语声不出，下肢痿弱或瘫痪，或手足皆不能运转，但不知痛处，脉象微弱。

【按语】本方主要是治喑痱病。喑是舌不能言，痱是足废不用。是由肾元虚衰，虚阳上浮，痰浊随之上泛，堵塞窍道所致。临床常用于中风语言不出的患者。

## 通窍活血汤

【组成】川芎 3 克　赤芍药 3 克　桃仁 10 克　红花 10 克　生姜 10 克　葱白 3 根　大枣 7 枚　麝香 0.3 克（分冲）

【用法】水煎，日 1 剂，分 2 次温服，或加适量黄酒服。

【功能主治】活血，通窍，化瘀。主治头面部血瘀之证。

【按语】临床常用于久聋、酒皶鼻、紫斑等症，以及肌肤甲错，两目黯黑的干血痨症和脑震荡后的头疼、头晕等症。

## 地黄饮子通窍活血汤

【组成】熟地黄 15 克　山茱萸 10 克　肉苁蓉 10 克　巴戟天 10 克　附子 6 克　肉桂 3 克　石斛 10 克　麦门冬 10 克　五味子 10 克　石菖蒲 10 克　远志 10 克　茯苓 10 克　薄荷 3 克　赤芍药 5 克　川芎 5 克　桃仁 10 克　红花 10 克　生姜 3 片　葱白 3 根

【用法】水煎，日 1 剂，分 2 次温服。

【功能主治】滋肾阴，温肾阳，开窍化瘀化痰。地黄饮子主治音痱证，合入通窍活血汤，效果更好。症见舌强不语，足废不用之脑卒中。苔浮腻，脉沉细弱。

【按语】本方主治素肝肾阴阳俱虚之证。取阳中求阴，阴中求阳之意。若血压过高之类中风，可去桂附，加仙茅、仙灵脾。

## 补阳还五汤

【组成】黄芪 30 克　当归 10 克　赤芍药 10 克　地龙 10 克　川芎 6 克　桃仁 6 克　红花 3 克

【用法】水煎，日 1 剂，顿服。

【功能主治】益气活血。主治气虚血瘀型脑卒中后遗症。症见半身不遂、口眼㖞斜、口角流涎、语言不清、大便干燥、小便频数、遗尿等。

【按语】黄芪从 30 克逐渐增至 60~80 克。

## 黄连解毒汤

【组成】黄连 9 克　黄柏 9 克　黄芩 9 克　栀子 9 克

【用法】水煎，日 1 剂，分 2 次温服。

【功能主治】清心火。主治脑卒中后遗症。症见烦躁不安、失眠、语言错乱或忧郁，并伴有皮下青斑、便秘、舌红、苔黄腻、脉数。

【按语】黄连解毒汤现代医学研究表明：具有稳定患者血压、改善脑部供血的作用，故可用来治疗脑部多种缺血性疾病，尤对患者在情感意志上发生改变的疗效更佳。

## 滋阴通络汤

【组成】生地黄 30 克　黄芪 60 克　赤芍药 24 克　山茱萸 15 克　石斛 15 克　麦门冬 15 克　肉苁蓉 15 克　石菖蒲 15 克　茯苓 15 克　地龙 15 克　当归 15 克　远志 8 克　水蛭 10 克（研粉吞服）

【用法】水煎，日 1 剂，分 2 次温服。

【功能主治】滋阴益气，化痰祛瘀。主治脑卒中后遗症。证属气阴两虚，痰瘀阻络者。

【加减法】①患者痰浊明显者，宜加天麻、全蝎、僵蚕。②血压增高时，可加龟板、石决明、钩藤。③伴高脂血症时，宜加瓜蒌、山楂。④合并冠心病时，须加丹参、瓜蒌。⑤上肢瘫痪时，宜加桑技、姜黄。⑥下肢瘫痪时，宜加蜈蚣、牛膝。⑦偏于阳虚时，宜加肉桂、制附子。

## 四、癫痫

**【辨病与辨证】**

癫痫指由脑神经细胞过度放电引起的中枢神经系统失常，其特征是患者出现突发性、暂时性、反复性的全身或局部痉挛，并有可能出现多样发作，如意识障碍、语言障碍、感觉障碍等。本病的发病率大致在 0.5% ~ 0.7%。原发性癫痫又称特发性癫痫，即不能找到器质性或代谢障碍的病因；继发性癫痫又称症状性癫痫，是由于各种脑部疾病或代谢障碍所致。本病属于中医学"癫证"的范畴，发作轻者出现精神恍惚、活动暂止；发作重者突然不省人事、两目上视、口吐白沫、肢体抽搐等。本病起因于气机逆乱、内扰神明，常与惊、风、痰、瘀有关，尤其痰邪为重。治宜活血化瘀、通络息风、安神止痉、健脾和胃、补益肝肾。

### 方 1

**【组成】** 钩藤 15 克　牡蛎 30 克　半夏 10 克　陈皮 10 克　柴胡 10 克

**【用法】** 水煎，日 1 剂，分 2 次温服。

**【功能主治】** 疏肝理气。主治肝气郁结之癫痫。症见突然发作，可大叫一声，随即意识丧失，全身抽搐，咬牙，皮肤紫绀，口吐白沫，眼红，瞳孔扩大，小便失禁。这样持续几分钟进入昏睡，经过半小时以上神志才慢慢清醒。

**【按语】** 本方用于肝气瘀滞，气机不畅，上扰神明，突然发病。治宜疏肝理气化痰。

### 方 2

**【组成】** 白芍药 30 克　钩藤 30 克　炙甘草 9 克　郁李仁 6 克　白芷子 10 克　天麻 6 克　黑木耳 15 克　僵蚕 9 克　全蝎 6 克

**【用法】** 水煎，日 1 剂，分 2 次温服。

**【功能主治】** 平肝息风，通络止痛。主治阴亏津伤，筋脉拘急，疼痛，痉挛等神经系统疾患，如三叉神经痛、神经性头痛、各种神经痛、面神经麻痹、坐骨神经痛、多发性神经炎、癫痫小发作、癔病、末梢血管痉挛。

【按语】本方适用于素有神经痛兼癫痫病者。

## 加味龙马丹

【组成】马钱子、地龙、党参各等份。

【用法】共研细末，装入0号胶囊或蜜制成丸，每粒含生药0.3克，4~7岁每日0.6~0.9克；8~14岁，每日0.9~1.5克；15岁以上，每日1.8~2.4克；早晚2次，日最大剂量不要超过3.0克。6个月为1疗程。

【功能主治】活血息风。主治癫痫。

【按语】方中马钱子味苦、性温、有大毒。一旦用量过大，可致患者血压升高、惊厥、呼吸急促，以至于昏迷。有人报道，此方治疗强直阵挛发作者疗效最好，对原发性癫痫的疗效也明显优于继发性癫痫，对同时伴有严重脑部器质性损伤者的疗效最差。

## 宁痫散

【组成】重楼15克　郁金15克　白矾15克

【用法】共研细末，分10包，成人每日1包口服，小儿减半，连服3个月为1疗程。

【功能主治】清热利湿，祛瘀化痰。主治原发性癫痫。证属脾虚痰蕴者。症见久病不愈、面色无华、头晕目眩、纳少、舌淡苔白、脉濡。

【按语】本方适用于脾虚痰瘀型癫痫病。

## 菖郁汤加减

【组成】重楼30克　钩藤15克　石菖蒲15克　郁金10克　半夏10克茯苓10克　枳实10克　竹茹10克　甘草6克　天麻6克　川贝母6克

【用法】水煎，日1剂，分2次温服，小儿酌减。

【功能主治】化痰开窍。主治癫痫。

【加减法】患者兼有血瘀者，可加丹参；伴有外感风邪，宜加荆芥、防风；心烦不安者，须加黄连；出现脾虚时，宜加党参、白术、远志等。

## 五、眩晕症

**【辨病与辨证】**

内经云："诸风掉眩皆属于肝"，眩晕证多从肝经论治。此证多见于现代医学中的高血压、耳源性眩晕、胃源性眩晕。中医学的肝肾阴虚，肝阳上亢、痰湿不运、气虚血瘀脑络不畅眩晕、颈椎病所致的眩晕、脑后遗眩晕属此症候。治疗时应审证求因，辨证准确，选用对症的方剂治疗。

### 半夏白术天麻汤加味

**【组成】** 陈皮 10 克　半夏 10 克　茯苓 12 克　甘草 5 克　白术 10 克　天麻 10 克　石菖蒲 12 克　远志 6 克

**【用法】** 水煎，日 1 剂，分 2 次温服。

**【功能主治】** 健脾燥湿，化痰息风。主治痰饮上逆，眩晕头疼，苔白厚腻，脉弦滑。

**【加减法】** 头痛甚者加蔓荆子；气虚者加党参、黄芪。

**【按语】** 本方为半夏白术天麻汤即二陈汤加白术、天麻再加石菖蒲、远志而成。有健脾燥湿，化痰息风，清理上窍的作用。用于痰饮上逆，眩晕头痛，可用于神经衰弱的头晕头痛而又有胃肠症状者，亦可用于耳源性眩晕。本方是治疗眩晕头痛的常用方。

### 苓桂术甘汤加味

**【组成】** 茯苓 12 ～ 30 克　桂枝 10 ～ 15 克　白术 10 ～ 15 克　泽泻 30 克炙甘草 3 ~ 6 克

**【用法】** 水煎，日 1 剂，分 2 次温服。

**【功能主治】** 健脾祛湿，温化痰饮。主治痰饮病，胸胁支满，眩晕心悸。眩晕甚者，或短气而咳，苔白滑，脉弦滑或沉紧。

**【加减法】** 眩晕重者，呕吐重者，加陈皮、半夏；兼失眠者加龙骨、牡蛎。

**【按语】** 本方适用于痰饮者。

### 镇眩汤

**【组成】** 茯苓 27 克　桂枝 15 克　白术 15 克　炙甘草 6 克　当归 12 克

白芍药 12 克　川芎 6 克　熟地黄 12 克　龙骨 15 克　牡蛎 15 克

【用法】水煎，日 1 剂，分 2 次温服。

【功能主治】养血健脾，除湿化饮。主治各种眩晕，如耳源性眩晕、眼源性眩晕、胃源性眩晕、椎基底动脉供血不全引起的眩晕，均有良好疗效。

【按语】本方是由苓桂术甘汤、四物汤加龙骨、牡蛎而成，用于苓桂术甘汤证而见血虚体征眩晕者。临证应根据症状的不同侧重加减运用。

## 首乌合剂合四物汤

【组成】何首乌 10 克　生地黄 10 克　元参 10 克　白芍药 10 克　女贞子 10 克　旱莲 10 克　沙苑子 10 克　豨莶草 10 克　桑寄生 10 克　牛膝 10 克　当归 15 克　熟地黄 15 克　川芎 10 克　山茱萸 10 克　天麻 10 克

【用法】水煎，日 1 剂，分 2 次温服。

【功能主治】补血养肝，清头目。主治肝血不足，血压偏高，头晕目眩，肢体麻木等。

【按语】肝为风之脏，"诸风掉眩，皆属于肝"。头目眩晕，多属于肝血、肝阴不足所致。治疗应遵此宗旨选方用药。

## 旋覆代赭汤合二陈汤加减

【组成】代赭石 20 克　旋覆花 10 克　党参 10 克　陈皮 10 克　半夏 10 克　茯苓 15 克　甘草 3 克　升麻 3 克　柴胡 3 克　葛根 6 克

【用法】水煎，日 1 剂，分 2 次温服。

【功能主治】健脾，除湿，化痰。主治痰湿中阻，脾不健运，清阳不升之眩晕。

【按语】根据无痰不作眩的理论，症见眩晕，苔厚腻，脉弦滑，就可应用本方。

## 治头晕眼花验方

【组成】山茱萸 10 克　山药 6 克　茯苓 6 克　熟地 11 克　肉苁蓉 11 克　枸杞子 10 克　细辛 3 克　枣仁 5 克　远志 5 克　何首乌 10 克　黄精 10 克　川芎 5 克　白芷 6 克

【用法】水煎，日 1 剂，分 2 次温服。

【功能主治】滋肝肾，益精血。主治肝肾阴虚，精血不足之头晕眼花。

【按语】补肝肾，益精血，在临证时经常用到，不仅此证。

## 补阳还五汤加味

【组成】当归30克 桃仁10克 红花10克 赤芍药10克 当归12克 川芎15克 地龙10克 葛根30克

【用法】水煎，日1剂，分2次温服。

【功能主治】益气活血，疏通脑络。主治眩晕（短暂性脑缺血）

【按语】本方常用于气虚血瘀所致的脑络不畅之眩晕。

## 小柴胡汤合泽泻汤加味

【组成】柴胡12克 黄芩10克 半夏10克 党参15克 泽泻10克 白术10克 川芎8克 钩藤10克 甘草4克 天麻10克 生姜10克 大枣3枚

【用法】水煎，日1剂，分2次温服。

【功能主治】和解少阳，清利头目。主治美尼尔氏征。

【加减法】①心烦口苦者，加龙胆草10克、黄芩10克、栀子10克、车前子10克。②舌尖红，心火旺者加竹叶10克、甘草10克。③肝阳亢，血压高者，加菊花12克、决明子15克、枳实10克。④头痛加菊花12克、蔓荆子12克、茺蔚子12克。⑤气血亏虚，血压偏低者，加黄芪30克、当归12克、桂枝10克。⑥颈椎病，颈项强痛者，加葛根20克、丹参20克、白芷12克。缓解后，偏于肝肾阴虚者，用杞菊地黄丸调理，偏于气虚下陷者，用补中益气汤善后。

## 半夏白术天麻汤加味

【组成】黄芪20克 川芎10克 半夏12克 陈皮10克 茯苓15克 旋覆花10克 代赭石15克 天麻10克 石菖蒲10克 远志6克 白术12克 甘草6克 生姜3片

【用法】水煎，日1剂，分2次温服。

【功能主治】益气活血，降气化痰。主治痰湿郁阻清窍之眩晕，多属神经功能失调及缺血性脑血管病。

【按语】无痰不作眩，本方常用于痰湿型眩晕。

## 补肾化痰汤

【组成】仙灵脾 30 克　菟丝子 30 克　沙苑子 20 克　僵蚕 15 克　半夏 12 克　石菖蒲 15 克　葛根 30 克　泽泻 30 克　蒲黄 15 克

【用法】水煎，日 1 剂，分 2 次温服。

【功能主治】补肾培元，活血化痰。主治老年眩晕，高血压，高血脂，动脉硬化等病。

【按语】无痰不作眩，原以脾虚不能运化水湿而生痰，痰随逆气肝火上升而作眩晕。殊不知痰之本原于肾，若肾气不摄，不能下行运化水饮，此痰之所由来也。此方乃补肾化痰治眩晕、高血压、高血脂之方也。

## 石菖蒲泽泻汤

【组成】石菖蒲 15 克　泽泻 15 克　茯苓 12 克　胆南星 10 克　蝉蜕 6 克　菊花 6 克　白芍药 10 克　石决明 30 克　白术 15 克

【用法】水煎，日 1 剂，分 2 次温服。

【功能主治】主治耳源性眩晕。突发性、定向性眩晕，耳鸣，听力减退，恶心呕吐，苔白腻或黄腻，脉弦滑。

【按语】运用本方应注意舌脉的辨证，眩晕、耳鸣在临床上属痰湿者比较多见。

## 眩晕汤

【组成】当归 20 克　五味子 10 克　山药 20 克　枣仁 12 克　龙眼肉 15 克

【用法】水煎，日 1 剂，分 2 次温服。

【功能主治】养血调肝，益肾养心。主治血虚型眩晕，眩晕眼花，心悸失眠，多梦，手足麻木，口渴，无味，纳差，舌质红，苔少，脉弦细。

【按语】本方适用于心、肝、肾阴虚者，要点是舌质红，苔少，脉弦细。

## 益气聪明汤合补中益气汤

【组成】党参 15 克　黄芪 15 克　白芍药 15 克　白术 9 克　蔓荆子 9 克　陈皮 9 克　当归 6 克　升麻 6 克　柴胡 6 克　黄柏 6 克　葛根 6 克　甘草 6 克　大枣 5 枚

【用法】水煎，日 1 剂，分 2 次温服。

【功能主治】补气养血，升清降浊。主治脑缺血所致的眩晕头昏，症属气阴不足，心脾两虚者。舌淡，脉细弱或虚浮。

【按语】本方适用于中气不足，气虚下陷，脑失其养之证。

# 六、偏头痛

【辨病与辨证】

偏头痛主要是因血管、神经、内分泌等原因发生的脑部血管舒缩功能障碍，发生率以女性高于男性，有阳性家族史者大致在 50～80%，偏头痛发作经常伴有各种自主神经系统症状，可依据有无前期症状，将本病分为先兆型（典型型）、无先兆型（普通型）及特殊型偏头痛。此病相当于中医学的"偏头风"，疼痛爆发、来势甚剧，或左或右，或连及眼、齿，痛止如常人。风、痰、瘀、热是导致偏头痛发作的四大病理要素，治疗时，应选用平肝泄热、疏散风邪、清利头目、凉血活血的方剂。

## 川芎茶调散

【组成】川芎 10 克　薄荷 10 克　荆芥 10 克　羌活 6 克　白芷 6 克　甘草 6 克　防风 5 克　细辛 3 克

【用法】共研细粉，每服 10 克，茶水调服，日 3 次。亦可水煎服。

【功能主治】疏风止痛。主治偏正头疼，或巅顶作痛，恶寒发热，鼻塞目眩，舌苔薄白，脉浮滑者。

【加减法】本方加菊花、僵蚕，名菊花茶调散。功能疏散风热，清利头目。主治风热上攻，头晕目眩及偏正头疼。亦可去细辛、羌活，加蔓荆子、钩藤等，以增强疏散风热的作用。

【注意事项】本方的辛散药物较多，凡久病气虚、血虚，或肝风、肝阳引起的头疼，均非所宜。

【按语】本方为散风止痛剂，是治疗外感风邪或风热上攻头疼的常用方。常用于感冒、偏头痛、慢性鼻炎引起的头疼，而属风邪为患者。亦可加减用于治疗鼻炎。

## 吴茱萸汤

【组成】吴茱萸 6 克　人参 6 克（或党参 15 克）　大枣 5 枚　生姜 10～

12 克

【用法】水煎，日 1 剂，分 2 次温服。

【功能主治】温肝暖胃，降逆止呕。主治肝胃虚寒，浊阴上逆所致的胃痛或巅顶头疼，或痛连及肩颈。而痛时欲呕，或干呕，吐涎沫，口淡，舌淡苔白滑，脉弦迟等症。

【按语】①临床常用于以呕吐清水、涎沫为主证的疾病。如神经性呕吐、妊娠恶阻、食管癌、急性胃炎、贲门痉挛、幽门痉挛、瘢痕性幽门梗阻、更年期顽固性呕吐等。②以剧烈头痛为主证的疾病，如高血压脑病、颅内压增高性头痛、结核性脑膜炎、血管神经性头痛、习惯性头痛、颅内血肿、顽固性头痛等。③以眩晕为特征表现的高血压病、美尼埃综合征也可参照使用。④眼科一些疾病也有应用本方的场合，如视疲劳症、角膜溃疡、急性结膜炎、急性充血型青光眼、急性视神经乳头炎、闪辉性暗点、多发性顽固性睑腺炎等多种眼科疾病出现眼胀痛伴呕吐、手足寒冷时可用本方。⑤慢性胃炎、消化性溃疡、溃疡性结肠炎、细菌性痢疾、慢性肝炎、慢性胆囊炎等消化系统疾病以腹痛下利为主证时有本方证出现的机会。⑥本方还用于其他方面如厌食症、多寐、失眠、神经官能症、精神分裂症、癫痫、脏躁、急慢性肾炎、慢性肾功能衰竭、克山病、痛经、不孕症、腹疝、荨麻疹、过敏性紫癜、上肢震颤症、血小板减少性紫癜等疾病。

## 川芎茶调散合吴茱萸汤

【组成】川芎 10 克　荆芥 10 克　防风 5 克　薄荷 10 克　细辛 3 克　白芷 6 克　羌活 6 克　甘草 6 克　吴茱萸 6 克　党参 15 克　生姜 10 克　大枣 5 枚

【用法】水煎，日 1 剂，分 2 次温服。

【功能主治】温肝暖胃，降逆止痛。主治肝胃虚寒，浊阴上逆所致的胃痛或颠顶头疼，痛时欲呕，或干呕，吐涎沫，舌苔白，脉弦迟。

【按语】两方合用比单用一方效果更可靠。临床用于偏正头疼，或感冒头疼偏重者。

## 散偏汤

【组成】川芎 15 克　白芍药 12 克　白芥子 12 克　香附 10 克　柴胡 9 克　白芷 6 克　郁李仁 9 克　甘草 6 克

【**用法**】水煎，日 1 剂，分 2 次温服。

【**功能主治**】疏肝散风，行气活血，止痛。主治偏头痛等。

## 闪辉汤

【**组成**】吴茱萸 12 克　党参 12 克　当归 12 克　丹参 15 克　白芍药 15 克　陈皮 9 克　甘草 6 克　大枣 4 枚　鸡血藤 15 克　益母草 10 克　钩藤 10 克

【**用法**】水煎，日 1 剂，分 2 次温服。15 天为 1 疗程。

【**功能主治**】温经止痛，养血柔肝，明目。主治眼性偏头痛或暂时性不全黑蒙，呈单侧或双侧性突然发病。发作期有视物模糊和象限性视野缺损或偏盲，眼前"冒金花"和呈波纹状闪动或畏光，伴全身不适、恶心、呕吐等。

【**按语**】本方适用于肝之经脉受寒所致的偏头痛和视力障碍。

## 龙胆泻肝汤加减

【**组成**】车前子 30 克　当归 25 克　川芎 20 克　赤芍药 20 克　龙胆草 10 克　黄芩 10 克　木通 10 克　泽泻 10 克　柴胡 10 克　菊花 10 克　生地黄 15 克

【**用法**】水煎，日 1 剂，分 2 次温服。15 天为 1 疗程。

【**功能主治**】平肝泄热，凉血活血。主治肝热血瘀型偏头痛，症见头胀痛、耳鸣、痛有定处、痛如锥刺、经久不愈、失眠、烦躁、目赤、口苦咽干、纳差，女性伴发经期错后、经血色黯，有血块、舌暗或有瘀斑、苔黄、脉弦或涩。

【**加减法**】痛甚，宜加全蝎、蜈蚣；如痰证明显者，可加陈皮、半夏；头疼目眩，可加白芍药、郁金。

# 七、三叉神经痛

【**辨病与辨证**】

三叉神经痛指三叉神经支配区域反复发作的一种短暂性剧烈疼痛。原发性三叉神经痛多见于 40 岁以上中、老年患者，经常为单侧性疼痛，偶发双侧性疼痛，可能起因于三叉神经炎或轻微的机械性压迫。疾病初起患者发作次数并不多，但随病情加重或病程延长，疼痛发作更为频繁，甚至可出现周期性或持续性发作数日或数周，患者发作前常无先兆，突然出现剧烈疼痛，酷似刀割或锥钻样痛，发作时间从数秒至数分钟不等。中医学称本病为"头风"，可能与外感、内伤、风邪、痰邪、血瘀相关。①风热伤络型，患者有阵发性面颊灼热、流涎、目赤流泪、口苦微渴，舌干边红、苔薄黄、脉浮或弦数。②风寒凝络型，患者出现阵发性面颊抽动性疼痛、惧怕风寒、喜裹头面、得热痛减、舌淡、苔薄白、脉浮紧或弦。③风痰阻络型，患者阵发性面颊剧痛、头重昏蒙、胸闷脘满、舌体胖大、苔白腻、脉弦滑。④阴虚火旺型，患者有面部阵发性剧痛、潮红烦热、健忘失眠、舌红少苔、脉细数。

## 牵正散合三叉神经痛方

【组成】白附子6克　僵蚕6克　全蝎6克　蜈蚣2条　夏枯草10克天麻6克　白芷10克　钩藤12克　细辛3克

【用法】水煎，日1剂，分2次温服。

【功能主治】祛风化痰。中风口眼㖞斜及三叉神经痛。

【按语】本方用于中风口眼㖞斜及三叉神经痛。如无口眼㖞斜者，可去白附子。

## 芍药甘草汤

【组成】白芍药20~60克　炙甘草10~30克

【用法】水煎，日1剂，分2次温服。

【功能主治】滋阴柔肝，养血止痛。主治四肢骨骼肌表现为"抽筋感"的拘急、痉挛，内脏平滑肌紧张导致的阵发性、痉挛性疼痛。

【按语】①临床常用于以骨骼肌、韧带的痉挛、抽掣样疼痛为特征的疾病，如腓肠肌痉挛，肌肉痛性痉挛综合征、阴道痉挛、强中（阴茎持续勃起不软）、喉痉挛、缩阴症、全身抽搐、中风后遗症的肌肉僵硬、疼痛、麻木、肩周炎、肌强直症，急性腰扭伤，脊椎骨质增生症、外伤性头痛眩晕症、阴茎抽痛。②以内脏平滑肌绞痛、剧烈痉挛等为特征的疾病，如胆绞痛、肾绞痛、胃痉挛、胃扭转、肠粘连、胃及十二指肠溃疡、萎缩性胃炎、支气管哮喘、百日咳及顽固性咳嗽、溃疡性结肠炎、晚期肝癌疼痛、痛经。③对于子宫收缩导致的先兆流产，本方可缓解子宫痉挛，对避免流产有显效。④骨与关节疼痛性疾病，如风湿性关节炎、足跟痛、颈椎综合征、股骨头缺血性坏死、骨质增生症、椎间盘突出症。⑤神经性疼痛，如三叉神经痛、带状疱疹引起的肋间神经痛、糖尿病神经病变所致的疼痛与麻木、坐骨神经痛、牙痛。⑥不自主性、异常兴奋性疾病，如顽固性呃逆、不安腿综合征、小儿睡中磨牙症、颜面肌抽搐、眼睑痉挛、帕金森病、书写震颤症、小舞蹈病、心房颤动、小肠咳（咳而矢气）、小儿夜啼、小儿遗尿症、马钱子中毒。⑦血证，如血小板减少性紫癜、过敏性紫癜、上消化道出血、支气管扩张咯血、鼻衄。⑧一些功能衰弱性疾病，如血睾丸酮血症之不育症、不孕症、下肢软弱无力及步行艰难、高泌乳素血症性阳痿、重症肌无力。⑨其他方面，如病毒性肝炎、糖尿病、急性乳腺炎、细菌性痢疾、习惯性便秘、肛裂，乳溢症、冠心病；老人便秘、梅核气、多毛症、激素停用后综合征（如关节疼痛不适）。

## 芍药钩藤木耳汤

【组成】白芍药 30 克　钩藤 30 克　炙甘草 9 克　郁李仁 6 克　白芷子 10 克　天麻 6 克　黑木耳 15 克　僵蚕 9 克　全蝎 6 克

【用法】水煎，日 1 剂，分 2 次温服。

【功能主治】阴亏津伤，筋脉拘急，疼痛，痉挛等神经系统疾患。如三叉神经痛、神经性头痛、各种神经痛、面神经麻痹、坐骨神经痛、多发性神经炎、癫痫小发作、癔病、末梢血管痉挛。

【加减法】治疗三叉神经痛、神经性头疼、面神经麻痹、坐骨神经痛加柴胡 10 克，没药 10 克；治疗多发性神经炎、末梢神经痉挛，加桑枝 15 克，乳香 9 克；治疗癔病，加百合 30 克，麦门冬 15 克，大枣 4 枚。

## 通气散加味

【组成】川芎 30 克　柴胡 20 克　香附 15 克　白芷 12 克　石菖蒲 20 克　葛根 20 克　蔓荆子 15 克　全蝎 10 克　地龙 10 克　牛膝 10 克

【用法】水煎，日 1 剂，分 2 次温服。

【功能主治】通关开窍，疏风解郁。主治三叉神经痛。症见头疼欲裂，眉睖胀痛，心烦少寐，两胁胀满，苔薄白，脉弦紧。

【按语】头面部的疼痛之症，治疗关键在于行气止痛，所以选用通气散加用解痉通络止痛药效果良好。

## 川芎止痛散合三叉神经痛验方

【组成】天麻 9 克　夏枯草 10 克　白芷 10 克　钩藤 12 克　细辛 3 克

川芎 20 克　荜茇 12 克　全蝎 10 克　蜈蚣 6 条

【用法】水煎，日 1 剂，分 2 次温服。

【功能主治】镇痉止痛。主治三叉神经痛，症见疼痛突发，以面颊、上颌、下颌或舌为最常见。有时整个一侧面部也能发生疼痛。疼痛表现为针刺样、刀割样、火灼样，疼痛剧烈难以忍受。

【按语】本方也可共研细粉，每次服 20 克，日 3 次。

## 芍药甘草汤加味

【组成】白芍药 50 克　炙甘草 30 克　枣仁 20 克　木瓜 10 克

【用法】水煎，日 1 剂，分 2 次温服。

【功能主治】滋阴柔肝，养血止痛。主治阴虚火旺型三叉神经痛。

【按语】芍药甘草汤加味是治疗神经痛的有效方。但气虚阳虚体质者疗效不佳。

## 川芎煎

【组成】川芎 30 克　沙参 30 克　白芷 6 克　细辛 3 克　蔓荆子 6 克

【用法】水煎，日 1 剂，分 2 次温服。

【功能主治】祛风除湿，通络止痛。主治风寒凝络型三叉神经痛，症见怕风寒、遇寒疼痛加重、舌淡、苔薄白、脉弦紧。

【按语】川芎乃治疗头疼的圣药。若感受风寒所致的三叉神经痛此方效佳。

## 头疼宁

【组成】黄芪 30 克　川芎 30 克　当归 30 克　地龙 30 克　细辛 15 克

【用法】共研细粉，炼蜜为丸，似桐子大，每服 1 丸，日 3 次，30 天为 1 疗程。

【功能主治】益气活血，温经止痛。主治瘀血阻络型三叉神经痛。症见面部麻木、经久不愈、面色晦滞、舌质紫暗、苔薄白、脉弦紧。

【按语】气虚血瘀寒凝所致的三叉神经痛此方较为对症。

## 八、面神经麻痹

**【辨病与辨证】**

面神经走行在颞骨茎乳孔内，该神经一旦出现急性非化脓性炎症，即可产生半侧的周围性面神经麻痹。本病早期病理变化是面神经及神经鞘水肿。临床主要表现为病灶侧面部表情肌瘫痪、前额皱纹消失、眼裂扩大、鼻唇沟平坦、口角下垂将面部拉向健侧，进食时可使上述症状明显。本病主要治疗原则是控制炎症、尽力减轻患者的面神经水肿。若面神经麻痹恢复不完全时，可产生瘫痪肌挛缩、面肌痉挛或其连带运动。本病相当于中医学"中风""中经络"病证，系由正气不足、脉络空虚、风邪入中经络，而引动痰湿、流窜面部，致气血瘀阻不通而成。治疗时应以祛风化痰、活血通络的方剂治疗。

### 治面神经瘫痪方

**【组成】** 白附子 10 克 全蝎 5 克 僵蚕 10 克 地龙 10 克

**【用法】** 共研细粉，每服 3 克，温黄酒调服。亦可改为煎剂。参考用量：白附子 5 克 僵蚕 10 克 全蝎 10 克 地龙 10 克

**【功能主治】** 祛风化痰，疏通经络。主治中风口眼㖞斜（俗名吊旋风）。

**【按语】** 本方可用于面神经麻痹、三叉神经痛。可酌加蜈蚣效果更好。

### 二活当归汤

**【组成】** 羌活 6 克 独活 6 克 荆芥 6 克 防风 6 克 秦艽 20 克 白芷 10 克 当归 10 克 赤芍药 6 克 生地黄 15 克 川芎 6 克 桂枝 9 克 蝉蜕 5 克

**【用法】** 水煎，日 1 剂，分 2 次温服。

**【功能主治】** 口眼㖞斜（周围性面神经麻痹）。

**【按语】** 本方除风湿，活血疏通经络，治疗面神经麻痹，是常用之方。

### 治面神经麻痹

**【组成】** 荆芥 10 克 防风 10 克 黄芩 10 克 乌药 10 克 川芎 10 克 陈皮 10 克 半夏 10 克 枳壳 10 克 僵蚕 12 克 白芷 10 克 桔梗 10 克 细辛 10 克 当归 6 克 白芍药 6 克 甘草 6 克 白术 6 克 茯苓 6 克 天麻 12 克

【用法】水煎，日1剂，分2次温服。

【功能主治】祛风化痰，行气通络。主治面神经麻痹。多用于年老体弱者。

【按语】此方还可用于头疼，头晕，神经性头疼，属痰湿体质者。

## 桂枝汤合牵正散加葛根

【组成】桂枝10克　白芍药10克　甘草5克　生姜6片　大枣3枚　白附子5克　僵蚕5克　全蝎5克　葛根10克

【用法】水煎，日1剂，分2次温服。

【功能主治】主治面神经麻痹。

【按语】本方适用于感冒引发的面神经麻痹。

## 补阳还五汤加减

【组成】黄芪60克　当归15克　陈皮15克　白术15克　桃仁10克红花10克　川芎10克　赤芍药10克　地龙10克　全蝎10克　炙甘草6克蜈蚣2条　太子参20克

【用法】水煎，日1剂，分2次温服。

【功能主治】益气活血，祛风活络。主治口眼㖞斜（面神经炎）

【按语】本方应用于气虚血瘀，经络瘀阻型面神经麻痹症。

## 治面神经麻痹方

【组成】铁落30克　蜈蚣3克　全蝎5克　芒硝5克　朱砂5克　冰片1克　青黛5克　羚羊角粉1克

【用法】共研细粉，装0号胶囊，每服3粒，日2次，疗效很好。

【功能主治】息风止痉，化痰通络。主治肝风内动型面神经麻痹症。

【按语】本方具有药简力专，疗效可靠，服用简便的特点。

## 玉屏风散合牵正散

【组成】黄芪180克　白术60克　防风60克　僵蚕30克　全蝎30克制白附子30克

【用法】共研细粉，每服10克，日2次。1月为1疗程。

【功能主治】益气化痰，祛风通络。主治面神经炎或周围性面瘫。

【按语】牵正散是中医治疗面瘫、口眼㖞斜的代表方剂，它能祛风化痰，解痉止挛，与玉屏风散同用，可奏扶正祛邪之功效。

### 复方牵正散

【组成】制白附子 10 克　僵蚕 10 克　川芎 10 克　羌活 10 克　夏枯草 30 克　葛根 15 克　地龙 15 克　赤芍药 15 克　蜈蚣 3 条　白芷 6 克

【用法】水煎，日 1 剂，分 2 次饭后温服。连服 20 天为宜。

【功能主治】化痰止痉，活血通经。主治急性面神经炎等。

【按语】本方可与上方互参。

# 九、阿尔茨海默病（老年性痴呆）

### 【辨病与辨证】

阿尔茨海默病俗称老年性痴呆，好发于老年期或老年前期，主要临床特征是造成记忆力障碍和智力减退的一组慢性进行性神经精神衰退症，病情严重者，还可丧失生活自理能力，最终可因发生诸多并发症而死亡。本病属中医学"郁证""痴呆""健忘"等范畴。古人云："肾藏精、精生髓，而脑为髓海"，故而肾与大脑的关系最为密切。老年人肾精渐衰、五脏俱虚、精气津液匮乏，导致脑髓失养、髓少脑空而致病。此外，肾虚亦可导致脏腑功能失调、痰浊瘀血阻滞脑络、神明蒙蔽等，同样也能引发老年性痴呆。治疗时应以滋阴补阳、破血化痰、活血化瘀、醒脑开窍的方剂治疗。

### 地黄饮子加减

【组成】生地黄 30 克　灯盏花 30 克　石斛 15 克　麦门冬 15 克　茯苓 15 克　肉苁蓉 15 克　巴戟天 15 克　水蛭 10 克　山茱萸 12 克　石菖蒲 10 克　桂枝 10 克　五味子 6 克　远志 6 克　制附子 6 克

【用法】水煎，日 1 剂，分 2 次温服。30 天为 1 疗程。

【功能主治】滋阴补阳，破血化痰开窍。主要用于防治老年性痴呆。

【按语】若患者血压高时，可同时服用西药降压。"精亏髓减，脑失所养，故而善忘痴呆"。此方加减具有滋肾阴、补肾阳、开窍化痰之功效。加入灯盏花、水蛭后，有助于发挥破血化瘀的疗效。

## 补肾健脑丸

【组成】熟地黄 12 克　肉苁蓉 12 克　仙灵脾 12 克　制首乌 12 克　巴戟天 15 克　地龙 15 克　炒枣仁 15 克　五味子 15 克　麦门冬 15 克　远志 10 克　女贞子 15 克　益智仁 15 克　石菖蒲 10 克　路路通 10 克　鹿角胶 6 克

【用法】共研细粉制丸，每粒重 1.2 克，每服 5 粒，日 3 次，30 天为 1 疗程。通常需 5～8 个疗程。

【功能主治】滋阴壮阳，醒脑开窍。适用于老年性痴呆的防治。

【按语】临床试验结果表明，此方能使血清胆固醇和甘油三酯显著下降、高密度脂蛋白升高，以及脑血管流量明显增加。该方药理作用，可能是通过降低血脂、防治动脉硬化、扩张脑血管、增强脑组织血流、改善代谢等，激发和提高患者脑细胞功能。

## 化瘀醒脑汤

【组成】丹参 15 克　赤芍药 10 克　川芎 10 克　蒲黄 10 克　石菖蒲 10 克　当归 12 克　桃仁 6 克　红花 6 克　郁金 6 克

【用法】水煎，日 1 剂，分 2 次温服。30 天为 1 疗程。

【功能主治】活血化瘀，开窍。适用于老年性痴呆的防治。

【按语】人到老年，肾精匮乏，五脏六腑机能减退，气血瘀阻长期存在。服用本方活血化瘀，开窍醒神，防治老年痴呆延缓衰老大有好处。

## 益肾健脑汤

【组成】莱菔子 30 克　丹参 30 克　白芍药 30 克　党参 12 克　女贞子 12 克　鳖甲 12 克　龟板 12 克　黄芪 12 克　仙灵脾 12 克　黄精 12 克　麦门冬 12 克　瓜蒌 12 克　菟丝子 12 克　山茱萸 12 克　熟地黄 12 克　川芎 12 克　何首乌 12 克　当归 12 克　石菖蒲 12 克

【用法】水煎，日 1 剂，分 2 次温服。连服 6～8 周。

【功能主治】滋阴清热，补肾益脑。用于老年性痴呆的防治。

【按语】上方诸药集温补阳气、滋阴养血、滋先天补后天、通利血脉、化痰醒脑于一体，从而增进脏腑机能得以恢复及神明自调。

## 健脑灵智丸

【组成】肉桂 150 克　熟地黄、山茱萸、石斛、龟板、麦门冬、远志、肉苁蓉、蔓荆子、水蛭粉、益智仁、五味子、制首乌、石菖蒲各 100 克　茯苓、火麻仁各 80 克　制附子、巴戟天、大黄、三七各 50 克

【用法】共研细粉，炼蜜为丸，每丸重 9 克，每服 2 丸，日 2 次。30 天为 1 疗程。

【功能主治】阴阳平补，祛瘀化痰，开窍醒神。主治老年性痴呆。

【按语】老年性痴呆患者，一旦发生体内异物蓄积，可使其病情加重。方中除大黄能攻逐瘀血外，伍用火麻仁可产生通腑泄浊作用，无疑具有延缓衰老的重要临床意义。

### 疏肝滋肾养心汤

【组成】白芍药 12 克　茯苓 12 克　党参 12 克　当归 12 克　枸杞子 12 克　白术 10 克　熟地黄 10 克　麦门冬 10 克　石菖蒲 10 克　柴胡 9 克　郁金 6 克

【用法】水煎，日 1 剂，分 2 次温服。

【功能主治】疏肝解郁，益气养心。适用于老年性痴呆的防治。

【按语】心、肾、脑的功能是否正常，与肝的疏泄功能，气机的运行有密切关系。本方疏肝解郁，益气养心，用于老年痴呆病有标本兼治之功。

## 十、神经官能症

### 【辨病与辨证】

神经官能症是由于大脑机能活动轻度暂时性失调所引起的一组神经精神性疾病，包括癔病、强迫症、焦虑症、抑郁症、神经衰弱等，属于中医学"郁证""厥证""心悸""健忘""头疼""脏燥""百合病""梅核气"的范畴。发病机制多与气机失调相关，患者时常表现为头疼、焦虑、失眠、嗜睡、抑郁，西医治疗只能采取对症处理，中医治疗可选用疏肝解郁、疏肝理气、宁心安神的方剂。

### 甘麦大枣汤

【组成】甘草 10～20 克　小麦 30～60 克　大枣 10 枚。

【用法】水煎，日 1 剂，分 3 次温服。

【功能主治】养心安神，益胃安中。主治脏躁，常悲伤欲哭，精神恍惚，

不能自主，烦躁不安等症。

【按语】①本方常见于精神神经过度兴奋紧张，伴强烈情感色彩者。精神神经系统疾病是本方应用的重点，如癔病（癔病性失音、癔病性泄泻、癔病性黑蒙症等）、癫痫、精神分裂症（紧张型）、小儿夜惊症、小儿夜啼、梅核气、小儿多动症、神经性厌食、癫痫性痴呆、神经衰弱、严重失眠、夜游症、郁证等。②以痉挛性发作为特征的疾病也有应用本方的机会，如痉挛性咳嗽、阵发性头摇不止、外伤后痉挛、帕金森病、脑血管硬化并震颤麻痹、胃痉挛、四肢肌痉挛、子宫痉挛等。③其他疾病如盗汗、更年期综合征、经前紧张症、小儿遗尿等都有使用本方的机会。

## 甘麦大枣汤加减

【组成】甘草 6 克　小麦 15 克　大枣 5 枚　茯神 10 克　麦门冬 6 克　竹茹 9 克　生地黄 10 克　百合 9 克　远志 6 克

【用法】水煎，日 1 剂，分 2 次温服。

【功能主治】养心安神。主治心神失养症，症见精神不振，神志恍惚，易于激动，心中烦乱，睡眠不安，发作时呵欠频作，悲伤欲哭，不能自制，喜怒无常，口干便艰，舌质淡红，苔薄白，脉细弱无力，或有数相。

【加减法】若心悸易惊失眠严重者，加龙骨、牡蛎、枣仁等以镇静安神；若咽中如有物阻，吞咽不下，可加厚朴、半夏以降气祛痰；若心烦易怒，可加合欢皮、郁金以疏肝解郁除烦。

## 百合地黄汤加味

【组成】百合 10 克　生地黄 10 克　枸杞子 10 克　枣仁 6 克　龙骨 15 克牡蛎 15 克　甘草 5 克　肉苁蓉 9 克　合欢皮 9 克

【用法】水煎，日 1 剂，分 2 次温服。

【功能主治】养阴，补肝肾。主治肝肾不足症，症见哭笑无常，呵欠频作，夜寐多梦，甚则精神恍惚，伴头晕耳鸣，心烦易怒，口干喜饮，手足心热，腰膝酸软，舌质红，苔薄黄，脉弦细数。

【按语】此病多为肝肾阴虚，精血不足，不能濡养五脏，致阴阳平衡失调，浮火妄动，上扰心神，悲伤欲哭，精神恍惚，不能自主等神志症状。补肝肾阴精乃治本之策。

## 涤痰汤加味

【组成】陈皮 10 克　半夏 10 克　茯苓 12 克　甘草 5 克　枳实 10 克　竹茹 10 克　石菖蒲 10 克　远志 10 克　胆南星 10 克　天竺黄 10 克

【用法】水煎，日 1 剂，分 2 次温服。

【功能主治】燥湿，开窍，豁痰。适用于痰湿壅盛，蒙蔽清窍，神志不清，夜不能寐，语无伦次之精神失常。苔厚腻，脉弦滑。

【按语】本方涤痰汤即温胆汤加胆南星、石菖蒲、远志、天竺黄组成，有开窍豁痰的作用。适用于中风痰湿壅盛，舌强不能言语或由痰湿壅盛所致的痰蒙清窍诸证，如重者癫狂，轻者精神分裂症。脑卒中有时也能用到。

## 加减逍遥散

【组成】柴胡 10 克　当归 10 克　白芍药 10 克　白术 10 克　茯苓 10 克　甘草 10 克　远志 10 克　石菖蒲 10 克　龙骨 20 克　牡蛎 20 克　磁石 25 克　小麦 15 克　琥珀 3 克（分冲）　大枣 10 枚

【用法】水煎，日 1 剂，分 2 次温服。

【功能主治】疏肝解郁，宁心安神。主治神经官能症，症见倦怠乏力、健忘多梦、头疼失眠、头晕目眩、惊慌恐惧、心烦胸闷、气短、自汗、盗汗、纳差、腰膝酸痛、善太息、手指麻木、偶发昏厥、咽部梗阻，以至于出现哭笑无常、大喊大叫、癔症性瘫痪或失明，或伴耳鸣、耳聋、失眠、阳痿、月经不调等。

## 十味温胆汤

【组成】太子参 30 克　茯苓 30 克　枣仁 20 克　熟地黄 15 克　枳实 15 克　陈皮 12 克　炙甘草 10 克　远志 8 克　半夏 15 克　五味子 10 克

【用法】水煎，日 1 剂，分 3 次温服。

【功能主治】益气养心，安神宁志，行气豁痰。主治神经官能症。症见心悸、乏力、气短、失眠、善太息、胸部憋气或疼痛、焦虑易惊、精神紧张、易激动、头晕、多汗；在服药前应排除器质性心脏病和甲状腺功能亢进、短暂性 S-T 变化和 T 波低平等。

【按语】现代药理研究表明，温胆汤具有调节大脑皮层、自主神经的功能，可缓解冠状动脉痉挛，减慢心率，降低心肌耗氧量。还能显著增强安定作用、增加回心血量及冠状动脉血流量、改善心肌缺血和损伤。

## 柴胡疏肝汤

【组成】柴胡20克　白芍药20克　香附20克　枳壳10克　川芎10克　陈皮6克　甘草3克

【用法】水煎，日1剂，分2次温服。

【功能主治】疏肝理气。主治胃肠神经官能症，症见频频嗳气、进食后易呕吐、胃脘胀满疼痛、常伴失眠、多梦，多与情绪波动、紧张、疲劳密切相关。舌淡红、苔薄白、脉弦细。

【按语】本病是由于神经活动障碍所致的自主神经功能失调。主要表现为胃自身分泌和运动功能障碍，从而影响到肝脾功能。

## 柴胡加龙骨牡蛎汤

【组成】柴胡15～20克　黄芩6～10克　生姜5～10克　人参5～10克　桂枝5～10克　茯苓5～10克　半夏6～10克　大黄5～10克　龙骨5～10克　牡蛎5～10克　大枣6枚　铅丹3克（或磁石10克　或用生铁落代之）。

【用法】先煎龙骨、牡蛎、铅丹约20分钟，再加余药，大黄后下，日1剂，分2次温服。

【功能主治】和解少阳，愉悦情志。主治胸胁苦满，情志抑郁诱发的精神神经症状，尤其是脐腹动悸，易惊谵语等。多见舌质红，苔厚黄腻。

【按语】本方广泛运用于神经精神系统疾病，如癔病、神经官能症、抑郁证、恐惧症、癫痫、精神分裂症、老年性痴呆、帕金森综合征、小舞蹈病等，其他如频发性室早、梅尼埃综合征（眩晕）、耳硬化症（耳聋耳鸣）、斑秃、高血压病、甲状腺功能亢进、阳痿、失眠、遗精等也可见到本方证。

# 十一、失眠

【辨病与辨证】

失眠症是指患者出现长时间睡眠不足或睡眠质量下降，如难于入睡、甚或彻夜不眠。患者时常表现睡后易醒、醒后难以再睡，或者睡眠不沉、乱梦纷纭。睡眠是人类不可缺少的一项生理活动。由于失眠，患者白天不能完成需要精力高度集中或具有高度逻辑思维性的工作，有时还会产生感知障碍和人格改变等。失眠症属中医学"不寐"范畴，又称作"不得卧"、"不得眠"、"目不瞑"。其病位主要在心，常因心神失养或心神不宁所致。本病治疗在用药的同时，还应注意与患者建立起相互信任和合作的关系，须根据患者发病的原因加强心理疏导，使之情志舒畅，能客观地对待现实生活中所遇到的问题、积极参加体育锻炼，养成起居相对规律的习惯。

## 黄连阿胶汤

【组成】黄连 12 克　黄芩 6 克　芍药 6 克　阿胶 10 克　鸡蛋黄 2 枚

【用法】先煎前 3 味，药成烊化阿胶，稍冷后，再搅入鸡蛋黄，日 1 剂，分 3 次温服。

【功能主治】养阴清热，凉血止血。主治①心中灼热而烦，不得安卧，失眠，神情急躁，易怒等。②诸出血证或出血倾向，症见面色苍白，口舌糜烂，精神萎靡，口燥咽干，手足心热，头昏耳鸣，小便短黄。③心下痞，腹痛，或久痢，下脓血。舌质红或深红，苔黄薄或花剥、起裂甚或状若杨梅，脉细数，无力。

【按语】①临床常用于热性病后期出现的烦躁、失眠、谵语等虚性兴奋状态多用本方。②鼻衄、咯血、呕血、便血、尿血、崩漏、皮下出血等血症，见有出血鲜红、量少质稠等特点时可用本方。③其他方面如神经衰弱、自主神经功能紊乱、脑溢血、高血压、精神分裂症、久咳，阳痿、早泄、肝硬化、肝昏迷、心律失常、皮炎、慢性咽炎等可用本方。

## 酸枣仁汤

【组成】酸枣仁 10～30 克　甘草 3～6 克　知母 6～12 克　茯苓 10～20 克　川芎 6～12 克

【用法】将酸枣仁捣为粗末先煎 15 分钟左右，再放诸药，水煎 2 次后混合，分成 2 份，早晚温服，日 1 剂。

【功能主治】养血安神，清热除烦。主治虚烦不眠，心悸盗汗，头目眩晕，咽干口燥，脉弦等症。

【按语】本方是养血安神之剂。临床常用于睡眠障碍，或失眠，或多梦噩梦惊醒，或睡眠浅而易醒，性情急躁，易心烦、心悸，容易紧张、兴奋。①以睡眠障碍为主要表现的疾病如失眠症、嗜睡症、神经衰弱、焦虑症、抑郁症、梦游症、更年期综合征、精神分裂症、肝豆状核变性之精神障碍、狂症等。②以疼痛为主证的疾病如三叉神经痛、偏头痛、心绞痛、胃脘痛等也有使用本方的机会。③本方还可用于其他疾病如慢性肝炎、盗汗、心悸、健忘、眩晕、鼻衄、惊风等病症。

## 酸枣仁汤黄连阿胶汤交泰丸合方

【组成】枣仁 15 克　茯苓 10 克　川芎 5 克　知母 6 克　甘草 3 克　黄连 3 克　黄芩 10 克　白芍药 10 克　阿胶 10 克（烊化）　肉桂 2 克　鸡子黄 2 枚

【用法】水煎，日 1 剂，分 2 次温服。

【功能主治】养血安神，清热除烦。主治阴液亏损之虚烦不眠，心悸盗汗，头目眩晕，咽干口燥，脉弦。

【按语】①本方对神经衰弱所致的失眠而偏于虚热者，常酌加合欢皮、五味子、当归、白芍药。②阴液亏损者可加女贞子、旱莲草。③阴虚严重，津液耗伤，咽喉干燥，可加元参、麦门冬、石斛。④火旺严重，心中懊恼，可加栀子、竹叶。⑤睡眠有惊醒时，可加龙齿、珍珠母。⑥寐而不熟者，可加炒枣仁、或夜交藤。

## 酸枣仁汤合珍珠母丸

【组成】酸枣仁 15 克　川芎 10 克　甘草 6 克　知母 10 克　茯苓 10 克　珍珠母 25 克　当归 15 克　熟地黄 15 克　人参 6 克　柏子仁 10 克　生地黄 15 克　龙骨 15 克

【用法】水煎，日 1 剂，分 2 次温服。

【功能主治】益气补血，养心安神，平肝潜阳。主治心肝血虚，虚烦不眠兼肝阳偏亢之证，或常伴有心悸盗汗，头晕目眩，口燥咽干，阴血不足，肝阳偏亢的失眠证，脉弦细。

【按语】本方比较上方，对治疗阴血不足较甚，肝阳偏亢较明显的失眠疗效更佳。

## 补心丹

【组成】党参 6 克　元参 6 克　丹参 6 克　茯苓 6 克　桔梗 6 克　远志 6 克　五味子 6 克　当归 12 克　天门冬 12 克　麦门冬 12 克　生地黄 30 克　柏子仁 12 克　酸枣仁 12 克

【用法】水煎，日 1 剂，分 2 次温服。

【功能主治】滋阴清热，补心安神。主治阴亏血少，虚烦心悸，失眠多梦，健忘，不耐思虑，大便干燥，口舌生疮，舌红少苔，脉细数。

【加减法】心悸怔忡睡眠不安者，可加桂圆肉、夜交藤；梦遗健忘可加金樱子、芡实；口燥咽干，口舌生疮，可加石斛、莲子心。

【按语】本方常用于阴血不足所致的某些心脏病。如失眠、多梦、心悸、健忘，是一个常用的方剂。本方还常用于神经衰弱的失眠，遗精而属于阴虚有热者。也可用于扩张性心肌病。

## 养心汤

【组成】党参 10 克　当归 10 克　茯苓 10 克　茯神 10 克　黄芪 12 克柏子仁 10 克　枣仁 12 克　远志 5 克　川芎 3 克　肉桂 2 克　五味子 6 克　半夏 6 克　甘草 6 克

【用法】水煎，日 1 剂，分 2 次温服。

【功能主治】益气补血，养心安神。主治气虚血少，神气不宁，心悸健忘，失眠多梦，神疲乏力等。

【按语】本方主要用于思虑过度，心气不足所致的某些心脏病。还可用于神经衰弱的心悸失眠。

## 甘麦大枣汤合一贯煎

【组成】甘草 12 克　小麦 50 克　大枣 10 枚（擘）　生地黄 30 克　麦门冬 10 克　当归 10 克　北沙参 10 克　枸杞子 20 克　川楝子 6 克

【用法】水煎，日 2 次温服。

【功能主治】养心安神，益胃和中。主治脏躁，常悲伤欲哭，精神恍惚，不能自主，烦躁不安兼肝气郁结之"梅核气"等证。症见舌红少津，脉弦细无力。

【按语】本病多见于妇女，多因情志不遂所致的肝气郁结，郁久化火，伤及心、肝、脾，导致阴亏，出现咽喉干燥，舌红少津，脉细弦无力。凡脏躁症多兼见阴虚及肝气郁结，所用甘麦大枣汤合一贯煎较为对症。

## 甘麦大枣汤半夏厚朴汤合四逆散

【组成】甘草 12 克　小麦 50 克　大枣 10 枚（擘）　半夏 10 克　茯苓 10

克　紫苏6克　厚朴6克　柴胡10克　白芍药10克　枳实6克　生姜5片

【用法】水煎，日1剂，分2次温服。

【功能主治】养心安神，益胃和中，疏肝降逆，化痰散结。主治脏躁，常悲伤欲哭，精神恍惚，不能自主，烦躁不安，兼见肝郁气滞，痰涎壅滞，咽间如有物阻塞，咯吐不出，吞咽不下，胸闷不舒之"梅核气"。

【按语】甘麦大枣汤是治疗脏躁病的专方，半夏厚朴汤是治疗痰气郁结的专方，四逆散乃疏肝理气的常用方。三方合治疗脏躁兼"梅核气"效佳。

## 朱砂安神丸合枕中丹

【组成】黄连3克　生地黄15克　当归12克　茯苓10克　酸枣仁12克　远志10克　甘草6克　龟板15克　龙骨15克　石菖蒲10克

【用法】水煎，日1剂，分2次温服。

【功能主治】镇心安神，降火养阴。主治思虑过度，阴虚火生，心悸怔忡，心神烦乱，胸中懊恼，惊悸失眠。舌尖红，脉细数。

【加减法】心火偏盛者，亦可加莲子心、白芍药等。

【按语】本方可用于阴虚，神经衰弱，头晕失眠，心悸怔忡。

## 加味黄连阿胶汤

【组成】黄连15克　黄芩15克　阿胶15克　白芍药20克　酸枣仁15克　夜交藤20克　五味子15克　龙齿30克　珍珠母30克　鸡子黄2枚（冲）

【用法】水煎，日1剂，分2次温服。每次冲服鸡子黄1枚。

【功能主治】引火归原，滋阴安神。主治顽固性失眠症。症见心烦失眠、多梦健忘、头晕耳鸣、口干少津、五心烦热，舌红苔黄或黄干、脉细数或弦数。有的伴随多愁悲观、心悸不安、急躁易怒、梦遗等。

【按语】黄连阿胶汤还可用于治疗肾阴亏虚、心火亢旺所致的失眠症。

## 桂枝加龙骨牡蛎汤

【组成】桂枝10～15克　芍药15～20克　甘草5～10克　生姜10克　大枣12克　龙骨5～20克　牡蛎20～30克

【用法】水煎，日1剂，分3次温服。

【功能主治】温通降逆，调和营卫，镇惊安神。主治胸腹动悸、易惊、失眠多梦，自汗、盗汗，舌质嫩红、苔少，脉浮大而无力。

【按语】①本方常用于以心胸动悸感，惊恐不安，失眠多梦为主证的疾病，如室性心动过速、心肌炎、功能性早搏、甲亢、神经衰弱、癔病、癫痫、精神分裂症、失眠等。②汗出异常症，自汗、盗汗、偏沮（半身出汗）。③一些儿科疾病可见本方证，如小儿肺炎、佝偻病、遗尿、小儿睡眠多汗症、夜啼等。④其他疾病如男子不育症、阳痿、早泄、遗精、前列腺增生、阴冷、女子梦交、产后血崩、带下、脱发、荨麻疹、奔豚病、支气管哮喘、肺气肿、慢性胃炎、消化性溃疡、更年期综合征等也有应用本方的机会。

# 栀子豉汤

【组成】栀子 10～15 克　淡豆豉 10～15 克

【用法】水煎煮，日 1 剂，分 3 次温服。

【功能主治】清热除烦。主治身热懊恼，虚烦不眠，胸脘痞满，按之软而不硬，嘈杂似饥，但不饮食，舌红苔微黄者。

【加减法】本方加甘草，名栀子甘草豉汤。主治上方证，兼气不足者。

本方加生姜，名栀子生姜豉汤。主治上方证，兼呕者。

本方去豆豉，加枳实、厚朴，名栀子厚朴汤，主治上方证兼胸痞腹胀者。

本方去豆豉，加黄柏、甘草，名栀子柏皮汤。主治上方证兼身热发黄者。

【按语】①临床常用于以精神兴奋、烦躁不安为特征的疾病，如失眠、小儿夜啼、神经官能症、自主神经功能紊乱、精神病以及使用"氨茶碱"等药物出现的中枢兴奋症状。一些皮肤病的剧烈瘙痒也可视为烦躁的一种类型而用本方，但当以局部发红，充血明显，渗液不多为用方指征。②食管炎、食管狭窄、食管憩室、食管癌、急性胃炎、胆汁返流性胃炎等出现胸中无法形容，难以名状的感觉时可用本方。③还用于一些血证，如上消化道出血、鼻出血、支气管扩张、倒经等。④其他如高血压病、病毒性心肌炎、冠心病、胆囊炎、黄疸型肝炎、气管炎、肺炎、肺结核。⑤鹅口疮、急慢性前列腺炎、膀胱炎和五官科的扁桃体炎、咽喉炎、牙龈炎、舌炎、中耳炎、结膜炎等也有使用的机会。

## 十二、重症肌无力

【辨病与辨证】

重症肌无力是由神经肌肉接头处传递障碍引起的一种慢性疾病，患者出现部分或全身骨骼肌异常，主要表现为肌肉松弛和容易疲劳，病初每当肌肉短期收缩后肌力下降还可通过休息而恢复，随着病情进展会导致相对持久的疲乏无力。本病偶尔也可累及心肌或平滑肌。此病晨轻夜重，当患者兴奋、受到精神刺激、感冒、妊娠时，也可使临床症状进一步加重，倘若病情加重，还将出现呼吸困难等肌无力危象。此病属中医学"萎证"范畴，为肝、脾、肾三脏功能失调所引发的慢性虚劳病证，治疗中须按照以下分型选择中药配伍：①脾气虚弱型，患者出现肢体软弱无力、眼睑下垂、食欲下降、大便溏稀、腰膝酸痛、舌淡、脉濡或沉软。②脾肾两虚型，患者肢体软弱无力、斜视、视岐、视物模糊、大便溏稀、腰膝酸软、舌淡、苔白、脉沉无力。③肝肾阴虚型，患者出现四肢肌肉乏力、不耐劳作、活动时加重、头晕目眩、舌干、耳鸣、舌质白、脉沉迟。

### 益气活血汤

【组成】炙黄芪 50 克　当归 20 克　丹参 20 克　枸杞子 20 克　薏苡仁 30 克　防风 15 克　赤芍药 15 克　牛膝 12 克　鸡血藤 30 克　益母草 20 克　秦艽 12 克　桑寄生 12 克　白芥子 15 克

【用法】水煎，日 1 剂，分 6 次温服。

【功能主治】补肾益精。主治各型严重肌无力。

【按语】本方适用于脾肾两虚，气虚血瘀，痰湿瘀阻型重症肌无力。

### 振颓汤

【组成】黄芪 20 克　知母 12 克　党参 10 克　白术 10 克　当归 10 克生乳香 10 克　生没药 10 克　威灵仙 5 克　干姜 6 克　牛膝 12 克

【用法】水煎，日 1 剂，分 2 次温服。

【功能主治】补气养血，活血通络。主治肢体痿废。

【加减法】若热者，可加生石膏；寒者，去知母，加附子；筋骨受风者，加天麻；脉弦硬而大者，加龙骨、牡蛎，或更加山茱萸；骨痿废者，加鹿角胶、虎骨胶（或以续断、菟丝子代之）；手足皆痿废者，加桂枝。

【按语】痿症多由胸中大气虚损。若大气旺，则全体充盛，气化流通，风寒痰涎，皆不能为恙。大气虚，则腠理不固，而风寒易受，脉管湮淤，而痰涎易郁矣。

## 振颏丸

【组成】人参 60 克　炒白术 60 克　当归 30 克　制马钱子 30 克　乳香 30 克　没药 30 克　蜈蚣 5 条（大者）山甲珠 30 克

【用法】共研细粉，炼蜜为丸，每服 6 克，日 2 次，黄酒送下。

【按语】前症之剧者，可兼服此丸，或单服此丸亦可。并治偏枯、痹木诸证。

## 泻胃补肾汤

【组成】制大黄 10 克　炒杜仲 10 克　白芍药 10 克　生地黄 10 克　狗脊 10 克　桑寄生 10 克　熟地黄 12 克　当归 12 克　炙甘草 3 克　元明粉 6 克　桑枝 30 克

【用法】先煎桑枝，用桑枝水煎其他诸药。日 1 剂，分 2 次温服。

【功能主治】泻胃火，补肾精，疏通经络。主治热痿症。其脉必右关滑实。

【按语】热痿是肺胃有热，肺热是由胃热所致。有云："痿症皆因肺生热，阳明无病不能成。"所以治热痿，用泻胃火补肾法。

## 益气生精饮

【组成】人参 10 克　白术 10 克　茯苓 10 克　当归 10 克　白芍药 10 克　杜仲 10 克　续断 10 克　炙甘草 3 克　熟地黄 12 克　黄芪 12 克　陈皮 5 克　桂枝 5 克　生姜 10 克　大枣 3 枚　桑枝 30 克

【用法】先煎桑枝，用桑枝水煎其他诸药。日 1 剂，分 2 次温服。

【功能主治】补气养血，补肾生精，疏通经络。主治虚痿。脉必细弱。

【按语】虚痿之成因，即水谷之气不能濡养四肢筋骨肌肉，所以用补气血，养肾精，通经络的方法治疗。

# 第九章　内分泌和代谢性疾病

## 一、甲状腺功能亢进

### 【辨病与辨证】

甲状腺功能亢进是由多种病因引起的甲状腺素分泌过多，机体代谢增高的一种内分泌性疾病。此病以 20～30 岁的青年男女发病率较高，弥漫性甲状腺肿同时伴有功能亢进者，约占本病的 85%。本病是一种自身免疫性疾病，起病缓慢、常因治疗不当而数年不愈。主要临床表现是甲状腺肿大、突眼症和神经兴奋性增高，从而出现怕热、多汗、多食、激动、气短、心动过速、心律不齐、检查 T3/T4 升高等，个别病例易于发生甲状腺危象。本病属中医学"肝郁"、"气瘿"、"心悸"等范畴，常与气郁痰阻、肝火犯胃、肝气郁滞、心脾亏虚、津液不行有关。中医临床应以辨证论治为主，气郁痰凝型，治宜疏肝解郁、化痰消瘿；肝火亢盛型，治宜清肝泻火、散结消瘿；阴虚火旺型，治宜益气养阴。

### 甲亢五方

**方一**

【组成】龙胆草 10 克　栀子 10 克　大黄 6 克　夏枯草 10 克　钩藤 12 克牡蛎 30 克　当归 10 克

【用法】水煎，日 1 剂，分 2 次温服。

【功能主治】泻火平肝。主治肝火所致的甲亢，症见头晕，易怒，口苦，舌苔厚腻，脉弦数。

【按语】本方适用于肝胆实火所致的甲亢。泻火易伤阴，加牡蛎、当归以监制之。亦可辨证加入它药，如元参等。

**方二**

【组成】酸枣仁 15 克　茯神 10 克　知母 6 克　丹参 12 克　远志 10 克　川芎 3 克　甘草 3 克　黄芪 60 克

【用法】水煎，日 1 剂，分 2 次温服。

【功能主治】养心，益肝，安神。主治心动悸，气促，失眠，自汗，苔薄白，脉细数。

【按语】本方以益气养阴安神，治疗以心悸、气促、失眠之气阴两虚，心脉失养兼甲亢者。

**方三**

【组成】女贞子 15 克　鸡血藤 15 克　地骨皮 15 克　龙胆草 6 克　酸枣仁 15 克　灯心草 3 克　龙骨 20 克　代赭石 20 克　钩藤 20 克　连翘 15 克

【用法】水煎，日 1 剂，分 2 次温服。

【功能主治】养肝泻火，平肝潜阳。主治甲亢，症见面赤、手颤、烦怒、悸烦，脉弦数。

【按语】本方用于肝阴不足，肝阳上亢兼甲亢者。

**方四**

【组成】黄芪 30 克　党参 15 克　白术 15 克　山药 15 克　麦门冬 15 克　五味子 10 克　柴胡 10 克　白芍药 10 克

【用法】水煎，日 1 剂，分 2 次温服。

【功能主治】益气养阴，疏肝解郁。主治气阴两虚之甲亢。症见口干渴，舌淡红，少苔，脉细。

【按语】本方主用于气阴两虚，肝气不舒，阴不制阳，阴虚阳亢兼甲亢者。

**方五**

【组成】三棱 6 克　莪术 6 克　丹参 30 克　半夏 10 克　浙贝母 10 克　胆南星 10 克　柴胡 10 克　白芍药 10 克　枳实 9 克　山慈菇 10 克　白芥子 10 克

【用法】水煎，日 1 剂，分 2 次温服。

【功能主治】活血化痰。主治血瘀痰凝于颈前及眼部。症见甲状腺肿大，眼突，舌暗，苔薄黄，脉涩。

【按语】肝气郁结，肝脉不通，易致甲状腺异常，甲状腺肿大，多由痰瘀所致。

## 甲亢灵

**【组成】** 煅龙骨15克 煅牡蛎15克 旱莲草15克 淮山药15克 夏枯草15克 紫丹参15克

**【用法】** 共研细粉，炼蜜为丸，每服9克，日3次。或水煎服，日1剂。

**【功能主治】** 清肝解郁，益阴潜阳，软坚散结。主治甲状腺功能亢进。

**【加减法】** 对肝阳上亢者，可加龙胆草、生地黄；肝郁气滞者，加柴胡、白芍药；肝肾阴虚者，加知母、黄柏；痰湿凝滞时，加浙贝母、陈皮；气阴两虚者，加黄芪、太子参。

## 夏枯草煎

**【组成】** 生牡蛎30克 夏枯草30克 浙贝母10克 白芍药15克 元参15克 生地黄15克 麦门冬15克 甘草5克

**【用法】** 水煎，日1剂，分2次温服，亦可散剂冲服，每20克。

**【功能主治】** 化痰软坚，消瘿养阴。主治甲亢和单纯甲状腺肿。

**【按语】** 治疗甲状腺肿，可加海藻、昆布、黄药子等。

# 二、甲状腺功能减退

**【辨病与辨证】**

甲状腺功能减退是由于甲状腺激素功能不足或缺乏而导致机体代谢降低的一种内分泌疾病，可起因于甲状腺自身免疫性疾病或甲状腺外伤或手术引发甲状腺激素分泌不足。由于患者发病年龄不同，本病可分为呆小病、幼年型和成人型甲状腺功能减退。成人型甲状腺功能减退主要表现为畏寒乏力、汗出减少、毛发稀疏、体重渐增、面部黏液性水肿。还可出现表情淡漠、面色苍白、严重贫血、反应迟钝、记忆力衰退、嗜睡、性欲减退、脉缓、心动过缓、食欲减退、便秘，检查血清T3、T4降低，且以中、老年女性更为多见。本病在中医学属于"虚劳""水肿"范畴，多因脾肾阳虚所致，治宜以温中健脾、温肾助阳为主。

## 开瘀消胀汤

**【组成】** 郁金10克 三棱10克 莪术10克 巴戟天10克 大黄10克

肉苁蓉 10 克　仙灵脾 10 克　丹参 30 克

【用法】水煎，日 1 剂，分 2 次温服。

【功能主治】开郁行气，活血化瘀，消肿除胀。主治甲状腺功能减退症，症见瘀胀（水肿），更年期综合征，高脂血，冠心病，消化不良等。

【按语】甲状腺功能减退，多由肾阳虚所致，表现为代谢综合征。

## 治甲状腺功能减退方

【组成】鹿角霜 10 克　巴戟天 10 克　肉苁蓉 10 克　太子参 10 克　山药 10 克　苍术 10 克　茵陈 10 克　白术 10 克　茯苓 10 克　炒车前子 10 克　麻黄 5 克　桂枝 5 克　白芍药 15 克　葛根 15 克

【用法】水煎，日 1 剂，分 2 次温服。

【功能主治】温补肾阳，健脾化湿。治疗甲状腺功能减退症。

【按语】本方可与上方相互参考。

## 助阳益气汤

【组成】党参 20 克　黄芪 30 克　仙灵脾 12 克　菟丝子 12 克　熟地黄 12 克　仙茅 9 克

【用法】水煎，日 1 剂，分 2 次温服。连服 2～3 个月。

【功能主治】温肾，助阳，益气。主治肾阳虚型甲状腺功能减退。症见形寒怯冷、表情淡漠、神情呆板、头昏嗜睡、面色苍白、体温偏低、月经不调、舌体胖、色淡、脉沉缓退。

## 补益脾肾汤

【组成】制附子 6 克　肉桂 3 克　干姜 3 克　党参 15 克　茯苓 10 克　白术 10 克　炙甘草 5 克

【用法】水煎，日 1 剂，分 2 次温服。

【功能主治】温中健脾，扶阳补肾。主治脾肾阳虚型甲状腺功能减退。

## 参鹿丸

【组成】鹿角片 5 克　仙灵脾 30 克　锁阳 12 克　枸杞子 12 克　党参 12 克

【用法】共研细粉，炼蜜为丸，每粒 6 克，每服 1 粒，日 3 次。

【功能主治】温肾补阳，益气。主治甲状腺功能减退。

【按语】本方功能偏于温补肾阳。临症时注意辨证选方。

# 三、单纯性甲状腺肿

【辨病与辨证】

单纯性甲状腺肿包括地方性和散在性两种，多见于青壮年女性。一般不伴有甲状腺功能亢进或减退的改变，常因某种原因而阻止甲状腺激素合成，从而产生代偿性甲状腺肿大。地方性单纯性甲状腺肿在我国主要分布在西南、西北、华北等地区，有时也可呈散在性分布。患者出现甲状腺肿大、质软，可随吞咽动作而上下移动，患者早期自觉症状不明显，病情加重致颈前部增粗，出现喉头紧迫感、干咳或活动后气急等。本病中医学称为"瘿瘤"或"肉瘿"等，主因痰气郁结或血瘀阻络所致，可按以下分型辨证治疗：肝郁气滞型，治宜疏肝行气；痰凝气结型，治宜化痰消瘿；血瘀痰结型，治宜活血散瘀、化痰散结。

### 治单纯性甲状腺肿方

【组成】夏枯草12克　半夏12克　浙贝母10克　牡蛎50克　海藻20克　昆布20克　元参12克　甘草3克

【用法】水煎，日1剂，分2次温服。

【功能主治】化痰，软坚，散结。主治单纯性甲状腺肿，症见脖子粗大，表面光滑或有结节，苔多厚腻，脉滑。

【按语】甲状腺肿以痰论治，选用既化痰又软坚之品。

### 逍遥散加味

【组成】当归12克　柴胡12克　白芍药12克　生地黄15克　茯苓12克　厚朴9克　白术10克　薄荷12克　甘草3克　香附9克　郁金9克　半夏8克　连翘12克　皂角刺9克　浙贝母12克　昆布15克　海藻15克

【用法】水煎，日1剂，分2次温服。

【功能主治】疏肝理气，消痰散结。主治甲状腺腺瘤、甲状腺结节、甲状腺囊肿。

【按语】甲状腺腺瘤、甲状腺结节、甲状腺囊肿，均与肝气郁结有关。疏肝理气，消痰，软坚，散结均为正治。

## 消瘿丸

【组成】海带 500 克　海藻 60 克　海浮石 60 克　醋三棱 30 克　醋莪术 30 克　陈皮 15 克　木香 8 克　大黄 8 克　甘草 30 克

【用法】共研细粉，枣泥为丸，每丸重 4 克。每次 1 丸，含化，慢咽，日 3 次。30 天为 1 疗程，间隔 5~6 天续服。

【功能主治】化痰理气，消瘿散结。主治单纯性甲状腺肿。

【按语】本病主因为痰气郁结或血瘀阻络所致。本方用于痰凝气结型，治宜化痰消瘿。

## 二陈汤

【组成】茯苓 6 克　橘络 6 克　甘草 3 克　生半夏 6 克　生姜 30 克

【用法】先将生半夏研细粉，装入 0 号胶囊。再将前 3 味研细粉，姜汁为丸，或加入少许蜂蜜，将上药共分 3 份，早、中、晚餐前口服。每日 1 剂。3 天为 1 疗程。

【功能主治】解郁化痰，软坚散结。主治气滞痰凝型单纯性甲状腺肿。症见甲状腺肿块坚硬、压痛，伴有胸闷不舒、咽部发紧等。

【按语】本方宜于上方合参。

## 活血化痰汤

【组成】当归 20 克　赤芍药 20 克　海藻 20 克　川贝母 10 克　半夏 10 克　山甲珠 10 克　桃仁 12 克　牡蛎 15 克　黄药子 10 克

【用法】水煎，日 1 剂，分 2 次温服。3 天为 1 疗程。

【功能主治】活血化瘀，化痰软坚。主治血瘀痰结型单纯性甲状腺肿。

【按语】本病主因为痰气郁结或血瘀阻络所致。本方用于血瘀痰结型，治宜活血散瘀、化痰散结。

# 四、甲状腺结节症

## 【辨病与辨证】

甲状腺结节以良性肿瘤为多见，主要临床表现为颈部肿块、颈部压迫下憋闷、产生阻塞感，时常伴有心悸、心烦易怒、多汗，偶见颈部胀痛、声音嘶哑。单结节性甲状腺结节的癌变发生率远比多结节为高。本病在中医学属于"瘿瘤"范畴，多由肝气郁结、痰热内盛、气血瘀滞、痰湿凝结所致，宜参照单纯性甲状腺肿的辨证治疗，合理选择相应的中药治疗。

## 甲瘤丸

【组成】夏枯草30克　当归30克　珍珠母30克　生牡蛎30克　昆布15克　丹参15克

【用法】共研细粉，炼蜜为丸，重9克，每服1丸，日2次。3月为1疗程。

【功能主治】疏肝活血，软坚消瘿。主治甲状腺良性结节症。

【按语】本方适用于痰热内盛、气血瘀滞、痰湿凝结所致的甲状腺良性结节症。

## 消瘿冲剂

【组成】柴胡240克　夏枯草300克　山慈菇200克　陈皮200克　土贝母200克　海藻200克　昆布200克

【用法】水煎3次，浓缩成膏，制成颗粒冲剂，分100包，每服1包，日3次，1月为1疗程。

【功能主治】疏肝理气，祛瘀化痰，消瘿散结。主治单纯性甲状腺结节症。

【按语】本方治疗单发结节症效果优于多发结节病变，治疗囊性结节的效果优于实性结节病变。因此，有学者认为，本方更适用于发病时间短，结节直径不足3厘米的良性甲状腺瘤或结节性甲状腺肿，且此类患者已经不能耐受手术或其他方法的治疗。

# 五、亚急性甲状腺炎

【辨病与辨证】

亚急性甲状腺炎是一种原因不明的自身免疫性疾病，曾被称为急性非化脓性甲状腺炎，其病因可能与病毒感染有关，患者发病前多有上呼吸道感染史，出现咽痛、咀嚼食物或吞咽时疼痛加重，起病急，突然发热、恶寒、疲乏无力，随着产生弥漫性非对称性甲状腺肿大或局灶性结节，出现局部明显疼痛和压痛，常放射到患侧耳后、额下、枕部等处。放射性核素检查证实碘摄取率显著下降、蛋白结合碘或T3、T4增多。本病属中医学"瘿瘤"范畴，主要起因于风热蕴结、肝胆蕴热、气血痰浊瘀滞等。外感风热型，治宜疏风清热、和营消肿；肝胆蕴热型，治宜疏泄肝胆、清热散结；痰瘀互结型，治宜清热化痰、化瘀散结。

## 蒿芩清胆汤

【组成】青蒿6克　黄芩6克　牡丹皮6克　连翘10克　浙贝母10克 板蓝根15克　元参15克　桔梗5克　夏枯草15克

【用法】水煎，日1剂，分2次温服。

【功能主治】疏泄肝胆，清热散结。主治肝胆蕴热型亚急性甲状腺炎。

【按语】本方适用于痰热互结型。治宜清热化痰散结。

## 柴胡疏肝散加减

【组成】牡蛎30克　海藻30克　柴胡5克　枳壳5克　赤芍药10克 白芍药10克　竹茹15克　昆布15克　海浮石12克　制半夏5克

【用法】水煎，日1剂，分2次温服。

【功能主治】疏肝解郁，化痰软坚。主治肝胆蕴热型亚急性甲状腺炎。

【按语】本方适用于肝气郁结所致的痰热互结型甲状腺炎。治宜疏利肝胆、清热散结。

# 六、慢性肾上腺皮质功能减退

【辨病与辨证】

慢性肾上腺皮质功能减退又称艾迪生病，是因自身免疫、结核、肿瘤等所产生的严重双侧肾上腺损害，致使肾上腺皮质激素分泌不足。主要临床表现为食欲减退、体重减轻、疲乏无力、精神萎靡、皮肤黏膜色素沉着、血压降低，部分病例有胃肠道和神经精神方面的临床症状。中医称本病为"女劳疸""黑疸仁""虚疹"等，多因肾阳不足、脾肾阳虚兼有血分瘀滞所致，须按以下分型辨证选用相应的中药治疗：肾阳虚衰型，应以温补肾阳为主；脾肾阳虚型，要以健脾温肾为主；肝肾阴虚型，要以滋肾养肝为主。

## 加味右归丸

【组成】熟地黄 15 克　山药 15 克　丹参 15 克　七粉 3 克（分冲）　山茱萸 12 克　枸杞子 12 克　杜仲 12 克　当归 12 克　肉桂 5 克　菟丝子 12 克　鹿角胶 10 克　龟板胶 10 克　制附子 10 克　三甘草 3 克

【用法】水煎，日 1 剂，分 2 次温服。连服 5 个月。

【功能主治】温肾补阳，养血和血。主治肾阳虚衰型慢性肾上腺皮质功能减退。

【加减法】此方乃右归丸改汤剂后，加入丹参、三七，以活血化瘀；加入龟板胶、甘草等，旨在滋阴和中。

## 温肾补脾汤

【组成】党参 60 克　黄芪 60 克　鸡血藤 30 克　桑寄生 24 克　菟丝子 24 克　杜仲 12 克　续断 24 克　鹿角胶 12 克　补骨脂 12 克　鸡内金 9 克　蒲黄 9 克　琥珀 9 克

【用法】水煎，日 1 剂，分 2 次温服。连服 50 剂。

【功能主治】补脾温肾，活血化瘀。主治脾肾阳虚型慢性肾上腺皮质功能减退。

【按语】本方健脾温肾兼活血通脉，待脾肾功能恢复，肾上腺功能才能正常。

## 滋补肝肾汤

【组成】党参 20 克　沙参 20 克　续断 20 克　生地黄 12 克　杜仲 12 克　白芍药 12 克　枸杞子 12 克　当归 10 克　琥珀 9 克　女贞子 12 克　旱莲草 12 克　鸡内金 10 克　生蒲黄 9 克

【用法】水煎，日 1 剂，分 2 次温服。连服 50 剂。

【功能主治】滋肾柔肝，活血化瘀。主治肝肾阴虚型慢性肾上腺皮质功能减退。

【加减法】患者气虚明显，可以红参代党参；阴虚明显时，西洋参易沙参；患者气虚水肿，宜加制附子、甘草、糯米；兼有脾虚，宜加用苍术、藿香；呃逆频繁，宜加柿蒂或旋覆花；

# 七、糖尿病

## 【辨病与辨证】

糖尿病是由胰岛素分泌绝对或相对不足以及靶组织细胞对胰岛素敏感性降低引起的一类代谢障碍性疾病。目前认为绝大多数病例有遗传倾向，可分为胰岛依赖型和非胰岛依赖型两种，前者称Ⅰ型糖尿病，后者称Ⅱ型糖尿病。成人性糖尿病多为Ⅱ型糖尿病，其发病率可随年龄增长而升高。本病病理特征是高血糖、糖尿、葡萄糖耐量下降和胰岛素释放试验异常。疾病早期可无临床症状，随着病情加重，可出现多食、多饮、多尿、烦渴、善饥、肥胖或消瘦、疲乏无力等，病久者经常伴发心脑血管、肾、眼、神经及皮肤的病变。本病属中医"消渴"的范畴，可源于阴虚燥热，治疗时要以上、中、下"三消"为纲加辨证论治，有时患者还有血瘀证候，临床中应当选用滋阴生津、清热解毒、活血化瘀、益气活血的方剂。

## 降糖方

【组成】生黄芪30克　生地黄30克　苍术15克　葛根15克　丹参30克　元参30克

【用法】水煎，日1剂，分2次温服。

【功能主治】益气养阴活血。主治气阴两虚型糖尿病。症见三多，乏力，消瘦，抵抗力弱，易患外感，舌淡暗，脉沉细。

【加减法】尿糖不降重用天花粉，血糖不降加人参白虎汤，（用党参）；血糖高又有饥饿感，加玉竹、熟地黄；皮肤瘙痒，加白蒺藜、地肤子、白鲜皮；失眠，加何首乌、女贞子、白蒺藜；心悸，加石菖蒲、远志、生龙牡；大便溏加薏苡仁、芡实；自觉燥热，甚且腰痛，加肉桂；腰痛下肢痿软无力，加桑寄生、狗脊。

## 生津止渴汤

【组成】山药50克　生地黄50克　玉竹15克　知母20克　附子5克　肉桂5克　红花10克　石斛25克　沙苑子10克　白蒺藜25克

【用法】水煎，日1剂，分2次温服。

【功能主治】滋阴清热，生津解渴。主治阴虚火旺型糖尿病。症见三多，形体消瘦，咽干舌燥，手足心热。舌质红绛，苔微黄，脉沉细。

【按语】大堆滋阴药中伍以小量桂附，生发肾气，使阴精生化无穷，故收效显著。

## 消渴方

【组成】石膏 20 克　知母 10 克　甘草 3 克　麦门冬 10 克　石斛 12 克　生地黄 12 克　茯苓 12 克　泽泻 12 克　天花粉 15 克　鸡内金 6 克　山药 12 克　沙参 12 克

【用法】水煎，日 1 剂，分 2 次温服。

【功能主治】清热养阴，滋肾生津。主治阴虚内热型糖尿病，干燥综合征，尿崩症。

【按语】本方擅清热养阴，生津止渴，对阴虚内热颇有卓效，但脾肾气虚者则不宜。

## 常用四对降糖药

【组成】黄芪 30 克　山药 20 克　苍术 12 克　元参 20 克　生地黄 15 克　熟地黄 15 克　丹参 20 克　葛根 20 克

【用法】水煎，日 1 剂，分 2 次温服。

【功能主治】健脾除湿，养阴止渴。主治糖尿病。

【按语】①阴阳两虚型，合桂附八味丸。②血瘀型，加木香、当归、益母草、赤芍药、白芍药、川芎。③燥热或烘热，加黄连、黄精等。④渴甚加知母、石膏。⑤湿甚加浮萍。⑥食量多加重熟地黄、生地黄的量，玉竹。⑦全身瘙痒，加白蒺藜、地肤子。⑧腰腿痛加鸡血藤、桑寄生。⑨足跟痛加青黛、木瓜。⑩眼目昏花加川芎、白芷、谷精草、菊花。⑪胆固醇高加决明子、何首乌。⑫兼冠心病加生脉散。⑬胸痛加厚朴、郁金。

## 六味地黄汤合四对降糖药

【组成】黄芪 30 克　山药 20 克　苍术 12 克　元参 20 克　生地黄 15 克　熟地黄 15 克　丹参 20 克　葛根 20 克　山茱萸 12 克　茯苓 12 克　牡丹皮 10 克　泽泻 10 克

【用法】水煎，日 1 剂，分 2 次温服。

【功能主治】滋阴补肾，健脾除湿。主治气阴两虚型糖尿病。症见三多，乏力，消瘦，抵抗力弱，易患外感，舌淡暗，脉沉细。

【加减法】兼血瘀者，加当归、川芎、赤芍药；燥热者加黄连、黄芩；渴甚加知母、石膏；全身痒加白蒺藜、地肤子；腰腿痛加鸡血藤、桑寄生；胆固醇高加决明子 30 克、何首乌 15 克；兼冠心病加生脉散。

【按语】本方用于气阴两虚，阴虚偏重者。

## 胜甘降糖方

【组成】山茱萸 30 克　五味子 30 克　丹参 30 克　黄芪 40 克

【用法】水煎，日 1 剂，分 2 次温服。

【功能主治】养阴生津，益气活血。主治各型糖尿病。

【加减法】对阴虚口渴，多食多尿，五心烦热者，宜加太子参、元参、麦门冬、天花粉、葛根、玉竹；伴热盛者，可加石膏、知母等；伴气虚倦怠心悸者，可加人参、苍术、茯苓；血瘀甚重，出现肢体麻木时，宜加赤芍药、牛膝、红花。

## 芪芍参葛汤

【组成】黄芪 30 克　山药 20 克　生地黄 20 克　丹参 20 克　元参 25 克苍术 18 克　熟地黄 15 克　葛根 15 克

【用法】水煎，日 1 剂，分 2 次温服。

【功能主治】益气养阴，活血化瘀。主治各型糖尿病。

【加减法】患者伴有高脂血症者，宜加山楂、何首乌、虎杖；若合并高血压者，宜加用夏枯草、地龙、牛膝；出现视物模糊时，可加决明子、石决明、菊花；患者抵抗力下降，合并继发感染时，可加金银花、连翘、蒲公英；若发生末梢神经病变，须加用鸡血藤、伸筋草、乌梅、枸杞子、黄芩、茯苓。

## 复发消渴胶囊

【组成】人参、天花粉、山药各 2 份　黄连 1 份

【用法】共研细粉，装入胶囊，每粒约重 0.5 克，每次 6 粒，日服 3 次。三个月为 1 疗程。

【功能主治】益气健脾，清热生津。主治 Ⅱ 型糖尿病。

【按语】黄连能够降血糖，主要药理作用是抑制机体内糖原异生以及促进

糖酵解，从而发挥降低空腹血糖的治疗作用。

## 益气养阴丸

【组成】生地黄、熟地黄、黄芪各 200 克　人参、泽泻、枸杞子、山茱萸、天花粉、丹参、地骨皮各 100 克

【用法】共研细粉，炼蜜为丸，每丸重约 10 克，每次 2 丸，餐前服，日服 3 次。

【功能主治】益气活血，补肾养阴。主治气阴两虚型糖尿病。

【按语】此方具有一定的降脂作用，既能改善糖耐量，又能调节胰岛素分泌功能。

【注意事项】本方不适于糖尿病出现湿热证的治疗。

## 健脾降糖饮

【组成】山楂 30 克　薏苡仁 30 克　黄芪 15 克　枸杞子 10 克　黄精 10 克　白术 10 克　葛根 20 克　玉竹 12 克　天花粉 12 克　丹参 12 克

【用法】水煎，日 1 剂，分 2 次温服。

【功能主治】益气健脾，养阴生津。主治脾气亏虚型糖尿病。

【加减法】患者烦渴多食、消谷善饥、大便秘结，可加生石膏、知母、熟大黄；若伴心悸、失眠，可加酸枣仁、首乌藤；若视物模糊、两目干涩，宜加沙苑子、决明子；若出现麻木不仁，宜加僵蚕、桑枝。

## 活血降糖汤

【组成】丹参 30 克　黄芪 30 克　山药 30 克　赤芍药 10 克　苍术 10 克　元参 10 克　三七粉 3 克（分冲）

【用法】水煎，日 1 剂，分 3 次温服。

【功能主治】益气健脾，活血化瘀。主治瘀血型Ⅱ型糖尿病。

【加减法】若合并糖尿病眼病，常加石决明 15 克、草决明 15 克、沙苑子 10 克。

## 加味二陈汤

【组成】半夏 10 克　陈皮 6 克　决明子 24 克　茯苓 15 克　白术 15 克　苍术 15 克　丹参 30 克　葛根 30 克

【用法】水煎，日1剂，分3次温服。

【功能主治】燥湿化痰。主治痰湿型Ⅱ型糖尿病。

【注意事项】此方久服伤阴。

【按语】本方适用于素体痰湿较重的患者。

# 八、肥胖症

**【辨病与辨证】**

肥胖症是一组常见的代谢性疾病，由于进食量过多、消耗热量相对减少而使多余热量以脂肪的形式储存于体内，从而超出了正常状态下的生理需要量，当达到一定程度后就可变成肥胖症。临床评估肥胖症的最简便方法是计算体重指数（BMI）：BMI＝体重/身高$^2$（体重的单位是千克，身高的单位是米）；健康成人的标准为：正常者BMI＜24，超重者BMI介于24～27之间，肥胖症患者BMI＞27。一般来讲，单纯性肥胖还不是肥胖症，仅是向肥胖症过渡的一种最常见形式，但是，此时也已形成了许多严重危害人体健康的危险因子，容易引起高血压、高脂血症、糖尿病、心脑血管疾病等。中医学认为，本病需要及时选取祛痰利水、通腑泄热、化瘀消导、健脾温阳、益气行水的方剂治疗。

## 轻身方

【组成】制首乌15克　黄芪15克　防己15克　川芎15克　仙灵脾10克　白术15克　泽泻30克　山楂30克　水牛角30克　丹参30克　茵陈30克　大黄9克

【用法】水煎，日1剂，分3次温服。若超重大于25％，剂量应加至1.5倍。

【功能主治】益气利水，化瘀降浊。主治单纯性肥胖症。

【按语】治疗本病，温阳利水是治本之法。本方合并活血化瘀是标本兼治之法。

## 消胖灵

【组成】决明子30克　泽泻10克　火麻仁10克　郁李仁10克　山楂10克

【用法】水煎，日1剂，分2次温服。

【功能主治】健脾化痰，燥湿减肥。主治痰湿阻滞型单纯性肥胖症。症见头昏胸闷、恶心、胃脘胀满。

【按语】本方适用于痰湿较重的患者。

# 九、脂肪肝

## 【辨病与辨证】

脂肪肝是由于肝脏本身或肝外因素等导致的一种代谢性疾病，肥胖或经常性饮酒者更为常见，经超声波检查显示，本病在普通人群的发病率约为26%。由于患者长期大量饮酒、肥胖导致脂肪在肝脏内不断沉积，可表现为肝大、轻度压痛、食欲下降、乳腺发育，女性患者还可出现过早闭经等。中医认为本病主要由肝郁气滞、痰湿内阻所致。肝郁气滞型，症见胁肋胀痛、胸脘不舒、食欲下降、疲乏无力、舌淡、苔白腻，脉滑；痰湿内阻型，症见右胁隐痛、脘腹胀满、恶心欲吐、痰涎增多、头晕倦怠、舌淡苔白、脉弦滑。治疗时须合理选用理气化痰、祛湿散结的方剂。

### 柴胡疏肝散合参苓白术散

【组成】柴胡6克　川芎5克　枳壳5克　白芍药5克　香附5克　炙甘草6克　白术15克　茯苓15克　薏苡仁9克　山药15克　桔梗6克　莲子9克　扁豆12克　砂仁6克　党参15克　陈皮6克

【用法】水煎，日1剂，分2次温服。

【功能主治】疏肝健脾，化痰降脂。主治脂肪肝。症见头晕，头痛，项背发紧，形体肥胖，全身乏力，心悸，胸闷，气短纳差，舌质红，苔薄白，脉弦细。

【注意事项】湿热内蕴不适用本方，3个月为1疗程。

### 降脂通脉饮合降脂理肝汤

【组成】何首乌30克　薏苡仁30克　茵陈24克　丹参12克　泽泻24克　柴胡12克　郁金12克　大黄6克　山楂18克　海藻30克　荷叶10克　决明子30克　金樱子30克

【用法】水煎，日1剂，分2次温服。

【功能主治】疏肝理气，化痰化瘀。主治高血脂，脂肪肝，症见头晕，头痛，项背发紧，形体肥胖，全身乏力，心悸，胸闷，气短纳差，舌质红，苔薄白，脉弦细。

【按语】本方有降脂理肝的作用。适用于肝气不舒，气滞血瘀患者。

## 酒肝汤

【组成】葛根 30 克　丹参 30 克　山楂 30 克　泽泻 30 克　决明子 30 克　白芥子 15 克

【用法】水煎，日 1 剂，分 2 次温服。

【功能主治】理气化痰，祛湿散结。主治痰湿内阻型脂肪肝。症见右胁隐痛、脘腹胀满、痰涎量多、恶心欲吐、头昏倦怠等。

【按语】顾名思义，本方适用于嗜酒者之痰湿内阻型脂肪肝。

## 降脂养肝汤

【组成】泽泻 30 克　制首乌 20 克　决明子 20 克　虎杖 20 克　荷叶 15 克

【用法】水煎，日 1 剂，分 2 次温服。

【功能主治】理气化痰，祛湿散结。主治痰湿内阻型脂肪肝。症见右胁隐痛、脘腹胀满、痰涎量多、恶心欲吐、头昏倦怠等。

【按语】脾的运化功能不足是痰湿之源。肝的疏泄功能不足也是痰湿内阻的主要原因，养肝降脂，其义自明。

## 茵郁汤

【组成】茵陈 15 克　郁金 15 克　香橼 12 克　柴胡 12 克

【用法】水煎，日 1 剂，分 2 次温服。8 剂为 1 疗程。

【功能主治】疏肝理气。主治肝郁气滞型脂肪肝。症见胁肋胀痛、胸脘不舒、恶心纳呆、腹胀乏力，舌淡苔薄，脉弦。

【按语】可与上方互参。

## 三花减肥茶

【组成】金银花、玫瑰花、茉莉花各 10 克

【用法】代茶饮，日 1 剂。

【功能主治】疏肝理气。主治肝郁气滞型脂肪肝。症见胁肋胀痛、胸脘不舒、恶心纳呆、腹胀乏力，舌淡苔薄、脉弦。

【按语】本方服用方便，宜长期饮用。

# 十、高脂血症

【辨病与辨证】

高脂血症系指血脂浓度超过正常范围的代谢性疾病。由于血浆内脂质大部分与蛋白质相结合，因而也可将本病称为高脂蛋白血症。血脂包括类脂质及脂肪，类脂质如胆固醇、磷脂，脂肪主要是甘油三酯和游离脂肪酸。本病是导致冠心病的主要危险因素，因此，积极防治高脂血症是预防心脑血管病的关键，已受到人们的普遍关注。本病早期可无任何临床症状，也可出现头晕胀痛、腹胀和肢体沉重等症，部分患者形体肥胖或超重，伴有高血压和（或）动脉粥样硬化。中医认为本病主因痰湿内盛、痰瘀交阻、脾肾阳虚、肝肾阴虚所致，治宜补益肝肾、健脾利湿、活血化瘀、祛痰消食，合理选择相应的方剂。

## 温胆汤合金铃子散

【组成】竹茹 10 克　枳壳 10 克　茯苓 15 克　石菖蒲 15 克　郁金 15 克　泽泻 10 克　赤芍药 10 克　山楂 20 克　牡丹皮 20 克　元胡 10 克　丹参 15 克　陈皮 10 克　决明子 10 克　鸡血藤 15 克　车前子 10 克　川楝子 10 克

【用法】水煎，日 1 剂，分 2 次温服。

【功能主治】健脾除湿，行气化痰。主治脾虚失健，痰浊内蕴之高血脂症。症见形体肥胖，舌质淡，苔白腻，脉弦滑。

【按语】本证多系嗜食肥甘，脾虚痰浊内蕴，故以健脾祛痰化浊为法。

## 决明子饮

【组成】决明子 30 克　钩藤 15 克　菊花 20 克　生地黄 20 克　元参 15 克　赤芍药 20 克　桃仁 15 克　当归 15 克　川芎 15 克　枳壳 10 克　黄芩 15 克　甘草 10 克

【用法】水煎，日 1 剂，分 2 次温服。

【功能主治】清肝明目，活血凉血。主治高脂血症。症见头晕目眩，视物不清，口苦咽干，舌紫或舌下有瘀斑，脉弦滑或弦数。

【按语】凡肝阳亢盛，肝风内动，血瘀内阻，即用此方，疗效极佳。辨证关键在于肝阳上亢兼血瘀。

### 夏枯地龙汤加减

【组成】夏枯草 50 克　地龙 10 克　黄芩 12 克　菊花 15 克　牡丹皮 12 克　丹参 24 克　天麻 15 克　钩藤 15 克　枸杞子 18 克　泽泻 30 克　川芎 6 克　甘草 6 克

【用法】水煎，日 1 剂，分 2 次温服。

【功能主治】平肝阳，息肝风。主治高血压病兼见头晕头痛，失眠多梦，四肢麻木，肌肉酸痛，舌质红，苔微黄，脉弦数。

【按语】本方是治疗高血压兼高脂血病方。平肝息风兼疏通血脉。

### 山菊参饮

【组成】山楂、菊花、丹参各 10 克

【用法】水煎，代茶饮，日 1 剂，30 天为 1 疗程，连服 3 个月。

【功能主治】消食化瘀。主治高脂血症。

【加减法】可加山楂 50 克、制首乌 25 克、泽泻 25 克、决明子 25 克煎服，效佳。

### 调脂汤

【组成】丹参 30 克　泽泻 25 克　枸杞子 25 克　柴胡 15 克　山楂 15 克　红花 10 克

【用法】水煎，日 1 剂，分 2 次温服。

【功能主治】化瘀降脂，养血疏肝。主治高脂血症。

【按语】患者气虚时，宜加黄芪、黄精；肝肾阴虚时，可加何首乌、生地黄；若有痰湿内阻，须加陈皮、石菖蒲；肝阳上亢时，可加决明子、钩藤。

### 健脾降脂汤

【组成】山楂 24 克　党参 12 克　茯苓 12 克　茵陈 12 克　白术 10 克　苍术 10 克　虎杖 10 克　僵蚕 10 克　大黄 6 克

【用法】水煎，日 1 剂，分 2 次温服。

【功能主治】健脾利湿,消食导滞。主治高脂血症。

【加减法】肝阳上亢者,宜加菊花、决明子;肝肾阴虚者,可加枸杞子、何首乌;瘀血明显者,宜加红花、丹参。

## 降脂汤

【组成】制首乌15克　枸杞子10克　决明子30克

【用法】水煎,日1剂,分2次温服。

【功能主治】补肝养血,润肠通便。主治高脂血症。

【按语】可与山菊参饮互参,或合方应用。

## 楂泽决明降脂汤

【组成】山楂24克　泽泻18克　决明子15克　虎杖10克　三七粉3克(分冲)

【用法】水煎,日1剂,分2次温服。

【功能主治】活血化瘀,清热利湿。主治瘀血型高脂血症。

【加减法】气虚者,加党参、黄芪;气滞者,加降香、莪术;痰热内阻者,加瓜蒌、陈皮、枳壳、大黄、茵陈;肝肾阴虚者,应加何首乌、楮实子、当归、麦门冬、白芍药;肝阳上亢者,可加钩藤、珍珠母。

## 利胆降脂汤

【组成】柴胡15克　决明子12克　山楂12克　大黄10克

【用法】水煎,日1剂,分2次温服。

【功能主治】疏肝利胆,化瘀通便。主治高脂血症。

【加减法】脾虚痰湿者,应加半夏、陈皮;气滞血瘀者,可加川芎、当归;食积明显者,可加炒麦芽、鸡内金。

# 十一、痛风

【辨病与辨证】

痛风是一种由嘌呤代谢异常所引起的慢性疾病,患者早期出现高尿酸血症,也可合并急性或慢性关节炎,若不加控制,病情反复发作并不断加重,还会导致关节畸形、肾脏损害、尿酸结石或形成"痛风石"等病。本病好发年龄为中年以上，男性约占95%。中医称本病为"风湿痹痛"。急性期患者，中医辨证须分别按照风湿、寒湿、湿热进行论治；慢性期患者，应当按照痰瘀互结、或气血两虚、或肝肾两亏加以论治。若出现本虚标实的改变，治疗时要以扶正祛邪、标本兼治为大法。此外，标本治疗中，还须禁忌食用高嘌呤类食品，以避免血尿酸过高而导致病情不断加重。

## 加减当归止痛汤

【组成】忍冬藤 30 克 茵陈 15 克 葛根 15 克 虎杖 15 克 当归 12 克 木瓜 12 克 羌活 9 克 独活 9 克 油松节 9 克 防风 9 克 防己 9 克 赤芍药 9 克 炒苍术 9 克 猪苓 9 克 甘草 5 克

【用法】水煎，日 1 剂，分 2 次温服。

【功能主治】清热利湿，祛风止痛。主治痛风。

【注意事项】治疗期间应注意忌食牛羊肉、动物内脏、青鱼、鱼卵、小虾、贝类海鲜，同时戒酒。

【按语】本病急性期与中医"热痹"近似，治疗以清热利湿，祛风止痛为主。

## 加味四妙汤

【组成】黄柏 15 克 苍术 15 克 赤芍药 15 克 牛膝 15 克 地龙 15 克 薏苡仁 20 克 防己 10 克 泽泻 10 克 金钱草 30 克 全蝎 5 克

【用法】水煎，日 1 剂，分 2 次温服。严重者可日服 2 剂。药渣可热敷患处。15 天为 1 疗程。

【功能主治】清热利湿，通络止痛。主治痛风。

【按语】本病属中医的风湿痹痛。分风、寒、湿、热进行辨证论治。本方清热利湿止痛。为常用之方。

## 地黄黄芩汤

【组成】秦艽 20 克 生地黄 15 克 黄芪 15 克 丹参 15 克 益母草 15 克 桑寄生 15 克 山茱萸 10 克 茯苓 10 克 泽泻 10 克

【用法】水煎，日 1 剂，分 2 次温服。

【功能主治】补肾益气，活血利尿。主治原发性痛风肾变期，证属气血两虚者。

【按语】肾阳不足，腰膝冷痛时，宜加仙灵脾 10 克、仙茅 10 克；出现脾虚腹胀、便溏时，宜加党参 10 克、白术 10 克；伴热甚口渴、尿黄脉数时，可加用黄芩 10 克、黄柏 10 克、或栀子 10 克；若出现肝阳上亢、头晕头疼时，宜加钩藤、菊花、天麻。

# 第十章　男科疾病

## 一、前列腺炎

**【辨病与辨证】**

前列腺炎包括细菌性前列腺炎、非细菌性前列腺炎和前列腺痛。细菌性前列腺炎又可分为急性细菌性前列腺炎和慢性细菌性前列腺炎。细菌性前列腺炎常有菌尿，而非细菌性前列腺炎或前列腺病则极少发生尿路感染。然而，细菌性前列腺炎和非细菌性前列腺炎的临床症状十分相似，有时不易区分，如通常都可以出现尿频、尿急、夜尿增多以及尿痛等尿路刺激症状，部分患者还可有骨盆区、耻骨上或泌尿生殖区的不适或疼痛，前列腺分泌物中出现大量白细胞和巨噬细胞。前列腺痛不出现炎症体征，经前列腺按摩采液检查均为正常。中医学将急性前列腺炎称为"热淋"，而将慢性前列腺炎、前列腺痛称为"尿精""精浊""白淫""劳淋""淋浊""白浊"等。本病主因湿热下注、瘀血内停、脾气亏虚、阴虚火旺、肾阳不足所致，临床上也可出现湿热瘀阻并见、湿热瘀阻肾虚并见等，故于治疗时应该采取清利与活血、活血与补肾并用之法，除了中药内服外，还应结合中药外治法，例如，实施煎药保留灌肠、栓剂纳肛等给药方式。

### 龙胆泻肝汤八正散化裁

**【组成】**生地黄 30 克　萹蓄 15 克　黄柏 10 克　土茯苓 15 克　金银花 15克　龙胆草 12 克　甘草 10 克　车前草 15 克　天花粉 10 克　石韦 15 克　大黄 15 克　鱼腥草 12 克　败酱草 30 克

**【用法】**水煎，日 1 剂，分 2 次温服。

**【功能主治】**清热解毒，利湿通淋。主治前列腺炎属热毒感染者。

【按语】本方适用于前列腺感染甚则化脓。症见小便不通或通而不畅，灼热疼痛为主要表现的患者。

## 前列腺炎Ⅰ号

【组成】白花蛇舌草30克　黄芪20克　蒲公英20克　虎杖10克　败酱草10克　萹蓄10克　黄柏10克　甘草10克　土茯苓20克　大黄10克

【用法】水煎，日1剂，分2次温服。

【功能主治】清热利湿，解毒化浊。主治湿热蕴结所致的前列腺炎。

【加减法】患者尿道灼热、刺痛明显者，宜加石韦、木通；滴白甚重者，须加蒲公英、车前子；感染性前列腺炎，一旦出现大量脓细胞，须加用金银花、连翘；若有血精或在前列腺液内查及大量红细胞，应加用白茅根、旱莲草。

## 前列腺炎Ⅱ号

【组成】白花蛇舌草30克　黄芪20克　蒲公英20克　赤芍药20克　土茯苓20克　元胡20克　虎杖15克　熟地黄10克　川楝子10克　乌药10克

【用法】水煎，日1剂，分2次温服。

【功能主治】清热利湿，行气活血。主治湿热瘀阻所致的慢性前列腺炎。

【加减法】尿道灼热刺痛者，须加石韦、木通；会阴、睾丸、阴茎疼痛者，宜加炮山甲、乳香、没药；前列腺液中查及大量脓细胞时，宜加用金银花、连翘。

## 化瘀导浊汤

【组成】黄芪10克　王不留行10克　莪术10克　丹参30克　红花12克　白花蛇舌草30克　穿山甲12克　川芎12克　虎杖20克　车前子12克　益母草15克　牛膝15克　甘草6克　鱼腥草20克　半枝莲15克　菟丝子15克

【用法】水煎，日1剂，分2次温服。2月为1疗程。

【功能主治】清热化瘀，导浊。主治血瘀兼湿热所致的慢性前列腺炎。

【加减法】①若患者会阴及小腹、睾丸坠胀，宜加元胡、川楝子、乌药。②伴尿黄而浊，宜加木通、滑石、萹蓄、瞿麦。③同时合并腰痛时，可加杜仲、续断、桑寄生。④出现性功能低下时，可加蜈蚣、仙灵脾、蛇床子。⑤

合并早泄时，宜加入知母、黄柏、煅龙骨、煅牡蛎。

## 活血清利汤

【组成】丹参20克　瞿麦20克　女贞子20克　败酱草30克　生地黄30克　牛膝15克　白花蛇舌草30克　车前草30克　莪术10克　黄柏10克　王不留行10克

【用法】水煎，日1剂，分2次温服。20天为1疗程。

【功能主治】活血化瘀，清热利湿。主治慢性淋菌性前列腺炎。

【加减法】①患者尿道灼痛，可加木通、石韦、知母。②出现尿道发痒，可加白鲜皮。③若滴白甚重，可加海金沙等。④若有大量脓细胞，可加金银花、蒲公英。⑤伴有少腹阴囊胀痛，可加川楝子、元胡。

## 活络效灵丹加减（外用）

【组成】乳香30克　没药30克　当归30克　续断30克　血竭50克

【用法】前4味药先煎2次，血竭研末，加入药液中继续煎至200毫升，待药液温度降至40度左右，实施保留灌肠。隔日1次，

【功能主治】活血化瘀。主治慢性前列腺炎，对气血瘀滞型最佳。

【按语】直肠与前列腺相近，药物渗透后直接作用于病灶之处。用保留灌肠法治疗慢性前列腺炎是一个不错的选择。

## 固精导浊汤

【组成】萆薢12克　菟丝子12克　沙苑子12克　山药12克　牛膝10克　茯苓10克　乌药10克　石菖蒲6克　甘草3克　泽泻10克　益智仁10克　车前子10克

【用法】水煎，日1剂，分2次温服。

【功能主治】温肾固精，利湿导浊。主治慢性前列腺炎。

【按语】本方补肾固精，利尿导浊，多用于老年的慢性前列腺炎。

## 萆薢分清饮化裁

【组成】萆薢15克　泽泻10克　天竺黄10克　枳壳10克　茯苓15克　陈皮10克　石菖蒲10克　郁金10克　莱菔子10克　薏苡仁10克　黄柏10克　丹参30克　金钱草30克　王不留行10克　白花蛇舌草30克

【用法】水煎，日1剂，分2次温服。

【功能主治】清化湿热，豁痰通络。主治湿热蕴结，瘀浊阻络之慢性前列腺炎。

【按语】本方证乃湿热蕴结于膀胱和前列腺，症见不同程度的尿频、尿急、尿痛、尿后余沥，舌质红，苔黄腻之湿热内蕴之象，脉象弦滑。

## 治急性尿路感染方

【组成】蒲公英60克　牡丹皮15克　甘草10克　土茯苓30克　白茅根30克

【用法】水煎，日1剂，分2次温服。

【功能主治】清热解毒，凉血止血。主治热毒互结之急性尿路感染。

【按语】急性尿路感染，多由热毒互结，热伤血络，出现尿痛、尿急、尿中潜血。

## 治老人小便不通

【组成】茯苓10克　甘草梢10克　当归15克　檀香10克　榆白皮10克　黄柏10克　草薢10克　琥珀5克

【用法】水煎，日1剂，分2次温服

【功能主治】行气疏郁，利湿解毒。用于老年气郁湿毒型慢性前列腺炎。

【按语】此方不仅用于老人，凡符合辨证条件的，都可应用。

## 缩泉丸加味

【组成】益智仁12克　山药15克　乌药10克　菟丝子10克　桑螵蛸12克　茯苓12克　五味子6克　石菖蒲10克　远志10克

【用法】水煎，日1剂，分2次温服。

【功能主治】补肾固精，理气缩尿。主治尿频

【加减法】若尿路感染加蒲公英30克、土茯苓20克，还可选加覆盆子、芡实、党参、当归、龙骨、龟板。

## 二、前列腺增生症

**【辨病与辨证】**

前列腺增生以老年居多，大多发生在 50 岁以后，其发病率随增龄而逐渐升高。主要病理变化为良性前列腺增生，从而造成下尿道梗阻，引发排尿困难及尿潴留，其确切病因不详，可能与老年前列腺组织中睾丸激素代谢异常有关。本病主要表现为尿频、排尿不尽或费力、尿线变细、夜尿频，甚或发生尿潴留，本病属中医学的"癃闭"范畴，癃为小便淋漓、滴出，闭为小便滞阻、点滴不出。大凡暴闭为实证、久癃为虚证。治疗时，对暴闭者须清湿热、散瘀结、利气机而通水道，对久癃者应当补脾肾、温肾经、助气化，气化得行而小便则自通。

### 梁氏前列汤

**【组成】** 益智仁 30 克　山药 30 克　黄芪 30 克　白术 30 克　党参 30 克　桑螵蛸 15 克　山茱萸 15 克　杜仲 15 克　续断 15 克　炒枣仁 15 克　五味子 15 克　煅龙骨 20 克　煅牡蛎 20 克

**【用法】** 水煎，日 1 剂，分 2 次温服。

**【功能主治】** 温肾补精，制约膀胱。主治老年人前列腺肥大，肾气虚寒，夜尿多。

**【按语】** 本方通过补肾，使之气旺，司小便功能正常，故不治肥大而肥大自消，临证应根据具体情况而灵活化裁。以虚为主者当以补为先，本方最为合拍，以实为主者以通为急，用疏肝散结汤较为合拍。

### 疏肝散结汤加味

**【组成】** 柴胡 10 克　牛膝 10 克　当归 15 克　赤芍药 15 克　丹参 15 克　牡蛎 30 克　海藻 15 克　桔梗 10 克　元参 15 克　浙贝母 10 克　皂角刺 10 克　乌梅 10 克　枳壳 10 克　夏枯草 15 克　海浮石 15 克（先煎）

**【用法】** 水煎，日 1 剂，分 2 次温服。

**【功能主治】** 疏肝理气，软坚散结，活血化痰。主治痰瘀凝滞之前列腺增生。

**【按语】** 本方以痰瘀所致之前列腺增生，属实证，应用本方疗效较为满意。本方能疏肝解郁，疏通经脉，见效甚捷。

## 补肾温通饮

【组成】熟地黄 20 克　山茱萸 15 克　茯苓 15 克　泽泻 15 克　附子 10 克　肉桂 10 克　知母 10 克　黄柏 10 克　椒目 10 克　小茴香 15 克　海藻 15 克　大黄 10 克　桃仁 15 克　瞿麦 15 克　萹蓄 15 克

【用法】水煎，日 1 剂，分 2 次温服。

【功能主治】温肾助阳，化痰化瘀。主治前列腺增生。

【按语】运用本方必须着眼于肾阳肾气虚，湿浊痰瘀胶结不化。所以全方消补寒温并用，尤其大黄的用量要适量。

## 癃闭散

【组成】山甲珠 6 份、肉桂 4 份

【用法】制成散剂，每次 10 克，蜜水冲服，日 2 次。20 天为 1 疗程。

【功能主治】攻坚散结，助阳化气。主治前列腺增生症。

【按语】肾阳不足，痰瘀互结，以致前列腺增生。本方攻坚散结，助阳化气，具有药简力专，服用方便的特点。

## 三黄桂甲汤

【组成】黄芪 40 克　大黄 10 克　生地黄 20 克　肉桂 6 克　山甲珠 10 克

【用法】水煎，日 1 剂，分 2 次温服。

【功能主治】益气活血，养阴清热。主治前列腺增生症。

【加减法】①对肾气亏虚者，宜加菟丝子、覆盆子、山茱萸、枸杞子。②对脾虚气陷者，须加党参、白术、升麻、柴胡。③对气滞血瘀者，可加王不留行、赤芍药、琥珀 5 克（冲）。④对湿热下注者，可加黄柏、滑石、车前子。

## 黄芪琥珀汤

【组成】黄芪 30 克　车前子 15 克　王不留行 10 克　肉桂 5 克　夏枯草 10 克　山茱萸 10 克　琥珀末 30 克（分冲）　桔梗 5 克

【用法】水煎，日 1 剂，分 2 次温服。

【功能主治】益气补肾，化瘀散结。主治前列腺增生症。

**【加减法】**患者若有尿频、尿急、尿痛，宜去肉桂，加瞿麦、萹蓄、金钱草；合并大便秘结，加大黄；发生严重血尿时，可加仙鹤草；触诊前列腺变硬，可加三棱、莪术、穿山甲。

## 补肾活血汤

**【组成】**蒲公英30克　石韦30克　路路通30克　牛膝10克　山甲珠10克　赤芍药10克　桃仁10克　山茱萸10克　肉桂3克　皂角刺15克　生地黄15克　知母10克　莪术10克

**【用法】**水煎，日1剂，分2次温服。30天为1疗程。

**【功能主治】**清热解毒，活血化瘀，益肾利湿。主治老年性前列腺增生症。

**【加减法】**患者腹胀甚重，可加小茴香、泽泻等；若发生尿频尿急，可加冬葵子、黄柏；患者气虚甚重，可加升麻、党参等；若大便秘结，可加大黄。

## 羊藿菟丝验方

**【组成】**仙灵脾20克　半枝莲30克　牡蛎30克　菟丝子15克　山茱萸15克　仙茅15克　车前子15克　怀牛膝15克　巴戟天15克　王不留行15克　炮山甲10克　桃仁12克　红花12克　大黄6克

**【用法】**水煎，日1剂，分2次温服。1～2个月为1疗程。

**【功能主治】**温肾助阳，活血化瘀。主治前列腺增生症。

**【加减法】**①患者肾阴虚，宜加知母、黄柏。②若肝阳上亢，可加生地黄、生龙骨。③若肾阳虚，可加制附子。④出现气血虚，可加党参、黄芪。⑤出现明显的血尿，宜去红花、桃仁，加三七、茜草、白茅根。⑥若合并大便溏稀，宜去大黄，加山药、扁豆。⑦若有咳喘，可加葶苈子、大枣。

## 启龙汤

**【组成】**菟丝子30克　王不留行30克　山茱萸15克　山甲珠15克　枸杞子15克　冬葵子15克　仙茅15克　肉桂4克　沉香5克

**【用法】**水煎，日1剂，分2次温服。

**【功能主治】**益肾活血，行气利水。主治前列腺增生症。

**【按语】**王不留行具有利尿通淋之功能。《外台秘要》载，此方治诸淋和小便不利，亦可与石韦、滑石、天葵子、瞿麦等伍用。

# 三、男性不育症

## 【辨病与辨证】

生活在一起的正常育龄夫妇，妻子经妇科检查无任何妇科疾患，有正常规律的性生活，又未采取任何避孕措施，两年以上未生育者可笼统地称为不育症。由男方导致不育的比例约占40%，常与生殖器官异常、性功能障碍、精液异常以及自身免疫因素有关。中医称男性不育为"绝育"、"无子"，主要由于肾阳不足、肾阴亏损、阴阳两虚、湿热内蕴或气血瘀滞等因素所致。治疗时，多以补肾为主，配合活血化瘀、化瘀通络、清热利湿的中药。部分男性不育症病例可能是因阴囊精索静脉曲张或隐睾症引起的，对此应当尽早采取矫正手术治疗。

## 温肾益精汤

【组成】附子10克　熟地黄20克　菟丝子20克　仙灵脾10克　枸杞子20克　甘草6克　怀牛膝20克　肉苁蓉10克

【用法】水煎，日1剂，分2次温服。

【功能主治】补肾益肝，填精补髓。主治肾精不足，精液异常。

【按语】本方补益阴阳，补阳之力较强，寓阳生阴长之意。常用于精液异常之不育。

## 十子毓麟汤

【组成】枸杞子10克　五味子5克　覆盆子10克　桑葚子10克　菟丝子10克　车前子10克　金樱子6克　益智仁6克　人参6克　肉苁蓉10克　鹿角胶10克　补骨脂6克　龟板胶10克　杜仲10克　仙灵脾10克　当归10克　熟地黄15克　陈皮6克

【用法】水煎，日1剂，分2次温服。

【功能主治】补肾气，益精血。主治阴、阳两虚或阴虚、阳虚交错出现的不育症。

【按语】不育症肾精亏虚者多见。肾精不足是不育症的共性。而痰浊、瘀血、肝郁、痰湿、气虚、痰火等诸因，是不育症的个性。临证治疗，必须二者并重，这样才能不失偏颇，更有效地治疗本病。现代药理研究：蛇床子有杀灭精子的作用，因而不用。

## 治精液不液化方

**【用法】** 熟地黄 20 克　山药 12 克　山茱萸 10 克　茯苓 15 克　牡丹皮 10 克　泽泻 10 克　知母 10 克　黄柏 10 克　五味子 6 克　车前子 10 克　麦门冬 15 克　虎杖 12 克　女贞子 10 克

**【加减法】** 水煎，日 1 剂，分 2 次温服。

**【功能主治】** 养阴泻火，填精补肾。主治精液不液化症。

**【按语】** 精液不液化症，大多由肾阴亏损，肾火偏旺，热灼津液，致精液黏稠难液化，治则宜滋阴泻火。在正常情况下，精液排出体外 30 分钟后即自行液化，若 1 小时不液化则称精液不液化，甚者 24 小时以上不见液化。

## 韭子五子丸

**【组成】** 韭菜子 15 克　五味子 10 克　菟丝子 30 克　覆盆子 15 克　车前子 9 克　枸杞子 15　补骨脂 12 克　桑螵蛸 30 克　山药 15 克　知母 9 克　炒黄柏 9 克　当归 12 克　海狗肾 1 具

**【用法】** 水煎，日 1 剂，分 2 次温服。

**【功能主治】** 温肾壮阳，育阴填精，清热利湿。主治不育症。

**【按语】** 阳不足则阴不长，阳不足则湿难利，阳不足则精不长，精液不足则难成孕。壮阳、填精、利湿是治疗不育的准则。

## 活精汤

**【组成】** 熟地黄 15 克　山药 15 克　山茱萸 10 克　牡丹皮 10 克　茯苓 10 克　泽泻 6 克　麦门冬 10 克　当归 10 克　白芍药 6 克　女贞子 10 克　红花 2 克　枸杞子 10 克　桑葚 15 克　素馨花 6 克

**【用法】** 水煎，日 1 剂，分 2 次温服。

**【功能主治】** 滋肾调肝，滋补肝肾精气。主治死精症。

**【按语】** 精液异常，精子成活率低，多由肝肾之阴阳不济。证属真阴不足，虚火内动，阴精愈竭。以壮水济火之法论治。

## 种玉汤

**【组成】** 附子 6 克　五味子 6 克　肉桂 3 克　党参 15 克　当归 15 克　枸

杞子 15 克　熟地黄 15 克　山茱萸 15 克　车前子 15 克　巴戟天 24 克　菟丝子 24 克　覆盆子 24 克

【用法】水煎，日 1 剂，分 2 次温服。

【功能主治】调燮阴阳，补肾填精。主治男不育。

【加减法】肾阳不足，命门火衰加益智仁 15 克、并加重附子、肉桂的用量；肾阴亏损，相火妄动加知母、黄柏各 15 克，并减少附子、肉桂用量；肾气虚弱，湿热不化加萆薢、桔梗、黄芪各 15 克。

【按语】临证还需根据辨证加减应用。

## 还少丹

【组成】熟地黄 15 克　何首乌 15 克　山药 15 克　枸杞子 15 克　巴戟天 10 克　肉苁蓉 10 克　楮实 10 克　淫羊藿 10 克　杜仲 10 克　补骨脂 10 克　续断 10 克　牛膝 10 克　茯苓 10 克　莲子 10 克　芡实 10 克　山茱萸 10 克　五味子 10 克　远志 8 克　石菖蒲 8 克　小茴香 8 克

【用法】水煎，日 1 剂，分 2 次温服。

【功能主治】调燮肾中阴阳，补益肾中精血。主治肾阴阳精血俱虚之不育。

【按语】本方用于肾中阴阳气血精液俱虚的证型。男性不育症虚实夹杂，累及多脏，但以肾亏、精虚、气血两虚为主要证型。

## 生精种玉汤

【组成】黄芪 30 克　仙灵脾 15 克　续断 15 克　何首乌 12 克　当归 12 克　五味子 10 克　桑葚 10 克　枸杞子 10 克　菟丝子 10 克　覆盆子 10 克　车前子 10 克

【用法】水煎，日 1 剂，分 2 次温服。

【功能主治】补养气血，益肾填精。主治精子稀少证。

【按语】本方以补肾填精为主，补气养血为辅。若睾丸无生精功能，属绝对不育，无法治愈。若精子稀少、死精子过多、精液不液化，通过审证求因，辨证论治，一般都能收到满意的疗效。

## 加味芍药甘草汤

【组成】白芍药 20 克　炙甘草 10 克　当归 10 克　黄芪 15 克　枸杞子 15

克　仙灵脾 15 克　麦芽 30 克

【用法】水煎，日1剂，分2次温服。

【功能主治】补脾肾，养阴血。主治高泌乳素血症导致的男性不育。

【按语】本方适用于脾肾阴血不足所致的精液不正常之不育症。

## 丹兰鸳鸯汤

【组成】丹参 12 克　泽兰 12 克　水蛭 6 克　虎杖 20 克　车前子 10 克　仙灵脾 10 克　薏苡仁 20 克　黄柏 10 克　知母 10 克

【用法】水煎，日1剂，分2次温服。

【功能主治】清热利湿，益肾化瘀。主治精液不液化症。

【加减法】①患者伴有腰部酸痛，宜加菟丝子、巴韩天。②伴小腹下坠，或前列腺肿痛甚重，宜加蒲公英、败酱草。③腹部发胀时，须加白扁豆、焦三仙。④伴口干舌燥时，加元参、麦门冬。⑤气虚明显时，加山药、黄芪。

## 补肾益精汤

【组成】菟丝子 20 克　肉苁蓉 15 克　熟地黄 15 克　枸杞子 12 克　制首乌 15 克　丹参 12 克　牡丹皮 12 克　巴戟天 12 克　仙灵脾 12 克　锁阳 12 克　山茱萸 12 克　山药 10 克　女贞子 12 克　桃仁 6 克　红花 6 克　海马 6 克　覆盆子 10 克　蛤蚧 6 克　鹿角胶 10 克　龟板胶 10 克

【用法】水煎，日1剂，分3次温服。

【功能主治】益肾填精，活血化瘀。主治重度少精症。

【加减法】对同时伴有高泌乳素血症者，宜加柴胡、麦芽、白芍药、甘草。

【按语】患者病程较长、病情较轻时，尚可制成药丸服用。患者如果发现肝胆湿热或下焦湿热时，应先服龙胆泻肝汤，待湿热清后再服本方。

## 淫羊藿汤

【组成】淫羊藿 30 克　车前子 30 克　肉苁蓉 15 克　枸杞子 15 克　女贞子 15 克　旱莲草 15 克　山茱萸 15 克　白芍药 15 克　菟丝子 20 克　制首乌 10 克　当归 20 克　续断 20 克　黄芪 15 克　甘草 6 克

【用法】水煎，日1剂，分3次温服。

【功能主治】益肾生精。主治少精症。

【加减法】①对遗精、滑精、早泄者，去肉苁蓉，加锁阳、芡实、金樱子。②阳痿，加补骨脂、巴戟天、核桃仁、鹿茸。③精子数量少，活动力差，宜加紫河车、鹿角胶、龟板胶。④气虚明显时，加大黄芪用量再加党参、白术。⑤合并前列腺炎时，可加金银花、知母、黄柏、蒲公英。

## 生精Ⅰ号（散剂）

【组成】黄柏10克　知母10克　炙龟板10克　炙鳖甲10克　枸杞子10克　仙茅12克　巴戟天12克　仙灵脾15克　肉苁蓉15克　金樱子10克　覆盆子12克　菟丝子12克　五味子15克

【用法】共研细粉，每服3克，日3次，3月为1疗程。

【功能主治】滋肾生精。主治肾阴虚所致的男性不育症。

【按语】本方具有服用方便的特点。

## 生精Ⅱ号（散剂）

【组成】黄柏10克　知母10克　炙龟板10克　炙鳖甲10克　枸杞子10克　仙茅12克　巴戟天12克　仙灵脾15克　肉苁蓉15克　党参12克　菟丝子10克　黄芪15克　车前子10克　韭菜子10克

【用法】共研细粉，每服3克，日3次，3月为1疗程。

【功能主治】温肾生精。主治肾阳虚所致的男性不育症。

【按语】本方与上方互参，辨证选方。

## 周氏清精汤

【组成】金银花30克　蒲公英30克　虎杖12克　黄柏12克　土茯苓30克　败酱草20克　车前子12克

【用法】水煎，日1剂，分2次温服。

【功能主治】清热解毒，利湿。主治慢性前列腺炎或附睾炎引起的不育症。

【加减法】①湿热蕴结型患者，热重时宜加紫花地丁、野菊花、鱼腥草、大黄、生地黄、白茅根。②湿重时可加瞿麦、石韦、滑石。③兼有瘀滞时应加赤芍药、牡丹皮、牛膝、炮山甲、王不留。④兼有肾虚时，可加枸杞子、菟丝子、蛇床子、仙灵脾。

## 健脾补精汤

【组成】黄芪20克　山药20克　黄精20克　党参20克　续断20克
五味子10克　覆盆子10克　菟丝子10克　车前子10克　当归10克　茯苓
10克

【用法】水煎，日1剂，分2次温服。

【功能主治】健脾，益肾，生精。主治因精液异常引起的不育症。

【加减法】①阴虚火旺者，宜加知母、黄柏、地骨皮、胡黄连。②肾阳虚
者，宜加补骨脂、仙茅、仙灵碑、肉苁蓉。③出现心脾两虚者，宜伍用归脾
汤。④肝火旺盛者，宜加龙胆草、黄芩。⑤肝郁气滞者，宜加柴胡、郁金、
川楝子、元胡。⑥痰湿明显者，宜加陈皮、半夏。

## 痰瘀液化汤

【组成】瓜蒌15克　丹参30克　竹茹10克　陈皮10克　白术10克
赤芍药10克　路路通10克　巴戟天10克　牡丹皮10克　茯苓12克　山药
12克　甘草6克

【用法】水煎，日1剂，顿服。

【功能主治】化痰祛瘀。主治精液不液化症。

【加减法】①若精液不液化、易结成"团"或棉絮状，宜加元参、夏枯
草、牡蛎、浙贝母。②若瘀血较重，宜重用丹参、赤芍药及加用桃仁、红花、
泽兰。③若伴有前列腺炎、死精子过多，须加用蒲公英、金银花、大青叶、
续断、当归、山药等。④精子数量明显下降活力降低，可伍用生精种玉汤。

## 育子汤

【组成】菟丝子20克　熟地黄30克　黄芪30克　泽泻10克　覆盆子15
克　当归15克　白芍药15克　山药15克　车前子15克　牡丹皮15克　枸
杞子10克　山茱萸10克　五味子10克　白术10克　茯苓12克　人参10克

【用法】水煎，日1剂，分3次温服。

【功能主治】健脾，补肾，益精。主治精液异常所致的不育症。

【加减法】①若患者有阴虚火旺时，宜加知母、黄柏、地骨皮、胡黄连。
②出现肾阳虚时，应加淫羊藿、补骨脂、肉苁蓉、仙茅。③若出现阳痿，可
加仙茅、阳起石。④经常遗精、早泄、盗汗，应加金樱子、煅龙骨、芡实。

⑤若患者心脾两虚，须伍用归脾丸。⑥若出现肝郁气滞，应加柴胡、郁金、元胡、川楝子。⑦出现肝火旺盛时，可加龙胆草。

## 益肾种子汤合四逆散

**【组成】** 熟地黄 15 克　枸杞子 10 克　覆盆子 10 克　山茱萸 10 克　巴戟天 10 克　肉苁蓉 10 克　韭菜子 10 克　仙灵脾 10 克　黄芪 15 克　当归 10 克　紫河车 6 克　柴胡 10 克　白芍药 10 克　枳实 6 克　甘草 5 克

**【用法】** 水煎，日 1 剂，分 2 次温服。

**【功能主治】** 益肾填精，补气养血。主治不育（精子异常，精液不液化，不射精。）

**【按语】** 男性不育临床有原发和继发之分，究其病因，或因禀赋素弱，房事不节，肾不藏精致肾气亏虚，或因求子心切，心情抑郁，以致精少不育，或因思虑过度，心火上亢，心火亢则水不升而心肾不交，肾元亏损，命门火衰。两方合用，疏肝解郁，愉悦心情，益肾填精，补气养血为治。再根据兼证加减权变，以达孕育之功。

## 男性性功能障碍

### 【辨病与辨证】

男性性功能障碍是指男性发生的性行为和性感受障碍，通常表现为性生理反应异常及缺失，而且发生在性生理整个过程的任何环节，既可出现阳痿为代表的勃起障碍，也可出现射精障碍，如早泄或不射精等。另外，还有相当一部分患者出现性欲减退、性厌恶之类的性欲障碍。本节主要介绍阳痿、早泄和不射精的中药治疗。

## 五子补肾丸加味

**【组成】** 枸杞子 24 克　菟丝子 24 克　覆盆子 12 克　车前子 6 克　五味子 3 克　羌活 10 克

**【用法】** 水煎，日 1 剂，分 2 次温服。

**【功能主治】** 补肾益精，通阳起痿。主治肾阴不足，阴损阳虚，症见阳痿早泄，遗精，精冷，不育，或妇女不孕。

**【按语】** 本方是治疗阳痿、遗精、早泄和精冷不育，或妇女不孕的常用方。加入羌活后治阳痿的功能增强。常用于性功能减退，精子缺乏证。

## 桂枝芍药知母汤加味

【组成】桂枝 10 克　白芍药 10 克　知母 10 克　防风 10 克　白术 10 克　附子 5 克　麻黄 6 克　甘草 6 克　生姜 3 片　肉苁蓉 15 克　蜈蚣 3 条　桔梗 6 克　仙灵脾 20 克

【用法】水煎，日 1 剂，分 2 次温服。

【功能主治】祛风湿，止痹痛，温肾通阳。主治风寒湿痹所致的素体阳虚兼性功能减退之阳痿，症见遍身关节疼痛、肿大疼痛，兼性功能减退者。苔多白厚，脉多沉细紧。

【按语】本方多用于阳虚体质之痹证，加入温肾的肉苁蓉、仙灵脾、通利宗筋的蜈蚣治疗性功能减退效佳。

## 宣通三焦气化汤合四逆散加减

【组成】杏仁 12 克　白豆蔻 10 克　薏苡仁 30 克　川厚朴 10 克　通草 10 克　半夏 10 克　黄芪 20 克　竹叶 6 克　柴胡 8 克　白芍药 10 克　枳实 10 克　蜈蚣 2 条

【用法】水煎，日 1 剂，分 2 次温服。

【功能主治】宣通三焦，疏肝理气。主治肝之疏泄功能不足，以致三焦气化低而致阳痿。

【按语】肺为水之上源，肺气不宣则水道不通；脾不运化，水湿内停；肝主疏泄，主宗筋；肾乃作强之官，主骨生髓，藏精，乃生殖之本，司二便。所以通利水道，疏利气机，宣上达下，敷布三焦气化功能，则肾窍开，宗筋用，湿化热清，痿愈能作强耳。三仁汤合四逆散，疏通三焦气化功能较单用三仁汤效果更佳。再加黄芪补益脾肺每收满意疗效。

## 五子补肾汤

【组成】菟丝子 15 克　枸杞子 15 克　五味子 10 克　覆盆子 10 克　车前子 10 克

【用法】水煎，日 1 剂，分 2 次温服。

【功能主治】补肾益精。主治肾阴不足，阴损阳虚。症见阳痿早泄，遗精、精冷，不育，或妇人不孕。

【按语】习惯性遗精，可去车前子，加莲子、金樱子；临床常用于性神经衰弱，精子缺乏症。

## 五子补肾汤加味

【组成】菟丝子 15 克　枸杞子 15 克　五味子 10 克　覆盆子 10 克　车前子 10 克　仙灵脾 20 克　白蒺藜 20 克　肉苁蓉 15 克　蜈蚣 2 条

【用法】水煎，日 1 剂，分 3 次温服。

【功能主治】补肾益精，温阳通络。主治肾阴不足，阴损阳虚，症见阳痿早泄，遗精，精冷，不育。

【按语】五子补肾汤，是治疗肾阴亏乏，阴损及阳，精冷不育的常用方。加仙灵脾、白蒺藜、肉苁蓉、蜈蚣后，治疗性功能低下的阳痿早泄，效果良好。

## 五子补肾汤合四逆散化裁

【组成】熟地黄 15 克　枸杞子 15 克　覆盆子 15 克　山茱萸 10 克　羌活 6 克　川芎 10 克　菟丝子 15 克　柴胡 10 克　白芍药 10 克　枳实 6 克　甘草 6 克　蜈蚣 2 条

【用法】水煎，日 1 剂，分 3 次温服。

【功能主治】补肾益精，疏肝理气。主治阳痿、不育。

【按语】本方与上方相比，补肾阴的作用较强。合入四逆散后，适用于肝气郁结者之阳痿不育。

## 金水六君煎加味

【组成】半夏 10 克　陈皮 15 克　茯苓 12 克　甘草 10 克　浙贝母 10 克　当归 15 克　熟地黄 15 克　枳壳 10 克　桔梗 12 克　蜈蚣 1 条

【用法】水煎，日 1 剂，分 3 次温服。

【功能主治】化痰补肾，通利宗筋。主治阴虚痰泛、阻遏宗筋之阳痿。

【按语】金水六君煎主治肺肾阴虚，水泛为痰，症见痰多，咽干舌燥为特征，属湿痰内盛肺肾阴虚证。合入枳壳、桔梗，一升一降，宣调气机，加蜈蚣通利宗筋，性功能得以恢复。

## 疏肝清利汤

【组成】柴胡 9 克　枳实 9 克　苍术 9 克　黄柏 10 克　知母 10 克　丹参

12 克 当归 12 克 路路通 12 克 牛膝 15 克 茅根 20 克 薏苡仁 20 克 龙胆草 18 克 蜈蚣 2 条

**【用法】** 水煎，日 1 剂，分 3 次温服。

**【功能主治】** 疏肝利胆，清热祛湿。主治肝胆瘀滞湿热下注而致阳痿。

**【按语】** 本方适用于肝胆湿热下注所致的阳痿。治用降火燥湿通利法较为对症。本方加入蜈蚣取效更捷。

## 珍珠镇缓解痉汤加味

**【组成】** 珍珠母 30 克 琥珀 6 克（分冲） 茯苓 15 克 白芍药 15 克 甘草 10 克 地龙 15 克 蜈蚣 3 条 当归 10 克 远志 10 克 石菖蒲 10 克 莲须 10 克 朱砂 0.1 克（分冲）

**【用法】** 水煎，日 1 剂，分 3 次温服。

**【功能主治】** 舒缓神经，镇心安神。主治阳痿、早泄、不射精、遗精、性恐惧症等。

**【按语】** 本方以养心定志，舒缓交感神经的兴奋性为目的，以缓解临阵紧张恐惧心理，再加通利宗筋，助兴阳道之品，疗效较佳。

## 千口一杯饮

**【组成】** 人参 15 克 熟地黄 15 克 枸杞子 15 克 沙苑子 10 克 仙灵脾 10 克 母丁香 10 克 远志 3 克 沉香 3 克 鹿茸 10 克 肉苁蓉 30 克 茜草 20 克 牛膝 10 克 桂枝 10 克 威灵仙 20 克 桑寄生 30 克 鸡血藤 50 克 五加皮 10 克

**【用法】** 高度白酒 2500 毫升，浸泡 1 月后开始饮，每饮 25 毫升，早晚各 1 次。浸 3 日后锅内蒸 2 小时，放冷水中拔出火气，过 31 日饮之。一杯作二三百口，缓缓饮之。

**【功能主治】** 生精养血益气安神，其功不可尽述。主治阳痿。

## 逍遥散加味

**【组成】** 柴胡 30 克 当归 20 克 白芍药 20 克 白术 15 克 茯苓 15 克 薄荷 5 克 甘草 10 克 仙灵脾 20 克 蜈蚣 3 条 生姜 3 片

**【用法】** 水煎，日 1 剂，分 2 次温服。

**【功能主治】** 疏肝解郁，通阳起痿。主治精神抑郁日久所致阳痿。

【按语】"足厥阴之脉……入毛中，过阴器"。肝气郁结，精神抑郁所致的阳痿，临床屡见不鲜。多兼见早泄、睾丸缩小、精液不正常等情况。开始服用本方，继则根据辨证选加他方。

## 温肾治痿汤

【组成】山茱萸 30 克　枸杞子 30 克　菟丝子 30 克　沙苑子 30 克　仙茅 25 克　蛇床子 25 克　仙灵脾 25 克　巴戟天 25 克　当归 20 克　熟地黄 20 克　葫芦巴 10 克　肉桂 10 克

【用法】水煎，日 1 剂，分 2 次温服。15 剂为 1 疗程。

【功能主治】温肾助阳，益精起痿。主治阳痿，更适用于命门火衰证。症见阳事不举、精薄清冷、精神萎靡、腰膝酸软等，舌质淡，苔薄白，脉沉细弱，右尺脉甚。

【加减法】本病系《景岳全书》之赞育丹加减而成。患者若心脾两虚，宜加党参、黄芪；出现肝郁时，可加柴胡、香附；伴惊恐伤肾，宜加龙骨、牡蛎、远志。

## 亢疾灵

【组成】蜈蚣 16 克　当归 60 克　白芍药 60 克　甘草 60 克

【用法】共研细粉，分成 80 包，每服 1～2 包，日 2 次，15 天为 1 疗程。

【功能主治】养血柔肝，通经起痿。主治因肝血不足、经气不通而导致的阳痿。

【注意事项】蜈蚣有毒，其剂量不可任意增加。现代临床观察认为，蜈蚣能通络止痉，带有头者为上品，去头足则药效降低，不可不知。

## 二仙三子汤

【组成】仙茅 10 克　仙灵脾 10 克　菟丝子 15 克　枸杞子 15 克　当归 15 克　五味子 6 克　白芍药 15 克　蜈蚣 2 条　炙刺猬皮 12

【用法】水煎，日 1 剂，分 2 次温服。15 天为 1 疗程。

【功能主治】温肾益精，活血通络。主治阳痿、不育症。

【加减法】①肾阴虚者，可加生地黄、龟板、鳖甲。②命门火衰者，宜加肉苁蓉、附子、鹿角片、巴戟天。③脾肾气虚者，可加山药、黄芪、白术。④肝郁气滞者，加柴胡、郁金、枳壳。⑤湿热下注者，可加生地黄、龙胆草、牡丹皮、栀子。⑥出现心神不宁者，可加麦门冬、龙骨、牡蛎、酸枣仁。

## 龙胆地龙汤

【组成】龙胆草 15 克　当归 15 克　地龙 20 克　茯苓 30 克　蛇床子 12 克　大黄 12 克　生地黄 12 克　泽泻 12 克　车前子 18 克　木通 10 克　蜈蚣 5 条

【用法】水煎，日 1 剂，分 3 次温服。

【功能主治】清湿热，通宗筋，助勃举。主治湿热型阳痿。

【加减法】若出现肝郁，宜加合欢皮、柴胡；若伴脾虚，宜加党参、苍术、白术；若伴遗精，可加莲须；若伴心神不宁，可加远志、酸枣仁。

## 金樱子汤

【组成】金樱子 30 克　莲子 10 克　五味子 10 克　菟丝子 10 克　莲须 10 克　沙苑子 15 克　龙骨 15 克　牡蛎 15 克　芡实 15 克

【用法】水煎，日 1 剂，顿服。10 剂为 1 疗程。

【功能主治】补肾涩精。主治早泄。

【加减法】①肾阳虚时，可加用补骨脂、仙灵脾、山茱萸、党参、制附子。②若心肾不交，可加用黄连、肉桂。③若阴虚火旺，可加黄柏、知母。④若肾阴虚时，可加生地黄、龟板、枸杞子、女贞子。⑤若便秘，可加当归、肉苁蓉。⑥若明显腰酸背痛时，可加杜仲、续断。⑦若阴茎勃起不坚，可加仙灵脾、锁阳、阳起石、仙茅。

## 化瘀赞育汤加味

【组成】柴胡 9 克　熟地黄 30 克　石英 30 克　红花 9 克　桃仁 9 克　赤芍药 9 克　川芎 9 克　当归 9 克　枳壳 5 克　桔梗 5 克　牛膝 5 克　菟丝子 10 克　枸杞子 15 克

【用法】水煎，日 1 剂，顿服。10 剂为 1 疗程。

【功能主治】疏肝益肾，活血化瘀。主治男子性功能低下，如阳痿、早泄、不排精等症。

【按语】本方适用于性功能低下兼见瘀血征象者。阳痿较重加蛇床子。

## 填精补肾育种汤加味

【组成】熟地黄 15 克　枸杞子 15 克　覆盆子 15 克　桑葚 15 克　山茱萸

9克　五味子10克　羌活6克　菟丝子15克　蜈蚣3条

【用法】水煎，日1剂，顿服。10剂为1疗程。

【功能主治】补肾填精，通利阳道。主治不射精症，性欲减退，阳痿不举或阳强不倒，遗精，尿后白浊，或小便混浊，舌质红，少苔，脉细数。

【按语】本方通补并用，临床应用较多。

# 四、血精症

### 【辨病与辨证】

正常精液呈乳白色或乳黄色，倘若射出后为鲜红色或暗红色、甚或带有血丝或血块等，统称为肉眼血精，倘若仅经显微镜图片检查发现大量红细胞，可称为镜下血精。此病以25～45岁的年轻男性多见，绝大多数患者于性交后出现。诊断中须排除前列腺癌、精囊炎、精囊癌、生殖系统结核、坏血病、门静脉高压、各类紫癜等病。精囊炎属中医"血证"范畴，十分类似于血精症。此病可按以下分型选择中药：①阴虚火旺型，患者出现少量鲜红色血精、性欲旺盛、口干心烦、夜间盗汗、午后潮热、大便干燥、舌红、苔少、脉细数。②湿热蕴结型，多为急性发病期，血精量最大、呈鲜红色、有尿频尿急、尿道灼痛、口干而苦，常因酒后诱发，舌质红、苔黄，脉数。③气不统血型，患者血精反复发作，症状时轻时重，精色淡红、时多时少、多伴有疲倦乏力、食少便溏、阴部坠胀、舌淡红、苔薄白、脉细弱，治宜益气摄血。

## 凉精汤

【组成】藕节15克　茅根15克　大蓟15克　小蓟15克　血余炭100克

【用法】水煎，日1剂，顿服。7剂为1疗程。

【功能主治】凉血滋阴。主治阴虚火旺型血精症。症见性欲旺盛、血精鲜红量少、口干心烦、盗汗、午后潮热、大便干结等。

【按语】本病属血热妄行。本方用药均属一派养血凉血止血之品，只要辨证准确，药效自然明显。

## 桂芪散

【组成】肉桂6克　黄芪30克

【用法】共研细粉，每服3克，日3次，黄酒送服。

【功能主治】补气统血。主治气不摄血型血精症。症见精血反复出现、时轻时重、精色淡红、时多时少、伴有全身乏力等症。

【按语】全身乏力是气虚的表现。本方适用于气虚不能摄血的血精症，本方散剂需长期服。

### 马鞭三妙汤

【组成】马鞭草 30 克　地锦草 20 克　苍术 10 克　牛膝 10 克

【用法】水煎，日 1 剂，顿服。10 剂为 1 疗程。

【功能主治】清热利湿。主治湿热型血精症，症见血精量较大、呈鲜红色、尿频、尿道灼热、口干而苦、常由饮酒复发。

【按语】本方适用于湿热所致的血精症。湿热与日常饮食有关。饮食清淡，戒烟限酒很关键。

## 五、慢性睾丸、附睾炎

【辨病与辨证】

慢性睾丸炎是一种睾丸的慢性非特异性炎症，常由急性炎症治疗不彻底所致，青壮年比较多见。主要临床表现为睾丸肿大、质硬和轻微触痛，有时也可发展成睾丸组织纤维化、曲精管基底膜玻璃样变性或者或退行性病变等。本病中医称"子痈"或"卵子瘟"。常辨证分为以下两个类型：①肝络失和型，患者睾丸隐隐胀痛，皮色不热、不变，附睾头部有结节和压痛，一般放射至胯腹部，舌淡、苔薄白、脉细弦。②肝肾不足型，患者出现一侧或双侧睾丸萎缩，坠胀不舒、偏小偏软、口干溲黄、腰酸乏力，舌红、苔少、脉细数。

慢性附睾炎多有急性附睾炎病史，临床表现为局部坠胀不舒、阴囊肿大、触痛，也可向下腹部和大腿内侧放射，常因过度疲劳或尿路感染而导致经常性复发。患者存在免疫反应，一并累及附睾，可影响到精子成熟，故容易发生不育症。本病中医学属于"子痈"或"子痛"等范畴。常分为以下类型：①肝脉瘀滞型，表现为阴囊疼痛、坠胀不舒、疼痛放射至下腹部和股内侧，舌淡、苔薄白、脉沉弦。②痰瘀互结型，多因急性期误诊误治，长久不愈、附睾硬结隐隐作痛、伴有阴囊下坠感、会阴区不舒、舌淡、苔薄白腻、脉细涩。

## 睾丸炎方

【组成】木香 60 克　蜈蚣 20 条

【用法】共研细末，成人每服 3 克，日 3 次，白酒送服。小儿量减。

【功能主治】行气，通络，解毒。统治一切睾丸炎。

【按语】本方药简力专，服用方便，患者易于接受。

## 温阳消结汤加味

【组成】附子 30 克　干姜 30 克　白芍药 30 克　甘草 30 克　大黄 10 克　桂枝 10 克　细辛 10 克　路路通 10 克　橘核 10 克　当归 10 克　木香 10 克　蜈蚣 2 条

【用法】水煎，日 1 剂，分 2 次温服。

【功能主治】温通散结。主治睾丸炎（寒疝），症见睾丸肿大，色紫暗，压之坚硬，疼甚，阴囊湿冷。舌质暗淡，苔白，脉弦紧。

【按语】本病多因肝脉寒凝气滞，治疗多以温通肝经经脉，散寒止痛。

## 柴胡疏肝散加味

【组成】柴胡 10 克　枳壳 5 克　白芍药 10 克　川芎 5 克　香附 10 克　炙甘草 5 克　青皮 6 克　郁金 10 克　木香 6 克　川楝子 10 克

【用法】水煎，日 1 剂，顿服。

【功能主治】疏肝理气。主治肝气郁结之睾丸炎、睾丸萎缩。

【加减法】睾丸萎缩加枸杞子 15 克、肉苁蓉 12 克、鹿角胶 10 克。

【按语】肝脉络阴器，睾丸病变多从肝论治。疏肝理气，通利经脉是其常法。

## 治睾丸炎方

【组成】生大黄 10 克　熟附子 10 克　黄皮核 10 克　荔枝核 10 克　柑核 10 克　芒果核 10 克　橘核 10 克　王不留行 15 克

【用法】水煎，日 1 剂，分 2 次温服。

【功能主治】寒温并用，行气止痛。主治慢性睾丸炎，附睾炎，睾丸痛。

【加减法】腰膝酸痛者加狗脊 30 克；气虚者加黄芪 30 克；血瘀者加炒山甲 15 克，牡丹皮 15 克；热象明显者加生地黄 24 克，玄参 15 克，龙胆草 10

克，车前子 20 克。

## 王氏验方

【组成】海藻 30 克　炒橘核 10 克　炒小茴香 10 克

【用法】水煎，日 1 剂，顿服。10 剂为 1 疗程。

【功能主治】疏肝和络。主治肝络失和型慢性睾丸炎。症见睾丸隐痛、引及胯腹、脉细弦。

【按语】肝的疏泄功能不足，以致痰瘀郁阻脉络不通引发本病。本方温通化痰之力较强，疗效可靠。

## 秘藏汤

【组成】当归 10 克　牡丹皮 10 克　生地黄 15 克　升麻 3 克　黄连 5 克

【用法】水煎，日 1 剂，分 2 次温服。12 剂为 1 疗程。

【功能主治】补益肝肾，活络定痛。主治慢性睾丸炎，症见一侧或双侧睾丸萎缩、坠胀不舒、偏小偏软、腰酸乏力等。

【按语】肝的疏泄功能不足，以致痰瘀郁阻脉络不通引发本病。本方温通化痰之力较强，疗效可靠。

## 海昆汤

【组成】海藻 15 克　昆布 15 克　大黄 10 克　芒硝 3 克

【用法】水煎，日 1 剂，顿服。8 天为 1 疗程。

【功能主治】软坚散结，祛瘀化痰。主治痰瘀互结型慢性附睾炎，症见附睾硬结、隐隐疼痛、会阴不舒、阴囊下垂、舌暗、苔薄白、脉细涩。

【按语】本方适用于痰瘀互结较重者。

【注意事项】气血不足者慎服。

## 子痈汤

【组成】黄芪 20 克　橘核 10 克　苍术 10 克　川楝子 10 克　肉桂 9 克

【用法】水煎，日 1 剂，顿服。10 天 1 疗程。

【功能主治】疏肝理气，通络止痛。主治肝脉瘀滞型慢性附睾炎。症见阴囊疼痛、下坠不适、可放射至下腹部或股内侧区。

【按语】本方适用于肝的疏泄功能不足所致的肝脉瘀滞不通型附睾炎。可与上面几方互参，灵活组方。

# 六、男性更年期综合征

## 【辨病与辨证】

男性更年期综合征又称为成人睾丸间质细胞衰竭，为男性进入一定年龄段后逐渐发生间质细胞功能减退，并导致睾丸内分泌功能和精子生成能力降低，部分患者也可能是由于睾丸本身病变或全身性疾病所致。本病多发生在50～60岁之间，有睾丸炎或睾丸手术史者起病时间也许更早。主要表现为情绪不稳、焦虑、失眠，出现孤独感，伴有头疼、血压升高、心悸、性欲减退甚至阳痿。中医称本病为"天癸竭"或"男子脏燥"。临床辨证论治中，应按照以下四型选用中药治疗：①肝肾阴亏型，患者烦躁易怒、忧郁紧张、头晕目眩、健忘多梦、潮热盗汗、五心烦热、阳痿、腰膝酸软、舌红少苔、脉细弦。②脾肾阳虚型，患者神疲乏力、情绪低落、形寒怯冷、性欲减退、阳痿早泄、腰膝或少腹冷痛、纳差、大便溏稀、小便清长、舌淡胖、苔白滑、脉沉细。③心肾不交型，患者心烦不定、多梦易惊、怔忡不安、忘前失后、潮热汗出、口咽干燥、头晕耳鸣、阳痿早泄、舌红、苔少、脉细数。④肝郁胆热型，患者表现情志不畅、忧郁敏感、易生幻觉、胆怯多梦、性欲减退、早泄、头晕目眩、口苦咽干、舌红、苔黄腻、脉弦数。

### 冷氏验方

【组成】巴戟天 10 克　补骨脂 10 克　山药 20 克　熟地黄 15 克　山茱萸 15 克

【用法】水煎，日 1 剂，顿服。6 天 1 疗程。

【功能主治】温补脾肾。主治脾肾阳虚型为主的男性更年期综合征。症见形寒肢冷、神疲乏力、性欲减退、阳痿早泄、纳呆便溏。

【按语】本方适应证多与情志有关。

### 加味二至丸

【组成】枸杞子 20 克　旱莲草 10 克　煅牡蛎 30 克　丹参 10 克　女贞子 15 克

【用法】水煎，日 1 剂，顿服。10 天 1 疗程。

【功能主治】滋补肝肾。主治以肝肾阴亏型为主的男性更年期综合征，症见头晕目眩、五心烦热、忧郁易怒、腰膝酸软等。

【按语】本方以肝肾阴亏为辨证要点的男性更综征，临症时可因兼症不同而加减应用。

### 李氏温胆汤

【组成】白芍药 15 克　枳实 10 克　川楝子 10 克　半夏 10 克　黄连 5 克

【用法】水煎，日 1 剂，顿服。6～12 天 1 疗程。

【功能主治】疏肝清胆。主治以胆热肝郁型为主的男性更年期综合征。症见忧郁烦闷、胆怯心悸、口苦咽干。

【按语】本方以肝胆郁热为辨证要点的男性更综征，临症时常辨证加味。

### 菟仙汤

【组成】菟丝子 15 克　仙灵脾 15 克　当归 10 克　莲子 10 克　薏苡仁 30 克

【用法】水煎，日 1 剂，顿服。8 天 1 疗程。

【功能主治】补脾益肾生精。以脾肾阳虚型为主的男性更年期综合征，症见形寒怯冷、性欲减退、阳痿早泄、大便溏薄。

【按语】可与冷氏验方互参，或合方。

### 百合大枣加减汤

【组成】百合 120 克　浮小麦 30 克　生地黄 15 克　炙甘草 10 克　大枣 10 枚

【用法】水煎，日 1 剂，顿服。

【功能主治】交通心肾。主治以心肾不交型为主的男性更年期综合征，症见心烦不宁、潮热汗出、头晕耳鸣等。

【按语】本方适应证，可与加味二至丸互参，或合方。

## 七、遗精遗尿尿频

【辨病与辨证】

遗精遗尿尿频属中医学的肾与膀胱困摄功能减退，以致遗精滑泄、尿频、遗尿等症。肾虚遗精使精关不固而遗精滑泄，以致肾虚精亏而腰疼、耳鸣、四肢无力等症，遗尿尿频是脾肾气虚，膀胱约束无力所致。治疗遗精滑精应选用收敛固精止遗的方剂，治疗遗尿尿频应选用补脾益肾缩小便兼提升中气的方剂。

## 金锁固精丸

【组成】沙苑子 90 克　白蒺藜 90 克　芡实 90 克　莲须 90 克　煅龙骨 30 克　煅牡蛎 30 克　莲子 180 克

【用法】共研细粉，莲子粉煮糊为丸。每服 10 克，日 2 次。亦可改汤剂服。

【功能主治】收涩固精。主治肾关不固，遗精滑泄，腰痛耳鸣，四肢无力等症。

【加减法】①本方加五味子、菟丝子、金樱子治疗遗精的效果更好。②本方亦可用于神经衰弱的遗精、滑精，遗尿，失眠多梦等。③若偏于肾阳虚者，可加入补骨脂、肉苁蓉、淫羊藿或熟附子之类。④若偏于肾阴虚可加生地黄、龟板、女贞子等。⑤如属肾阴虚而有内热者可加知母、黄柏、白芍药等。

【注意事项】肝经湿热下注或阴虚火旺而致的遗精，本方不宜。

【按语】本方是治疗肾虚遗精的常用方剂。

## 桑螵蛸散合金锁固精丸

【组成】桑螵蛸 10 克　龙骨 10 克　龟板 10 克　人参 10 克　当归 10 克　茯神 10 克　石菖蒲 10 克　远志 10 克　芡实 15 克　莲须 10 克　龙骨 15 克　牡蛎 15 克　沙苑子 15 克　白蒺藜 10 克

【用法】水煎，日 1 剂，分 2 次温服。10 天 1 疗程。

【功能主治】交通心肾，缩尿固精。主治心肾两虚之遗尿、遗精证。小便频数或如米泔色，神疲乏力，四肢酸软，腰痛耳鸣，心神恍惚，健忘，舌淡苔白，脉细迟弱。

【加减法】本方用于遗精遗尿症，若偏于肾阳虚者可加补骨脂、肉苁蓉、淫羊藿或熟附子；若肾阴虚者，可加生地黄、女贞子；如阴虚兼内热，可加知母、黄柏、白芍药等。本方加入五味子、菟丝子、金樱子治疗遗精效果更佳。

【注意事项】如肝经湿热下注或阴虚火旺而致的遗精，本方不宜使用。

## 缩泉丸

【组成】益智仁 180 克　炒山药 180 克　台乌药 180 克

【用法】共研细粉，制成水丸，每服 10 克，日 2 次。

【功能主治】温脾肾，缩小便。主治老年人下元虚冷，小便频数及小儿遗尿。

【按语】本方是治疗脾肾气虚、膀胱约束无力所致的尿频遗尿等症。

## 补中益气汤合缩泉丸

【组成】黄芪 15 克　党参 12 克　白术 12 克　当归 10 克　陈皮 5 克　甘草 5 克　柴胡 6 克　升麻 3 克　山药 12 克　乌药 12 克　白果 10 克　益智仁 10 克

【用法】水煎，日 1 剂，分 2 次温服。

【功能主治】补中益气，缩小便。主治老年中气不足，下焦虚寒，小便频数及遗尿。

【按语】尿频遗尿多见于老年人，老年人多中气不足，尿频遗尿。两方合并比单用缩泉丸好。

## 补中益气汤合醒脾升陷汤

【组成】黄芪 15 克　党参 12 克　白术 12 克　当归 10 克　陈皮 5 克　甘草 6 克　柴胡 6 克　升麻 3 克　桑寄生 10 克　续断 10 克　山茱萸 12 克　龙骨 12 克　牡蛎 12 克　萆薢 6 克　生姜 5 片　大枣 5 枚

【用法】水煎，日 1 剂，分 2 次温服。

【功能主治】补中益气，固涩缩尿。主治中气不足无力固摄小便以致尿频、尿不禁。

【按语】尿频、尿不禁，多由气虚无力固摄膀胱所致。两方合用乃标本兼顾之法。

## 治老人遗尿方

【组成】黄芪 30 克　党参 24 克　柴胡 6 克　川芎 6 克　石菖蒲 10 克　炙甘草 6 克　菟丝子 15 克　五味子 6 克　巴戟天 18 克　升麻 6 克　当归 12 克

【用法】 水煎，日 1 剂，分 2 次温服。

【功能主治】 补益脾肾，升阳益气。主治老人脾肾两虚之遗尿。

【按语】 根据"肾者，水脏，主津液"的理论。老人遗尿当以肾虚因素最大。肾虚者脾亦多虚，盖火不生土故也。治用补脾益肾，升阳益气，温肾固涩而治愈。

# 第十一章　妇产科疾病

## 一、月经不调

**【辨病与辨证】**

月经不调泛指月经周期、血量、血色和经质异常的病症，包括月经先期、月经后期、经量过多、经量过少等。月经先期多见于血热和气虚，月经后期多见于血寒、血虚和气郁。月经量增多主因气虚或血热，月经量过少主因血虚或血瘀。辨证论治时，对实证者可选择清热凉血、温经散寒、活血化瘀、疏肝解郁等法，对虚证者可选用补气养血、滋补肝肾法，在经血量过多时，可适当与收敛固涩和止血药配伍。

### 逍遥散加减

**【组成】**逍遥散原方：柴胡 10 克　当归 10 克　白芍药 10 克　白术 10 克　茯苓 12 克　炙甘草 5 克　薄荷 2 克　煨姜 2 片

**【用法】**水煎，日 1 剂，分 2 次温服。

**【功能主治】**疏肝和脾，养血调经。主治肝郁血虚，脾不健运，胸胁胀痛，寒热往来，疼痛目眩，口燥咽干，神疲食少，以及月经不调，经来腹痛，乳房作胀，并治骨蒸烦热。

**【按语】**以逍遥散为主方，根据身体状况治疗月经不调，如先期，后期，量多量少，色浓，色淡，痛前，痛后等见证加减，无不神效。

**【加减法】**①加郁金、合欢皮解其肝郁，不论其或前，或后，服之自调。②如脉细，皮寒者，加肉桂。③身热脉疾者，加青蒿、夏枯草。④若量多者，属气虚不摄血，加人参、黄芪。⑤若量少者，属血虚，加熟地黄、枸杞子。⑥若质浓而黑者为有瘀，加红花。⑦属寒，加肉桂。⑧若质淡，属血虚，亦加熟地黄、枸杞子。⑨经前痛者为瘀血，宜加红花、泽兰、失笑散。⑩经后痛者，为血虚，宜加熟地黄、川芎。⑪若脉细迟者，加肉桂。

本方加牡丹皮、栀子，名丹栀逍遥散，适用于肝郁化火，骨蒸潮热，或经期超前，量少色赤等症。

## 变通四物汤

【组成】生地黄 15 克　当归 10 克　川芎 3 克　白芍药 10 克　荆芥 10 克　黄芩 10 克

【用法】水煎，日 1 剂，分 2 次温服。

【功能主治】清热凉血。主治血热，症见月经提前，经量多或一般，色鲜红，质稠，便秘，口干，舌质红，脉弦数。

【加减法】量多者可加蒲黄 10 克，地榆 10 克，旱莲草 15 克，藕节 15 克；若月经淋漓可加牡蛎 30 克，乌贼骨 15 克，乌梅炭 10 克。

## 四物汤加味

【组成】生地黄 15 克　熟地黄 15 克　当归 10 克　白芍药 10 克　川芎 3 克　元参 10 克　地骨皮 12 克

【用法】水煎，日 1 剂，分 2 次温服。

【功能主治】养血养阴清热。主治经期超前，量少，色淡，头晕，耳鸣，腰酸，舌红或光，脉细数。

【按语】本方用于月经先期血热者。

## 保元汤加减

【组成】党参 10 克　黄芪 10 克　当归 10 克　熟地黄 12 克　牡蛎 30 克　仙鹤草 15 克　棕榈炭 10 克

【用法】水煎，日 1 剂，分 2 次温服。

【功能主治】补气固经。主治经期超前，量多色淡，质稀，面色苍白，心跳无力，舌淡，脉软。

【按语】本方用于气虚不能摄血而致的月经超期，量多者。

## 归脾汤加减

【组成】党参 10 克　白术 12 克　熟地黄 12 克　当归 10 克　酸枣仁 10

克　远志 6 克　桂圆 10 克　木香 3 克

【用法】水煎，日 1 剂，分 2 次温服。

【功能主治】补益心脾。主治月经前后无定期，量或多或少，色淡，头晕，无力，大便多，浮肿，舌苍白，脉濡。

【按语】本方用于脾虚不能摄血，脾虚不能运化水湿而致上述见证。

## 温经汤

【组成】吴茱萸 6～10 克　当归 10～12 克　芍药 10～12 克　川芎 6～10 克　麦门冬 15～20 克　半夏 10～15 克　人参 10～15 克　阿胶 10～15 克（烊化）　桂枝 10～12 克　牡丹皮 10～12 克　生姜 6～10 克　甘草 3～6 克

【用法】水煎二次，日 1 剂，分 2 次温服。

【功能主治】温经散寒，养血祛瘀。主治冲任虚寒，瘀血内阻，漏下不止，少腹满痛；月经不调，或前或后，或多或少，或逾期不止，傍晚发热，手掌烦热，唇干口燥，或小腹冷痛，久不受孕等症，舌质暗淡，脉涩。

【按语】本方原为用治冲任虚寒，瘀血内阻的漏下之症，后为用治月经不调的要方。①临床常用于功能性子宫出血、子宫发育不全、子宫内膜增殖、子宫内膜异位症，子宫肌瘤、痛经、闭经等以月经异常为特征的疾病多见本方证。②更年期综合征、卵巢囊肿、不孕症、习惯性流产、附件炎、胎动不安、老年性阴道炎、外阴瘙痒症、输卵管不通等妇产科疾病也有使用的机会。③男科疾病如阳痿、精少不育症、睾丸冷痛、前列腺增生、副睾炎，精液不液化症也一样可以参考使用。④其他疾病如疝气、血吸虫性肝病、湿疹、手掌角化症、冠心病、坐骨神经痛、类风湿性关节炎、慢性胃炎、慢性胆囊炎等。

## 温经汤加减

【组成】当归 10 克　白芍药 10 克　肉桂 3 克　川芎 5 克　熟地黄 15 克　香附 10 克　艾叶 3 克　益母草 15 克

【用法】水煎，日 1 剂，分 2 次温服。

【功能主治】养血温经。主治月经后期，量少，色淡或暗，怕冷，腹部喜热喜按，舌苔白，脉沉迟。

【加减法】经量极少者可加巴戟天或仙茅 10 克，仙灵脾 10 克，红花 5 克。

## 归脾汤合逍遥散

【组成】白术 10 克　人参 6 克　黄芪 12 克　当归 10 克　炙甘草 5 克　茯苓 10 克　远志 6 克　枣仁 10 克　木香 5 克　桂圆肉 10 克　柴胡 6 克　白芍药 10 克　薄荷 5 克

【用法】水煎，日 1 剂，分 2 次温服。

【功能主治】健脾养心，益气补血。主治心脾两虚兼肝气不舒证。症见心悸怔忡，健忘失眠，多梦易惊，食少倦怠，面色萎黄，肝郁血虚，脾失健运，脾不统血，血不归经之功能性子宫出血。两胁胀痛，或月经不调，乳房胀痛，舌质淡，苔薄白，脉弦而细。

【按语】本方常用于心脏病、贫血、功能性子宫出血、血小板减少性紫癜、神经衰弱等，兼有情志因素者更佳。血虚甚者加熟地黄。

## 少腹逐瘀汤

【组成】当归 10 克　赤芍药 10 克　蒲黄 10 克　五灵脂 10 克　元胡 10 克　川芎 6 克　没药 6 克　小茴香 6 克　肉桂 3 克　干姜 3 克

【用法】水煎，日 1 剂，分 2 次温服。

【功能主治】活血祛瘀，温经止痛。主治血寒瘀滞，少腹积块疼痛或不痛，或痛无积块，少腹胀满，或经期腰酸，小腹胀痛，或月经不调，其色或紫，或黑，或有瘀块，或崩漏兼少腹疼痛等症。

【按语】本方常用于少腹、小腹因寒、瘀血所致的各种病症。如月经不调，痛经，经期腰酸，腿痛，经期小腹胀或痛等症。

## 膈下逐瘀汤

【组成】桃仁 10 克　牡丹皮 6 克　赤芍药 10 克　乌药 10 克　元胡 6 克　甘草 10 克　当归 10 克　川芎 6 克　五灵脂 10 克　红花 10 克　枳壳 6 克　香附 10 克

【用法】水煎，日 1 剂，分 2 次温服。

【功能主治】活血化瘀，行气止痛。主治膈下气滞血瘀疼痛的各种病症。

【按语】临床常用于以肝脏病为主的各种气滞血瘀疼痛。

## 膈下逐瘀汤合少腹逐瘀汤

【组成】五灵脂 10 克　当归 10 克　赤芍药 10 克　桃仁 10 克　红花 10

克 香附 10 克 乌药 10 克 甘草 10 克 川芎 6 克 牡丹皮 6 克 元胡 6 克 枳壳 6 克 蒲黄 10 克 没药 6 克 小茴香 5 克 肉桂 3 克 干姜 3 克

【用法】水煎，日 1 剂，分 2 次温服。

【功能主治】活血行瘀，温经止痛。主治隔下瘀血蓄积，腹中或胁下有积块，少腹疼痛或不痛，少腹胀满，或经期腰酸，月经不调，经色或紫，或黑，或有瘀块，或崩漏兼少腹疼痛，舌质暗红，或舌底血管怒张，瘀斑，脉弦迟或细涩。

【按语】凡膈下至少腹有淤血或积块，疼痛或不痛者，皆可应用。临床应用较广。

## 桃核承气汤

【组成】桂枝 6～10 克 桃仁 10～25 克 大黄 10～15 克 甘草 3～6 克 芒硝 6～10 克（分冲）

【用法】水煎，日 2 剂，分 2 次温服。以泻下为度。

【功能主治】破血逐瘀。主治下焦蓄血，少腹胀满，疼痛拒按，大便色黑，小便自利，至夜发热，甚者谵语如狂，脉沉实或沉涩等症。

【按语】①本方常用于精神兴奋性疾病，如精神分裂症、反应性精神病、癔病、癫痫、更年期综合征等。②外伤性头痛、脑挫伤、脑震荡后遗症、蛛网膜下腔出血后的剧烈头痛、顽固性偏头痛、三叉神经痛等头痛难忍时也可表现为"如狂"之状。③用于盆腔及前后二阴部的急迫性、疼痛性、充血性疾病，如妇产科的急性盆腔炎、子宫肌瘤、难产、产后恶露不止、胎盘残留、输卵管结扎术后综合征、痛经、闭经。④膀胱炎、外伤性血尿、前列腺增生继发感染造成的癃闭、淋病性尿道狭窄之尿潴留、流行性出血热的少尿期、输尿管结石的小腹绞痛、阴道血肿、直肠溃疡、产后会阴疼痛等。⑤头面部炎性充血性疾病，如急性结膜炎（暴发火眼）、睑腺炎、睑缘炎（目眦肿痛）、翼状胬肉（胬肉攀睛）、面部痤疮、面部毛囊炎、酒渣鼻、牙龈出血、龋齿疼痛等。⑥皮肤科的荨麻疹、脂溢性皮炎、结节性痒疹、丹毒、猩红热、过敏性紫癜、湿疹的溃烂流水等也常用到本方证。⑦心脑血管疾病如多发性脑梗死、脑出血、脑膜炎、动脉硬化、高血压病、心肌梗死等也有使用本方的机会。⑧一些急腹症也用到本方，如胆道蛔虫症、机械性肠梗阻、急性坏死性肠炎、胰腺炎、异位妊娠。⑨其他还用于肺结核大咯血、代偿性咯血、哮喘、月经期鼻衄、糖尿病、慢性肾盂肾炎、慢性肾功能衰竭、肝昏迷、化脓性乳腺炎、爆发性痢疾、蛲虫病、骨伤科疾病合并肠麻痹者、特发性血尿、骨质增生症、库欣综合征等。

## 桃仁承气汤合少腹逐瘀汤

【组成】桃仁12克　大黄12克　桂枝6克　炙甘草6克　元胡3克　干姜3克　当归10克　没药3克　小茴香2克　川芎3克　肉桂3克　赤芍药6克　蒲黄9克　五灵脂6克

【用法】水煎，日1剂，分2次温服。

【功能主治】破血逐瘀，降气止痛。主治热与血相搏而成的蓄血证，少腹或隔下瘀血证，症见小腹积块疼痛，胀满，或痛经，闭经，月经不调，经色紫黑，内挟血块，或崩漏兼少腹疼痛。舌质暗有瘀斑，脉实或涩。

【按语】两方合用治疗下焦蓄血效果较好。常用于妇女月经病，经色紫黑，挟有血块。小腹疼痛与气滞血瘀有关者。

## 温经汤合胶艾汤

【组成】当归10克　白芍药10克　桂枝10克　吴茱萸6克　川芎6克　干姜6克　半夏6克　牡丹皮6克　生地黄12克　麦门冬10克　人参6克　甘草6克　阿胶6克（烊化）　艾叶10克

【用法】水煎，日1剂，分2次温服。

【功能主治】温经散寒，养血祛瘀。主治冲任虚寒，瘀血内阻，少腹满痛之月经不调，久不受孕，及阴血不能内守而致的崩漏、胎漏之症。

【按语】温经汤是妇科调经之基础方。两方合用增强了散寒、止血、调理冲任功能。常用于月经不调和崩漏症。经期不定，淋漓不止。亦治因宫寒久不受孕，脉见沉细或弦细而涩。

## 温经汤合逍遥散

【组成】吴茱萸6克　桂枝6克　川芎6克　半夏6克　甘草6克　当归10克　柴胡10克　党参10克　阿胶10克（烊化）　白芍药10克　白术10克　干姜10克　茯苓10克　小茴香10克　艾叶10克

【组成】水煎，日1剂，分2次温服。

【功能主治】疏肝解郁，温经散寒。主治素体肝郁气滞，冲任虚寒，少腹冷痛，久不受孕，手足易冷，喜暖畏寒，兼见月经量少，色黑有块，乳房胀痛，经期不定，急躁易怒，甚则情绪失控，舌质淡，苔白，脉沉细弦。

【按语】主要用于素体阳虚，兼肝气郁结，下焦虚寒，瘀血阻滞者。男子以肾为主，女子以肝为主。肝藏血，若肝郁气滞，每致肝血不足，影响脾胃运化，脾虚不运，又不能生血以养肝，肝血愈虚，肝气愈郁，影响肝的疏泄，造成月经失调。若素体阳虚兼肝气郁结之月经不调，用此方较宜。

## 加味当归补血汤

【组成】黄芪50克　当归10克　地榆20克　甘草3克　黄芩炭9克

【用法】水煎，日1剂，分2次温服。

【功能主治】益气固摄，凉血止血。主治月经过多。

【加减法】①若月经色深，脉滑数，宜加栀子6克、生地黄15克。②若口苦咽干、脉弦数，应使黄芪量减至15克、另加柴胡15克、夏枯草15克。③若夹瘀，可加三七粉3克冲。④若伴有五心烦热、舌红少津，宜加生地黄12克、黄柏6克、旱莲草15克。

## 复方宫血安汤

【组成】当归15克　续断15克　黄芪12克　白芍药10克　山楂8克　乌梅8克　甘草5克　女贞子10克　旱莲草8克

【用法】水煎，日1剂，分2次温服。

【功能主治】益气补肾，调经补血。主治月经量过多。

## 安冲汤

【组成】黄芪30克　白术30克　龙骨30克　牡蛎30克　乌贼骨20克　续断20克　白芍药15克　茜草15克　生地黄30克

【用法】水煎，日1剂，分2次温服。

【功能主治】益气固冲，收敛止血。主治月经过多、过期不止或漏血不止。

【加减法】①若患者肾阳虚，宜去生地黄，加附子10克、棕榈炭15克、五倍子0.5克。②若有肝郁血热，宜减黄芪、白术加牡丹皮、炒黄芩各15克。③若有肝郁气滞，须加用柴胡15克，香附、元胡各10克。

## 归脾汤加减

【组成】黄芪30克　仙鹤草30克　党参10克　白术10克　茯苓10克

甘草 10 克　龙眼肉 10 克　枣仁 10 克　熟地黄 20 克　茜草 20 克

【用法】水煎，日 1 剂，分 2 次温服。

【功能主治】补益心脾，益气止血。主治月经先期、经量过多或淋漓不尽。

【加减法】①若肝郁，宜加柴胡、香附各 5 克。②若伴有肾虚，可加菟丝子 10 克、续断 15 克、桑寄生 30 克。③若血热，宜去熟地黄，加生地黄，地骨皮、地榆各 10 克。④若有血瘀，宜加丹参 30 克、桃仁、牡丹皮、当归各 10 克。

## 养阴调经汤

【组成】生地黄 20 克　熟地黄 20 克　枸杞子 15 克　白芍药 15 克　元参 15 克　丹参 10 克

【用法】水煎，日 1 剂，分 2 次温服。

【功能主治】养阴调经。主治阴虚型月经不调。

【加减法】①若患者内热严重，宜加知母、地骨皮。②若出现阳亢，可加钩藤、石决明。③若郁热加重，宜加玫瑰花、川楝子。④经血量过大，可加旱莲草、女贞子。

## 圣愈汤加味

【组成】党参 25 克　黄芪 40 克　白芍药 15 克　茜草炭 15 克　当归 6 克川芎 5 克　熟地黄 20 克　仙鹤草 20 克　乌贼骨 20 克　甘草 6 克　阿胶 15 克（烊化）

【用法】水煎，日 1 剂，分 2 次温服。

【功能主治】益气养血，收敛固摄。主治月经提前，量多色淡，气血不足。

【加减法】患者血热者，宜加栀子、生地黄；血瘀者，宜加益母草、熟大黄；伴纳差，可加陈皮、砂仁、白豆蔻。

## 妊娠恶阻

【辨病与辨证】

正常妊娠早期，可出现择食、食欲下降、头晕、轻度恶心呕吐、倦怠等早孕反应，并不需采取特殊治疗，多在妊娠 12 周自行消失。然而，也仍有一部分女性早孕反应非常明显，出现剧烈而频繁的呕吐、不能进食，由此而导致代谢障碍和体液平衡失调，身体健康状况下降，甚至危及孕妇和胎儿的健康。目前认为，此病与妊娠后激素变化及下丘脑自主神经系统功能障碍、维生素缺乏等因素有关。中医学称本病为"妊娠恶阻"，与冲脉之气上逆、胃气失于和降有关。须按照以下分型予以辨证论治：①脾胃虚弱型，妊娠后有恶心呕吐、口淡食少、呕吐清涎、神疲嗜睡、舌质淡、苔白腻、脉缓滑无力。②肝胃不和型，妊娠后呕吐酸水或苦水、胸闷胁痛、嗳气叹息、头胀而晕、烦渴口苦、淡红、苔微黄、脉弦滑。③气阴两虚型，患者呕吐不止、饮食少进、精神萎靡、形体消瘦、眼眶凹陷、双目无神、四肢无力、发热口渴、呕吐物夹带血样物，舌质红、苔薄黄或干光、脉细或滑数无力。

## 抑肝和胃饮加减

【组成】紫苏叶3克　黄连5克　半夏6克　陈皮6克　竹茹6克　钩藤15克　黄芩9克　生姜3片

【用法】水煎，日1剂，分2次温服。

【功能主治】降气化痰，和胃止呕。主治肝胃不和症，症见妊娠早期恶心呕吐剧烈，不能进食，吐出黄水或酸水，甚则吐出黄绿胆汁和血液，胸闷胁胀，头晕目眩，烦躁口苦，尿黄量少，大便干结，舌质偏红，苔黄腻，脉弦滑。

【按语】素体肝旺，孕后肝失血养，肝血不足而致偏亢，肝气上逆犯胃，胃失和降，而致呕吐。

【加减法】呕吐甚者，加乌梅、芦根、藕节炭、炙枇杷叶；头昏晕甚者，加菊花、石决明；呕吐痰涎多者，加茯苓、厚朴花。

## 香砂六君子汤加减

【组成】党参10克　白术10克　甘草3克　半夏6克　陈皮6克　茯苓10克　藿香5克　砂仁5克　紫苏叶5克　竹茹9克　生姜3片　大枣3枚

【用法】水煎，日1剂，分2次温服。

【功能主治】健脾化痰，和胃止呕。主治脾胃虚弱证，症见妊娠初期恶心呕吐，不能进食，吐出清水黏痰，头晕肢麻，脘腹痞满，纳食不馨，舌质淡红，苔薄白腻，脉缓滑。

【加减法】呕吐剧烈者，加代赭石、伏龙干；烦热口渴，加黄连、黄芩；

兼有虚寒者，加干姜、丁香。

【按语】脾胃素虚，升降失常，孕后阴血下聚养胎，冲气上逆犯胃，胃失和降，故恶心呕吐。

## 小半夏加茯苓汤

【组成】半夏6克　陈皮6克　茯苓10克　生姜3片　藿香6克　竹茹9克　厚朴花6克　炒谷芽10克　炒麦芽10克

【用法】水煎，日1剂，分2次温服。

【功能主治】化痰除湿，降气和胃。主治痰湿阻滞证，症见孕后恶心呕吐，不能进食，吐出黏腻痰浊，胸腹胀满，纳呆神疲，嗜睡，口腻，痰多，舌质淡，苔白腻而厚，脉滑。

【按语】素体痰湿内蕴，阻遏中焦，胃失和降，故恶心呕吐，不能进食。偏寒者，加干姜；偏热者，加黄连；夹有食积者，加山楂、枳实、厚朴。

## 小柴胡汤合旋覆代赭汤

【组成】柴胡10克　黄连10克　半夏10克　党参12克　甘草6克　旋覆花10克　代赭石12克　生姜5片　大枣5枚

【用法】水煎，日1剂，分2次温服。

【功能主治】和胃止呕，降逆消痰。主治妊娠恶阻。苔不厚，脉弦。

【按语】素体肝气郁结，疏泄功能失常，而致痰气上逆，胃气不降，恶心呕吐。

## 加味苏叶黄连汤

【组成】紫苏叶6克　黄连6克　陈皮6克　乌梅6克　半夏10克　竹茹10克

【用法】水煎，日1剂，分2次温服。

【功能主治】疏肝和胃，降逆止呕。主治以肝胃不和为主的妊娠剧吐，症见口吐酸水、胸胁胀满。

【按语】素体肝气不舒者，孕后往往呕吐严重。本方药简量轻，疗效可靠。

## 紫连汤

【组成】茯苓20克　半夏20克　紫苏叶5克　黄连5克　竹茹10克

【用法】水煎，日 1 剂，分 2 次温服。

【功能主治】疏肝理气，和胃止呕。主治肝胃不和型妊娠呕吐。

【按语】本方可与上方互参。

## 加味左金丸

【组成】紫苏叶 10 克　香附 10 克　竹茹 10 克　乌药 5 克　黄连 5 克　吴茱萸 2 克

【用法】水煎，日 1 剂，分 2 次温服。6 剂为 1 疗程。

【功能主治】清肝和胃，降逆止呕。主治肝胃不和型妊娠呕吐，症见口吐酸水、胸胁胀满、口苦烦渴。

【按语】本方用于肝郁化火，胃气上逆。黄连苦寒泻火，吴萸辛热，以制黄连之苦寒，开郁散结，降逆止呕，辛开苦降。是治疗妊娠呕吐常用之方。

## 加味六君子汤

【组成】党参 20 克　白术 15 克　茯苓 20 克　甘草 3 克　陈皮 6 克　半夏 10 克　紫苏叶 5 克　黄连 5 克　竹茹 10 克

【用法】水煎，日 1 剂，分 3 次温服。6 天为 1 疗程。

【功能主治】健脾和胃，降逆止呕，理气化痰。主治脾胃虚弱，痰湿阻滞型妊娠呕吐。症见形体偏胖、痰涎较多、体倦神疲、面黄、舌淡、苔白脉滑无力等。

【按语】素体脾胃气虚，痰湿阻滞，怀孕后呕吐会较严重。六君子汤加味后止吐作用更强。

## 参梅汤

【组成】人参 10 克　半夏 20 克　乌梅 6 克　生姜 15 克

【用法】水煎，日 1 剂，分 2 次温服。6 天为 1 疗程。

【功能主治】益气养阴，和胃止呕。主治气阴两虚型妊娠剧吐，症见呕吐剧烈、带有血丝、形体消瘦、眼眶凹陷、舌质红、苔少、脉细滑数。

【按语】本方用于气虚明显者。

## 平安汤

【组成】代赭石 15 克　半夏 10 克　谷芽 10 克　莲子 10 克　五味子 6 克

【用法】水煎，日 1 剂，分 2 次温服。6 剂为 1 疗程。

【功能主治】和胃降逆，止呕。主治妊娠剧吐。

【加减法】若兼有肝热胎火，可加黄连、竹茹、知母；若兼有气阴两虚，可加党参、沙参、麦门冬；伴虚寒者，可加党参、干姜。

### 干姜人参半夏丸

【组成】干姜 14 克　人参 14 克　半夏 28 克

【用法】共研细粉，水丸，每服 6 克，日 2 次。亦可煎服，分 3 次温服。

【功能主治】益气温胃，降逆止呕。主治素有胃寒，妊娠呕吐不止，或恶心欲呕，吐物不臭或呈清水样，心下痞硬，纳呆，舌淡苔白滑，脉沉细紧。

【按语】本方常用于妊娠恶阻、慢性胃炎、梅尼埃综合征、恶性肿瘤放化疗后胃肠道反应等，以呕吐或恶心欲呕为主诉且病程较久者多有应用本方的机会。

## 二、先兆流产

【辨病与辨证】

先兆流产指妊娠早期有少量阴道出血，伴有轻度下腹部疼痛或腰疼下坠感，并且存在早孕反应。进行妇科检查，子宫口未开、子宫增大与月份相符。中医称此症为"胎漏""胎动不安""妊娠腹痛"等，起因于脾肾气虚、肝气郁滞或血热等，治宜补肾益气、安胎固摄。对兼有气滞者，宜加用理气解郁之品；对兼有胎热者，宜加用清热安胎药；对血流不止者，可加收敛止血的中药。

### 补肾育胎丸

【组成】人参 10 克　党参 12 克　白术 12 克　菟丝子 12 克　桑寄生 10 克　续断 9 克　杜仲 9 克　阿胶 10 克（烊化）

【用法】水煎，日 1 剂，分 2 次温服。

【功能主治】补肝肾，益元气。主治肾气虚证，症见妊娠期间胎漏，量少，色淡红，腰酸，尿频，神疲乏力，小腹作胀，或有流产史，舌淡苔白，脉细滑。

【加减法】心烦失眠者，加莲子心、炒枣仁；脾胃失和者，加苏梗、陈皮、砂仁；出血稍多者，加苎麻根、棕榈炭。

【按语】先天不足，房劳过度，或久病劳损，或流产导致肾气虚，胎失所系，冲任不固，故见胎漏，量少，色淡红，肾气亏虚，腰膝失养，故腰酸，神疲乏力。

## 寿胎丸加减

【组成】菟丝子 20 克　桑寄生 12 克　续断 10 克　阿胶 10 克（烊化）杜仲 12 克　山药 10 克　砂仁 5 克　艾炭 6 克　党参 10 克　白芍药 10 克　黄芩 10 克

【用法】水煎，日 1 剂，分 2 次温服。

【功能主治】补肝肾，固胎元。主治肾阳虚。症见妊娠期间胎漏，量少，色淡红无血块，头昏腰酸，夜尿多，小腹有冷感，或有坠痛，有流产史，舌淡苔白，根稍腻，脉沉弱。

【加减法】形寒肢冷，小腹偏凉者，加鹿角胶、紫石英；脾胃不和者，加陈皮、党参、白术；出血多者，加炮姜、棕榈炭。

【按语】久病损伤，或坠胎小产，阳气亏虚，或气虚进一步发展，故胎漏，量少，色淡红无血块，肾阳虚衰，温煦失职，不能温暖腰腹。

## 滋阴养胎方

【组成】当归 10 克　白芍药 10 克　山药 12 克　山茱萸 12 克　熟地黄 12 克　续断 10 克　桑寄生 10 克　太子参 15 克　茯神 10 克　茯苓 10 克　阿胶 10 克（烊化）　黄连 3 克　苎麻根 15 克

【用法】水煎，日 1 剂，分 2 次温服。

【功能主治】补肾养阴，养血安胎。主治肾阴虚症。症见妊娠期胎漏，色红无血块，或小腹隐痛，头昏腰酸，心悸寐差，大便艰行，舌质淡红或有裂纹，脉细滑弦。

【加减法】夜寐甚差，心悸明显者，加五味子、莲子心、炒枣仁；胃脘不舒，恶心呕吐明显者，加陈皮、竹茹；出血量稍多者，加地榆炭、白及粉。

## 保阴煎加减

【组成】生地黄 10 克　山药 9 克　山茱萸 9 克　黄柏 10 克　黄芩 9 克　白芍药 10 克　续断 10 克　地榆 10 克　莲子心 5 克　苎麻根 15 克

【用法】水煎，日1剂，分2次温服。

【功能主治】养肾阴，清虚火。主治阴虚火旺证，症见妊娠期间出血稍多，色鲜红，质黏稠，头昏腰酸，烦热口渴，寐差，便艰尿黄，舌质偏红苔黄腻，脉细滑带数。

【加减法】阴道漏红较多者，加女贞子、旱莲草、炙龟板；心烦失眠明显者，加黄连、龙齿；阴虚肝火旺，头疼乳胀者，加钩藤、甘草、栀子。

【按语】阴虚内热，热伏冲任，迫血妄行，发为胎漏，故出血稍多，色鲜红，质黏稠。

## 补中益气汤加减

【组成】党参25克　黄芪25克　白术12克　茯苓10克　当归10克　柴胡5克　升麻5克　砂仁5克　陈皮6克　木香6克　续断12克　桑寄生12克　苏梗5克

【用法】水煎，日1剂，分2次温服。

【功能主治】补气健脾，固冲安胎。主治脾虚证，症见妊娠期间小腹坠痛，或有胎漏，量少，色淡红，腹胀矢气，大便溏泻，日行2~3次，神疲乏力，纳差，头昏腰酸，舌质淡苔白腻，脉细滑。

【加减法】腰酸明显者，加杜仲、菟丝子；大便偏多，小腹冷感者，加炮姜、六曲；胃脘不舒，作胀呃逆者，加佛手、谷芽；出血量多者，加棕榈炭、阿胶珠。

【按语】脾虚气血生化乏源，冲任匮乏，不能载胎养胎，气不摄血，胎元不固，故胎漏，量少，色淡红。

## 胶艾汤合失笑散

【组成】当归10克　白芍药10克　甘草5克　阿胶10克（烊化）　艾叶6克　五灵脂10克　蒲黄6克　陈皮9克　续断10克

【用法】水煎，日1剂，分2次温服。

【功能主治】养血暖宫，活血止痛。主治血瘀症，症见妊娠期间阴道漏红，小腹隐痛，痛则漏红，色黑或有小血块，胸闷烦躁，舌质偏紫，或有紫瘀点，苔白腻，脉细滑。

【加减法】腹胀矢气，胸闷烦躁者，加佛手、木香、苏梗；烦热口渴者，去艾叶，加黄连、钩藤；腰酸神疲者，加黄芪、党参、桑寄生。

【按语】胞宫之症阻碍其胎儿生长，则胎元不固，或跌仆闪挫，气血失和，冲任子宫瘀滞，故阴道漏红，小腹隐痛，色黑或有小血块。

## 加减固经丸合异功散

【组成】龟板9克　白芍药10克　黄柏9克　黄芩9克　白术10克　党参10克　茯苓12克　陈皮6克　苎麻根15克　蒲黄6克　椿根皮10克

【用法】水煎，日1剂，分2次温服。

【功能主治】健脾除湿，养阴清热。主治湿热症。症见妊娠期间阴道流血，量或稍多，色红质黏腻，头昏腰酸，神疲乏力，纳欠口腻，尿少，腹胀矢气，舌苔黄白厚腻，脉细滑数。

【加减法】腹胀矢气，大便偏溏者，去龟板、黄柏，加木香、砂仁；腰背酸楚明显者，加桑寄生、杜仲；胃脘痞胀，恶心犯吐者，加陈皮、竹茹、苏梗。

【按语】脾虚湿浊内生，或外湿停滞，内外湿蕴，日久化热，下扰胎元，胎元不固，热迫血行，故见孕后阴道出血，量或稍多，色红质黏腻。

## 泰山盘石散

【组成】党参12克　黄芪12克　熟地黄12克　当归10克　白术10克　续断10克　白芍药6克　黄芩6克　川芎3克　砂仁3克　炙甘草3克　糯米3克

【用法】水煎，日1剂，分2次温服。

【功能主治】益气养血，固肾安胎。主治妇女气血两虚，胎元不固，腰尻酸痛，脚软无力，屡有堕胎之患者。

【按语】本方可用于先兆流产，习惯性流产。如胎漏下血时应去川芎，加阿胶、艾叶、杜仲等药以止血固胎。

## 泰山盘石散加减

【组成】党参15克　黄芪15克　当归9克　续断12克　杜仲12克　菟丝子12克　白术12克　熟地黄10克　川芎3克　黄芩9克　砂仁5克

【用法】水煎，日1剂，分2次温服。

【功能主治】健脾补肾，养血固胎。主治肾虚不固症。症见屡孕屡堕，腰膝酸软，入夜尿频，精神委顿，纳食较差，带下偏多，舌质淡嫩，苔薄白，脉细弱。

【按语】本方用于气血两虚，胎元不固，胎动不安，腰尻酸痛，脚软无力，屡有坠胎之患者。可用于先兆流产，习惯性流产。如胎漏下血时，应去川芎，加阿胶、艾叶、杜仲等以止血固胎。

## 胶艾汤加减

【组成】当归10克　川芎5克　赤芍药9克　白芍药9克　熟地黄10克　续断10克　艾叶9克　阿胶10克（烊化）　甘草6克　丹参10克　五灵脂10克

【用法】水煎，日1剂，分2次温服。

【功能主治】补肝肾，养血固脱。主治血虚兼瘀症。症见屡孕屡堕，甚或应期而堕，小腹作痛作胀，心烦，口干不欲饮，有子宫肌瘤病史，舌质淡红，边有紫点，脉细滑不畅。

【加减法】有流产先兆者，加白术、桑寄生。

【按语】用于冲任虚损，妊娠胎漏下血，辨证应为虚兼瘀者。本方亦常用于功能性子宫出血。

## 安胎合剂

【组成】党参15克　山药15克　何首乌15克　桑寄生15克　白术10克　杜仲10克　续断10克　菟丝子10克

【用法】水煎，日1剂，分2次温服。

【功能主治】益气固摄，补肾安胎。主治先兆流产。症见腹痛、阴道出血、腰酸腰疼。

【按语】胎漏和胎动不安时，以补肾益气、固摄安胎为主，同时还可以酌情加用止血或清热安胎药。

## 安胎止血汤

【组成】菟丝子15克　桑寄生15克　杜仲15克　熟地黄15克　白芍药15克　党参15克　甘草6克　山药15克　当归10克　阿胶10克（烊化）　山茱萸10克　旱莲草30克　苎麻根30克

【用法】水煎，日1剂，分2次温服。

【功能主治】补肾益气，固摄安胎。主治先兆流产。

【按语】本方可与泰山磐石饮互参。

## 固肾益气汤

【组成】黄芪50克 菟丝子50克 桑寄生30克 白术30克 荆芥炭10克 续断30克 阿胶15克（烊化） 人参15克 煅龙骨30克

【用法】水煎，日1剂，分2次温服。

【功能主治】补肾安胎，益气固冲。主治先兆流产。

【按语】脾虚气血生化乏源，冲任匮乏，不能载胎养胎，气不摄血，胎元不固。预防流产多用本方。

## 益肾安胎饮

【组成】菟丝子15克 续断15克 党参15克 阿胶10克（烊化） 山药15克 白芍药12克 女贞子15克 白术10克

【用法】水煎，日1剂，分2次温服。

【功能主治】补肾固胎，健脾益气。主治先兆流产。

【按语】本方可与上方互参。

## 益气固肾汤

【组成】黄芪30克 山药20克 续断30克 桑寄生30克 白术30克 人参6克 阿胶10克（烊化） 煅龙骨30克 荆芥炭10克

【用法】水煎，日1剂，分2次温服。

【功能主治】补肾安胎，益气固冲。主治先兆流产。

【加减法】腰疼明显时可加白芍药15克；常出现气滞时，可加柴胡6克、香附10克；伴有血虚时，可加熟地黄20克；血热明显时，宜加黄芩10克、生地黄30克。

# 三、异位妊娠

【辨病与辨证】

异位妊娠是指受精卵在子宫宫腔以外着床发育，俗称"宫外孕"，其实二者略有不同。一般来说，异位妊娠包括输卵管妊娠、卵巢妊娠、腹腔妊娠、宫颈妊娠和子宫残角妊娠等，而宫外孕则不包括宫颈妊娠、子宫残角妊娠。

此类病变是妇产科常见急腹症，倘若处理不及时可危及孕妇的生命。本病多在 6～8 个月引起输卵管妊娠流产、输卵管妊娠破裂、陈旧性宫外孕、继发性腹腔妊娠等。

此病属中医学"妊娠腹痛""胎动不安"、胎漏等范畴。主因少腹宿有瘀血、冲任胞脉脉络不畅、先天肾气不足、后天脾气受损所致，可以产生脉破损络、阴血内溢、血虚、厥脱等一系列病证。在辨证论治中，宜将本病分成以下类型：①胎块阻络型，患者有明确的停经史和早孕反应，伴有阴道淋漓出血，一侧下腹部隐痛，腹腔检查可触及包块，超声显示异位妊娠未破，脉象略滑。②气虚血脱型，患者产生破裂和大流血突然下腹部剧痛、面色苍白、四肢厥冷、大汗淋漓、头疼、头晕、烦躁不安、血压下降，脉微欲绝或细数无力。③气虚血瘀型，多为输卵管破裂不久，患者腹痛拒按，检查触及边界不清的包块，并伴少量阴道流血、头昏、神疲、舌质暗红、苔薄、脉细弦滑。④胎块瘀结型，胎损于胞脉过久，或输卵管已破裂、流产日久，伴有血肿形成，腹痛延缓或趋于消失，小腹疼痛。

## 参附汤合活络效灵丹

【组成】附子 9 克　人参 9 克　炙甘草 3 克　桂枝 3 克　茯苓 10 克　牡丹皮 10 克　丹参 10 克　赤芍药 10 克　乳香 6 克　没药 6 克

【用法】水煎，日 1 剂，分 2 次温服。

【功能主治】益气温阳固脱。主治休克型输卵管妊娠破裂或流产，腹腔内急性大量出血，甚则出现气随血脱之休克征象。面色苍白，四肢发冷，血压降低，冷汗淋漓，少腹剧痛拒按，脉沉细而微或细数。

【加减法】便秘、腹胀，苔黄腻者，加大黄、玄明粉、枳实；寒热夹杂，苔黄白腻者，加大黄、元明粉、肉桂。

【按语】本方用于腹腔大量出血，出现休克时抢救应用。应注意辨证应用。

## 宫外孕 1 号加减

【组成】丹参 15 克　牛膝 10 克　赤芍药 10 克　桃仁 9 克　蜈蚣 3 克　五灵脂 10 克　香附 9 克

【用法】水煎，日 1 剂，分 2 次温服。

【功能主治】活血化瘀，行气止痛。主治输卵管妊娠流产或破裂，内出血量不多，经抢救后血压已经回升至平稳，此阶段主要为腹痛腹胀，胚胎还可能存活，有再次内出血和重新出现休克的可能。

【加减法】出血量多者，加云南白药0.5克（吞），或三七粉3克（冲）。

【按语】本方用于不稳定型宫外孕，脉络破损，络伤血溢，离经之血瘀于少腹，故腹痛腹胀。瘀血内阻新血不得归经，故仍有内出血及气随血脱而再次出血的可能。

## 宫外孕2号

【组成】丹参12克　赤芍药10克　乳香6克　没药6克　桃仁9克　莪术10克　土元6克

【用法】水煎，日1剂，分2次温服。

【功能主治】破血逐瘀，软坚止痛。治疗包块型：病情稳定，盆腔内有明显包块，下腹部轻微胀痛或压痛，舌质暗苔薄，脉弦细。

【加减法】有感染者，加金银花、连翘、大血藤、败酱草；便秘者，加大黄，或番泻叶泡茶。

【按语】胞宫之外胚胎殒坠，络伤血溢于少腹，瘀积成症，故盆腔内有明显血块；症块阻滞气机，故有下腹轻微胀痛；舌质暗苔薄，脉弦细为瘀血内阻之象。

## 异位杀胚汤

【组成】紫草30克　鸡血藤20克　丹参10克　蒲黄10克　五灵脂10克　赤芍药10克　白芍药10克　大黄9克　牡丹皮6克　血竭6克　水蛭6克　甘草6克

【用法】水煎，日1剂，分2次温服。

【功能主治】活血化瘀，清热杀胚。主治异位妊娠。

【加减法】待病情稳定以后，宜加皂角刺、穿山甲、三棱、莪术。

## 宫外孕验方一

【组成】丹参15克　赤芍药15克　桃仁10克　三棱9克　莪术9克

【用法】水煎，日1剂，分2次温服。3~4剂为1疗程。

【功能主治】活血化瘀，消块杀胚。主治异位妊娠。

【加减法】倘若胚胎成活，须另加天花粉、蜈蚣，或加蜈蚣、全蝎、紫草。

# 宫外孕验方二

【组成】丹参15克　党参15克　赤芍药15克　黄芪20克　桃仁9克

【用法】水煎，日1剂，分2次温服。

【功能主治】活血化瘀，佐以益气。主治异位妊娠。

【加减法】若伴发热、舌红、苔黄、脉数，宜加金银花、鸡血藤等；若腹部胀痛、大便秘结、苔黄腻可加大黄、厚朴等。

# 加味易产汤

【组成】当归15克　桑寄生12克　紫苏梗10克　川芎10克　桔梗8克　炒枳壳6克

【用法】水煎，日1剂，分2次温服。

【功能主治】调营卫，益肝肾。主治气虚血瘀型异位妊娠，更适用于妊娠32周以后的胎位不正。

【加减法】患者若出现胸脘痞闷，明显腹胀，宜加大腹皮、藿香；若心悸、口苦、烦闷不安，可加竹茹、瓜蒌、茯苓；若呼吸急促，宜加厚朴；若形寒肢冷，宜加黄芪、山药、续断、菟丝子、桂枝、苏梗。

# 补阳还五汤加减

【组成】黄芪12克　赤芍药12克　地龙12克　桃仁9克　当归10克　水蛭9克

水煎，日1剂，分2次温服。

【功能主治】益气化瘀，消块散结。主治胎块瘀结型异位妊娠。

【加减法】患者腹部酸痛时，宜加杜仲、续断；经血过多时，可加服震丹灵；淋漓不净时，宜加蒲黄、花蕊石；气滞明显时，可加川楝子、元胡。

# 桃红活血汤

【组成】桃仁10克　红花10克　大黄10克　川楝子12克　赤芍药12克　牡丹皮12克　丹参20克　穿山甲10克

【用法】水煎，日1剂，分2次温服。

【功能主治】活血化瘀，止痛等。主治异位妊娠等。

【加减法】若患者发生休克低血压，宜加黄芪、人参、附子；病情稳定，血肿或囊肿吸收较慢，宜加鳖甲、土元、三棱、莪术等；出现血肿伴有感染时，可加金银花、蒲公英、益母草、连翘。

### 桃红四物汤加减

【组成】原方：桃仁10克　当归10克　赤芍药10克　川芎6克　红花6克　生地黄15克

【用法】水煎，日1剂，分2次温服。

【功能主治】活血调经。主治妇女血行瘀滞，月经不调，经前腹痛或经行不畅，经色紫暗有块，或由于血瘀所致的月经过多和延久淋漓不净等症。

【加减法】本方加香附、丹参、青皮、元胡，名红花桃仁煎。治疗月经不调，痛经较甚者。

本方加牛膝、鳖甲，名祛瘀1号，治疗瘀结型宫外孕。

本方合四逆散加桔梗、牛膝，即血府逐瘀汤。主治瘀血内阻，头疼胸闷，呃逆干呕，失眠心悸，急躁善怒，并见面、唇色暗，舌质暗红，或舌边有青筋瘀斑，脉弦迟或细涩者。本方常用于治疗血瘀胸部，气机不畅，瘀血内阻胸中，故为胸痛烦闷，心悸失眠等症。临床常用于冠状动脉粥样硬化性心脏病的心绞痛；胸部挫伤，血瘀胸痛；以及脑震荡后遗症引起的精神抑郁，头疼头晕，幻视幻听，失眠等症。

【按语】本方是四物汤加桃仁、红花所组成，为活血调经的基础方，多用于妇科，现代则常用于血瘀引起的多种疾病。有医者试用本方加减治疗一些神经科和皮肤科疾病，也取得了较好效果。如血行瘀滞的月经不调、慢性盆腔炎、脑血管意外后遗症、血管神经性头痛、震颤性麻痹、银屑病，亦可加减用治瘀结型宫外孕及周围神经炎（血痹）。

## 四、妊娠高血压综合征

### 【辨病与辨证】

妊娠高血压综合征简称"妊高症"，通常是指在妊娠24周以后出现血压升高、水肿、蛋白尿等症状。病情加重可出现抽搐、昏迷，心肾功能衰竭，甚至母婴死亡。属于妊娠期妇女的特征性常见疾病。本病中医学称为"子肿"

"子痫"。治疗时要采取健脾行水、温阳利水、滋阴潜阳、活血化瘀等法。

## 杞菊地黄汤合二甲

【组成】枸杞子10克　菊花6克　熟地黄10克　山药10克　山茱萸10克　牡丹皮10克　茯苓10克　泽泻10克　白芍药10克　钩藤15克　龟板20克　牡蛎20克

【用法】水煎，日1剂，分2次温服。

【功能主治】滋阴潜阳，降血压。主治阴虚阳旺症。症见妊娠后期常感头晕目眩，腰俞酸楚，心悸气短，面色潮红，高血压，蛋白尿，或下肢浮肿，舌红或绛，脉弦劲而数。

【加减法】①大便秘结者，加大黄、柏子仁。②浮肿明显者，加天仙藤、冬瓜皮、车前子。③头疼甚者，加夏枯草、全蝎粉、僵蚕粉。④目糊羞明者，加黄连、龙齿。

【按语】素体肝肾阴虚，孕后阴血下注养胎，心虚阳旺，上扰清窍，故常感头晕目眩。

## 半夏白术天麻汤

【组成】天麻9克　白术10克　半夏6克　茯苓15克　陈皮6克　大腹皮9克　钩藤15克　防己10克　白蒺藜10克　赤小豆10克　苦丁茶10克

【用法】水煎，日1剂，分2次温服。

【功能主治】健脾除湿，平肝降压。主治脾虚肝旺证，症见妊娠后期面浮肢肿，头痛头晕，纳食不馨，胸闷泛恶，神疲肢软，大便偏溏，血压高，蛋白尿，舌质淡红，苔腻，脉虚弦而滑。

【加减法】蛋白尿明显者，加猪苓、土茯苓、白茅根；血压甚高者，加珍珠母、牡蛎。蛋白尿的直观表现是尿盆内尿液表面上的泡沫久不破灭。

【按语】脾虚失运，湿聚痰生，孕后阴血养胎，阴血易虚，肝失滋养，肝阳夹痰浊上扰清窍，故头疼头晕，胸闷泛恶。

## 羚羊钩藤汤加味

【组成】羚羊粉0.6克（分冲）　钩藤20克　桑叶6克　牡蛎15克　川贝母6克　生地黄10克　白芍药10克　竹茹10克　茯神10克　白蒺藜10克　菊花5克　珍珠母20克

【用法】水煎，日 1 剂，分 2 次温服。

【功能主治】凉肝息风，醒神镇痉。主治风火证，症见突然眩晕倒仆，四肢抽搐，牙关紧闭，目睛直视，口吐白沫，少时自醒，醒后复发，发则抽搐。轻则偶发，重则频频发作，昏迷不醒，血压持续不降，脉搏加快，预后差。

【按语】素体肝肾阴虚，孕后血聚养胎，阴血愈虚，肝阳化风，上扰清窍，故突然眩晕倒仆。心肝火旺者，加龙胆草、黄连、苦丁茶、夏枯草；昏迷痰多者，加天竺黄、胆南星、远志。

## 清宫汤合牛黄清心丸

【组成】连翘 6 克　元参 6 克　莲子心 3 克　羚羊粉 3 克（分冲）　牡丹皮 10 克　郁金 9 克　陈皮 6 克　水牛角 15 克　石菖蒲 5 克　胆南星 10 克　天竺黄 10 克　牛黄粉 0.3 克（分冲）　竹沥 1 匙

【用法】水煎，日 1 剂，分 2 次温服。

【功能主治】泻火消痰，清心安神。主治痰火证，症见突然眩晕仆地，昏迷不醒，喉中痰声辘辘，发作之前头晕恶心，口腻痰多，入夜寐差，烦躁不已，惊悸不安，舌质偏红，苔黄腻而厚，脉滑数。

【加减法】时有抽搐者，加钩藤、全蝎粉；昏迷者，加服至宝丹或苏合香丸。

【按语】阴虚于下，火旺于上，临产前、分娩后阴血下聚或暴亡，心肝火旺，灼津伤液，炼液成痰，痰郁化火，痰火上犯清窍，故发作之前头晕恶心，口腻多痰，突然昏晕仆地昏迷不醒，喉中痰声辘辘。

## 三甲复脉汤加减

【组成】龟板 20 克　鳖甲 20 克　牡蛎 20 克　白芍药 10 克　钩藤 15 克炙甘草 6 克　太子参 15 克　何首乌 10 克　熟地黄 10 克　山药 10 克　女贞子 10 克　陈皮 6 克　山楂 10 克

【用法】水煎，日 1 剂，分 2 次温服。

【功能主治】养肝阴，息肝风。主治虚风证，症见产后数小时内突然昏仆，头昏眩晕，胸闷心悸，四肢抽搐，汗多，面色无华，舌质淡红，苔薄黄，脉细数。

【加减法】气血两虚者，加党参、黄芪、当归；昏迷，痰声辘辘者，加胆南星、天竺黄、橘红；眼涩模糊者，加枸杞子、菊花、桑叶、赤芍药。

【按语】新产后阴血暴脱，阴虚风动，故产后数小时内头昏眩晕。胸闷，突然昏仆。

## 加味五苓散

【组成】茯苓15克　猪苓10克　泽泻10克　白术12克　桂枝10克　木瓜30克　砂仁6克　桑寄生15克　大腹皮15克

【用法】水煎，日1剂，分2次温服。水肿消退，血压稳定后，改为2天或3天煎服1剂。

【功能主治】健脾补肾，利水消肿。主治妊娠高血压综合征。

【加减法】血压过高，头晕目眩时，宜加夏枯草、钩藤、石决明；出现头疼、视物不清、恶心欲吐时，应加半夏、羚羊粉、珍珠母。

## 右归饮

【组成】熟地黄6~60克　山药6克　杜仲6克　肉桂3克　枸杞子6克　山茱萸3克　炙甘草3克　附子6克

【用法】水煎，日1剂，分2次温服。

【功能主治】温补肾阳，填精补髓。主治妊娠高血压综合征，尤对治疗肾阳不足者的效果明显。

【加减法】若食欲不振，应加白术、砂仁、焦山楂；伴恶心呕吐，可加竹茹、陈皮；水肿明显，可加车前子、赤小豆、桑白皮、泽泻、大腹皮；若内热旺盛，应加黄芩、鸡血藤、板蓝根。

## 黄芪腹皮汤

【组成】黄芪30克　山药30克　白术20克　党参15克　茯苓20克　当归15克　泽泻10克　车前草15克　大腹皮15克

【用法】水煎，日1剂，分2次温服。

【功能主治】健脾利湿。主治妊娠水肿。

【加减法】若兼有肾阳虚者，宜去党参、当归，加附子、白芍药、生姜；兼有气滞者，宜去党参、山药，加香附、乌药；若兼血虚者，宜加阿胶、熟地黄；若频发胎动者，宜加桑寄生、杜仲。

## 五、胎位异常

**【辨病与辨证】**

通常胎儿枕前位是正常娩出胎位，其余位如横位、臀位均为异常胎位，是造成难产的主要原因。此病的形成可与羊水过多、经产妇腹壁过松、胎儿在子宫腔内活动范围过大以及双胎或羊水过少、子宫畸形等有关。中药治疗应选用纠正胎位的方剂，一般宜在 28 周以后开始使用，以调补气血为主。

### 当归芍药散

**【组成】** 当归 10 克　川芎 10 克　白芍药 20 克　茯苓 12 克　白术 12 克　泽泻 12 克

**【用法】** 共研细粉，每服 6 克，日 3 次。

**【功能主治】** 疏肝健脾，调补气血。主治肝郁气滞型胎位不正。

**【按语】** 本方常用于妇科诸证。胎位不正也用此方。

### 加味补中汤

**【组成】** 党参 15 克　黄芪 20 克　当归 12 克　白术 12 克　茯苓 12 克　升麻 9 克　柴胡 9 克　陈皮 9 克　炙黄芩 12 克　炙甘草 6 克

**【用法】** 水煎，日 1 剂，分 2 次温服。服药前宜排尿、排便，入睡前服药应取侧卧位。3～6 剂为 1 疗程。

**【功能主治】** 补中益气，升阳举陷。主治中气不足之胎位不正。

**【按语】** 本方适用于气虚下陷型胎位不正患者。服药前宜排尿、排便，入睡前服药应取侧卧位。3～6 剂为 1 疗程。

### 加减四物汤

**【组成】** 当归 15 克　川芎 15 克　白芍药 15 克　白术 15 克　茯苓 15 克

**【用法】** 水煎，日 1 剂，顿服。3 剂为 1 疗程。

**【功能主治】** 养血调肝，健脾益气。主治胎位不正。

**【按语】** 调补气血是纠正胎位不正的常法。本方适用于气血不足，肝气不舒的患者。

## 转胎方

【组成】当归10克　党参10克　白术10克　泽泻10克　菟丝子20克　桑寄生15克　赤芍药12克　续断12克　川芎6克

【用法】水煎，日1剂，分2次温服。3剂为1疗程。服药后平卧。

【功能主治】调补气血，固肾安胎。主治胎位不正。

【按语】本方可与上方互参。

## 保产无忧散

【组成】当归5克　川芎5克　黄芪3克　荆芥穗3克　白芍药4克　菟丝子3克　川贝母3克　枳壳2克　厚朴2克　艾叶2克　羌活2克　甘草2克　生姜3片

【用法】水煎，日1剂，分2次温服。6~10剂为1疗程。

【功能主治】调补气血，固肾安胎。主治胎位不正。

【按语】本方是傅青主的方子。主要功能是安胎、催生、转胎。是矫正胎位常用的方剂。

# 六、羊水量过多

【辨病与辨证】

本病用现代医学仪器检查来确诊。中医学认为主要原因在于脾肾不足，阳气薄弱，不能制水，其中也有水血相搏等因素。脾胃虚弱，中气不足，运化失职，湿浊阻滞，气机不利，水湿停聚，发为胎水，或肾阳不足，阳气不化，水湿停聚，壅蓄胎中，发为"胎水肿满"，或如《校注妇人良方》所谓"胎中挟水，水血相搏"使然。治疗应选用养血补脾，利水消肿，温肾利水消肿的方剂。

## 千金鲤鱼汤合黄芪防己汤加减

【组成】当归10克　白芍药10克　枸杞子10克　白术10克　茯苓15克　黄芪10克　防己10克　鲤鱼1条（500克左右）

【用法】水煎，日1剂，分2次温服。

【功能主治】肝脾血虚，代谢失调。主治血虚脾弱症，症见妊娠后期腹部增大逾常，胸闷气喘，头昏心悸，甚则不能平卧，或伴面浮足肿，纳呆神疲，小便偏少，苔淡白，脉弦滑或带数。

【加减法】羊水特多者，加车前子、猪苓；脾气虚甚者，加党参、炙甘草、木香；肾虚者，加仙灵脾、肉桂。

【按语】脾失健运，输精无力，水湿不运，故纳呆，面浮足肿，头晕心悸，神疲乏力。

## 真武汤加减

【组成】附子 9 克　白术 10 克　干姜 6 克　白芍药 10 克　茯苓 15 克　党参 15 克　乌药 6 克　生姜 3 片　鹿角霜 10 克

【用法】水煎，日 1 剂，分 2 次温服。

【功能主治】脾肾阳虚，代谢失调。主治妊娠后期腹部增大逾常，胸闷气喘，形体畏寒，腰腿酸软，纳欠神疲，腹胀便溏，小便量少，舌淡苔白，脉细滑。

【加减法】心悸不宁者，加桂枝、甘草、合欢皮；烦躁寐差者，加钩藤、黄连；小便不畅并有淋病之感者，加黄柏、泽泻。

【按语】禀赋肾虚，命火不足，孕后胎阻气机，有碍肾阳敷布，上不能温煦脾阳，下不能温运膀胱，水湿停聚胞中，故小便短少，腹大逾常。

# 七、羊水过少

【辨病与辨证】

本病用现代医学仪器检查来确诊。中医学认为本病的原因为阴血不足，津液亏少。患者素体阴虚津亏，或孕后胎漏淋漓，或营养不良，以致阴精不足，津液亏少不能充实子宫以养胎儿，故致羊水不足；患者素体脾弱，生化之源不足，气血不充，或便溏泄泻，以致津液亏少；孕后阴血下聚以养胎元，阴血不足，津液不充，养胎之血液亦少，故而羊水不足。本病多属虚证，阴虚津亏为主，脾虚血少为次。阴津亏虚者宜滋阴生津安胎，脾虚血少者宜健脾养血安胎。

## 一贯煎合沙参麦门冬汤

【组成】沙参 9 克　麦门冬 9 克　熟地黄 10 克　白芍药 10 克　枸杞子 10

克 石斛 12 克 元参 12 克 川楝子 6 克 芦根 15 克

【用法】水煎，日 1 剂，分 2 次温服。

【功能主治】肝胃阴虚，津液不足。主治阴虚津亏，症见妊娠中晚期腹围、宫底低于正常，小腹或有隐痛，头昏腰酸，烦热口渴，皮肤干燥，大便艰行，小便黄，舌质红，少苔，脉细数。

【加减法】头昏头疼，烦躁易怒者，加炒栀子、钩藤、菊花；夜寐甚差者，加莲子心、夜交藤、炒枣仁；漏下黏稠液体者，加炙龟板、牡蛎、芡实。

【按语】阴精不足，津液亏少，不能营养冲任、充实胞宫以养胎儿，故见腹围、宫底低于正常，呈羊水少症象。

### 参苓白术散合当归补血汤

【组成】党参 15 克 白术 15 克 茯苓 10 克 甘草 5 克 木香 5 克 山药 10 克 扁豆 10 克 黄芪 30 克 当归 10 克 陈皮 6 克

【用法】水煎，日 1 剂，分 2 次温服。

【功能主治】脾虚血少。症见妊娠中晚期腹围、宫底低于正常，小腹或有隐痛，头昏心悸，纳欠腹胀，神疲乏力，矢气频作，舌质淡红，苔薄白，脉弦滑。

【加减法】头昏心慌明显者，加丹参、合欢皮、夜交藤、炒枣仁；腰酸腹痛明显者，加续断、桑寄生、白芍药；纳食甚差者，加谷麦芽；漏下黏稠液体，似羊水状者，加炒芡实、炒乌贼骨。

【按语】胎赖气血以养，脾失健运，生化乏源，血虚气弱，胎元失养，故腹围宫底低于正常。

## 八、胎萎不长

【辨病与辨证】

胎萎不长是指胎儿在母腹中生长发育迟缓，以致妊娠四五月后腹形与宫体明显小于正常妊娠月份，经检查胎儿尚存活者，称为胎萎不长。本病的主要原因在于母体不足，或先天发育欠佳，脏腑气血亏损，或孕后房事不节，伤及肾气，肾虚脾弱，既不能暖宫以育生发之气，又不能输送较多的新鲜血液以养胎儿，或孕后将养失宜，营养欠佳，化源不足，或因胎漏下血，血去气弱，胎儿失养，遂致胎萎不长。此外，尚有因父禀弱，雄精不壮，胎气欠实者。本病治疗重在养气血、补脾胃、滋化源，精足血足则胎有所养。在治疗过程中，应动态观察胎儿的生长情况，如发现畸胎、死胎，应从速下胎益母，以防变生他病。治疗原则是：益气养血，滋养胎儿，健脾温肾养育胎儿。

## 八珍汤加减

【组成】当归10克　白芍药10克　熟地黄10克　川芎15克　白术15克　党参15克　茯苓10克　黄芪10克　甘草6克　枸杞子10克　阿胶10克（烊化）

【用法】水煎，日1剂，分2次温服。

【功能主治】气血虚弱，营养不足。主治胎儿发育迟缓，症见妊娠四五月后腹形、宫高小于正常月份，身体羸弱，面色萎黄，头昏心悸，气短少言，神疲乏力，舌质淡红，脉弦滑。

【加减法】夜寐甚差者，加夜交藤、炒枣仁；腹胀大便偏溏者，去当归、熟地黄，加砂仁、木香、炒谷芽；胎漏下血者，去川芎，加苎麻根、棕榈炭、艾叶炭；腹胀者，加鸡血藤、艾叶、丹参。

【按语】胎赖气血供养，血虚气弱则胎元失养，故胎虽存活，但生长迟缓，腹形明显小于正常月份。

## 温土毓麟汤加减

【组成】巴戟天10克　覆盆子10克　白术15克　党参15克　山药10克　六神曲10克　续断10克　杜仲10克　艾叶9克　补骨脂10克

【用法】水煎，日1剂，分2次温服。

【功能主治】脾肾亏虚，营养不足。主治胎萎，妊娠四五月后腹形、宫高小于正常月份，腰酸腿软，小腹冷痛，纳少便溏，神疲乏力，或形寒怕冷，舌淡苔白，脉沉细滑。

【加减法】小腹冷痛颇著，大便次数增多者，加制附子、炮姜；心烦失眠者，加钩藤、炒枣仁；小便偏少者，加茯苓、泽泻。

【按语】胞脉系于肾，脾肾不足，精血匮乏，胞胎失于温养，故胎儿存活，但生长迟缓，孕母腹形小于正常妊娠月份。

# 九、妊娠咳嗽

## 【辨病与辨证】

本病发生的主要原因是由于妊娠期间上呼吸道黏膜充血水肿，刺激迷走神经所致。本病中医称"子咳""子嗽"。中医认为，肺为娇脏，不耐寒热，子嗽总由火热上扰，肺失清肃所致，临床上有阴虚、痰火之分。素体肺阴不足，孕后血聚养胎，阴血愈亏，阴虚火旺，虚火上炎，灼肺伤津，肺失濡润，发为咳嗽；素体阳旺，孕后胎气偏盛，气盛化火，火乘于肺，炼液成痰，痰火蕴塞于肺，失于肃降，故致咳嗽。妊娠咳嗽主证型为痰火，次证型为阴虚，治疗必须治病与安胎并举，降气、豁痰、滑利等药物必须慎用。

## 百合固金汤加减

【组成】 当归9克　白芍药9克　杏仁6克　熟地黄10克　生地黄10克　麦门冬6克　百合10克　元参10克　桔梗6克　浙贝母6克　甘草6克

【用法】 水煎，日1剂，分2次温服。

【功能主治】 肺肾阴虚，津液亏虚。主治妊娠中后期干咳无痰，入夜尤甚，有时痰中带血，久咳不已，胎动不安，头晕目眩，咽干口燥，两颧红赤，五心烦热，腰酸腿软，舌红少苔，脉细数而滑。

【加减法】 痰中带血较多者，加仙鹤草、五味子、荆芥炭；火旺咳剧者，浙贝母易川贝母、炒黄柏；夜寐甚差者，加青龙齿、炒枣仁。

【按语】 素体阴虚，孕后阴血养胎，因孕重虚，虚火内生，灼肺伤津，故干咳无痰，入夜尤甚。

## 马兜铃散加减

【组成】 马兜铃10克　沙参9克　桔梗6克　浙贝母5克　甘草6克　大腹皮6克　陈皮6克　紫苏叶3克　五味子3克　桑白皮10克　栀子6克　牡丹皮6克

【用法】 水煎，日1剂，分2次温服。

【功能主治】 肺肾阴虚，木火刑金。主治妊娠中晚期咳嗽不已，咳痰不爽，痰液黄稠，面红口干，胎动不安，胸闷烦热，舌质偏红，苔黄腻，脉弦滑而数。

【加减法】痰火甚，咳逆不得卧者，加知母、黄芩、蛤壳；痰中带血者，加仙鹤草、蒲黄；纳食不香，脘痞不舒者，加陈皮、谷麦芽、竹茹。

【按语】素有痰湿，郁久生热，痰热壅肺，灼肺伤津，故咳痰不爽，痰黄而稠。

# 十、妊娠小便淋痛

【辨病与辨证】

本病为现代医学的妊娠合并泌尿系感染或妊娠合并急性肾盂肾炎相一致，中医学认为妊娠期间出现小便频数、淋漓涩痛等症状者，称为妊娠小便淋痛，也称"子淋"。本病的发生主要是由火热移于膀胱，以致膀胱气化不利。之所以形成火热者除胎孕因素外，主要在于肾阴虚及感受邪热，因此有实热、阴虚两者。实热者由素体阳旺，孕后阴血下聚以养胎，阴虚则阳火偏旺，或过食辛热肥甘之品，热蕴于内，或摄生不慎，感受热邪，下扰膀胱，灼伤津液，膀胱气化不利，致发淋证。阴虚者多由素体阴虚，肾水不足，孕后肾精养胎，阴愈亏，火愈旺，移热膀胱，灼津伤液，气化不利，水道不畅，致发淋证。子淋多属于热，以清润为主，不宜过于通利，以免损伤胎元。

## 导赤散加味

【组成】生地黄 10 克　甘草 6 克　木通 5 克　竹茹 9 克　麦门冬 5 克　莲子心 5 克　黄柏 10 克　泽泻 10 克　黄连 3 克　蒲公英 15 克　灯芯草 2 克

【用法】水煎，日 1 剂，分 2 次温服。

【功能主治】清心利尿。主治心火偏亢，症见孕妇小便淋漓涩痛，尿少而赤，面赤心烦，口渴喜饮，甚或口舌糜烂，舌尖红，苔少或无苔，脉细数。

【加减法】失眠烦躁者，加钩藤、龙齿、炒枣仁；大便秘结者，加玄参、柏子仁、炒枳实，必要时加大黄；伴发热者，加金银花、连翘、大青叶。

【按语】心火内炽，侵扰心神，故见心烦，火热伤津，故口渴喜饮。

## 知柏地黄丸加味

【组成】知母 6 克　黄柏 9 克　熟地黄 10 克　山药 10 克　牡丹皮 10 克　茯苓 10 克　山茱萸 10 克　泽泻 10 克　龟板 15 克　元参 10 克　地骨皮 10 克

【用法】水煎，日 1 剂，分 2 次温服。

【功能主治】滋阴补肾，泻火通淋。主治阴虚火旺，症见妊娠中晚期小便淋漓，量少色黄，尿道口灼热作痛，形体消瘦，午后潮热，心烦不眠，头晕腰酸，大便干结，舌质红，苔薄黄而干，脉细滑数。

【加减法】失眠者，加莲子心、龙齿、炒枣仁；腰酸胎动不安者，加续断、桑寄生、白芍药、甘草。

【按语】素体阴虚，孕后阴血养胎，阴虚更甚，阴虚内热，津液亏耗，膀胱不利，故小便频数淋漓，量少色黄，尿道口灼热作痛。

### 五淋散加味

栀子 10 克　茯苓 10 克　白芍药 10 克　黄芩 9 克　甘草 6 克　泽泻 9 克　木通 5 克　滑石 10 克　蒲公英 10 克　当归 10 克

水煎，日 1 剂，分 2 次温服。

【功能主治】清热利湿，泻火通淋。主治湿热下注症，症见妊娠期小便频数而急，尿黄，尿时艰涩不利，尿道口灼热刺痛，口干口苦，烦热不欲饮，胸闷食少，舌质红，苔黄腻，脉滑数。

【加减法】湿热偏盛者，合黄连解毒汤，即加黄连、黄柏；肾虚明显者，加黄柏、知母、肉桂。

【按语】湿热留滞膀胱，气化不利，故小便频数而急，尿黄，尿时艰涩不利，尿道口灼热刺痛。

# 十一、妊娠小便不通

### 【辨病与辨证】

本病通常是指妊娠合并尿潴留。中医学认为妊娠七八月小便不通，饮食如常，小腹胀急，心烦不得卧，称为妊娠小便不通，或称"转胞""胞转"。妊娠小便不通的主要原因是妊娠中期以后增大的子宫和胎头将膀胱向上推移，膀胱气化不行，水道不通，故不得溺。临床上有气虚和肾虚之分，湿热常为兼加因素。素体气弱，中气不足，孕后胎儿逐渐增大，气虚无力举胎，胎压膀胱，气化不行，故溺不得出；素体肾气不足，胞系于肾，孕后肾气愈虚，举胞无力，胎压膀胱，兼之肾虚不能行气于膀胱，气化不利，水道闭塞，故不得溺；此外，亦有水道不行，湿浊内蕴，继发湿热阻滞者，当予注意。本病以虚证多见，有气虚、肾虚之分。治疗宜补气提升，助膀胱气化。不可妄用通利之品，以免犯虚虚之戒，影响胎元。

## 补中益气汤加味

【组成】党参30克 黄芪30克 白术10克 炙甘草6克 陈皮6克 升麻5克 柴胡6克 当归10克 桔梗9克 通草5克 乌药6克 茯苓15克

【用法】水煎，日1剂，分2次温服。

【功能主治】调补脾胃，升阳益气。主治气虚症，症见妊娠期间小便不通，或频数量少，小腹胀急疼痛，坐卧不安，面乏华色，精神疲倦，头重眩晕，气短懒言，大便不爽，舌质淡，苔薄白，脉细滑。

【按语】气虚无力升举，清阳之气不升反陷，举胎无力，胎重下坠，压迫膀胱，以致膀胱气化不利，水道不通，溺不得出，故小便不通，或频数量少。形体畏寒者，加桂枝、苏梗；大便偏溏者，加六曲、砂仁，并注意保暖。

## 肾气丸加减

【组成】生地黄10克 山药10克 山茱萸10克 茯苓10克 牡丹皮10克 泽泻9克 桂枝5克 附子6克 乌药5克 车前子10克

【用法】水煎，日1剂，分2次温服。

【功能主治】温补肾阳，利尿通淋。主治肾虚症，症见妊娠后期小便频数不畅，继而癃闭不通，小腹胀满而痛，坐卧不宁，畏寒肢冷，腰膝酸软，舌质淡，苔白滑，脉细滑无力。

【加减法】腹胀便溏者，去生地黄，加白术、木香、炮姜；纳欠苔腻者，加陈皮、黄柏、通草。

【按语】肾阳不足，不能温煦膀胱以化气行水，或肾虚系胞宫无力，胎压膀胱，故妊娠小便频数不畅，继而癃闭不通。

# 十二、妊娠身疼

【辨病与辨证】

中医学认为妊娠期肝内胆汁淤积症发生的原因在于肝经郁火与湿热。患者素体不足，妊娠之后阴血下聚以养胎，肝失血养，肝之藏血与疏泄功能均受影响。肝血不足则肝气易郁，郁久化火，肝火内炽则胆热液泄，流入营血，肝又为心之母，母病及子，引动心火，心肝之郁火挟胆液入络，外达肌表，致身痒不已或黄疸。或素体脾虚湿浊偏盛，孕后过服辛温之剂，或土壅木郁，郁久化火，加之妊娠中晚期胎火偏旺，湿热内生，肝火兼胎火挟湿热入络，壅遏肌肤，发为身痒或黄疸。若失治或病情日进，肝火、湿热经久不解，更耗阴血，进而继发气滞血瘀，则胎失所养，胎萎不长，甚至胎死宫内。肝失藏血还可发生产时及产后出血。总之本病以郁火、湿热为主，在发病过程中有偏于郁火和偏于湿热之不同。本病发于营血之中，与肝胆关系很大，其病理变化亦是顺着肝胆血分而发展，故必须及时控制。中医治疗偏于郁火者当清肝为主，佐以利湿，偏于湿热者则需清热利湿并举。

## 茵陈汤加味

【组成】茵陈10克　栀子10克　牡丹皮10克　钩藤15克　白蒺藜15克　当归10克　白芍药10克　白术10克　茯苓10克　柴胡6克　大黄6克　地肤子10克

【用法】水煎，日1剂，分2次温服。

【功能主治】清热利湿，祛风止痒。主治偏于郁火症，症见妊娠晚期四肢瘙痒，继则周身皆痒，入夜尤甚，心烦易怒，胸闷胁胀，小溲黄赤，大便干结，舌质红，苔黄薄，脉弦滑。

【加减法】心火偏盛，瘙痒颇剧，心烦寐差者，加黄连、莲子心、丹参；脾运不健，纳谷不香，大便不实者，去当归、大黄，加木香、砂仁、谷芽；湿热偏甚者，胸闷脘痞，目肤皆黄，舌苔黑腻者，去当归、白芍药，加白鲜皮、冬葵子、泽泻、车前草，茵陈加至15克。

【按语】妊娠晚期阴虚血少，生风化燥，肌肤失养，故周身瘙痒。

## 茵陈五苓散加减

【组成】茵陈15克　钩藤15克　猪苓10克　茯苓10克　泽泻10克　白术10克　荆芥6克　牡丹皮10克　谷芽15克　地肤子10克　白蒺藜10克　白鲜皮10克

【用法】水煎，日1剂，分2次温服。

【功能主治】清热利湿，祛风止痒。主治偏于湿热症，症见妊娠中晚期四肢瘙痒，甚或周身皆痒，继则目肤皆黄，胸闷心烦，纳谷欠香，神疲思睡，尿黄热涩，大便先干后溏，舌红，苔黄根腻，脉濡细。

【加减法】心肝火旺,瘙痒颇剧,心烦寐差者,加黄芩、山栀、莲子心、丹参;脾运不健,纳谷不香,大便不实者,加砂仁、木香。

【按语】湿热内蕴,加之胎体长大,气机升降失调,以致湿热郁而不达,滞于体内,熏蒸肌肤,故目肤皆黄,皮肤瘙痒。

# 十三、产后病

## 产褥期抑郁症

### 【辨病与辨证】

产褥期抑郁症中医学称之为"产后发狂""产后癫狂""产后乍见鬼神""产后忧郁"等。乍见产后精神抑郁、沉默寡言、情志烦乱、哭笑无常、哈欠频作、甚则登高而歌、弃衣而走、打人毁物、不识亲疏。本病若不及时治疗,产妇可出现自杀倾向,或伤害婴儿,影响夫妻关系及整个家庭,应当予以重视。本证可分为心脾两虚与肝郁脾虚两型,可兼夹有痰火、血瘀。治疗时应着重养血安神,疏肝理气,兼痰火者泻火涤痰,兼血瘀者活血化瘀。

### 甘麦大枣汤合归脾汤

【组成】小麦10克 甘草6克 大枣5枚 黄芪20克 太子参30克 木香9克 白术10克 茯苓10克 当归6克 党参10克 茯神10克 远志6克 酸枣仁10克 合欢皮9克

【用法】水煎,日1剂,分2次温服。

【功能主治】养心补脾,解郁安神。主治心脾两虚型产后抑郁症,症见产后精神不振,夜寐不安,精神恍惚,悲伤欲哭,不能自主,情绪低落,舌质淡红,苔色薄白,脉沉细无力。

【加减法】①失眠明显者,加柏子仁、龙齿。②腹胀矢气,大便偏溏者,加砂仁、六曲。③小腹有冷感,肠鸣便溏者,加炮姜、肉桂。④心烦口渴,夜寐甚差,舌尖尤红者,加黄连、莲子心、灯芯。⑤口腻痰多舌苔厚腻,胡言乱语者,加竹沥、半夏、郁金、橘红、胆南星,必要时加服牛黄清心丸。

【按语】产后失血过多,思虑太过,所思不遂,心血暗耗,心失所养,神明不守,故产后焦虑抑郁。

## 逍遥散加味

【组成】当归10克　赤芍药10克　白芍药10克　白术10克　茯苓10克　柴胡5克　郁金9克　石菖蒲6克　炙甘草5克　合欢皮12克　陈皮5克

【用法】水煎，日1剂，分2次温服。

【功能主治】疏肝解郁，安神补脾。主治肝郁脾虚症，症见精神郁闷，沉默寡言，性情孤僻，或心烦易怒，头昏头痛，失眠多梦，善太息，胸胁乳房胀痛，或呕恶痰涎，神疲乏力，舌质淡红，苔薄白腻，脉弦细。

【加减法】①脾虚明显，腹胀便溏，神疲乏力者，加木香、党参、砂仁。②肝热偏重，大便燥结，口苦口渴者，加大黄、黄连、郁李仁、柏子仁。③肝热扰心，五心烦热，急躁愤怒者，加栀子、牡丹皮、钩藤、苦丁茶。④胃腑痰浊偏盛，呕恶痰涎，脘部痞闷者，加半夏、藿香、枳壳。

【按语】素性抑郁，产后复因情志所伤，故精神郁闷，沉默寡言，性情孤僻，胸胁乳房胀痛，失眠多梦，头昏头疼。

## 黄连温胆汤加味

【组成】黄连5克　竹茹6克　枳实10克　半夏6克　陈皮6克　茯苓12克　甘草3克　胆南星10克　龙齿10克　钩藤30克

【用法】水煎，日1剂，分2次温服。

【功能主治】清胆泻火，和胃化痰。主治痰火症型，症见起病较急，烦躁易怒，哭笑无常，狂躁不安，甚则打人毁物，弃衣而走，登高而歌，喉中痰鸣，面赤目赤，大便秘结，舌质红绛，苔黄腻较厚，脉滑数。

【加减法】火热偏甚，面红目赤，狂躁明显者，加大黄、玄明粉、青礞石；夜难入眠，躁动不安者，加紫贝齿、生铁落；口腻痰多，舌苔黄白而厚者，加竹沥、瓜蒌皮、厚朴。

【按语】产后阴血亏虚，心肝失养，不仅心神不宁，而且气火偏旺，火旺炼液成痰，痰火上扰心神，故烦躁易怒，哭笑无常，狂躁不安，甚则打人毁物，弃衣而走，登高而歌，喉中痰鸣，大便秘结。

## 癫狂梦醒汤加减

【组成】桃仁15克　红花9克　香附10克　青皮6克　柴胡6克　木通

6 克　赤芍药 10 克　半夏 5 克　桑白皮 10 克　紫苏子 10 克　甘草 3 克　大腹皮 10 克

**【用法】**水煎，日 1 剂，分 2 次温服。

**【功能主治】**活血化瘀，清心化痰。主治产后血瘀证，症见产后恶露不下，或下而不畅，色黑有血块，小腹硬痛拒按，默默无语，焦虑，欲哭无声，神思恍惚，记忆力下降，食欲减退，或神智错乱，如见鬼神，喜怒无常，哭笑不休，登高弃衣，不识亲疏，狂态毕具，面色晦暗，舌边紫，脉细涩。

**【加减法】**兼有热结，大便燥艰者，加大黄、枳实；瘀结较甚者，加五灵脂、琥珀粉，必要时加土元、麝香；兼加痰浊者，加苍术、胆南星、橘红。

**【按语】**产后气血虚弱，劳倦过度，气血运行无力，血滞成瘀，或情志所伤，气滞血瘀，恶血不去，新血不生，故产后恶露不下，或下而不畅，色黑，有血块。

# 十四、产后尿潴留

**【辨病与辨证】**

产妇产后 6～8 小时不能排尿，子宫底仍高达脐以上水平，或在子宫前方扪及囊块，可谓尿潴留。中医学称本病为"癃闭"，主要因膀胱和三焦气化功能失常，常涉及肺、脾、肾三脏病变。治疗时应从调补肺、脾、肾之气入手，若有膀胱瘀阻、有湿热或气滞时，须选择活血化瘀、清利湿热或理气行水的方剂治疗。

## 补中益气汤加减

**【组成】**党参 20 克　黄芪 20 克　白术 10 克　茯苓 10 克　陈皮 6 克　升麻 6 克　枳壳 10 克　当归 10 克　山药 10 克

**【用法】**水煎，日 1 剂，分 2 次温服。

**【功能主治】**升阳，补气，利小便。主治气虚症，症见新产后小便不通，小腹胀急，坐卧不宁，或小便频数，甚则自遗，面色少华，气短神疲，四肢乏力，舌质淡红，苔薄白，脉细。

**【加减法】**小便不通者，加泽泻、车前子、猪苓；肺气虚者，加桔梗，升提肺气，下病上取，提壶揭盖；小便频数失禁者，去茯苓，加金樱子、芡实、益智仁。

【按语】素体气虚或产时失血耗气，或新产忧思劳累过度，脾肺之气亦虚，无力通调水道，转输水液，膀胱气化不利，水液停滞胕肿，故小便不通，小腹胀急，坐卧不安。

## 金匮肾气丸

【组成】桂枝 10 克　附子 6 克　熟地黄 10 克　山药 10 克　山茱萸 10 克　茯苓 10 克　牡丹皮 10 克　泽泻 10 克

【用法】水煎，日 1 剂，分 2 次温服。或制丸服。

【功能主治】温补肾阳。主治肾阳不足，腰痛脚弱，半身以下常有冷感，少腹拘急，小便不利或小便频数、失禁，尺脉弱，以及痰饮消渴，脚气等症。

【加减法】小便不通者，加车前子、怀牛膝；小便频数自遗者，去泽泻、茯苓，加桑螵蛸、金樱子、芡实、覆盆子；偏阳虚者，重用附子、桂枝，加重熟地黄，加麦门冬。

本方加车前子、牛膝，名济生肾气丸。主治肾阳不足，而见腰痛脚肿，小便不利。常用于慢性肾炎，肾病综合征。

【按语】本方以桂、附为主药，故又名"桂附八味丸"，它是补肾的最早应用方剂。本方常用于治疗慢性肾炎，神经衰弱，阳痿遗精，及糖尿病等；还可用于产后小便不通，小腹胀急，尿意频频，欲解不能，甚则癃闭，或小便频数，日夜数十次，甚则失禁，自遗，面色晦暗，腰膝酸软，舌淡红，苔薄白，脉沉细无力。

## 右归丸

【组成】熟地黄 240 克　山药 120 克　枸杞子 120 克　菟丝子 120 克　杜仲 120 克　鹿角胶 120 克　山茱萸 90 克　当归 90 克　制附子 90 克　肉桂 90 克

【组成】共研细粉，炼蜜为丸，每服 10 克，日 2 次。或改煎剂服。

【功能主治】温补肾阳，填充精血。主治肾阳不足，命门火衰，年老、久病而出现气怯神疲，畏寒肢冷，腰膝酸软，阳痿，滑精等症。本方也可用于多囊卵巢综合征，属肾阳虚者。

【按语】本方是金匮肾气丸衍化而来，也就是以左归丸为基础加减而成。本方与金匮肾气丸相比，较金匮肾气丸填补精血的作用强。

右归饮即本方去菟丝子、鹿角胶、当归，加炙甘草而成：熟地黄 18～24

克 山药12克 枸杞子10克 杜仲10克 山茱萸10克 制附子6~10克 肉桂3~6克 炙甘草5克。主治与右归丸相似，但补力较次。

## 敦复汤

【组成】党参12克 附子10克 山药15克 补骨脂12克 山茱萸12克 茯苓5克 鸡内金5克 核桃仁10克

【功能主治】温助肾阳，健运脾胃。下焦元气虚惫，相火衰微，致肾虚不能作强，脾弱不能健运，或腰膝酸痛，或黎明泄泻，一切虚寒之证。

【按语】参附汤是回原阳之神丹；青蛾丸为补相火之妙品；参、苓、萸并用收敛下行，大补肾中元气。

## 加味五淋散

【组成】栀子10克 茯苓10克 当归10克 白芍药10克 甘草10克 车前子15克 泽泻10克 滑石15克 木通6克 黄芩10克

【用法】水煎，日1剂，分2次温服。

【功能主治】清利湿热，通利小便。主治湿热症，症见产后尿意频频，尿道灼热涩痛，甚则癃闭，口干或苦，舌红，苔白或黄腻，脉数。

【加减法】恶露不尽者，加益母草、泽兰；湿重于热，小腹胀急，排尿不畅或癃闭者，加乌药、肉桂、黄柏。

【按语】产时外阴不洁，或接生不慎，阴部创伤，或产后摄生不慎，感染秽浊，湿热之邪上犯膀胱，气化不利，故尿意频数。

## 加味生化汤

【组成】当归12克 桑白皮12克 川芎10克 炙甘草5克 炮姜10克 桃仁12克 紫菀12克 通草5克 马兜铃10克

【用法】水煎，日1剂，分2次温服。

【功能主治】活血化瘀，通阳利尿。主治产后尿潴留。

【注意事项】马兜铃含有马兜铃酸，此物对肾有损害，故肾功能不全者须慎用。

## 产后尿潴留方

【组成】黄芪15克 党参15克 白术10克 丹参40克 王不留行30

克　穿山甲8克　金钱草20克　升麻6克　车前子20克　柴胡10克　杏仁10克　凌霄花10克　茯苓10克　当归10克　陈皮6克　桔梗6克　甘草6克

【用法】水煎，日1剂，分2次温服。

【功能主治】活血化瘀，益气利尿。主治产后尿潴留。

【加减法】若大便不通，加肉苁蓉；若伴外阴肿痛，加蒲黄。

## 补气通脬饮加味

【组成】车前子12克　黄芪30克　麦门冬12克　党参12克　冬葵子12克　茯苓12克　泽泻10克　通草5克　王不留行10克　升麻10克　枳壳10克

【用法】水煎，日1剂，分2次温服。

【功能主治】益气利尿。主治产后尿潴留。

【加减法】兼有湿热者，宜加炒知母、炒黄柏及少量肉桂或金银花；对瘀血阻滞于胞宫者，可加入琥珀同煎。

## 益气活血通癃汤

【组成】黄芪30克　党参30克　当归10克　赤芍药10克　白芍药10克　桔梗10克　乌药10克　桃仁10克　牛膝10克　枳壳12克　川芎6克　肉桂2克　车前子10克　路路通12克

【用法】水煎，日1剂，分2次温服。

【功能主治】益气活血，通阳利尿。主治产后尿潴留。

【加减法】若患者阴虚，可加生地黄、元参；脾气虚弱时，可加白术、茯苓；湿热明显时，可加泽泻、通草；大便秘结时，可加火麻仁、熟大黄；恶露难下时，可加生山楂、益母草。

## 益气通尿汤

【组成】炙黄芪12克　荆芥穗9克　炙升麻9克　肉桂2克　甘草3克　琥珀3克（冲）

【用法】水煎，日1剂，分2次温服。

【功能主治】益气温阳，利尿通闭。主治产后尿潴留。

【按语】本病主要因膀胱和三焦气化功能失常，常涉及肺、脾、肾三脏病变。治疗时应从调补肺、脾、肾之气入手。本方适用于肾阳不足，中气下陷，膀胱气化功能不足者。

## 黄芪通脬汤

【组成】黄芪 30 克　桂枝 10 克　车前子 10 克　乌药 10 克　通草 10 克桔梗 6 克　王不留行 10 克　沉香 6 克　泽泻 12 克　白术 12 克　益母草 12 克琥珀 3 克

【用法】水煎，日 1 剂，分 2 次温服。

【功能主治】益气活血，利尿通闭。主治产后尿潴留。

【加减法】伴尿路感染，宜加菊花、连翘；若腹痛、恶露不止，加香附、蒲黄；出血量多时，宜去王不留行。

# 十五、产后缺乳症

【辨病与辨证】

产后乳汁甚少或全无，称为缺乳。中医认为此病有虚实之分，虚者多因气血虚弱、乳汁化源不足所致，通常以乳房柔软尚无胀痛为辨证要点。实者多因肝气郁结或气滞血瘀所致，乳腺发生硬结或胀痛，以伴发热为辨证要点。在治疗时采取"虚者宜补而行之、实者宜疏而通之"的原则。

## 通乳丹加味

【组成】党参 12 克　黄芪 12 克　当归 10 克　麦门冬 9 克　桔梗 6 克甘草 5 克　猪蹄 1 对

【用法】水煎，日 1 剂，分 2 次温服。

【功能主治】补气养血通络。主治气血虚弱症，症见乳汁不下，或下而量少，乳汁清稀，乳房无胀满感，面乏华色，神疲乏力，头晕纳差，舌淡白或淡胖，苔白，脉细。

【加减法】头晕心悸者，加枸杞子、丹参、炒枣仁；纳呆腹胀者，加陈皮、木香。

【按语】气血虚弱，乳汁化源不足，故乳汁不下，或下而量少，乳汁清稀，乳房无胀感。

## 归芍地黄汤加味

【组成】当归 10 克　白芍药 10 克　熟地黄 10 克　山药 10 克　山茱萸 10 克　桑葚 10 克　鳖甲 10 克　元参 10 克　牡丹皮 10 克　茯苓 10 克　麦门冬 9 克　通草 5 克

【用法】水煎，日 1 剂，分 2 次温服。

【功能主治】养阴养血通络。主治阴虚证，症见乳汁很少，甚则全无，乳房无胀痛感，头晕腰酸，烦热口渴，夜寐甚差，形体消瘦，舌质花裂偏红或光红少苔，脉细弦带数。

【按语】肾阴亏损，精血不足，以致冲任失养，故乳汁很少，甚则全无，乳房无胀满感，头晕腰酸。

【加减法】心悸失眠者，加酸枣仁、柏子仁；脘腹作胀者，加陈皮、婆罗子。

## 参茸丸加味

【组成】人参 3 克　鹿角片 10 克　山药 10 克　熟地黄 10 克　黄芪 10 克　肉桂 3 克　当归 10 克　炙甘草 6 克　通草 3 克　仙灵脾 9 克　紫河车 9 克

【用法】水煎，日 1 剂，分 2 次温服。

【功能主治】补气助阳，养血通脉。主治阳虚乳少症，症见乳汁下少，甚则全无，或乳汁清稀，乳房无胀满，纳欠神疲，腰酸尿频，形体畏寒，舌质淡红，苔白腻，脉细弱。

【加减法】腹胀便溏者，去熟地黄、当归，加白术、炮姜、砂仁、补骨脂；关节酸痛，胸闷不舒者，加柴胡、鸡血藤、羌活、独活、桂枝。

【按语】肾阳虚弱，命门火衰，血失温运，故乳汁下少，甚则全无，或乳汁清稀，乳房无胀感。

## 逍遥散合下乳涌泉散加减

【组成】当归 10 克　赤芍药 10 克　白芍药 10 克　川芎 6 克　生地黄 9 克　柴胡 6 克　青皮 9 克　陈皮 9 克　天花粉 9 克　漏芦 9 克　桔梗 5 克　白芷 5 克　木通 5 克　穿山甲 9 克　甘草 5 克　王不留行 9 克

【用法】水煎，日 1 剂，分 2 次温服。

【功能主治】疏肝理气通络。主治肝气郁结症，症见两乳胀满疼痛，乳汁不下，量少不畅，乳汁色黄质稠，精神抑郁，胸胁作痛，时欲呃逆，食欲减退，舌质暗红，苔薄黄，脉弦。

【加减法】大便偏溏者，去生地黄、天花粉，加白术、木香；夜寐甚差者，去白芷、川芎，加远志、枣仁。

【按语】肝主疏泄，性喜条达，其经脉过乳头，肝气郁结或七情所伤，肝气不畅，故乳汁不下，量少不畅，精神抑郁。

## 漏芦散加味

【组成】漏芦10克　瓜蒌皮10克　茯苓10克　远志6克　苍术6克香附6克　穿山甲6克　土贝母6克

【用法】水煎，日1剂，分2次温服。

【功能主治】健脾除湿，疏通经络。主治痰湿壅阻症，症见乳汁稀少或点滴全无，乳房丰满柔软，形体肥胖，胸闷泛恶，纳食欠佳，或食多乳少，大便偏溏，舌质胖，苔白腻，脉沉细而滑。

【按语】素体痰湿偏盛，或产后过食进补，痰脂壅阻于乳络乳脉之间，故乳汁稀少，或点滴全无。

【加减法】形体畏寒者，加干姜、桂枝；大便溏泻者，去瓜蒌皮，加白术、砂仁。

## 连翘汤加味

【组成】连翘10克　升麻5克　元参9克　赤芍药9克　白蔹9克　甘草5克　杏仁10克　穿山甲10克　蒲公英10克　王不留行10克

【用法】水煎，日1剂，分2次温服。

【功能主治】散热凉血，疏通经络。主治乳汁蓄积症，症见乳房胀满疼痛，甚则胀硬焮红，痛甚结块，手不可近，乳汁不行，或伴发热，胸闷烦躁，口渴思饮，舌质红，苔黄腻，脉细弦数。

【加减法】发热甚者，加金银花、大黄、皂角刺、天花粉；疼痛甚者，加制乳香、制没药、白芷。

【按语】乳汁蓄积，乳络壅塞，蕴蒸化热，故两乳胀满疼痛，甚则胀硬焮红，痛甚结块，手不可近，乳汁不行，或伴发热。

## 通乳灵

【组成】黄芪40克　党参30克　当归15克　生地黄15克　麦门冬15

克 桔梗 10 克 木通 10 克 通草 6 克 王不留行 10 克 山甲珠 6 克 皂角刺 6 克 漏芦 6 克 天花粉 6 克

【用法】猪蹄汤煎服，日 1 剂，分 2 次温服。或散剂，每次 30 克，猪蹄汤送服。

【功能主治】补气血，通乳腺。主治产后缺乳症。

【按语】本方属用于气血不足，兼乳腺不通者。

## 归芪通乳汤

【组成】黄芪 40 克 当归 20 克 王不留行 15 克 白芍药 15 克 山甲珠 10 克 川芎 10 克 通草 10 克 炮姜 10 克 枳实 10 克 桔梗 6 克 甘草 6 克

【用法】水煎，日 1 剂，分 3 次温服。3 剂为 1 疗程。

【功能主治】益气养血，活血通乳。主治产后缺乳症。

【按语】本方可与上方互参。

## 通肝生乳汤

【组成】当归 15 克 白芍药 15 克 白术 15 克 麦门冬 15 克 熟地黄 10 克 炙甘草 3 克 柴胡 3 克 远志 3 克 桔梗 3 克 白芷 3 克 山甲珠 10 克

【用法】猪蹄汤煎，日 1 剂，分 3 次温服。10 天为 1 疗程。

【功能主治】疏肝解郁，通乳。主治肝气郁滞所致的产后缺乳症。症见乳房胀痛，或触及硬块。

【按语】本方适用于肝气瘀滞，乳汁缺乏兼乳腺炎者。

## 下乳方

【组成】党参 15 克 当归 12 克 茯苓 10 克 白术 10 克 桔梗 10 克 木通 5 克 通草 5 克 路路通 10 克 山甲珠 10 克 王不留行 10 克

【用法】水煎，日 1 剂，分 3 次温服。

【功能主治】益气养血，活血通乳。主治产后缺乳症。

【按语】本方用于产后气血不足缺乳症。

## 十六、产后严重恶露

**【辨病与辨证】**

在正常情况下分娩约 3 周后恶露即净，如超过 3 周恶露不止即为病理现象，此时产妇可伴有腰酸痛、下腹坠痛，部分患者还可伴有发热、头疼等。此病类似于产后感染，或胎盘、胎膜残留等其他原因引起的子宫恢复不全。中医学则认为恶露是因血而化，分娩后出现气血两虚或瘀血停留都能造成恶露不绝，因此治疗时要着重补虚及祛瘀。补虚须以补益气血为主，祛瘀要伍用理气之药。此外，当产后发生子宫内膜感染时，常加入清热解毒的中药治疗。

### 补中益气汤加减

**【组成】**党参 20 克　黄芪 20 克　白术 10 克　炙甘草 6 克　陈皮 5 克升麻 6 克　柴胡 6 克　阿胶 10 克（烊化）

**【用法】**水煎，日 1 剂，分 2 次温服。

**【功能主治】**升阳，补气，止血。主治气虚失摄症，症见产妇分娩 20 天后恶露不止，量多色淡，无臭味，小腹空坠，精神倦怠，气短懒言，面色光白，舌质淡红，苔薄白，脉缓弱。

**【加减法】**偏寒者，加鹿角胶、艾叶炭；大便偏溏者，加炮姜、砂仁；恶露质黏腻，有臭气者，加大血藤、败酱草、薏苡仁。

**【按语】**气虚胞宫失摄，故恶露过期不止而量多。

### 生化汤

**【组成】**当归 24 克　川芎 10 克　桃仁 10 克　炮姜 2 克　炙甘草 2 克

**【用法】**水煎，日 1 剂，分 2 次温服。

**【功能主治】**活血化瘀，温经止痛。本方是治产后恶露不行，瘀血内阻，少腹疼痛的常用方剂。

**【加减法】**如产后下腹冷痛，恶露中血块较多者，可加肉桂；若产后恶露已行，排出通畅，仅见少腹微痛者，可去桃仁；若产后缩宫无力，可加益母草；若产后发热，可减炮姜，加柴胡、黄芩。

**【按语】**本方在妇科应用较广。实践证明，生化汤对产后有促进乳汁分泌，调节子宫收缩减少宫缩腹痛，及防止产后感染的作用；加味生化汤，对小产后胎盘残留有排除作用。即生化汤加益母草、牡丹皮、桃仁、红花、艾叶。

## 生化汤合温经汤

【组成】当归25克　川芎10克　桃仁6克　干姜2克　甘草2克　白芍药10克　桂枝10克　阿胶6克（烊化）　吴茱萸6克　半夏6克　牡丹皮6克　麦门冬10克　人参6克

【用法】水煎，日1剂，分2次温服。

【功能主治】活血化瘀，温经止痛。主治产后恶露不行，小腹冷痛拒按，或冲任虚寒兼有淤血之月经不调，崩漏等症。舌淡苔薄，脉细涩或弦细。

【按语】两方合用，温经散寒，温经止血，行血化瘀作用较好，为妇科常用方。

## 生化汤加减

【组成】当归10克　川芎6克　桃仁6克　蒲黄6克　五灵脂10克　益母草10克　大血藤15克　败酱草15克　薏苡仁12克

【用法】水煎，日1剂，分2次温服。

【功能主治】活血化瘀，温经止痛。主治瘀浊阻滞症，症见恶露淋漓，涩滞不爽，量时多时少，色暗有块，小腹疼痛拒按，或有发热，舌紫暗，或边有瘀斑瘀点，苔黄白腻，脉弦涩。

【加减法】①气虚，小腹空坠者，加党参、黄芪。②肝气郁结，胸胁胀痛，脉弦者，加郁金、香附、川楝子。③偏寒，得暖稍舒者，加肉桂、小茴香、炮姜，或用少腹逐瘀汤。④兼有湿热下注，恶露黏稠臭秽者，加大血藤、败酱草、蒲公英、马齿苋、薏苡仁。

【按语】瘀血阻滞胞络、子宫，新血不得归经，故恶露淋漓，涩滞不爽，量时多时少，色黯有块，小腹疼痛拒按。

## 保阴煎加减

【组成】生地黄10克　白芍药10克　山药10克　续断10克　黄芩6克　黄柏10克　熟地黄10克　甘草6克　仙鹤草30克

【用法】水煎，日1剂，分2次温服。

【功能主治】清热凉血，保阴泻火。主治血（阴）虚火旺症，症见产后恶露逾期不止，量多色红质稠，或有臭味，口干咽燥，面色潮红，五心烦热，舌红少苔，脉细数。

【加减法】兼气虚者，加黄芪、太子参；肝郁化火，两胁胀痛，心烦口苦，苔黄，脉弦数者，用丹栀逍遥散；感受邪热，兼夹湿热者，加大血藤、败酱草、地榆。

【按语】产后失血伤津，阴液亏耗，虚热内生，热扰冲任，迫血下行，故恶露逾期不止，量多色红质稠，或有臭味，面色潮红，五心烦热。

## 缩宫逐瘀汤

【组成】川芎12克　当归12克　通草12克　刘寄奴12克　重楼20克　枳壳20克　益母草30克　焦山楂30克　炮姜6克　甘草3克

【用法】水煎，日1剂，分2次温服。

【功能主治】行气活血，化瘀止痛。主治瘀血型恶露不绝。

【按语】本方用于肝气不能疏通，以致恶露不绝。活血化瘀是其常法。

## 银黄汤

【组成】金银花炭15克　益母草15克　党参15克　贯众炭30克　炒黄芩10克　牡丹皮10克　蒲黄10克　焦山楂10克　焦六曲10克　茜草10克　大黄炭6克

【用法】水煎，日1剂，分2次温服。

【功能主治】清热解毒，化瘀止血。主治产后恶露不绝。

【按语】本方用于子宫内膜炎症所致的恶露不尽。治以清热解毒，活血止血。

# 十七、产后自汗盗汗

【辨病与辨证】

产后涔涔汗出，持续不止，动则尤甚，甚至卧床安静休养亦汗出不止者，称产后自汗。若产后寝则遍身汗出，湿透内衣，甚则一夜更衣数次，醒则汗止者，称产后盗汗。中医学认为，本病的病因主要是生产耗气伤血。人体津液代谢的平衡依赖气的运化、输布和固摄，正气虚弱，卫外失固，腠理不密，不能固摄津液则津液外泄。血能养气，因产失血，气失所濡加剧了正气亏虚，津液失固，故自汗出。另外，心主血，汗为心之液，心血不足，心失所养，心不藏液，心液外泄，也可加剧自汗之程度，血属阴类，血去阴伤，阴液不足，阴不制阳，虚火内灼，迫津液外溢，肌表不密，故盗汗。自汗日久，心液耗伤，气阴两虚，或盗汗日久，津液亏损，气随津脱，以致气阴两虚故而自汗、盗汗相兼为患，昼日自汗，寐则盗汗。自汗、盗汗亦有湿热蕴蒸所致者，临证当详辨。

## 黄芪汤加减

【组成】黄芪 20 克　白术 10 克　防风 6 克　熟地黄 6 克　茯苓 10 克　牡蛎 30 克　麦门冬 10 克　大枣 30 克

【用法】水煎，日 1 剂，分 2 次温服。

【功能主治】益气，固表，止汗。主治气虚失固自汗症，症见产后汗出，不能自止，动则益甚，或头汗出，面色少华，气短懒言，语声低怯，精神倦怠，舌质淡红，苔薄白，脉细弱。

【加减法】汗不止者，加麻黄根、瘪桃干、浮小麦；心慌心悸，加五味子、酸枣仁；精神紧张者，加浮小麦。

【按语】产后伤血，气随血耗，腠理不密，卫阳不固，故汗出不能自止。

## 生脉散加减

【组成】人参 3 克　麦门冬 10 克　太子参 10 克　山茱萸 10 克　牡蛎 20 克　五味子 10 克　地骨皮 10 克

【用法】水煎，日 1 剂，分 2 次温服。

【功能主治】养阴生津，益气敛汗。主治阴虚迫津盗汗症，症见产妇熟睡后汗出，甚则湿透内衣，醒来即止，面色潮红，头晕目眩，两耳蝉鸣，按之可缓，口燥咽干，五心烦热，舌红少苔，脉细数。

【加减法】阴虚火旺者，加黄柏、鳖甲、青蒿；心悸者，加柏子仁、酸枣仁；情绪激动者，加煅龙骨、浮小麦。

【按语】因产伤血，营阴耗损，阴虚内热，热迫液泄，故熟睡后汗出，甚则湿透内衣。

## 归脾汤加减

【组成】人参 3 克　黄芪 20 克　白术 10 克　茯苓 10 克　当归 10 克　酸

枣仁 10 克　五味子 10 克　木香 5 克　黄连 3 克

【用法】水煎，日 1 剂，分 2 次温服。

【功能主治】补血养心，益气止汗。主治心血不足，心液不藏证，症见产后自汗或盗汗，或昼自汗，夜盗汗，心悸少寐，面色无华，舌质淡红，苔薄白，脉细。

【按语】汗为心液，心液不藏则汗出不止。汗多者，加煅牡蛎、浮小麦；血虚甚者，加制首乌、枸杞子、熟地黄。

## 甘露消毒丹加减

【组成】山药 10 克　牡丹皮 10 克　茯苓 10 克　泽泻 10 克　黄连 3 克山楂 9 克　白术 9 克　薏苡仁 15 克　瘪桃干 9 克　碧玉散 10 克（包煎）

【用法】水煎，日 1 剂，分 2 次温服。

【功能主治】利湿化滞，清热解毒。主治湿热症，症见自汗盗汗较久，烦热口渴，口黏纳差，脘腹痞胀，神疲乏力，骨节酸楚，小便少，大便或溏，苔黄厚腻，脉细濡。

【加减法】大便溏泻者，加砂仁、六神曲、炒白扁豆；烦热口渴，夜失安眠者，加莲子心、灯芯草、厚朴花。

【按语】汗出日久，阴液受损则内热易生，阴液不能上升于口，故烦热口渴。

## 当归六黄汤加白芍西洋参

【组成】当归 10 克　生地黄 15 克　熟地黄 15 克　黄芪 15 克　黄连 3 克黄芩 6 克　黄柏 6 克　白芍药 12 克　西洋参 10 克

【用法】水煎，日 1 剂，分 2 次温服。

【功能主治】滋阴降火，固表止汗。主治阴虚火旺，盗汗发热，面赤口干，心烦唇燥，小便黄赤，舌质红，脉虚数。

【加减法】加入白芍药、西洋参止汗效果显著。如汗出较多，可加苎麻根、浮小麦等增强止汗作用。阴虚盛可加地骨皮、牡蛎，甚或知母、鳖甲、龟板之类。

【按语】上述症候汗多，多属气阴两虚。

## 牡蛎散合玉屏风散

【组成】黄芪 30 克　麻黄根 6 克　牡蛎 30 克　白术 30 克　防风 10 克

浮小麦 30 克

【用法】水煎，日 1 剂，分 2 次温服。

【功能主治】补气，固表，止汗。主治表虚卫阳不固之自汗证。身常出汗，夜间尤甚，心悸惊惕，气短烦倦，自汗恶风，面色恍白，舌淡苔白，脉浮虚软，以及经常感冒者。

【加减法】本方加当归治疗表虚易感的荨麻疹；对过敏性鼻炎，易由感冒诱发者，可做预防用。

【按语】用于体虚自汗症和气虚易感冒者。

## 当归六黄汤加味

【组成】黄芪 20 克　当归 10 克　熟地黄 10 克　生地黄 10 克　黄芩 10 克　黄连 10 克　黄柏 10 克　龙骨 30 克　白芍药 30 克　山药 30 克　麻黄根 6 克

【用法】水煎，日 1 剂，分 2 次温服。

【功能主治】滋阴降火，固表止汗。主治阴虚火扰的盗汗证。症见夜寐盗汗，发热面赤，心烦口渴，便艰溲赤，舌红脉数。

【按语】本方加味后，无论阴虚盗汗和体虚自汗均可应用。

## 玉屏风汤合保元汤

【组成】黄芪 18 克　白术 10 克　防风 6 克　党参 15 克　炙甘草 3 克　肉桂 1 克

【用法】水煎，日 1 剂，分 2 次温服。

【功能主治】补气温阳，固表止汗。主治表虚自汗，以及体虚易于感冒，元气不足，倦怠无力，少气畏寒。舌质淡，脉虚。

【加减法】本方加当归可治表虚敏感的荨麻疹。

【注意事项】阴虚体质易感冒者不宜用。

【按语】本方主要在于补益脾、肺、肾三脏之气。用于元气不足，易于感受风寒，又不能用表药发散的患者。对于过敏性鼻炎患者，表虚自汗，易由感冒诱发者，可做预防用。

# 十八、产后身痛

## 【辨病与辨证】

产妇在产褥期间出现肢体关节酸楚、疼痛、麻木、重着等，称为产后身痛，又称"产后关节痛""产后痛风"，俗称"产后风"。中医学认为本病属内伤，主要原因是气血亏虚。产后气血两亏，百节空虚，经脉失养，或产伤肾气。腰为肾之府，膝属肾，肾之经脉过足跟，肾虚府失所养，经络失濡，故见腰疼、膝关节酸痛、足跟痛。本病的兼夹病因多为外感风寒。产后血去气伤，正气不足，卫表不固，腠理不密，百节开张，若起居不慎，风寒之邪易乘虚侵袭。风性善行，走窜于血脉经络，寒主收引、凝滞，经脉收引，气血运行不畅，故致身痛。若寒邪凝滞，气滞血瘀，瘀阻脉络、关节，亦可致身痛。本病主因气血不足，故治疗以补益气血为主，兼以祛风散寒，化湿行瘀。

## 黄芪桂枝五物汤

【组成】黄芪 20 克　桂枝 10 克　白芍药 10 克　当归 10 克　党参 15 克　生姜 3 片　大枣 30 克

【用法】水煎，日 1 剂，分 2 次温服。

【功能主治】益气温经，活血通痹。主治气血不足症，症见产褥期遍身关节酸痛，肢体酸楚，麻木，面色光白，头晕目眩，心慌气短，失眠多梦，神疲乏力，舌质淡红，苔薄白，脉细弱。

【加减法】营血亏虚者，加熟地黄、枸杞子、鸡血藤；脾气虚者，加白术、山药、扁豆。

【按语】素体气血虚弱，产时产后失血过多，百骸空虚，血虚经脉失养。故遍身关节酸楚、疼痛，肢体麻木，神疲乏力。

## 养荣壮肾汤

【组成】杜仲 10 克　续断 10 克　桑寄生 10 克　当归 10 克　川芎 6 克　独活 10 克　防风 10 克　肉桂 5 克　生姜 3 片

【用法】水煎，日 1 剂，分 2 次温服。

【功能主治】补肝肾，益精血。主治肾精亏虚证，症见产后腰背酸痛，两腿乏力，俯仰不利，足跟疼痛，眼睑暗黑，头晕目眩，耳鸣如潮，按之可缓，舌质淡，苔薄白，脉沉细。

【加减法】兼外感风寒者，加秦艽、细辛。

【按语】腰为肾之外府，膝属肾，足跟为肾经所过，素体肾虚，或因产耗伤精血，肾之精血亏虚，失于濡养，故眼睑黯黑，腰背酸痛，两腿乏力，俯仰不利，足跟疼痛。

### 独活寄生汤加减

【组成】生地黄 10 克　当归 10 克　牛膝 10 克　独活 10 克　桑寄生 10 克　秦艽 10 克　防风 10 克　细辛 3 克　桂枝 10 克　杜仲 10 克　川芎 5 克　党参 10 克　白芍药 10 克　肉桂 3 克　炙甘草 5 克

【用法】水煎，日 1 剂，分 2 次温服。

【功能主治】补气养血，温经除痹。主治风寒侵袭证，症见产后周身关节酸痛，屈伸不利，或腰背强痛，或痛无定处，或疼痛剧烈如锥刺，或肢体肿胀，麻木重着，步履艰难，或足不任地，得热则舒，恶风怕冷，纳谷不香，舌质淡红，苔薄白，脉细缓。

【加减法】兼肾虚者，加续断、仙灵脾；寒凝血瘀者，加桃仁、红花；湿盛者，去生地黄，加苍术、薏苡仁。

【按语】产后气血不足，卫阳不固，腠理不密，起居不慎，风寒湿邪乘虚而入，留滞经络关节，气血痹阻不通，故肢体关节疼痛，屈伸不利，或腰背强痛。

## 十九、产后便秘

【辨病与辨证】

产后大便干结或数日不解，排便时干结难行而疼痛，称为产后便秘。中医学认为本病主要机理是血虚津亏，肠道失润，所谓"河里无水舟不行"。由于分娩失血，阴血骤虚，或汗出伤阴，津液亏耗，或素体阴虚，因产重伤，阴虚火旺，虚火内灼，伤津耗液，津亏液少，肠失濡润，糟粕燥而不行；或因素体气虚，因产耗伤正气，无力推送糟粕，便结肠中，壅滞不下，亦成秘结。本病的治疗应针对产后体虚津亏的特点，以养血润肠为主，不宜妄行苦寒通下，以免徒伤中气。同时，按兼夹阴虚内热或气虚之不同，可分别佐以泻火或补气之品。

### 四物汤加味

【组成】熟地黄 10 克　当归 10 克　白芍药 10 克　川芎 5 克　麻仁 10 克 肉苁蓉 15 克　柏子仁 10 克　何首乌 15 克

【用法】水煎，日 1 剂，分 2 次温服。

【功能主治】养血，润肠，通便。主治血虚症，症见产后大便干燥，数日 不解，解时艰涩难下，纳谷尚可，腹不痛，面色萎黄，舌质淡红，苔薄白， 脉涩。

【加减法】兼阴虚内热，症见口干咽燥，手足心热，舌红苔薄黄，脉细数 者，去川芎、肉苁蓉，加生地黄、知母、黄柏、玄参；兼气虚，症见便意频 作，临厕乏力，汗出气短，脉虚者，加党参、黄芪、白术、木香。

【按语】产后失血伤津，液少津亏，肠道失于濡润，故大便干燥，数日不 解，解时艰涩难下。

# 二十、产后乳汁自出

【辨病与辨证】

产妇在哺乳期间不经婴儿吮吸，乳汁自然流出，不能自止，称为产后乳 汁自出，又称为"漏乳""乳汁自涌"。若产妇体质健壮，气血充盛，乳房胀 满，乳汁充盈自溢，或至哺乳时未行哺乳，乳汁溢出，不属病态，为正常生 理现象，无须治疗。本病的病机主要有两个方面：一是气虚失摄，二是肝经 郁热。乳汁由血所化，赖气以行。乳房属胃，蓄积乳汁，产妇脾胃素虚，或 产程过长，耗伤气血，或产后饮食不节，损伤脾胃，或劳倦思虑，脾胃损伤， 以致脾胃虚弱，中气不足，固摄无权，故乳汁自溢。乳头属肝，肝藏血，主 疏泄和调节情志活动，喜条达而恶抑郁。若素体精神抑郁，或产后情怀不畅， 肝气郁结，郁而化火，热伤乳络，亦可迫乳溢出。本病主要由于气虚不摄， 故治法以补气固摄为主。

### 八珍汤

【组成】党参 15 克　白术 10 克　茯苓 10 克　炙甘草 10 克　熟地黄 6 克 当归 10 克　白芍药 10 克　牡蛎 15 克

【用法】水煎，日1剂，分2次温服。

【功能主治】补气养血。主治气虚失摄证，症见乳头未经婴儿吮吸，乳汁自然点滴而出，或随化随出，乳房柔软不胀，乳汁清稀，精神疲倦，气短乏力，纳谷不馨，舌淡红苔薄白，脉细弱。

【加减法】乳汁自溢多者，加黄芪、芡实、五味子；脾虚便溏者，加六曲、炒麦芽、砂仁。

【按语】产后气血虚弱，中气不足，胃气不固，乳汁失摄，故乳头未经婴儿吮吸，乳汁自然点滴而出，或随化随出，乳房柔软不胀，乳汁清稀。

### 丹栀逍遥散加减

【组成】牡丹皮10克　栀子6克　柴胡5克　白术10克　白芍药10克
茯苓10克　钩藤15克　夏枯草9克

【用法】水煎，日1剂，分2次温服。

【功能主治】疏肝和脾，凉血疏郁。主治肝经郁热症，症见乳汁不经婴儿吮吸，经常自然流出，质较稠，乳房轻度胀痛，精神抑郁，烦躁易怒，头晕胁胀，口干时苦，舌质暗红，苔薄黄，脉细弦。

【加减法】乳汁外溢多者，加龙骨、牡蛎。

【按语】肝郁化热，热迫津液，故乳汁不经婴儿吮吸，经常自然流出，质较稠。

# 二十一、产褥期感染

【辨病与辨证】

产褥期感染是指在分娩和产褥期生殖道遭受病原体侵害而导致的局部或全身性感染，患者多在分娩24小时到产后10天能使体温升达38℃以上。局部感染主要包括急性外阴、阴道、子宫内膜、子宫颈感染、急性盆腔炎、弥漫性腹膜炎，也会发生产后的生殖道外感染，如乳腺炎、泌尿道或呼吸道感染、血栓性静脉炎、脓毒血症、败血症等。产褥期感染是一种产科严重并发症，发生率在1～18%，是导致产妇死亡的重要原因。中医学称此病为"产后发热"，主因是患者感染毒邪、正邪交争、营卫不和、败血停滞所致。①毒热瘀结型，患者发热恶寒、腹痛拒按、恶露较多，呈紫暗色、伴有烦躁口渴、尿少而赤、大便秘结，舌红苔黄、脉弦数。②血瘀发热型，产妇乍寒乍热、恶露不畅、量少、呈暗紫色、夹杂有血块，伴口干不欲饮、腹痛拒按、便秘不畅，舌暗、有瘀点瘀斑、脉弦或弦涩。③热入营血型，患者持续高热、心烦汗出、皮肤斑疹，舌红绛、苔黄燥。④热入心包型，产后高热不退、神昏谵语、昏迷不醒、面色苍白、四肢厥冷、脉细微而数。

## 肠宁汤加减

【组成】当归10克　熟地黄10克　阿胶10克（烊化）　党参15克　山药15克　续断10克　麦门冬10克　肉桂3克　甘草6克

【用法】水煎，日1剂，分2次温服。

【功能主治】益气养血，润肠通便。主治产后血虚症，症见新产之后小腹隐痛，按之痛缓，头晕目眩，心悸怔忡，大便秘结，舌质淡红，脉细。

【加减法】疼痛较著者，加香附、乌药以行气止痛；血虚偏寒者，加生姜。

【按语】冲为血海，任主胞胎。素体气血不足，因产耗气伤血，冲任血虚，子宫失养，不通则痛。

## 散结定痛汤加减

【组成】当归10克　川芎6克　益母草15克　荆芥穗6克　乳香6克　山楂30克　桃仁6克

【用法】水煎，日1剂，分2次温服。

【功能主治】活血化瘀，止痛。主治产后血瘀症，症见产后小腹疼痛拒按，或得热痛缓，恶露量少不畅，色紫有块，或伴胸胁胀痛，或畏寒肢冷，面色青白，舌质紫暗，或见瘀斑，舌苔薄白，脉弦涩。

【加减法】若属寒凝血瘀，症见小腹冷痛，得热痛缓，脉沉紧者，加小茴香、吴茱萸、炮姜；若缘肝气郁结，症见胀甚于痛，胸闷胁胀者，加乌药、柴胡、元胡、枳壳；若气虚者，去益母草、乳香化瘀之品，加黄芪、党参。

【按语】产后百脉空虚，血室正开，寒邪乘虚入侵，寒凝血瘀，或胎盘、胎衣残留，或情志所伤，肝气瘀滞，血行不畅，瘀滞冲任，胞脉不通，瘀血停留子宫，故小腹疼痛拒按。

## 五味消毒饮加减

【组成】蒲公英15克　地丁15克　鱼腥草15克　金银花12克　赤芍药

12 克　益母草 12 克　野菊花 10 克　天葵 10 克　蒲黄 10 克　牡丹皮 10 克
五灵脂 10 克

　　【用法】水煎，日 1 剂，分 2 次温服。

　　【功能主治】清热解毒，凉血化瘀。主治产后感染。症见发热、恶露不止、烦躁口渴、小便赤少、大便秘结等。

　　【加减法】患者汗出烦渴，高热不退，可加生石膏、天花粉、沙参、知母、石斛；若高热、腹痛拒按、大便不通，宜加大黄、桃仁、芒硝、败酱草、益母草、冬瓜子等。

## 银翘红酱解毒汤

　　【组成】金银花 30 克　连翘 30 克　大血藤 30 克　败酱草 30 克　赤芍药 12 克　桃仁 12 克　栀子 12 克　薏苡仁 12 克　川楝子 12 克　牡丹皮 9 克
元胡 9 克　乳香 4.5 克　没药 4.5 克

　　【用法】水煎，日 1 剂，分 2 次温服。

　　【功能主治】清热解毒，凉血化瘀。主治产后感染。

　　【加减法】若热证明显者，宜去乳香、没药，加生地黄、黄芩；血瘀明显者，宜加丹参、当归、益母草；若显著伤阴，可加当归、知母。

## 半夏泻心汤加减

　　【组成】半夏 10 克　黄芩 10 克　枳实 10 克　川芎 10 克　杏仁 10 克
郁金 10 克　陈皮 10 克　厚朴 10 克　黄连 6 克

　　【用法】水煎，日 1 剂，分 2 次温服。

　　【功能主治】清热除湿，和胃降逆，理气开窍。主治产后感染，伴有胸脘痞闷、恶心呕吐、脉滑数。

　　【加减法】若出现发热、头疼、鼻塞者，宜加郁金、紫苏叶、柴胡、荆芥；若血瘀经络，小腹疼痛，舌质紫暗，可加当归、赤芍药、蒲黄、五灵脂等；若小腹胀痛，可加香附；若腰部酸痛，可加牛膝；若恶露不止，可加桃仁、红花、益母草。

## 桃花消瘀汤

　　【组成】败酱草 20 克　牛膝 15 克　丹参 10 克　当归 10 克　益母草 10
克　桃仁 10 克　红花 10 克　乳香 10 克　川楝子 10 克　甘草 6 克

【用法】水煎，日1剂，分2次温服。8天为1疗程。

【功能主治】清热解毒，凉血化瘀。主治产后感染，症见乍寒乍热、恶露不畅、夹血包块、小腹拒按、脉弦或涩。

【按语】本方用于产后感染，发热轻瘀血重的患者。

## 加味当归补血汤

【组成】黄芪30克　当归10克　柴胡10克　白芍药10克　地骨皮10克

【用法】水煎，日1剂，分2次温服。8天为1疗程。

【功能主治】益气补血，活血行瘀，止血。主治产后发热等。

【按语】本方用于产妇气血不足，外感发热，热入血室之症。

## 生化汤加减

【组成】生地黄10克　白芍药10克　牡丹皮10克　桃仁10克　连翘10克　升麻10克　没药10克　红花10克　柴胡6克　地骨皮10克　金银花10克

【用法】水煎，日1剂，分2次温服。6～8剂为1疗程。

【功能主治】清热，凉血，开窍。主治产后发热。症见高热、恶寒、寒栗、谵妄昏迷、脓性恶露、脉滑大而数。

【加减法】若出现腹满、便结可伍用调味承气汤。

## 清营汤

【组成】水牛角15克　蒲公英15克　地丁15克　竹叶15克　金银花15克　丹参12克　连翘10克　栀子12克　牡丹皮12克　生地黄10克　元参10克　黄连6克

【用法】水煎，日1剂，分2次温服。8剂为1疗程。

【功能主治】清热解毒，凉血养阴。主治产后发热，症见持续高热、心烦汗出、皮肤斑疹、舌质红绛、苔黄燥、脉细数。

【按语】本方功能透热养阴，主治热入营血。持续高热是热毒互结，必须掺入解毒之品。

# 二十二、产后发热

## 【辨病与辨证】

产后发热，是以产后 24 小时至 10 天内连续体温高于 38℃，或长期低热不退为主要表现。本病是产后常见病，其发热较轻者一二日即自行减退，无须药物治疗，可不做疾病论。本病按发热性质和原因分为产褥感染和产后血虚发热两种

1. 产褥感染：在产褥期发生的生殖器官感染，称为产褥感染。本病主要指盆腔内感染，邪毒火热乘产后多虚多瘀而入侵发病，病情一般较重，是产妇死亡的四大原因（严重的妊娠期高血压、产后出血、妊娠合并心脏病、产褥感染）之一，因而应予以足够的重视。体温上升几乎是产褥感染的必有体征。中医学认为本病原因较多，病变亦较为复杂。其致病机理与产后"正气易虚，易感病邪，易生瘀滞"的特殊生理状态密切相关。产后胞脉空虚，邪毒乘虚直犯胞宫，易感外邪，败血停滞，均可致发热。本病的治疗原则是：血瘀发热者宜活血化瘀；火毒发热初期邪热火毒证，治宜清热解毒；中期热毒入营证，治在清营凉血；热传心包证，治宜凉营托毒；晚期脓瘀证治宜清热败脓。

2. 产后血虚发热，是因伤血过多所致之血虚，血虚者易发热。症见，热度不太高，午后为著，自觉有汗，面色潮红，耳鸣心悸，头晕眼花或烦躁内热，面赤如涂珠，但恶寒喜热饮。治宜滋阴清热为主要原则。

### 清解生化汤

【组成】当归 15 克　益母草 15 克　川芎 6 克　炮姜 6 克　桃仁 9 克　山楂 9 克　炙甘草 5 克　金银花 10 克　连翘 10 克　败酱草 15 克　贯众 9 克

【用法】水煎，日 1 剂，分 2 次温服。

【功能主治】活血化瘀，清热解毒。主治产褥感染，血瘀发热，症见产后数日发热或寒热时作，恶露较多或不畅，色紫暗，有血块，少腹阵痛拒按，腰酸而胀，纳差，神倦无力，舌质紫暗，苔薄黄，脉数，虚大无力。

【加减法】寒热往来者，加柴胡、黄芩、生姜、大枣、赤芍药、牡丹皮；胎盘胎膜残留引起感染者，加牛膝、瞿麦、冬葵子；纳谷不香，苔厚腻者，加大血藤、薏苡仁、炒苍术。

【按语】产后恶露排出不畅，瘀血阻于胞宫，阻碍气机，郁而发热，营卫失调，阴阳失和，故有寒热时作。

## 五味消毒饮

【组成】蒲公英15克　金银花15克　连翘15克　野菊花15克　地丁15克　败酱草15克　当归10克　赤芍药10克　山楂10克　乳香6克　没药6克　大黄6克

【用法】水煎，日1剂，分2次温服。

【功能主治】清热解毒，活血散瘀。主治初期邪热火毒证，症见产后恶寒高热，腰酸神疲，恶露量多或少，舌紫暗，臭秽，小腹疼痛拒按，烦躁口渴，尿少色黄，大便燥结，舌红，苔黄腻，脉数有力。

【加减法】苔黄腻而厚，大便偏溏者，去大黄、当归，加木香、厚朴、薏苡仁、苍术；小腹剧痛，恶露涩少者，加元胡、五灵脂、木香、川芎。

【按语】新产血室正开，胞脉空虚，邪毒直犯胞宫，正邪交争急剧，故恶寒高热，腰酸神疲。

## 清营汤加减

【组成】连翘15克　金银花15克　生地黄10克　麦门冬10克　牡丹皮10克　当归10克　赤芍药10克　山楂10克　元参10克　大血藤30克　败酱草30克　大黄6克　薏苡仁15克　益母草15克　大青叶15克

【用法】水煎，日1剂，分2次温服。

【功能主治】清营解毒，透热养阴，活血化瘀。主治热毒入营证，症见高热持续不退，斑疹隐隐，恶露量或多或少，色暗红，有臭秽，小腹疼痛，大便秘结，小便黄少，舌质红绛，苔黄燥，脉细弦而数。

【按语】产后正虚，若邪毒炽盛，与血相搏则传变迅速，热入营分而累及血分，故高热持续不退。恶露过多者，加地榆、槐花；小腹痛剧者，加乳香、没药、元胡；热毒过高，神志不清者，加服安宫牛黄丸或紫雪丹，同时采取输液、输血等扶正措施。

## 犀角地黄汤加减

【组成】水牛角15克　牡丹皮15克　连翘15克　金银花15克　牛黄3克　板蓝根15克　生地黄10克　黄芪10克　升麻5克　五灵脂10克　败酱

草 30 克

【用法】水煎，日 1 剂，分 2 次温服。

【功能主治】清热，凉血，活血，解毒。主治邪热逆传心包证，症见高热持续不退，神昏谵语，恶露或多或少，色紫红有臭秽，小腹疼痛，面色苍白，四肢厥冷，舌质紫绛，脉细数。

【加减法】高热神昏者，加服安宫牛黄丸，或至宝丹；大便秘结，恶露臭秽者，加大黄、元明粉。

【按语】失治误治，邪毒逆传心包，故高热持续不退，神昏谵语。

## 大黄牡丹皮汤合薏苡附子败酱散

【组成】大黄 9 克　牡丹皮 10 克　桃仁 10 克　赤芍药 10 克　薏苡仁 15 克　败酱草 15 克　山楂 10 克　穿山甲 9 克　乳香 6 克　没药 6 克　皂角刺 6 克　桔梗 9 克　益母草 15 克

【用法】水煎，日 1 剂，分 2 次温服。

【功能主治】清热解毒，泻下逐瘀，散结消肿。主治晚期肠痈脓瘀症，症见低热起伏，或高热持续不退，恶露下少，色紫暗有血块，小腹疼痛拒按，可触及盆腔包块，烦躁口渴，大便艰行，小便黄少，舌质暗红有瘀点，苔黄腻，脉细数。

【加减法】腹胀矢气，大便偏溏者，去大黄、桃仁，加木香、六曲、五灵脂、茯苓；发热时轻时重，苔黄腻者，加大血藤、蒲公英。

【按语】湿热之邪与余血相搏结，瘀热互结于胞中，热毒炽张，腐化气血成脓，邪正交争，病势进退，故低热起伏或高热不退。若产后一两天内阴虚阳旺，有轻度发热现象，继则自愈者，乃产后常有现象，非病也。由于孕育时血聚养胎，分娩时的创伤和产时产后大出血，以及分娩时的体力消耗等严重损耗气血，阴血暴脱，常可引起产后血虚发热。临床资料表明，产时大出血及创伤为本病最主要的原因，产后出血量超过 1000 毫升者亦每见体温增高。对本病中医学有两种解释：一是阴血暴虚，阳气无所依附，气血分离，阳气浮越于外而发热；二是阴血大耗，阳气相对有余，气火偏盛，亦令发热。病机不同，处理也不一致。

## 八珍汤加减

【组成】当归 10 克　白芍药 10 克　熟地黄 10 克　白术 10 克　党参 10

克　茯苓 10 克　炙甘草 5 克　黄芪 15 克　炮姜 3 克

【用法】水煎，日 1 剂，分 2 次温服。

【功能主治】补气养血。主治血虚气浮证，症见产时失血较多，身有微热，或热势颇甚，恶寒喜热，或面赤如妆，头晕目眩，心悸少寐，腹痛隐隐，舌质淡红，苔薄白，脉虚微数。

【加减法】脾胃虚弱，大便溏泻者，加砂仁、六曲；失眠明显者，加炒枣仁、合欢皮、远志；恶露臭秽，小腹隐痛明显者，加败酱草、木香、元胡。

【按语】产时产后失血伤津，阴血骤虚，阴不敛阳，虚阳外浮，故身有微热，恶寒喜热。

## 一贯煎加减

【组成】熟地黄 15 克　生地黄 15 克　白芍药 10 克　麦门冬 6 克　炙甘草 3 克　牛膝 5 克　丹参 6 克　青蒿 9 克　鳖甲 10 克　牡丹皮 10 克

【用法】水煎，日 1 剂，分 2 次温服。

【功能主治】养血益阴，清退虚热。主治血虚火旺证，症见产后低热，午后为甚，烦躁失眠，头晕耳鸣，腰背酸楚，口苦口干，大便艰行，舌质红，苔黄少，脉细弦数。

【加减法】心悸失眠者，加炒枣仁、夜交藤、青龙齿；神疲乏力者，加黄芪、太子参、陈皮；恶露臭秽，小腹作痛，舌苔黄腻者，加大血藤、败酱草、元胡、炒黄柏。

【按语】产时失血，阴血亏虚，阴虚阳盛，虚火内炽，故产后低热，烦躁失眠。

## 小柴胡汤合四物汤加味

【组成】柴胡 12 克　黄芩 12 克　半夏 10 克　党参 10 克　甘草 6 克　当归 12 克　川芎 6 克　生地黄 12 克　白芍药 12 克　丹参 12 克　益母草 12 克　生姜 3 片　大枣 3 枚

【用法】水煎，日 1 剂，分 2 次温服。

【功能主治】补气养血，扶正祛邪。主治产后气血虚兼瘀之发热。症见发热有定时，夜间较多见，舌质暗红，舌苔薄白，脉弦。

【加减法】若阴虚发热明显者，加青蒿、银柴胡、地骨皮、元参、麦门冬；气虚明显者，加沙参、太子参。

【按语】产后阴血亏虚，随之气亦虚。若有外邪滞留于少阳，见以上舌脉者。

# 二十三、阴道炎

【辨病与辨证】

阴道炎分为非特异性阴道炎、滴虫性阴道炎和真菌性阴道炎。非特异性阴道炎通常是由理化因素及阴道分泌物增多而引起的感染，主要表现为白带增多，时有脓液，阴部灼热及下坠感，伴有尿频、尿痛等。滴虫性阴道炎是由感染阴道毛滴虫所致，患者出现阴部瘙痒、白带增多呈泡沫状，有臭味，并伴阴部灼热或疼痛等。真菌性阴道炎是因感染白色念珠菌引起，多见于幼女、孕妇、糖尿病以及绝经后过量应用雌激素的患者，主要症状为外阴瘙痒、灼痛，可有豆渣状白带，伴尿频、尿痛、性交疼痛等。本病在中医学属于"带下"、"阴痒"等范畴，大多源于脾虚生湿、湿热下注、湿郁蕴热，治疗应选用健脾利湿、清热利湿、杀虫解毒的方剂。

## 内托生肌散合土苦汤加味

【组成】黄芪15克　乳香5克　没药5克　丹参10克　天花粉15克苦参12克　苍术10克　黄柏10克　甘草6克　柴胡5克　白芍药10克　香附6克　当归6克　蛇床子15克　土茯苓30克　地肤子30克

【用法】水煎，日1剂，分2次温服。

【功能主治】益气养血，解毒杀虫。主治霉菌性阴道炎，滴虫性阴道炎，宫颈糜烂综合征。症见白带或黄带量多，异味，有时杂有血丝，痛痒难忍，缠绵难愈。舌质暗，苔白厚或黄厚，脉数。

【按语】本方所治乃当今妇科病中较难治的一种。临证时应根据情况加减运用。

## 内托生肌散合完带汤加味

【组成】黄芪15克　乳香5克　没药5克　丹参10克　天花粉15克甘草3克　白芍药10克　白术30克　苍术10克　陈皮2克　党参10克　车前子10克　柴胡3克　山药30克　荆芥穗2克　土茯苓30克

【用法】水煎，日1剂，分2次温服。

【功能主治】补气健脾，化腐生肌，止带。主治子宫颈糜烂之白带或黄带量多，有异味，属脾气虚弱者。

【按语】临床证明，此方治疗子宫颈糜烂效果良好。

## 阴道炎外洗方

**方 1**

【组成】土茯苓 12 克　蛇床子 12 克　苦参 12 克　黄柏 10 克　雄黄 10 克　地肤子 10 克　川椒 6 克　枯矾 6 克　乌梅 6 克　苦楝皮 6 克

【用法】水煎熏洗，日 3 次。6 天为 1 疗程。

【功能主治】清热解毒，杀虫止痒。主治滴虫性阴道炎。

【按语】本方适用于湿热下注，湿郁蕴毒（合并感染）所致。本方清热利湿解毒。

**方 2**

【组成】土茯苓 12 克　蛇床子 12 克　苦参 12 克　百部 10 克　地肤子 10 克　土槿皮 10 克　黄柏 10 克　儿茶 10 克　苦楝皮 6 克　乌梅 6 克

【用法】水煎熏洗，日 3 次。6 天为 1 疗程。

【功能主治】清热解毒，收湿止痒。主治真菌性阴道炎。

【按语】两方都是外用方。可互参互用。

# 二十四、盆腔炎

【辨病与辨证】

盆腔炎是子宫内膜炎、子宫肌炎、输卵管卵巢炎和盆腔结缔组织炎的总称。急性期或有发热甚或高热，伴有寒战、下腹疼痛、白带增多等临床表现。慢性期常表现为白带增多、下腹隐痛、月经不规则等。本病属中医学"带下""腹痛""发热""症瘕"等范畴，系由外感湿毒、热毒入侵、壅滞胞宫、气滞血瘀、冲任受损所致。外感湿毒或热毒时，容易导致营卫不和而发热，出现湿热下注而白带增多；出现气滞血瘀而下腹疼痛。治疗时须采用清热解毒、理气活血、化瘀散结、利湿和止痛之法。

## 龙胆泻肝汤加减

【组成】龙胆草 10 克　柴胡 10 克　泽泻 10 克　车前子 12 克　栀子 10

克　菊花 10 克　茯苓 10 克　薏苡仁 10 克

【用法】水煎，日 1 剂，分 2 次温服。

【功能主治】泻肝清热。主治肝火所致之阴部瘙痒，或有灼热、刺痛感，局部红肿，带下色黄，量多或一般，口干，便秘，性情急躁，舌红，苔黄，脉数。

【按语】本方所主为肝经湿热，阴痒或疼痛，带下色黄，舌红，苔黄，脉数等湿热见证。

## 六味地黄汤加味

【组成】熟地黄 15 克　山药 12 克　山茱萸 10 克　茯苓 10 克　牡丹皮 6 克　泽泻 10 克　煅牡蛎 30 克

【用法】水煎，日 1 剂，分 2 次温服。

【功能主治】滋阴降火，收敛止带。主治肾阴虚带下时红时白，或有阴痒，头晕，眼花，耳鸣，腰酸，口干，舌红少苔，脉细数。

【按语】本方用于肾阴虚兼带下证，症见带下异常，属肾阴虚者。

## 完带汤

【组成】白术 30 克　山药 30 克　苍术 10 克　党参 10 克　车前子 10 克　白芍药 15 克　柴胡 2 克　黑芥穗 2 克　陈皮 2 克　甘草 3 克

【用法】水煎，日 1 剂，分 2 次温服。

【功能主治】益气健脾，祛湿止带。主治妇女白带，绵绵不止，倦怠少气等症。

【加减法】①若兼有热象者可加黄柏、泽泻、金银花、蒲公英。②如兼有寒象者可加艾叶、白芷。③如有湿重者可加薏苡仁、茯苓。④如有腰痛者可加杜仲、菟丝子。⑤若白带量多者可加鹿角霜、乌贼骨等。

【按语】本方为治脾虚肝郁，湿滞带下的常用方。临床多用于妇女生殖系统慢性炎症所引起的白带证。

## 完带汤合清带汤

【组成】白术 30 克　山药 30 克　人参 6 克　白芍药 15 克　苍术 10 克　甘草 3 克　柴胡 2 克　荆芥穗 2 克　茜草 10 克　陈皮 2 克　车前子 10 克　龙骨 10 克　黄柏 6 克　黄芪 12 克　生地黄 10 克　牡蛎 18 克　乌贼骨 12 克

【用法】水煎，日1剂，分2次温服。

【功能主治】益气健脾，祛湿止带。主治脾虚肝郁，湿浊下注之白带。带下白色或黄色，质稀无臭，倦怠乏力，舌淡苔白，脉缓或濡弱。

【按语】可用于妇女生殖系统慢性炎症所引起的白带证。①若兼有热象可加泽泻、金银花、蒲公英。②如兼有寒象者可加艾叶、白芷。③如湿重者可加薏苡仁、茯苓。④如有腰疼者可加杜仲、菟丝子。⑤若白带量多者可加鹿角霜等。

## 五子补肾丸合茯菟丸加减

【组成】菟丝子10克　覆盆子10克　补骨脂10克　枸杞子10克　五味子5克　茯苓10克　车前子10克　巴戟天10克　炒芡实10克

【用法】水煎，日1剂，分2次温服。

【功能主治】带下量多，色白质稀，无臭味，或黏腻，绵绵不断，面色晦暗，腰膝酸软，小腹冷感，大便时溏，小便清长，或频数失禁，形体畏寒，舌淡苔白，脉细或沉迟。

【按语】本方用于脾肾阳虚兼湿邪。舌脉均以脾肾阳虚为主。

## 逍遥散加味

【组成】当归10克　白芍药10克　白术10克　茯苓10克　柴胡5克　荆芥5克　薏苡仁15克　扁豆6克　陈皮6克　芡实10克

【用法】水煎，日1剂，分2次温服。

【功能主治】带下量多，色白或黄，质稍粘，或粘稀不一，无臭气，头昏目眩，胸闷烦躁，两胁作胀，精神抑郁，情志不畅，喜叹息，苔腻，脉弦。

【按语】肝主疏泄，性喜条达而恶抑郁，肝之疏泄功能不足，而致脾之运化失常，脾虚夹湿，故带下量多。本方疏肝理气，健脾除湿则愈。

## 败酱合剂

【组成】败酱草30克　赤芍药12克　元胡12克　木香10克　夏枯草30克　薏苡仁30克　丹参20克

【用法】水煎，日1剂，分2次温服。

【功能主治】清热化瘀，行气止痛。主治慢性盆腔炎。

## 大血藤败酱汤

【组成】大血藤 30 克　败酱草 30 克　蒲公英 30 克　金银花 20 克　地丁 20 克　野菊花 20 克

【用法】水煎 2 次，浓缩成 100 毫升，保留灌肠每天 1 次。

【功能主治】清热解毒，活血化瘀。主治慢性盆腔炎。

【按语】本方功专清热解毒，外用保留灌肠效果良好。

## 除症汤

【组成】丹参 20 克　牡丹皮 15 克　赤芍药 15 克　桃仁 15 克　鳖甲 15 克　海藻 15 克　三棱 15 克　莪术 15 克　猫爪草 15 克　桂枝 10 克

【用法】水煎，日 1 剂，分 2 次温服。

【功能主治】活血止痛，化瘀软坚。主治盆腔炎及炎性包块。

【按语】猫爪草具有解毒、散结、消肿的功效。宜于治疗颈淋巴结核，与其他活血药伍用还能软坚而消散结肿。

## 琥升汤

【组成】琥珀 15 克　升麻 15 克　大青叶 15 克　生地黄 15 克　当归 15 克　茵陈 15 克　五灵脂 15 克　薏苡仁 15 克　连翘 15 克　香附 15 克　败酱草 25 克　赤芍药 10 克　牡丹皮 10 克　甘草 6 克

【用法】水煎，日 1 剂，分 3 次温服。

【功能主治】清热解毒，行气化瘀。主治输卵管炎。

【加减法】下腹疼痛明显时宜加乌药；白带增多、月经量大、淋漓不断时，宜去赤芍药、牡丹皮，加三七粉（冲）、地榆炭等。

# 二十五、功能性子宫出血

【辨病与辨证】

功能性子宫出血是由内分泌功能失调引起的异常子宫出血，表现为月经周期、经期、经量改变或不规则变化，常见于青春期和更年期，前者称为"青春期宫血"，后者称为"更年期宫血"。此类疾病属于中医学的"崩漏"范畴，主要原因为阴虚内热、迫血妄行、肝郁气滞、气滞血瘀、瘀阻冲任等。

治疗原则为"急则治其标，缓则治其本"。

## 固冲汤合安冲汤

【组成】炒白术 30 克　生黄芪 20 克　煅龙骨 25 克　煅牡蛎 25 克　山茱萸 25 克　白芍药 12 克　乌贼骨 12 克　茜草 10 克　棕榈炭 6 克　五倍子 2 克　生地黄 15 克　续断 12 克

【用法】水煎，日 1 剂，分 2 次温服。

【功能主治】补气固涩，收敛止血。主治妇女血崩，或月经量多，过期不止，或淋漓。

【加减法】血热者生地黄用量加倍；崩漏严重者加人参 10 克、三七粉 6 克。

【按语】本方常用于妇女崩漏、月经量多、月经淋漓等。

## 固冲汤合归脾汤

【组成】龙骨 24 克　牡蛎 24 克　乌贼骨 12 克　棕榈炭 6 克　白术 30 克　黄芪 18 克　山茱萸 24 克　白芍药 10 克　茜草 5 克　五倍子 2 克　人参 10 克　当归 10 克　甘草 5 克　茯苓 10 克　远志 5 克　枣仁 10 克　木香 5 克　龙眼肉 10 克

【用法】水煎，日 1 剂，分 2 次温服。

【功能主治】益气补血，固经止崩。主治心悸怔忡，健忘失眠，食少倦怠，面色萎黄，妇女崩漏证，或月经量多，色淡质稀，心悸短气，舌淡，脉虚大或细弱；

【注意事项】如阴虚有热之崩漏，此方不宜。可用下方：

【按语】两方合用后治疗心脾两虚，气虚不能摄血，血不归经的崩漏效果更佳。

## 固经汤

【组成】黄芩 10 克　白芍药 10 克　龟板 24 克　椿根皮 10 克　黄柏 10 克　香附 6 克

【用法】水煎，日 1 剂，分 2 次温服。

【功能主治】滋阴清热，止血固经。主治经行不止，及崩中漏下，血色鲜红，或兼挟紫黑色血块，心胸烦热，腹痛，尿赤，舌红，脉弦数等。

【按语】本方证是由于肝郁化火，冲任为热所乘，迫血妄行所致。临床常用于生殖器官炎症引起的月经不调，月经量多，以及功能性子宫出血。

## 固经丸合固冲汤

【组成】黄芩 10 克　白芍药 10 克　龟板 10 克　椿根皮 6 克　黄柏 6 克　香附 5 克　白术 10 克　黄芪 10 克　龙骨 15 克　牡蛎 15 克　乌贼骨 12 克　茜草 5 克　五倍子 3 克

【用法】水煎，日 1 剂，分 2 次温服。

【功能主治】主治阴虚有热之崩漏。症见行经不止或崩中漏下。血色深红，或内挟黑色血块，心胸烦热，腹痛溲赤，舌红，脉弦数。

【按语】本方用于阴虚有热之崩漏，如行经不止，月经量多，或月经淋漓。

## 加味五子衍宗丸

【组成】菟丝子 15 克　枸杞子 15 克　茜草 15 克　覆盆子 15 克　五味子 15 克　白及 10 克　车前子 15 克　益母草 30 克

【用法】水煎，日 1 剂，分 2 次温服。连服 7 天。

【功能主治】补肾固精，化瘀止血。主治青春期功能性子宫出血。

【按语】五子补肾汤，是治疗男子阳痿遗精、早泄、精冷不育的方剂，加入益母草、茜草、白及，并重用益母草，能标本兼顾、调补冲任，治疗本病。

## 加味调经止血汤

【组成】熟地黄 15 克　白芍药 10 克　当归 10 克　黄芪 30 克　贯众炭 30 克　益母草 15 克　三七粉 10 克（分冲）

【用法】水煎，日 1 剂，分 2 次温服。月经来潮 3 天后开始服药。

【功能主治】益气养血，化瘀止血。主治功能性子宫出血。

【加减法】月经量少、色黯有块及下腹胀痛者，宜加党参 30 克；月经量多，色红、心烦口渴、舌红、脉细数者，可加牡丹皮、地骨皮、麦门冬各 10 克、黄柏 6 克。

## 疏肝养血汤

【组成】龙骨 20 克　牡蛎 20 克　柴胡 12 克　郁金 12 克　白芍药 12 克

茜草 12 克　半夏 10 克　黄芩 10 克　当归 12 克　党参 15 克　甘草 6 克　地榆炭 12 克　三七粉 12 克（分冲）　大枣 6 枚　生姜 10 克

【用法】水煎，日 1 剂，分 2 次温服。

【功能主治】疏肝养血，益阴固涩，化瘀止血。主治更年期功能性子宫出血。

【按语】本方适用于更年期子宫出血属肝气郁结者。

## 如圣散

【组成】棕榈炭 30 克　乌梅炭 30 克　炮姜炭 45 克

【用法】共研细粉，每服 6 克，日 3 次。亦可改为煎剂。

【功能主治】收涩固崩。主治崩漏下血，淋漓不断，血色淡而无块者。

【加减法】若气血虚衰者可加党参、黄芪、当归、白芍药、阿胶等补气养血药，收效更佳。

【注意事项】血热崩漏，色鲜或有瘀块者，禁用。

【按语】本方是治疗虚寒性崩漏下血的方剂。

## 固本止崩汤

【组成】熟地黄 30 克　黄芪 25 克　白术 25 克　乌贼骨 20 克　牡蛎 20 克　茜草 20 克　阿胶 20 克（烊化）　党参 15 克　山药 15 克　陈皮 10 克　升麻 8 克

【用法】水煎，日 1 剂，分 3 次温服。

【功能主治】健脾益气，补肾固摄。主治功能性子宫出血。

【加减法】若出血量多，色鲜质稠，宜加地榆炭、牡丹皮、生地黄各 15 克；血色黯夹有瘀块，去升麻、茜草，加三七粉冲；血不止，面色萎黄、畏寒，宜人参易党参，加艾叶炭、炮姜。

## 温经汤

【组成】当归 10 克　白芍药 10 克　牡丹皮 10 克　党参 20 克　麦门冬 15 克　吴茱萸 6 克　桂枝 6 克　炙甘草 6 克　半夏 6 克　炮姜 6 克　川芎 5 克　阿胶 12 克（烊化）

【用法】水煎，日 1 剂，分 2 次温服。经前 3～5 天及行经期间服药为宜。

【功能主治】温经止血，月经不调。主治冲任虚寒型功能性子宫出血，和月经不调。

【按语】本方是中医妇科常用的调经良方。临床常用于子宫发育不全、子宫内膜增殖、子宫内膜异位、子宫肌瘤、痛经、经闭等。亦可用于男科，如阳痿、精少不育、精液不液化症、睾丸冷痛、前列腺增生等。

### 胶艾汤

【组成】川芎6～10克　当归10～15克　芍药10～20克　阿胶10～15克（烊化）　干地黄15～50克　艾叶6～10克　甘草3～6克

【用法】水煎，日1剂，分2次温服。

【功能主治】养血止血，调经安胎。主治妇女冲任虚损，崩漏不止，月经过多，产后或流产后冲任损伤，恶露久延不止，或妊娠胎漏下血，腰酸腹痛等症。

【按语】本方常用于出血性疾病，如功能性子宫出血、先兆流产、习惯性流产、人工流产后子宫出血、月经多，妊娠子宫出血、产后恶露不尽、产后子宫恢复不良（复旧不全）、血小板减少性紫癜、消化性溃疡、外伤出血等伴有腹痛、贫血者。

### 调理冲任汤

【组成】女贞子15克　旱莲草15克　桑寄生15克　续断15克　菟丝子15克　巴戟天15克　肉苁蓉15克　枸杞子15克　炒山药30克

【用法】水煎，日1剂，分2次温服。

【功能主治】补肝肾，固冲任，调经血。主治肾虚型功能性子宫出血。

【按语】如月经周期不准者，服用本方能建立起正常的月经周期。

# 二十六、闭经

【辨病与辨证】

闭经是常见的妇科疾病，表现为无月经或月经停止。闭经可分为原发性闭经和继发性闭经两类。

原发性闭经：原发性闭经是指年龄超过16岁，女性第二性征已发育，月经还未来潮，或年龄超过14岁，第二性征尚未发育。《内经》指出，闭经多因"忧思郁结，损伤心脾"，"失血过多，房劳过度，肝血亏损"，"胞脉闭，心气不得通下"等。历代医家都认为，原发性闭经多由肾气不足，禀赋素虚，或幼年多病，天癸不能如期而至，任脉不充，冲脉不盛而致。治疗宜补肾填精。

继发性闭经：月经来潮后，已建立正常周期而又中断 6 个月以上，或根据自身月经周期计算停止 3 个周期以上者为之继发性闭经。本病病变部位在胞宫，常见证型有阴血亏虚、阳气虚衰，兼夹证型有气血虚弱、气滞、血瘀、寒凝、痰湿等。临床虽有虚实之分，但以虚者较为常见。本病的治疗原则是虚补实通。虚者当以补益肾气，填精滋肝，益气养血，养阴润燥为主。

### 四物汤合二仙汤加减

【组成】当归 12 克　川芎 6 克　熟地黄 12 克　白芍药 10 克　仙茅 10 克　肉桂 3 克　益母草 30 克　仙灵脾 10 克　鸡血藤 15 克

【用法】水煎，日 1 剂，分 2 次温服。

【功能主治】补血温肾。主治月经期逐渐落后，经量减少，最后停经，面色苍白，心悸，头晕，乏力，舌质淡，脉细。

【加减法】若面目浮肿，胃口不好，大便稀薄，属脾虚。可加山药 12 克，白术 10 克，茯苓 10 克，木香 3 克。

### 桃红四物汤加味

【组成】当归 10 克　川芎 6 克　熟地黄 15 克　赤芍药 10 克　桃仁 10 克　红花 6 克　香附 12 克　乌药 10 克　牛膝 10 克　丹参 15 克　泽兰 10 克　月季花 2 克

【用法】水煎，日 1 剂，分 2 次温服。

【功能主治】理气活血。主治经闭，小腹胀痛，拒按，胸闷，脉沉细。

【加减法】若患者体胖，带多，胸闷，胃口不好，苔白腻，脉濡，属痰阻，可加苍术 10 克，陈皮 6 克，半夏 10 克，茯苓 12 克。

## 二十七、功能性痛经

### 【辨病与辨证】

功能性痛经通常是指原发性痛经，大部分患者并无明显生殖器官的病史，常发生在月经初潮或初潮后不久，多见于未婚或未孕女性，可在生育之后经期疼痛缓解或消失。痛经患者月经分泌物中含有大量前列腺素，后者可引起子宫收缩，从而造成子宫缺血和疼痛，常发生在月经第1~2天，下腹部有阵发性绞痛，也可放射至阴部和腰骶部，伴恶心、呕吐或腹泻等症状。疼痛剧烈者，出现面色苍白、手足冰冷、出冷汗。若为膜性痛经，是以月经第3~4天疼痛加剧。中医学认为本病起因于先天发育不足、肝肾不足、精血亏少、胃寒饮冷、经血凝涩、情志不调、肝郁气滞等，故应选择益气养血、补益肝肾、暖宫散寒、疏肝理气、活血化瘀的方剂治疗。

## 失笑散合生化汤

【组成】五灵脂10克　蒲黄10克　当归15克　川芎10克　桃仁10克　干姜10克　甘草3克

【用法】水煎，日1剂，分2次温服。

【功能主治】活血祛瘀，行气止痛。主治淤血疼痛。如心脉瘀阻的心绞痛，产后恶露不行，少腹急痛，痛经，小腹冷痛拒按，舌淡苔薄，脉细涩或弦细。

【按语】两方合用化瘀、止痛作用较单方用好。

## 决津煎合折冷饮

【组成】乌药6克　元胡10克　川芎6克　赤芍药10克　五灵脂10克　续断10克　牛膝10克　肉桂5克　熟地黄10克　当归10克

【用法】水煎，日1剂，分2次温服。

【功能主治】补肾通络，化瘀止痛。主治肾虚证，症见月经后期，量少，色紫红，有血块，一般初潮后即有月经不调史，经行第1日腹痛剧烈，伴有腰酸，舌质偏红，脉细弦。

【加减法】恶心呕吐加钩藤、陈皮；昏厥者加全蝎、琥珀；有寒者加桂枝、艾叶；腰酸明显者加杜仲、狗脊。

## 膈下逐瘀汤加减

【组成】乌药10克　桃仁9克　红花9克　元胡10克　五灵脂10克　没药6克　当归10克　川芎6克　蒲黄6克　赤芍药10克　枳壳6克　香附9克

【用法】水煎，日1剂，分2次温服。

【功能主治】活血化瘀，行气止痛。主治血瘀症，症见月经后期，量少，色紫暗，有血块，经行第 1 日腹痛剧烈，严重时可晕厥，伴有腰酸，舌有瘀斑，脉涩。

【加减法】气短懒言加太子参；大便溏薄加木香、砂仁。

【按语】应用本方的辨证要点是疼痛剧烈，量少，色黑，有血块，脉涩。

## 加味乌药汤

【组成】乌药 6 克　香附 9 克　木香 6 克　元胡 10 克　青皮 6 克　陈皮 6 克　当归 10 克　赤芍药 10 克　山楂 10 克　益母草 15 克

【用法】水煎，日 1 剂，分 2 次温服。

【功能主治】行气，化瘀，止痛。主治气滞血瘀症，症见月经后期，量多或少，色紫红或紫黑，有血块，一般经前期或经期小腹胀痛，或坠痛，或阵发性疼痛，伴有胸闷烦躁，乳房胀痛，脘痞腹胀，舌质偏红，脉细弦。

【加减法】头晕头疼加钩藤、白蒺藜；大便溏泻去当归，加白术、炮姜。

【按语】应用本方的辨证要点是经前或经期小腹胀痛或坠痛，兼胸闷，乳房胀痛。

## 少腹逐瘀汤加减

【组成】肉桂 5 克　小茴香 3 克　炮姜 3 克　元胡 10 克　五灵脂 10 克　没药 6 克　当归 10 克　川芎 6 克　蒲黄 6 克　赤芍药 10 克　苍术 10 克

【用法】水煎，日 1 剂，分 2 次温服。

【功能主治】温经散寒，除湿止痛。主治寒湿凝滞证，症见月经后期，经量偏少，色紫暗，有血块，行经第 1 天小腹阵发性剧痛，有酸冷感，伴腰酸形寒，肢体酸楚，或关节酸痛，苔白腻，脉细濡。

【加减法】关节酸痛明显者，加桂枝、附子、吴茱萸；大便溏泻者去当归加白术、砂仁；恶心呕吐者，加半夏、厚朴；伴胸胁、乳房胀痛者，加柴胡、青皮、香附、橘核。

【按语】应用本方的辨证要点是腰酸形寒，小腹阵发性剧痛，苔白腻，脉细濡。形体畏寒。

## 宣郁通经汤加减

【组成】赤芍药 10 克　白芍药 10 克　当归 10 克　牡丹皮 10 克　栀子 9

克　柴胡5克　香附9克　郁金6克　黄芩9克　甘草6克　五灵脂10克

【用法】水煎，日1剂，分2次温服。

【功能主治】疏肝泻火，解郁止痛。主治肝郁化火证，症见月经先期或先后无定期，经量偏多，色紫红，有血块，或夹有黏腻之物，经前经期少腹胀痛，灼痛或刺痛，伴胸闷烦躁，口苦口渴，乳房胀痛或触痛，小便黄少，舌红苔黄腻，脉细弦数。

【加减法】①胸闷腹胀，加青皮、枳壳、乌药。②腹痛甚者，加元胡、乳香。③有瘀块者，加桃仁、五灵脂、益母草。④头晕胀痛者，加天麻、菊花。⑤恶心呕吐者，加陈皮、半夏。

【按语】应用本方的辨证要点是月经先后无定期，乳房胀痛，胸闷烦躁，舌红苔黄厚腻，脉弦细数。

## 八珍汤加减

【组成】党参15克　白术10克　茯苓10克　当归10克　白芍药10克　熟地黄10克　川芎5克　炙甘草5克　合欢皮9克

【用法】水煎，日1剂，分2次温服。

【功能主治】补气养血。主治气血虚弱症。症见月经后期，或有先期，经量偏少，或有量多，色淡红，无血块，经后小腹隐痛，或坠痛，绵绵不休，头昏眼花，心悸神疲，舌质偏淡，脉细。

【加减法】本方可加黄芪15克，以增强补气养血之力。

【按语】应用本方的辨证要点是经量少，色淡，小腹隐痛，绵绵不休，体倦乏力，舌质淡白，脉细弱。

## 调肝汤加减

【组成】山药10克　阿胶10克（烊化）　当归10克　白芍药10克　山茱萸6克　巴戟天6克　甘草6克　续断10克　枸杞子10克

【用法】水煎，日1剂，分2次温服。

【功能主治】补肝肾，养精血。主治肝肾不足症。症见月经先期或后期，量偏多或偏少，色红，无血块，小腹隐隐作痛，头昏腰酸，夜寐甚差，舌质偏红，脉弦细。

【按语】辨证要点是小腹隐痛，头昏腰酸，夜寐差，舌质偏红，脉细弦。

## 脱膜散加味

【组成】肉桂5克 五灵脂10克 三棱10克 莪术10克 续断10克 钩藤20克 元胡10克 牡丹皮10克 杜仲10克 益母草20克

【用法】水煎，日1剂，分2次温服。

【功能主治】温肾阳，化瘀浊。主治肾虚瘀浊症。症见经行腹痛，量多色红，有大血块，块下则痛减，出血亦减少，头昏耳鸣，胸闷乳胀，腰背或腰骶酸楚，小腹冷痛，舌质偏红，苔白腻，脉弦细。

【按语】应用本方的辨证要点是行经腹痛，腰背酸楚，小腹冷痛，苔白腻，脉弦细。小腹冷痛明显者，加艾叶、吴茱萸；小腹胀痛明显者，加香附、乌药；出血量多加血竭6克（分冲）、炒蒲黄6克。

## 补中益气汤加减

【组成】黄芪15克 党参15克 白术10克 茯苓10克 陈皮6克 柴胡5克 续断10克 元胡10克 五灵脂10克 木香5克 益母草15克

【用法】水煎，日1剂，分2次温服。

【功能主治】补气健脾，行气开瘀。主治脾虚瘀浊症，症见行经小腹坠痛，量多，色淡红，内有膜片状大血块，块下后腹痛消失，出血减少，伴有头昏神疲，纳差脘痞，大便易溏，形体清瘦，舌质淡红，脉细弱。

【加减法】胃脘胀痛，形体畏寒者，加炮姜、肉桂；出血过多加蒲黄、三七；小腹坠胀明显，加升麻、荆芥。

【按语】应用本方的辨证要点是量多，大血块，块下后疼痛消失，兼脾虚症状，脉细弱。

## 金铃子散合脱膜散加减

【组成】川楝子10克 元胡10克 当归10克 赤芍药10克 三棱10克 莪术10克 五灵脂10克 柴胡5克 薏苡仁10克 牡丹皮10克 香附9克

【用法】水煎，日1剂，分2次温服。

【功能主治】疏肝理气，活血化瘀。主治肝郁血瘀证，症见经行小腹胀痛，或少腹刺痛，量多色红，内有膜状大血块，块下痛减，胸闷烦躁，乳房胀痛，大便艰，小便黄，带下黄白量多，质黏稠，舌苔黄腻，脉弦滑。

【加减法】烦热，口干口苦者，加栀子、牡丹皮；腰背酸楚者，加续断、桑寄生；纳差，苔厚腻者，加苍术、青陈皮。

【按语】应用本方的辨证要点是肝郁血瘀症状。

### 乌黄定痛汤

【组成】丹参15克　赤石脂10克　乌药10克　蒲黄5克　五灵脂5克　制附子5克　川椒5克　沉香3克　大黄3克　制川乌3克　制草乌3克　细辛3克　干姜3克

【用法】水煎，日1剂，分2次温服。

【功能主治】温经散寒，化瘀止痛。主治原发性痛经。

【按语】轻度或经前疼痛，宜于经前1周内服药；中度及经期疼痛，宜在经期3天起服药1~2天；重度疼痛，全程都疼痛应于经前3天至经后持续服药。

### 宣郁通经汤

【组成】柴胡10克　郁金10克　栀子10克　牡丹皮10克　黄芩10克　元胡10克　白芍药10克　香附15克　白芥子6克　甘草6克

【用法】水煎，日1剂，分2次温服。

【功能主治】疏肝理气，宣郁通经。主治肝郁型痛经。

【加减法】本方加怀牛膝15克效佳。


# 二十八、子宫内膜移位

【辨病与辨证】

子宫内膜异位症是指具有活性的子宫内膜组织（腺体和间质）出现在子宫内膜以外部位。异位内膜可侵犯全身任何部位，但绝大多数位于盆腔内，最常见于卵巢、宫骶韧带，其次为子宫、直肠子宫陷凹、腹膜脏层、直肠阴道膈等部位，所以通常称作盆腔子宫内膜异位症。

子宫内膜异位症在病理形态上属良性病变，但具有类似恶性肿瘤的种植、侵蚀和远处转移的能力，可引起持续加重的盆腔粘连、疼痛和不孕，严重困扰着广大妇女的身心健康。

病变乃肾虚气弱，正气不足，经产余血浊液流注于胞脉胞络之中，泛溢于子宫之外，并随着肾阴肾阳的消长转化而发生。经产瘀血本属于阴，阴长则留瘀亦长，得阳长始有所化，因而亦出现消长变化。异位的子宫内膜不易吸收，不易消散，其所致之痛经是一种比较难治的疾病。至于气滞、气虚，常是病情发展过程中的兼夹因素。

本病的辨证论治：经前或经期小腹冷痛，经血色黑，面色苍白，四肢不温，苔白腻，多属寒凝血瘀；经前或经期小腹胀痛拒按，行经不畅，色黯有块，块出痛减，伴胸闷乳胀，脉弦，多属气滞血瘀；病程较长，腹痛喜温，肛门坠胀，便意频作，神疲乏力，舌质淡胖有齿痕，多属气虚血瘀；腹痛频作拒按，带下色黄量多，经血秽浊如絮如带，舌红苔黄腻，多属湿热瘀结；月经不调，伴腰骶酸痛，形寒肢冷，头晕耳鸣，颧红口干，眼圈暗黑，舌淡胖有齿痕，脉沉细，多属肾虚血瘀。本病的治疗原则，一般经期以调气祛瘀、活血祛瘀、理气止痛为主，经后则以益气补肾、活血化瘀为主，同时要注意辨病与辨证相结合。

## 琥珀散加减

**【组成】** 琥珀3克（冲）　当归10克　赤芍药10克　蒲黄6克　元胡10克　肉桂3克　三棱9克　莪术9克　乳香6克　没药6克　陈皮6克　续断10克　木香9克

**【用法】** 水煎，日1剂，分2次温服。

**【功能主治】** 活血化瘀，消症止痛。主治偏瘀结症，症见行经不畅，色紫暗，有小血块，或经量过多，有大血块，小腹胀痛拒按，痛甚则恶心呕吐，四肢厥冷，面色苍白，舌质暗，边有瘀点，苔薄，脉弦。

**【加减法】** ①疼痛剧烈者，加蜈蚣粉、全蝎粉各1.5克冲服。②血量过多者，加三七粉1.5克（冲）、五灵脂10克。③小腹冷痛，经前白带量多者，加艾叶、吴茱萸。④少腹刺痛，经前黄带多者，加败酱草、大血藤、薏苡仁。

**【按语】** 应用本方的辨证要点是瘀血，症瘕明显者。症状，舌脉明显者。

## 助阳消癥汤加减

**【组成】** 丹参10克　赤芍药12克　续断12克　杜仲12克　木香10克　元胡10克　五灵脂10克　山楂10克　肉桂5克　紫石英15克　石打穿12克

**【用法】** 水煎，日1剂，分2次温服。

【功能主治】补肾助阳，化瘀止痛。主治血瘀偏肾阳虚证，症见经量或多或少，色紫暗，有大小不等之血块，或夹烂肉状血块，小腹坠病，疼痛较剧，大便溏，腰酸明显，腰腹冷痛，面色无华，四肢易冷，舌质紫，边有瘀点，苔薄白，脉细弦。

【加减法】经前期服，加山药、菟丝子；行经期服，加益母草、泽兰；经期疼痛剧烈，加三七、琥珀。

【按语】应用本方的辨证要点是肾阳虚明显，腰膝冷痛，面色无华，四肢易冷，兼血瘀腹痛症状。

## 助阳消癥汤合桂枝茯苓丸

【组成】丹参10克　赤芍药10克　白芍药10克　山药10克　牡丹皮10克　茯苓12克　续断12克　五灵脂12克　山楂10克　穿山甲9克　桂枝10克　桃仁10克　苍术10克　白术10克　紫石英10克

【用法】水煎，日1剂，分2次温服。

【功能主治】健脾补肾，温阳利湿。主治癥瘕兼痰湿凝滞证，症见平时有癥瘕，行经腹痛，经量偏少，色暗红，或有少量血块，小腹肛门坠痛明显，腰酸，大便易溏，腰腿冷，舌质暗淡，苔白腻，根部较厚，脉细濡。

【按语】脾肾阳虚之体多兼痰湿，要注意舌脉的辨证。本方用于脾肾阳虚瘀血严重，或子宫肌瘤者。

## 内异止痛汤合清热调经汤加减

【组成】钩藤10克　当归10克　赤芍药10克　五灵脂10克　桃仁10克　元胡10克　莪术10克　肉桂3克　牡丹皮10克　丹参10克　香附12克　马鞭草15克　省头草10克　全蝎粉1.5克（冲）　蜈蚣粉1.5克（冲）

【用法】水煎，日1剂，分2次温服。

【功能主治】清热利湿，消癥化瘀。主治癥瘕兼湿热瘀结证，症见癥瘕积于腹中，月经先后不定，行经期腹痛，量或多或少，色暗红，或有黏液样血块，少腹隐痛牵及腰骶，平时大便秘结，带下黄，质地黏腻，舌质红，苔黄腻，根部较厚，脉弦数。

【按语】应用本方的辨证要点是湿热兼瘀血。用于腹痛严重，经量多瘀血块多，苔黄，脉弦数。

# 二十九、经前期紧张综合征

**【辨病与辨证】**

经前期紧张综合征是指月经来潮前第 7～10 天部分女性生理和精神及行为方面的改变，出现诸如头疼、乳房胀痛、紧张、全身疲乏无力、易怒失眠、腹痛、水肿等一系列临床变化。该反应较严重时，甚至可能影响到患者的生活和工作。本病以 29～30 岁妇女居多，其发生率为 30%～68%，究其原因不明，在月经来潮后常可自行恢复。中医将此病称为"经行头疼""经行乳痛""经行发热""经行泄泻""经行浮肿"等，与肝、脾、肾脏腑功能失调，气血和经络受阻有关，可分为肝郁气滞、肝肾阴虚、脾肾阳虚、心脾气虚、瘀血阻滞等证。治疗时重在补肾温脾、疏肝理气、益气祛痰。

## 柴胡疏肝散加减

**【组成】** 柴胡 6 克　陈皮 6 克　枳壳 5 克　白芍药 5 克　川芎 5 克　香附 5 克　炙甘草 3 克

**【用法】** 水煎，日 1 剂，分 2 次温服。

**【功能主治】** 疏肝解郁，理气止痛。主治经前期紧张综合征。

**【按语】** 本病疏肝理气是其大法。诸如头疼、乳房胀痛、紧张、全身疲乏无力、易怒失眠、腹痛、水肿等一系列临床变化。

## 疏肝解郁汤

**【组成】** 柴胡 10 克　合欢皮 10 克　香附 10 克　白蒺藜 9 克　川芎 9 克　娑罗子 6 克　赤芍药 9 克　路路通 6 克　橘叶 6 克　橘核 6 克　郁金 5 克

**【用法】** 水煎，日 1 剂，分 2 次温服。

**【功能主治】** 疏肝理气，解郁止痛。主治经前期紧张综合征。

**【加减法】** 若患者乳房肿痛，可加王不留行、夏枯草；小腹冷痛，可加高良姜。

## 疏肝调冲汤

**【组成】** 八月札 20 克　青皮 15 克　麦芽 15 克　香附 6 克　路路通 10 克　郁金 10 克　川芎 6 克　当归 6 克　娑罗子 15 克　合欢皮 15 克

【用法】水煎，日1剂，分2次温服。

【功能主治】疏肝理气，调冲。主治经前期紧张综合征，症见胸胁胀满，乳房或乳头疼痛，或已触及硬结硬块。

【加减法】经前乳房胀痛明显，宜加老鹳草、羊乳；乳房硬块不退，宜加昆布、海藻、浙贝母、皂角刺、夏枯草、王不留行等。

## 行气开瘀汤

【组成】香附9克　合欢皮9克　路路通9克　乌药3克　娑罗子9克　郁金3克　白术3克　陈皮3克　炒枳壳3克

【用法】水煎，日1剂，分2次温服。

【功能主治】行气开郁，健脾和胃。主治经前期紧张综合征。症见经前胸闷，乳房胀痛，纳差、欲吐、小腹疼痛。

【加减法】乳房胀痛明显，宜加青橘叶、川楝子、蒲公英；乳房包块不退，宜加昆布、海藻、王不留行；若兼有肾虚者，可加杜仲、续断；兼有血虚者，可加当归、熟地黄等。

## 知柏地黄汤加减

【组成】熟地黄24克　山药12克　山茱萸12克　茯苓9克　泽泻9克　牡丹皮9克　知母6克　黄柏6克

【用法】水煎，日1剂，分2次温服。

【功能主治】滋肾养肝，清热泻火。主治经前期紧张综合征。

【加减法】若有潮热多汗时，须加龟板。

## 清眩平肝汤

【组成】白芍药12克　生地黄12克　桑叶9克　菊花9克　女贞子9克　黄芩9克　红花9克　牛膝9克　旱莲草9克　当归3克　川芎5克

【用法】水煎，日1剂，分2次温服。

【功能主治】滋阴养肝，清热平肝，活血调经。主治经前期紧张综合征，证属肝肾阴虚、肝阳旺盛之头疼、头晕、心烦易怒以及血压升高者。

【加减法】热重者，宜去当归、川芎，加马尾连；肝阳旺盛时，宜加生龙骨。

## 归脾汤加减

【组成】黄芩 12 克　龙眼肉 12 克　枣仁 12 克　白术 9 克　当归 9 克
茯苓 9 克　党参 6 克　木香 6 克　远志 6 克　甘草 3 克　生姜 6 片　大枣 1 枚

【用法】水煎，日 1 剂，分 2 次温服。

【功能主治】健脾升阳，益气固表。主治经前期紧张综合征。

【加减法】若经行感冒，宜去当归、枣仁、龙眼肉，加防风、荆芥；若皮
肤风疹，宜去龙眼肉、生姜，加生地黄、白蒺藜。

## 趁痛散加味

【组成】黄芪 12 克　牛膝 12 克　鸡血藤 12 克　当归 9 克　白术 9 克
桑寄生 9 克　独活 6 克　肉桂 6 克　薤白 6 克　炙甘草 6 克

【用法】水煎，日 1 剂，分 2 次温服。

【功能主治】温经通络，活血散瘀。主治经前期紧张综合征。

【按语】本方适用于气血虚弱，瘀血阻滞，经行不畅，痛经。

## 调经验方一

【组成】益母草 15 克　香附 12 克　柴胡 9 克　当归 9 克　白芍药 9 克
郁金 9 克　川芎 9 克　甘草 3 克

【用法】水煎，日 1 剂，分 2 次温服。

【功能主治】疏肝开郁，理气活血。主治经前期紧张综合征。

【加减法】若出现肝郁化火，宜加栀子、牡丹皮；若伴有纳差腹胀，宜加
苍术、厚朴、陈皮；若小腹胀痛，宜加枳实、青皮、木香。

## 调经验方二

【组成】益母草 15 克　香附 12 克　槟榔 12 克　乌药 9 克　木香 9 克
当归 9 克　川芎 9 克　牛膝 9 克　甘草 3 克

【用法】水煎，日 1 剂，分 2 次温服。

【功能主治】理气活血，调经。主治经前小腹胀痛，且以舌质红、苔薄、
脉沉弦者为主。

【加减法】小腹胀痛者，宜加元胡、五灵脂、良姜；出现气郁化火，宜加
栀子、牡丹皮。

## 三十、更年期综合征

### 【辨病与辨证】

更年期综合征指妇女绝经前后因卵巢功能不断衰退而出现的一系列以自主神经功能障碍为主的症状，通常表现为潮热、出汗、伴有头晕、心悸、颜面潮红，颈部皮肤潮红；部分患者还可出现忧郁、头疼、失眠等症状。由于体内雌激素水平下降、宫颈和阴道上皮萎缩、阴道分泌物减少，可出现性交疼痛及老年性阴道炎。本病后期还可引起骨质疏松或骨折。中医学认为，妇女"七七肾气衰、冲任虚少、天癸将竭"，导致肾阴不足、阳失潜藏或肾阳虚衰，使正常的脏腑功能下降而出现上述临床诸证。治疗时，须选择滋阴潜阳、补肾温阳或疏肝解郁的方剂治疗。

### 丹栀逍遥散合栀豉汤

【组成】柴胡 10 克　白芍药 10 克　当归 10 克　白术 10 克　茯苓 12 克薄荷 3 克　牡丹皮 10 克　栀子 10 克　淡豆豉 10 克

【用法】水煎，日 1 剂，分 2 次温服。

【功能主治】疏肝解郁，凉血泻火。主治更年期肝郁化火证，症见胸胁胀痛，寒热往来，头疼目眩，神疲食少，骨蒸烦热，潮热自汗盗汗，头晕腰酸，胸闷烦躁，情绪激动，胸闷抑郁，口苦咽干，舌红苔黄腻，脉弦滑。

【按语】更年期多见情志方面的改变，多因肝气郁结所致。

### 清心滋肾汤

【组成】钩藤 15 克　黄连 5 克　牡丹皮 10 克　紫贝齿 10 克　山药 10 克山茱萸 10 克　茯苓 10 克　紫草 10 克　合欢皮 10 克　莲子心 5 克　浮小麦 30 克

【用法】水煎，日 1 剂，分 2 次温服。

【功能主治】养阴泻火，清心滋肾。主治心肾阴虚证，症见月经先期，量少或多，或崩漏，或闭经，经色鲜红，或紫红，无血块，烘热出汗，头目眩晕，五心烦热，焦虑急躁，腰背酸楚，心悸失眠，大便干燥，舌红少苔，脉细弦数。

【按语】本方用于月经先期阴虚有火者，辨证应注意症状与舌脉象的鉴别诊断。

## 温肾宁心汤

【组成】党参 10 克　仙灵脾 10 克　仙茅 10 克　白术 10 克　钩藤 15 克　莲子心 5 克　茯苓 12 克　防己 12 克　山药 9 克　合欢皮 10 克　补骨脂 10 克

【用法】水煎，日 1 剂，分 2 次温服。

【功能主治】温肾阳，益心气，宁心神。主治心肾阳虚证，症见月经量少或量多，色淡，无血块，面色晦暗，浮肿，神疲乏力，形寒肢冷，头昏烦躁，烘热汗出，情绪抑郁，沉默寡言，腰膝酸冷，纳差腹胀，大便溏薄，小便清长，带下清稀，舌质淡，边有齿痕，苔薄白，脉沉细弱。

【按语】应用本方的辨证要点是肾阳虚，形寒肢冷，带下清稀，舌质淡，有齿印，脉沉细弱。

## 逍遥饮加减

【组成】熟地黄 10 克　当归 10 克　白芍药 10 克　枣仁 10 克　茯苓 10 克　山药 10 克　龟板 10 克　甘草 6 克　陈皮 6 克　合欢皮 6 克　远志 6 克　栀子 9 克

【用法】水煎，日 1 剂，分 2 次温服。

【功能主治】养血安神，养肝舒郁。主治血虚兼肝郁证，症见月经紊乱，经量多，色鲜红，有小血块，烘热汗出，头晕腰酸，胸闷烦躁，情绪激动，胸闷抑郁，胁肋疼痛，口苦咽干，舌红苔黄腻，脉弦滑。

【按语】本方用于血虚兼肝郁而致的月经不调。要点是情绪易激动，脉弦为特征。

## 杞菊地黄汤合血府逐瘀汤

【组成】桃仁 9 克　红花 9 克　当归 10 克　赤芍药 10 克　白芍药 10 克　丹参 10 克　熟地黄 10 克　柴胡 6 克　郁金 9 克　桔梗 6 克　枸杞子 12 克　菊花 6 克　山药 12 克　鳖甲 12 克　茜草 12 克

【用法】水煎，日 1 剂，分 2 次温服。

【功能主治】养血活血，化瘀消症。主治血虚兼血瘀证，症见绝经前后小腹作痛，或有症瘕病史，胸闷心痛，劳累后头痛，烘热汗出，烦躁寐差，月经紊乱，量少淋漓，色紫黑有块，或量多如崩如冲，舌质紫暗，脉弦涩。

【按语】本方证也常见于更年期，月经将停时，或停后出现的上述情况。

## 半夏白术天麻汤加减

【组成】钩藤 15 克　牡丹皮 10 克　莲子心 3 克　山药 10 克　天麻 9 克　半夏 6 克　白术 12 克　泽泻 10 克　薏苡仁 15 克　陈皮 6 克

【用法】水煎，日 1 剂，分 2 次温服。

【功能主治】健脾燥湿，化痰息风。主治眩晕头疼兼痰浊证，症见绝经前后烘热汗出，胸闷烦躁，突感肥胖，头晕目眩，胸痞不舒，夜寐甚差，时泛恶心，轻度浮肿，纳差神疲，苔黄白厚腻，脉弦滑。

【按语】本方用于更年期头疼头晕属痰浊阻塞清窍者。辨证应注意舌脉象与症状的鉴别。

## 清心平肝汤

【组成】黄连 5 克　麦门冬 10 克　白芍药 10 克　白薇 10 克　丹参 10 克　枣仁 10 克　龙骨 15 克

【用法】水煎，日 1 剂，分 2 次温服。

【功能主治】滋阴清热，安神。主治更年期综合征。

【按语】素体肾阴不足，心肝有热，情绪不稳的更综征。脉弦细，舌边尖红。

## 活血补肾汤

【组成】女贞子 20 克　枸杞子 15 克　桃仁 12 克　红花 12 克　鸡血藤 20 克　山茱萸 12 克　当归 9 克

【用法】水煎，日 1 剂，分 2 次温服。

【功能主治】补肾活血。主治更年期综合征。

【按语】本方适用于肝肾阴虚血瘀之更综征。

## 更年新方

【组成】生地黄 20 克　牡丹皮 10 克　枣仁 10 克　茯苓 10 克　钩藤 10 克　煅紫贝齿 15 克　莲子心 15 克

【用法】水煎，日 1 剂，分 2 次温服。

【功能主治】补肾潜阳，清心安神。主治阴虚型更年期综合征。

【按语】本方可与清心平肝汤互参。

## 龙牡加味逍遥散

【组成】龙骨 30 克　牡蛎 10 克　当归 12 克　女贞子 12 克　柴胡 10 克　白术 10 克　五味子 10 克　茯苓 15 克　白芍药 15 克　甘草 10 克

【用法】水煎，日 1 剂，分 2 次温服。

【功能主治】补肾潜阳，疏肝健脾。主治肝郁脾虚型更年期综合征。

【按语】本方是滋阴潜阳、疏肝解郁的方剂。治疗更综征是常用之方。

# 三十一、更年期干燥综合征

【辨病与辨证】

更年期女性出现阴道干燥、带下亏少、口干无津、涕泪甚少、皮肤干燥等症状，称之为更年期干燥征。本病多与更年期综合征同时出现，是临床常见病之一。更年期干燥综合征与肾气衰、天癸竭有着重要的关系，属内燥病的范畴。通过辨证论治与辨病相结合，能够取得一定疗效。由于本病乃衰退过程中的一种疾患，因此疗程较长，患者需要耐心服药，同时要注意饮食调养，才能取得较好效果。

本病有阴虚、阳虚、瘀滞三种证型，其中津液亏虚是主要病机，治疗宜顾护阴分，多用滋阴养津之品。阴虚日久势必影响其阳，导致阳虚，阳虚又极易碍及脾胃运化功能，气不升津，形成恶性循环，治疗颇为棘手。此时，治疗要兼顾主次，滋阴而不碍脾运，化湿而不伤阴分。

## 二甲地黄汤加减

【组成】龟板 10 克　鳖甲 10 克　山药 10 克　生地黄 10 克　牡丹皮 10 克　茯苓 10 克　泽泻 10 克　元参 6 克　知母 6 克　山茱萸 6 克

【用法】水煎，日 1 剂，分 2 次温服。

【功能主治】滋阴养津，宁心安神。主治更年期阴虚证，症见月经后期量少，甚或闭经，阴道干燥，带下全无，或有少量黄水黏液，伴口干咽燥，夜间尤甚，唇干燥裂，目涩视昏，涕泪甚少，肌肤干燥，形瘦色苍，头晕耳鸣，腰膝酸软，倦怠无力，五心烦热，齿浮牙松，纳少便结，舌质光红，苔少，脉细数。

【按语】更年期阴虚证是常见的证型。临床症见各种体液均少（经量少或闭经、带下量少、津液量少、涕泪量少、纳少、苔少）。再根据舌脉不难确诊。

## 二仙汤合圣愈汤

【组成】人参6克　黄芪10克　白术10克　仙灵脾10克　仙茅6克炙甘草6克　白芍药10克　山药15克　巴戟天9克　大枣5枚　荷叶1张

【用法】水煎，日1剂，分2次温服。

【功能主治】益气补阳，健脾化湿。主治更年期阳虚证，症见月经稀少，或闭经，伴气短心烦，倦怠乏力，纳少，便溏，面色苍白，口干少饮，涕泪甚少，阴道干燥，小腹作胀，小便不畅，或尿后余沥不净，指端欠温，甚则畏寒身冷，舌质淡胖，边有齿痕，苔薄白，脉沉细弱。

【按语】脾肾阳虚多兼湿邪，辨证多见阳虚体征，如面色苍白，四肢发冷，舌质淡胖，边有齿印，脉沉细弱。

## 大黄䗪虫丸加减

【组成】归尾15克　桃仁15克　鳖甲15克　大黄6克　赤芍药10克白芍药10克　土元9克　生地黄10克　牡丹皮10克　山药10克　水蛭6克牡蛎10克

【用法】水煎，日1剂，分2次温服。

【功能主治】养阴化瘀，舒气增液。主治瘀滞证，症见月经后期量少，色紫黑有血块，小腹痛，常见子宫肌瘤，质地较硬，阴道干燥，肌肤甲错，口干舌燥，唾液甚少，涕泪缺乏，舌质紫暗有瘀点，苔甚少，或无苔，脉细涩。

【按语】本方用于更年期瘀滞证，多表现为各种体液减少，舌脉均表现为瘀血证，也可用于子宫肌瘤。

# 三十二、子宫肌瘤

【辨病与辨证】

子宫肌瘤主要源于不成熟的子宫平滑肌细胞增生，故又称为"子宫平滑肌瘤"。主要临床表现为子宫增大，月经量过多或淋漓不净等。凡瘤体较大、症状明显、西医治疗效果不明显者，可试用中药治疗。本病在中医学称为

"瘕证"，多由气滞血瘀、湿热郁结或痰积所致，当以行气活血、活血破瘀、消症散结、清热化瘀或导痰消积等法。对出现崩漏者，还可采用"塞流""澄源""复旧"等法予以调治。

## 桂枝茯苓丸

【组成】桂枝 6～10 克　茯苓 10～15 克　牡丹皮 6～10 克　芍药 10～15 克　桃仁 6～10 克

【用法】共研细末，炼蜜为丸，每服 3～6 克，日 2 次，饭前温开水送下。或作汤剂，水煎，温服。

【功能主治】活血化瘀，消症止痛。主治妇女少腹有肿块，按之疼痛，或月经困难，痛经，量多，或胎死不下，或产后恶露不尽，腹痛拒按等症，面红或紫红，舌质暗，或有紫点，脉涩。

【按语】临床常用于以腹部包块和子宫不规则出血为特征的子宫肌瘤是本方的经典主治。①妇产科疾病如异位妊娠、卵巢囊肿、葡萄胎、慢性附件炎、痛经、胎盘残留、慢性盆腔炎、输卵管粘连不通、输卵管积水、子宫内膜炎、子宫内膜异位症、胎死腹中、月经不调、妇女更年期综合征、功能失调性子宫出血、习惯性流产、产后恶露不尽、产后子宫复旧不全、子宫位置异常、产后尿潴留、放置节育环后的腹痛等也常有应用本方。②一些包块性结节性疾病如多发性息肉、乳房肿块、前列腺增生症、男子输精管结扎术后痛性结节、甲状腺肿大、睑腺炎、痤疮、声带息肉、皮肤变应性结节性血管炎、痔疮等也可应用本方。③下肢栓塞性静脉炎、冠心病、高血脂、慢性心功能不全、盆腔瘀血综合征等以瘀血征明显时可用本方。④其他还用于精神分裂症、神经官能症、癫痫、顽固性失眠、健忘、雀斑、虹膜炎、眼底出血、中心性视网膜炎、结膜炎、嗜食、慢性胃炎、腹膜炎、原发性肝癌、阑尾炎、脱肛、睾丸炎、子宫直肠窝积液，肾病综合征、尿潴留，青春期肥胖、贫血、下肢溃疡等。

## 桂枝茯苓丸加味

【组成】桂枝 15 克　茯苓 20 克　牡丹皮 10 克　赤芍药 15 克　桃仁 15 克　三棱 25 克　莪术 30 克　半枝莲 20 克　薏苡仁 50 克　白术 12 克

【用法】水煎，日 1 剂，分 2 次温服。

【功能主治】活血化瘀，消症。主治子宫肌瘤，卵巢囊肿，胰腺囊肿。

【加减法】卵巢囊肿此方加半枝莲、葶苈子、小茴香、大枣。

## 养血化瘀消症汤

【组成】当归 10 克　川芎 6 克　赤芍药 10 克　白术 10 克　泽泻 10 克　丹参 25 克　莪术 10 克　香附 10 克　炙甘草 6 克　土茯苓 20 克　皂角刺 15 克

【用法】水煎，日 1 剂，分 2 次温服。

【功能主治】养血化瘀，健脾利湿，消症。主治子宫肌瘤、卵巢囊肿、慢性炎性包块。

【加减法】体弱乏力加黄芪；肝郁气滞加柴胡、夏枯草；寒湿加附子、桂枝；热下注，阴痒者加黄柏、苍术。

## 治子宫肌瘤方

【组成】金银花 25 克　土茯苓 30 克　黄柏 18 克　夏枯草 25 克　连翘 20 克　诃子 15 克　半枝莲 20 克　野菊花 25 克　元胡 15 克　乌药 15 克　车前子 15 克　泽泻 25 克

【用法】水煎，日 1 剂，分 2 次温服。

【功能主治】清热解毒，利湿消症。主治湿毒郁结型子宫肌瘤。

【按语】服本方约 10 剂后，合入桂枝茯苓丸。

## 温胆汤合四妙丸

【组成】竹茹 10 克　枳壳 10 克　茯苓 10 克　石菖蒲 10 克　郁金 10 克　川楝子 10 克　元胡 10 克　陈皮 10 克　丹参 30 克　鸡血藤 10 克　伸筋草 10 克　山慈菇 10 克　炒苍术 10 克　生薏苡仁 15 克　黄柏 10 克　莱菔子 10 克　焦三仙各 30 克

【用法】水煎，日 1 剂，分 2 次温服。

【功能主治】健脾，除湿，化痰，消瘀。主治卵巢囊肿。痰湿血瘀，湿热下注。

【按语】辨证要点为痰湿血瘀，湿热下注。

## 理气逐瘀消脂汤

【组成】当归 10 克　赤芍药 10 克　川芎 5 克　陈皮 10 克　半夏 12 克

甘草3克　香附9克　元参10克　浙贝母9克　续断9克　枳壳6克　莪术6克　五灵脂10克　蒲黄8克　山楂20克　牡蛎20克　海藻20克　白术10克　白花蛇舌草12克

【用法】水煎，日1剂，分2次温服。

【功能主治】活血化瘀，软坚散结。主治子宫肌瘤、卵巢囊肿、子宫内膜异位合并不孕。症见子宫增大，久不受孕，月经不调，阴道不规则出血，痛经，腰痛等。

【按语】此病肥胖者多，注意舌脉的验证（苔白厚，脉沉滑或弦滑）。

## 少腹逐瘀汤化裁

【组成】小茴香10克　吴茱萸10克　干姜5克　蒲黄10克　五灵脂15克　赤芍药12克　橘核15克　荔枝核15克　元胡12克　川芎8克　香附10克　桂枝5克　甘草5克　夏枯草15克

【用法】水煎，日1剂，分2次温服。

【功能主治】温经散寒，化瘀消症。主治附件混合性包块。

【按语】本方用于寒凝气滞，瘀血内阻证。同样用于宫寒瘀血，宫寒不孕，月经不调，小腹冷痛诸证。

## 治子宫肌瘤方

【组成】桂枝12克　茯苓12克　赤芍药12克　桃仁10克　牡丹皮12克　三棱10克　莪术10克　山甲珠12克

【用法】水煎，日1剂，分2次温服。

【功能主治】活血化瘀，削坚散结。主治子宫肌瘤。

【按语】月经过多或经期延长可先服胶艾四物汤以止血。腹痛甚可加服失笑散或五灵止痛散。

## 化瘀破症汤

【组成】海藻45克　党参30克　瓜蒌30克　橘核20克　山楂20克　牛膝20克　赤芍药15克　蒲黄15克　五灵脂15克　三棱10克　莪术10克　元胡10克　半夏10克　浙贝母10克　香附10克　青皮10克

【用法】水煎，日1剂，分2次温服。

【功能主治】活血化瘀，软坚散结。主治子宫肌瘤。

【加减法】若出现肝郁，宜加柴胡；若产后经闭，宜加红花；月经量过多，可加地榆炭；白带多，可加菟丝子。

## 加味生化汤

【组成】当归 24 克　川芎 5 克　益母草 30 克　桃仁 10 克　炮姜 3 克　炙甘草 3 克　炒荆芥穗 9 克

【用法】水煎，日 1 剂，分 2 次温服。

【功能主治】活血化瘀，温经止血。主治子宫肌瘤、子宫肥大等。

【加减法】若伴出血者，可用生姜易炮姜；伴有多结节者，可加三棱、莪术、肉桂。

## 软坚散结汤

【组成】海藻 30 克　昆布 30 克　海浮石 30 克（先煎）　牡蛎 30 克　山慈菇 15 克　夏枯草 15 克

【组成】水煎，日 1 剂，分 2 次温服。

【功能主治】化痰软坚，消肿散结。主治子宫肌瘤。

【加减法】本方专用化痰软坚法。多用于肥胖体质者。

## 桂苓消瘤丸

【组成】桂枝 12 克　茯苓 15 克　牡丹皮 10 克　桃仁 10 克　山甲珠 10 克　赤芍药 12 克　鳖甲 12 克

【用法】共研细粉，炼蜜为丸，丸重 10 克，每服 1 丸，日 2 次。

【功能主治】化瘀软坚。主治子宫肌瘤。

【加减法】本方为桂枝茯苓丸加入穿山甲、鳖甲而成；有时也可加入海藻、山慈菇、三棱、莪术、夏枯草等实施保留灌肠治疗。

## 消瘤丸

【组成】党参 15 克　白术 15 克　莪术 15 克　赤芍药 15 克　桂枝 15 克　牛膝 15 克　茯苓 20 克　三棱 25 克

【用法】共研细粉，炼蜜为丸，丸重 10 克，每服 1 丸，日 2 次。

【功能主治】益气活血，化瘀散结。主治子宫肌瘤。

【按语】可与桂枝茯苓丸互参。

# 三十三、子宫脱垂

【辨病与辨证】

子宫脱垂是指子宫从正常位置沿阴道下降至宫颈外口达坐骨棘水平以下，甚至全部脱出于阴道口外，部分患者还可伴有阴道前、后壁膨出。本病主要见于经产妇，与生育较多密切相关。本病在中医学文献中统称为"阴挺"，主因身体素虚、分娩时难产、用力太过、产程过长、产后过早参加体力劳动，从而导致脾虚气弱、中气下陷而引起子宫胞络松弛、不能固摄宫体，使之移位或下坠。所以，对于阴挺的治疗，须从补益脾肾、益气固摄、升阳举陷入手。

## 大补元煎加减

【组成】人参10克　山药10克　熟地黄10克　杜仲10克　当归10克　山茱萸10克　枸杞子9克　炙甘草6克　金樱子12克　菟丝子12克　紫河车12克

【用法】水煎，日1剂，分2次温服。

【功能主治】补气养血，补肾养阴。主治肾虚失固证，症见子宫脱垂，久而不复，腰酸腿软，小腹坠胀，形体畏寒，四肢乏力，尿频或有失禁，头晕耳鸣，舌质淡红，脉细弱。

【按语】本方用于表现为肾虚冲任不固，带脉失约而致的子宫脱垂。症见腰酸腿软，小腹下坠。

## 龙胆泻肝汤加减

【组成】龙胆草9克　黄芩9克　栀子9克　泽泻10克　木通6克　柴胡5克　生地黄10克　当归10克　蒲公英15克　地丁15克　薏苡仁15克　甘草5克

【用法】水煎，日1剂，分2次温服。

【功能主治】泄热除湿，凉血解毒。主治肝经湿热证，症见子宫脱垂，阴道宫颈红肿溃烂，黄水淋漓，或如黄绿脓样，有臭秽气，肛门肿痛，发热口渴，烦躁不安，溲黄赤，苔黄腻，脉弦滑数。

【按语】子宫颈糜烂者多肝经湿热。若肝经湿热，子宫脱垂，子宫颈糜烂应用本方比较合适。

## 升提固脱汤

【组成】党参 15 克　白术 15 克　黄芪 15 克　黄精 15 克　炙龟板 15 克　大枣 15 枚　巴戟天 20 克　枳壳 20 克　当归 9 克　升麻 9 克　益母草 30 克

【用法】水煎，日 1 剂，分 2 次温服。

【功能主治】益气补肾，升提固脱。主治子宫脱垂。

【按语】本病多由脾虚气弱、中气下陷而引起子宫胞络松弛、不能固摄宫体，使之移位或下坠。所以治疗本病，多从补益脾肾、益气固摄、升阳举陷入手。

## 缩宫药散

【组成】肉桂 20 克　附子 20 克　白芍药 20 克　党参 20 克　白胡椒 20 克

【用法】共研细粉，分 30 包，日 1 包，空腹时服。

【功能主治】温中益气。主治中焦虚寒型子宫脱垂。

【按语】本方用于脾肾虚寒型子宫脱垂患者。

# 三十四、多囊卵巢综合征

### 【辨病与辨证】

多囊卵巢综合征是指妇女在生育年龄出现的一种极其复杂的内分泌及代谢异常的病理状态。本病主要临床特征是生育期妇女发生较长时期不排卵现象，可能与下丘脑、垂体、卵巢、肾上腺、胰腺和遗传等不良致病因素相关，出现闭经、月经不调、子宫内膜增生，经超声检查可进一步证明不同程度的卵巢增大。本病属中医学"崩漏""不孕""闭经"等范畴，患病内因与脾、肾、肝等脏腑气血运行失调有关，外因以痰邪侵袭为主，导致痰湿阻于胞宫，出现肾虚、痰湿阻滞、肝郁化火、气滞血瘀等。治疗时须选用燥湿化痰、补益肝肾、调理冲脉、养血调经、益肾活血的方剂治疗。

## 补肾化痰汤

【组成】当归 10 克　赤芍药 10 克　山药 10 克　山茱萸 10 克　熟地黄 10

克　牡丹皮 10 克　茯苓 10 克　续断 12 克　菟丝子 12 克　郁金 12 克　浙贝母 10 克　陈皮 10 克　苍术 10 克

【用法】水煎，日 1 剂，分 2 次温服。

【功能主治】补肾养阴，化痰调经。主治肾虚痰湿症。症见月经后期，量少，甚或闭经，不孕，带下量多，或带下甚少，形体肥胖，多毛，腰膝酸软，小腹或有冷感，子宫偏小，或胸闷烦躁，口腻多痰，舌质淡暗，脉细濡而滑。

【加减法】月经量少加泽兰、丹参、牛膝；子宫发育不良者加紫河车、肉苁蓉、茺蔚子；浮肿纳差，大便溏泻者加炒白术、砂仁、炮姜。

【按语】应用本方的辨证要点是形体肥胖，腰膝酸软，再结合舌脉象。

## 逍遥散合膈下逐瘀汤加减

【组成】柴胡 8 克　黄芩 10 克　当归 10 克　白芍药 10 克　白术 10 克　茯苓 10 克　薄荷 5 克　炙甘草 5 克　香附 10 克　川芎 10 克　赤芍药 10 克　牡丹皮 10 克　桃仁 10 克　红花 10 克　枳壳 10 克　元胡 10 克　五灵脂 10 克

【用法】水煎，日 1 剂，分 2 次温服。

【功能主治】疏肝理气，化瘀调经。主治肝郁血瘀证，症见月经后期，量少，色紫红，有血块，月经不畅或闭经，行经腹痛，婚后不孕，精神抑郁，烦躁易怒，胸胁胀痛，乳房胀痛，毛发浓密，舌质紫暗，夹有瘀点，脉沉弦或沉涩。

【加减法】血瘀症瘕者加山甲珠、三棱、莪术；形体肥胖，苔腻多痰者加桂枝、茯苓、陈皮、半夏；腰酸腿软加肉苁蓉。

【按语】应用本方的辨证要点是精神抑郁，烦躁易怒，乳房胀痛，脉双弦。

## 丹栀逍遥散合龙胆泻肝汤加减

【组成】牡丹皮 10 克　栀子 6 克　柴胡 6 克　黄芩 5 克　当归 5 克　白芍药 5 克　白术 5 克　茯苓 5 克　炙甘草 5 克　龙胆草 5 克　泽泻 10 克　木通 10 克　车前草 10 克　碧玉散 10 克（包煎）

【用法】水煎，日 1 剂，分 2 次温服。

【功能主治】疏肝理气，清热除湿。主治肝经湿热证，症见月经稀发，量少，甚则经闭不行，或月经紊乱，崩中漏下，毛发浓密，面部痤疮，经前胸胁乳房胀痛，肢体肿胀，大便秘结，小便黄，带下量多，阴痒，舌红苔黄厚，脉沉弦或弦数。

【按语】主要用于素有肝经湿热证兼肝气郁结所致上述诸证。注意舌脉象的辨证。

## 苍附导痰汤

【组成】苍术 12 克　香附 12 克　胆南星 12 克　枳壳 12 克　半夏 12 克　陈皮 10 克　茯苓 10 克　甘草 5 克

【用法】水煎，日 1 剂，分 2 次温服。

【功能主治】健脾除湿化痰。主治脾虚痰湿症。症见月经后期，月经量少，甚则停闭，带下量多，婚久不孕，形体丰满肥胖，多毛，头晕胸闷，喉间痰多，四肢倦怠，疲乏无力，大便溏薄，舌体胖大，色淡，苔厚腻，脉沉滑。

【按语】用于痰湿留滞于经隧，舌体胖大，苔厚腻，脉沉滑为主要症状。

## 石英毓麟汤加减

【组成】紫石英 10 克　赤芍药 10 克　红花 10 克　桃仁 10 克　仙灵脾 10 克　牛膝 10 克　当归 10 克　续断 10 克　菟丝子 10 克　川芎 10 克　枸杞子 10 克　香附 10 克　肉桂 9 克

【用法】水煎，日 1 剂，分 2 次温服。

【功能主治】补肾活血。主治多囊卵巢综合征。

【按语】本方可与右归丸互参，是益肾活血的方剂。常用于治疗脾、肾、肝脏腑气血失调的患者。


# 三十五、不孕症

【辨病与辨证】

不孕症系指夫妇同居 2 年以上未孕或婚后因流产并持续 2 年以上未再受孕者。前者为原发性不孕症，后者为继发性不孕症。女性不孕症的病因主要包括卵子发育不良和排卵异常等。常有排卵功能障碍性不孕、黄体功能不全性不孕、输卵管阻塞性不孕、盆腔及输卵管炎性不孕、原因不明性不孕等。

中医认为此病内因为禀赋虚弱。辨证分型为：肾气虚弱、肾阴虚、肾阳虚、肝郁证、痰湿证、血瘀证、湿热证、血虚证。外因可与寒、湿、痰、瘀阻塞于胞宫相关。所以，临床上要选择温肾暖宫、滋肾养阴、益气补血、疏肝理气、活血化瘀、清热利湿的方剂治疗。

### 毓麟珠

【组成】党参 12 克　白术 10 克　茯苓 10 克　炙甘草 40 克　当归 10 克　川芎 10 克　白芍药 10 克　熟地黄 10 克　菟丝子 12 克　杜仲 12 克　鹿角霜 12 克　川椒 5 克

【用法】水煎，日 1 剂，分 2 次温服。

【功能主治】补气养血，调理肝肾。主治肾气虚弱证，症见婚久不孕，月经不调或停闭，经量或多或少，色暗，头晕耳鸣，腰膝酸软，精神疲倦，小便清长，舌淡，苔薄，脉沉细，两尺弱。

【加减法】①若月经失调，月经发育不良，应加入血肉有情之品，如紫河车、鹿角片（或鹿茸）、桃仁、丹参、茺蔚子；②若性欲淡漠者，加淫羊藿、仙茅、肉苁蓉。③若肾阴虚者，用养精种玉汤合清骨滋肾汤、芍药地黄汤加减、滋水清肝饮加减、归芍地黄汤合活络效灵丹、知柏地黄丸合左归饮、养精种玉汤合柏子仁丸加减。

【按语】肾气不足，冲任虚衰，不能摄精成孕，故婚久不孕。

### 养精种玉汤合清骨滋肾汤

【组成】当归 10 克　白芍药 10 克　熟地黄 10 克　山茱萸 10 克　牡丹皮 10 克　沙参 10 克　黄柏 6 克　白术 10 克　石斛 10 克　龟板 10 克　五味子 6 克

【用法】水煎，日 1 剂，分 2 次温服。

【功能主治】补血养阴，凉血调经。主治肾阴虚证，症见婚久不孕，月经先期量少或量多，色红无块，形体消瘦，腰酸，头目眩晕，耳鸣，五心烦热，舌红少苔，脉细数。

【加减法】辨证可酌加龟板、知母、紫河车、何首乌、肉苁蓉、菟丝子。

【按语】肾阴不足，冲任失养，胞宫干涩，难以摄胎成孕，或阴血火旺，血海太热，不能摄精成孕，或阴虚火旺，故月经先期量少或后期量多，色红。

### 归芍地黄汤加减

【组成】当归 10 克　白芍药 10 克　熟地黄 15 克　山药 10 克　牡丹皮 10 克　茯苓 10 克　山茱萸 8 克　泽泻 10 克　女贞子 12 克　牛膝 10 克

【用法】水煎，日1剂，分2次温服。

【功能主治】养阴补血，调理冲任。主治阴虚证，症见婚后不孕，月经后期，经量少或略少，色红或淡红，或暗红无血块，平时带下偏少，或甚少，或头昏腰酸，咽干，烦热，夜寐较差，大便偏干，舌质偏红，舌边有裂痕，或呈齿轮状，脉细弦或细弦数。

【加减法】大便干，小便黄者，加知母、炮山甲、生地黄、地骨皮、石斛；心火偏旺，夜寐甚差，心烦失眠者，加夜交藤、炒枣仁、青龙齿。

【按语】阴分不足，精血亏少则月经后期量少，色红；舌脉均为阴虚之象。阴虚火旺，出现口干舌燥，舌质偏红，五心烦热。

## 滋水清肝饮加减

【组成】丹参10克　赤芍药10克　白芍药10克　生地黄10克　山药10克　山茱萸10克　牡丹皮10克　茯苓10克　柴胡5克　栀子9克　钩藤12克　续断12克　甘草10克　五灵脂10克

【用法】水煎，日1剂，分2次温服。

【功能主治】清肝凉血，滋肾调冲。主治肾阴虚证，症见婚久不孕，或多次流产，月经先期，经量或多或少，色红，有小血块，头昏腰酸，胸闷烦躁，夜寐甚差，便干尿黄，舌质红苔黄，脉细弦带数。

【加减法】肾阳虚，腰酸甚，下肢有冷感者，加杜仲、狗脊；心火偏旺，精神不安，失眠者，加龙齿、炒枣仁、莲子心。

【按语】肾阴不足，精血亏少或阴虚火旺，故婚久不孕，或易流产，月经先期，经量或多或少，色红，脉细数均为肾阴不足之象。

## 归芍地黄汤合活络效灵丹加减

【组成】当归12克　白芍药12克　山药12克　山茱萸10克　生地黄10克　牡丹皮10克　茯苓10克　泽泻10克　丹参10克　乳香6克　没药6克

【用法】水煎，日1剂，分2次温服。

【功能主治】养阴养血，化瘀调经。主治血虚血瘀证，症见婚久不孕，少腹隐痛，或抽掣样疼痛，头昏腰酸，形体消瘦，月经先期或先后不一，经量或多或少，色红有小血块，烦躁寐差，甚则失眠，带下偏少，或有黄带，舌质偏红，边有紫斑，苔薄，脉细弦带数。

【加减法】①少腹隐痛，持续不断者，加元胡、琥珀。②腰酸腿软明显者，加续断、桑寄生。③烦躁失眠明显者，加合欢皮、炒枣仁。④纳差，胃脘不舒，大便偏软者，去当归、生地黄，加木香、陈皮、白术。⑤经量偏多者，加女贞子、旱莲草、蒲黄。

【按语】阴血亏少或阴虚火旺，冲任失养，子宫干涩，故不能摄精成孕，舌红，脉细数均为肾阴不足之象。

## 知柏地黄丸合左归饮

【组成】熟地黄12克　山药12克　山茱萸12克　泽泻10克　牡丹皮10克　知母10克　黄柏6克　枸杞子10克　菟丝子10克　当归10克　赤芍药10克　白芍药10克

【用法】水煎，日1剂，分2次温服。

【功能主治】养阴凉血，补益肝肾。主治肝肾阴虚证，症见久未怀孕，月经正常或先期量少，色红，质稠，腰酸腿软，头晕耳鸣，五心烦热，口干，舌红苔少或薄白，脉细数。

【加减法】①肝郁火旺者，加柴胡、栀子、合欢皮、绿萼梅。②兼湿热者，加败酱草、薏苡仁。③脾胃虚弱者，去当归、熟地黄，加白术、砂仁。④排卵后可适当加温肾药，如续断、菟丝子、鹿角霜。⑤兼血瘀者，加三七、茜草、桃仁、红花、丹参。

【按语】肝肾阴虚，阴虚内热，热扰血海，迫血妄行，故月经先期而至。舌红苔少或薄白，脉细数均为肝肾阴虚之象。

## 养精种玉汤合柏子仁丸加减

【组成】当归10克　白芍药10克　熟地黄10克　山茱萸10克　柏子仁10克　卷柏6克　泽兰12克　续断12克　牛膝10克

【用法】水煎，日1剂，分2次温服。

【功能主治】养心血，补肾精。主治心肾失济证，症见婚久不孕，经期不定，量少色红，五心烦热，夜寐多梦，咽干口渴，头昏心悸，腰酸腿软，舌红少苔，脉细数。

【加减法】①心火偏旺，失眠严重者，加酸枣仁、夜交藤；②精神不宁，心悸不安者，加钩藤、枸杞子、五味子、龟板、鳖甲、丹参。③肾阳虚，用温肾丸、补天五子种玉丹加味、温胞饮加减、毓麟珠合桃红四物汤。

【按语】婚久未孕，积思在心，营阴暗耗，故经行不调，量少色红。

## 温肾丸

【组成】熟地黄 10 克　山茱萸 10 克　巴戟天 10 克　当归 10 克　菟丝子 10 克　鹿茸 8 克　生地黄 10 克　杜仲 10 克　茯神 10 克　山药 15 克　远志 12 克　续断 12 克　蛇床子 6 克　益智仁 10 克

【用法】水煎，日 1 剂，分 2 次温服。

【功能主治】温肾助阳，养血调经。主治肾阳虚证，症见婚久不孕，月经后期量少，色淡或月经稀发，甚则闭经，面色晦暗，腰酸腿软，性欲淡漠，大便不实，小便清长，舌淡苔白，脉沉细。

【加减法】若子宫发育不良，应积极早治，加入血肉有情之品，如紫河车、鹿角片（或鹿茸）、桃仁、丹参、茺蔚子；性欲淡漠者，加淫羊藿、仙茅、石楠藤、肉苁蓉，也可选用《百灵妇科》方"益阳渗湿汤"，药用熟地黄、山药、白术、茯苓、泽泻、枸杞子、巴韩天、菟丝子、肉桂、附子、补骨脂、鹿角胶、甘草等。

【按语】肾阳虚弱，冲任失于温养，血海不充，故婚久不孕，或月经后期量少色淡，或月经稀发，闭经。

## 补天五子种玉丹加味

【组成】熟地黄 12 克　山茱萸 12 克　当归 12 克　枸杞子 12 克　菟丝子 12 克　女贞子 6 克　牡丹皮 6 克　茯苓 6 克　泽泻 6 克　覆盆子 6 克　山药 10 克　牛膝 10 克　杜仲 10 克　五味子 10 克　紫河车 10 克　巴戟天 10 克

【用法】水煎，日 1 剂，分 2 次温服。

【功能主治】补阴配阳，调理冲任。主治阴阳两虚偏阳虚证，症见婚久未孕，或继发不孕，月经后期，经量偏少，色淡红，或暗红，无血块，平时带下偏少，性欲淡漠，头昏腰酸，少腹或小腹有凉感，小便较频，大便时有溏象，神疲乏力，舌质淡红，苔薄白腻，脉细弦。

【加减法】脾胃不和，腹胀便溏者，去熟地黄、当归，加白术、砂仁；阳虚寒盛，形寒腰酸者，加淫羊藿、补骨脂；心火偏旺，心烦失眠者，加莲子心、青龙齿。

【按语】肾气虚弱，冲任失于温养，血海不充，故宫寒不能摄精成孕，月经后期量少色淡，带下偏少，肾阳不足，命门火衰，故性欲淡漠，神疲乏力。

## 温胞饮加减

【组成】党参 15 克　白术 10 克　巴戟天 10 克　杜仲 10 克　菟丝子 10 克　山药 10 克　芡实 10 克　肉桂 3 克　补骨脂 10 克　紫石英 10 克　绿萼梅 5 克

【用法】水煎，日 1 剂，分 2 次温服。

【功能主治】补肾健脾，调理冲任。主治脾肾两虚证，症见婚久不孕，或自然流产，月经先后不一，经量多，色淡红，质黏腻，有腐肉样血块，小腹坠痛，头昏腰酸，腹胀矢气，大便溏泻，神疲乏力，胸闷烦躁，乳房胀痛，舌质淡红，苔白腻，脉细弱。

【加减法】心肝气郁胸闷者，加柴胡、香附、青陈皮；脾虚泄泻明显者，加砂仁、木香、炮姜。

【按语】脾肾不足，冲任失于温养，血海不充，故婚久不孕或易流产，月经或先或后，经量偏多，色淡红。舌脉均为肾阳不足之象。

## 毓麟珠加减

【组成】当归 12 克　川芎 12 克　赤芍药 12 克　白芍药 12 克　熟地黄 12 克　党参 12 克　黄芪 12 克　茯苓 10 克　白术 10 克　菟丝子 10 克　鹿角 10 克　杜仲 10 克　川椒 5 克

【组成】水煎，日 1 剂，分 2 次温服。

【功能主治】补肾助阳，化瘀调冲。主治阳虚加瘀证，症见久不受孕，月经正常或后期，量少，色紫暗，有血块，腰酸腿软，少腹冷痛，喜温，舌质红，有瘀点，苔薄白，脉沉细。

【加减法】脾胃虚弱者，去当归、熟地黄，加砂仁、木香；少腹疼痛者，加元胡、炮姜。

肝郁证用开郁种玉汤、补肾解郁汤、开郁种玉汤合逍遥散加减。

【按语】肾中阳气不足，阴寒内盛，气血生化不足，故月经后期量少。舌淡红，或有瘀点，苔薄白，脉沉细均为阳虚夹瘀之象。

## 开郁种玉汤

【组成】当归 10 克　白芍药 10 克　白术 10 克　茯苓 12 克　牡丹皮 12 克　香附 12 克　天花粉 8 克　青皮 6 克　柴胡 6 克　红花 6 克　郁金 12 克

川楝子 6 克　丹参 10 克　川芎 10 克　泽兰 10 克　元胡 10 克

【用法】水煎，日 1 剂，分 2 次温服。

【功能主治】疏肝解郁，理气化瘀。主治肝郁证，症见婚久不孕，经前双乳、小腹胀痛，月经周期先后不定，经血夹块，情志抑郁不畅，或急躁易怒，胸胁胀满，舌质暗红，脉弦。

乳房有结块者，加王不留行、路路通、橘核；乳房胀痛灼热者，加荔枝核、蒲公英；梦多寐差者，加炒枣仁、夜交藤。

【按语】肝气郁结，气血不和，冲任失调，故胞宫不能摄精成孕。舌质暗红，脉弦均为肝郁之象。

## 补肾解郁汤

【组成】当归 10 克　赤芍药 10 克　白芍药 10 克　山药 10 克　山茱萸 10 克　熟地黄 10 克　牡丹皮 10 克　茯苓 10 克　菟丝子 10 克　香附 9 克　柴胡 5 克　钩藤 12 克　栀子 9 克　紫石英 15 克

【用法】水煎，日 1 剂，分 2 次温服。

【功能主治】补肝肾阴，疏散郁火。主治郁火证，症见婚久不孕，有流产史，月经先期量多，或先后不一，量多少不定，色红，有小血块，头昏腰酸，胸闷烦躁，乳头或乳房胀痛，或头痛，夜寐甚差，舌质偏红，苔黄腻，脉弦细。

【加减法】脾胃较差，腹胀便溏者，去当归、熟地黄、栀子，加白术、木香；心肝火旺，夜寐较差，口舌破溃者，去当归、山茱萸，加黄连、龙齿、灯心草。

【按语】肝郁不达，郁而生热，故月经先期量多，或先后不一，量多少不定，或乳头乳房胀痛，舌脉均为肝郁化火之象。

## 开郁种玉汤合逍遥散加减

【组成】柴胡 6 克　当归 10 克　白芍药 10 克　白术 10 克　茯苓 10 克　薄荷 5 克　香附 10 克　天花粉 6 克　黄芩 5 克　炙甘草 3 克　炮姜 5 克　牡丹皮 10 克

【用法】水煎，日 1 剂，分 2 次温服。

【功能主治】疏肝和脾，调理冲任。主治肝脾失调证，症见婚久不孕，月经不调，量或多或少，色紫红有块，情志失畅，经前胸闷急躁，乳房作胀，经行少腹疼痛，苔薄黄，脉弦。

【加减法】乳房有结块者，加王不留行、路路通、橘核；乳房胀痛灼热者，加炒川楝子、蒲公英；梦多寐差者，加炒枣仁、夜交藤。

痰湿证用启宫丸合补中益气丸加减、归芍地黄汤合越鞠二陈加减、毓麟珠合越鞠二陈汤加减、温经汤加减。

【按语】肝脾不调，冲任失和，故胞宫不能摄精成孕；盼子心切，肝郁不舒，情怀失畅，故月经失调。

## 启宫丸合补中益气丸加减

【组成】半夏 10 克　苍术 10 克　香附 10 克　六神曲 10 克　茯苓 10 克　陈皮 10 克　党参 12 克　黄芪 12 克　当归 10 克　白术 10 克　川芎 6 克　升麻 6 克　柴胡 6 克　甘草 3 克

【用法】水煎，日 1 剂，分 2 次温服。

【功能主治】补气健脾，理气化痰。主治痰湿证，症见婚久不孕，经行后期，月经量少，或闭经，带下量多质稠，形体肥胖，头晕心悸，胸闷呕恶，苔白腻，脉滑。

【加减法】①呕恶胸闷甚者，加厚朴、枳壳、竹茹。②心悸甚者，加远志。③痰湿内盛，胸闷气短者，加瓜蒌、胆南星、石菖蒲。④经量过多者，黄芪加量，加续断。⑤心悸者，加远志。⑥月经后期或闭经者，加鹿角胶、仙灵脾、巴戟天。⑦痰瘀互结成症者，加昆布、海藻、石菖蒲、三棱、莪术。

【按语】痰湿阻滞冲任胞宫，故不能摄精成孕，经行后期，月经量少或闭经；痰湿积于带脉，故带多质稠；痰湿泛溢肌腠，故肥胖。苔白腻，脉滑均为痰湿内阻之象。

## 归芍地黄汤合越鞠二陈汤加减

【组成】丹参 10 克　赤芍药 10 克　当归 10 克　白芍药 10 克　熟地黄 15 克　山药 10 克　山茱萸 10 克　牛膝 12 克　牡丹皮 10 克　茯苓 10 克　续断 10 克　苍术 10 克　郁金 10 克　香附 10 克　胆南星 10 克

【用法】水煎，日 1 剂，分 2 次温服。

【功能主治】养肝理气，化痰除湿。主治痰湿脂浊证，症见婚久未孕，月经后期，量少，色淡红，无血块，平时带下少，头昏腰酸，胸闷烦躁，口腻多痰，形体逐渐肥胖，性欲较差，或有神疲，苔黄白腻，脉细滑或细弦带滑。

【加减法】腰酸不甚者，加熟地黄、女贞子；脾胃不和，口腻痰多，大便不实者，加白术、六神曲。

【按语】痰湿内阻，闭阻冲任胞宫，故不能摄精成孕，经行后期量少，或带下；痰湿体质多肥胖。苔白腻，脉滑均为痰湿内阻之象。

## 毓麟珠合越鞠二陈汤加减

【组成】当归9克　赤芍药9克　白芍药9克　山药9克　山茱萸9克　牡蛎15克　牡丹皮10克　茯苓10克　陈皮6克　续断10克　菟丝子10克　苍术10克　香附10克　青皮6克

【用法】水煎，日1剂，分2次温服。

【功能主治】养血调经，健脾化痰。主治血虚脾虚兼痰脂证，症见婚久不孕，月经后期，经量或多或少，色淡红，质黏腻，胸闷烦躁，口腻多痰，乳房胀痛，形体肥胖，苔黄白厚腻，脉细滑。

【加减法】痰湿偏盛，口腻痰多者，去牡蛎、当归，加半夏、厚朴、胆南星；脾胃不和，腹胀便溏，神疲乏力者，去当归、牡蛎，加炒白术、砂仁、藿香。

【按语】痰湿内阻，闭阻冲任胞宫，故婚久不孕，舌脉均为痰湿内阻之象。

## 温经汤加减

【组成】当归10克　川芎10克　赤芍药10克　肉桂5克　莪术10克　牛膝10克　党参15克　甘草5克

【用法】水煎，日1剂，分2次温服。

【功能主治】温经散寒，化瘀调经。主治寒湿证，症见婚久不孕，月经后期，量少，色紫暗，有血块，少腹冷痛，得温则舒，形寒腹冷，小溲清长，带下色白，质稀，大便或溏，舌质淡，苔白腻，脉沉细无力。

【加减法】①经行量少者，加丹参、红花、泽兰、益母草。②经行量多者，加炒五灵脂、炒蒲黄、血余炭。③瘀结较重者，加制乳香、制没药、穿山甲、王不留行。④痰湿较重者，加苍术、白术、车前子、薏苡仁。

血瘀证用少腹逐瘀汤加减、柴胡疏肝散合归芍地黄汤加减、毓磷珠合脱膜散加减、血府逐瘀汤合活络效灵丹加减、健固汤或桂枝茯苓丸。

【按语】寒湿之气入侵，冲任受袭，寒湿交阻胞宫，故月经后期，量少，色紫黯，有血块，少腹冷痛，舌脉均属寒湿之象。

## 少腹逐瘀汤加减

【组成】当归10克 赤芍药10克 红花9克 桃仁9克 五灵脂12克 小茴香6克 香附6克 枳壳6克 薏苡仁15克 丹参10克 牛膝10克 桂枝5克

【用法】水煎，日1剂，分2次温服。

【功能主治】活血祛瘀，温经止痛。主治血瘀证，症见婚久不孕，月经后期，经量多少不一，色紫夹块，经行腹痛，小腹作痛不舒，或腰骶骨疼痛拒按，舌暗或紫，脉涩。

【加减法】若瘀血较为严重，但身体壮健者，可以朴硝荡胞汤治之，药用芒硝、牡丹皮、当归、桃仁、厚朴、桔梗、人参、赤芍药、茯苓、肉桂、牛膝、虻虫、附子等；下焦久瘀，湿热交阻者，加二妙散、败酱草、大血藤。

【按语】瘀血内阻胞宫冲任，故经行后期；经脉阻滞，故经行量少；瘀血阻于脉外，新血不得归经，故经行量多，色紫夹块；瘀血内阻，腹痛拒按，舌紫，脉涩，均为瘀血之象。

## 柴胡疏肝散合归芍地黄汤加减

【组成】柴胡8克 白芍药10克 枳壳10克 陈皮10克 川芎10克 当归10克 生地黄10克 山药10克 山茱萸10克 牡丹皮10克 泽泻10克 车前子10克

【用法】水煎，日1剂，分2次温服。

【功能主治】疏肝解郁，养血调经。主治气滞血瘀证，症见婚久未孕，月经后期或先后不一，经量偏少，色淡红或暗红，质稀粘，或有小血块，小腹作胀，头昏腰酸，胸闷烦躁，口干不欲饮，舌质紫暗，或舌边有瘀点，脉细弦带涩。

【加减法】行经量或多或少，淋漓不净者，加五灵脂、蒲黄、茜草；经行量甚少者，加牛膝、泽兰；大便偏溏者，加白术、砂仁。

【按语】瘀血内阻胞宫，经行后期，不能摄精成孕，舌质紫，脉涩均为瘀血之象。

## 毓麟珠合脱膜散加减

【组成】当归10克 赤芍药10克 白芍药10克 熟地黄12克 山药10

克　牡丹皮 10 克　茯苓 10 克　续断 6 克　菟丝子 6 克　鹿角片 6 克　五灵脂 3 克　肉桂 3 克　莪术 10 克　香附 10 克　苍术 10 克

【用法】水煎，日 1 剂，分 2 次温服。

【功能主治】养血调经，助阳化瘀。主治宫寒兼瘀血症，症见婚久不孕，或有流产史，月经后期，经量多，色紫红，有较大血块，或兼夹膜状血块，腰酸腹痛，胸闷烦躁，夜寐较差，舌质暗红，边有紫点，苔黄腻，脉涩。

【加减法】心肝郁火，胸闷乳胀，头疼失眠者，去当归、肉桂，加钩藤、白蒺藜、莲子心；脾胃不和，腹胀便溏，纳差神疲者，去当归、熟地黄，加白术、木香、党参。

【按语】瘀血内阻胞宫、冲任，故经行后期。舌脉均为阳虚血瘀之象。

## 血府逐瘀汤合活络效灵丹加减

【组成】桃仁 10 克　红花 10 克　当归 10 克　生地黄 10 克　赤芍药 10 克　川芎 9 克　柴胡 6 克　桔梗 6 克　枳壳 10 克　牛膝 10 克　甘草 3 克　丹参 10 克　元胡 10 克　乳香 10 克　没药 10 克

【用法】水煎，日 1 剂，分 2 次温服。

【功能主治】疏肝理气，活血化瘀。主治血瘀症，症见婚久不孕，经量偏少或量多淋漓，色紫暗，有血块，经行少腹胀痛，拒按，或腰俞酸楚，平时带下黄白量多，质黏腻，或有臭气，胸闷心烦，乳房胀痛，精神抑郁，或虽症状不多，但输卵管一侧或两侧增粗，通而不畅，偶或经间排卵期少腹胀痛，舌质紫暗，边有瘀斑，脉涩。

【加减法】①经间排卵期疼痛剧烈者，加五灵脂、全蝎。②经行量少者，加泽兰、益母草。③输卵管积水者，加桂枝、茯苓、䗪虫、橘核。④经行量多者，加蒲黄、大小蓟、茜草炭。⑤气滞腹胀明显者，加天仙藤、金铃子、小茴香、青皮。

【按语】瘀血内阻胞宫、冲任，故经行偏少，瘀血占据血室，新血难安，故经量多，有较大血块排出，舌紫，脉涩均为瘀血之象。

## 健固汤合桂枝茯苓丸

【组成】党参 10 克　白术 10 克　茯苓 10 克　巴戟天 10 克　薏苡仁 10 克　桂枝 5 克　赤芍药 10 克　牡丹皮 10 克　桃仁 10 克

【用法】水煎，日 1 剂，分 2 次温服。

【功能主治】健脾益肾，活血化瘀。主治脾肾两虚兼血瘀证，症见婚久不孕，或易流产，少腹隐痛，劳则发作，月经后期，量或多或少，色淡红，或有血块，神疲乏力，白带量多，腹胀矢气，纳差便溏，腰酸腿软，舌质淡红，苔白腻，脉虚弱

【加减法】①小腹冷痛明显者，加炮姜。②行经小腹坠痛，量多者，加炒荆芥、黄芪、阿胶、艾叶炭。③行经腹痛，量少者，加丹参、泽兰、益母草。④胸闷心烦，经前乳房胀痛者，加青皮、玫瑰花、郁金。

湿热证用四妙丸加减、大血藤败酱散。

【按语】脾肾两虚，冲任失于温养，血海不充，故月经后期，量或多或少，色淡红，或有血块，婚久不孕，或易流产。

## 四妙丸加减

【组成】苍术9克　牛膝9克　黄柏9克　薏苡仁9克　泽泻9克　大血藤15克　败酱草20克　茯苓9克　艾叶9克　香附6克　车前草6克

【用法】水煎，日1剂，分2次温服。

【功能主治】清热燥湿。主治湿热证，症见继发不孕，月经先期，或经期延长，淋漓不断，赤白带下，腰骶酸痛，少腹坠痛，或低热起伏，舌红，苔黄腻，脉细数。

【加减法】①湿热而兼有瘀血者，加当归、白芍药、元胡、苏木。②瘀血较明显者，合桂枝茯苓丸治之。③湿热偏于热者，用龙胆泻肝汤。④经行腹痛者，加香附、泽兰、土元。⑤带下腥臭者，加败酱草、蒲公英、椿根皮、土茯苓。

【按语】湿热互结，湿阻气机，热伏冲任，胞宫被灼，不能摄精成孕，故继发不孕；冲任阻滞，迫血妄行则经期延长，淋漓不断；湿热下注，则赤白带下，少腹坠痛；湿热粘滞，故低热起伏。舌质红，苔黄腻，脉弦数皆为湿热之象。

## 大血藤败酱散

【组成】大血藤10克　败酱草10克　乳香6克　没药6克　元胡10克　木香10克　当归10克　赤芍药10克　薏苡仁10克　山楂10克

【用法】水煎，日1剂，分2次温服。

【功能主治】清热利湿，行气化瘀。主治湿热型，症见婚久不孕，少腹隐

痛，经行先期量多，色红，有黏腻样血块，或腰俞酸，带下量多，色黄白，质黏腻，有脓样带下，或有腥臭气，面红烦热，口苦咽干，小便黄赤，尿量少，大便有时欠实，舌红苔根黄白腻，脉细濡数。

【加减法】①经行量多者，加失笑散、大小蓟、茜草炭。②经行量少，经行不畅者，加泽兰、益母草、牛膝。③经行疼痛剧烈者，加五灵脂、徐长卿。④伴小腹包块者，加山甲珠、皂角刺、五灵脂、桔梗、大黄。

血虚证用加味四物汤、滋肾生肝饮加减。

【按语】湿热互结，湿阻气机，热伏冲任，故不能摄精成孕，舌质红，苔黄腻，脉细濡数皆为湿热之象。

## 加味四物汤

【组成】当归10克　川芎10克　白芍药10克　生地黄10克　阿胶10克（烊化）　白术10克　茯苓10克　陈皮6克　甘草3克　续断15克　香附10克

【用法】水煎，日1剂，分2次温服。

【功能主治】补气养血，健脾理气。主治血虚证，症见婚后无子，月经后期，量少色淡，面色萎黄，皮肤不润，形体瘦弱，头晕目眩，大便干结，舌淡苔薄，脉细弱。

【加减法】气血两虚者，加党参、山药；血虚未复，营阴不足者，加元参、麦门冬、阿胶、地骨皮、龟板、枸杞子。

【按语】素体虚弱或久病失血，以致冲任血虚，胞宫失养，故不能摄精成孕，舌淡苔薄，脉细弱，均为血虚之象。

## 滋肾生肝饮加减

【组成】当归10克　白芍药10克　山药10克　山茱萸10克　生地黄10克　牡丹皮10克　茯苓10克　泽泻10克　柴胡5克　白术10克　五味子5克

【加减法】水煎，日1剂，分2次温服。

【功能主治】滋阴养血，疏肝调经。主治心肝郁火证，症见婚久不孕，月经后期量少，或先期量少，色红有小血块，小腹作胀，平时带下少或甚少，头晕腰酸，胸闷烦躁，情绪抑郁，时欲叹息，夜寐甚差，口干咽燥，便干尿黄，舌质偏红，苔黄腻，边有齿印，脉细弦带数。

【加减法】肾虚明显，腰酸较甚者，加续断、菟丝子；心火偏旺，失眠烦躁轻者，加钩藤、莲子心、青龙齿；肝火偏甚，头疼、烦躁、易怒者，加炒栀子、白蒺藜。

【按语】肝气郁结，气血不和，冲任失调，故月经周期先后不定，经来夹块，胞宫不能摄精成孕，肝郁气滞，郁而化火，故胸闷烦躁，情绪抑郁，夜寐甚差，舌质暗红，脉弦均为肝郁之象。

## 艾附暖宫丸加减

【组成】艾叶 10 克　香附 15 克　五灵脂 15 克　当归 15 克　吴茱萸 12 克　白芍药 12 克　川芎 12 克　续断 10 克　蒲黄 10 克　菟丝子 10 克　益母草 10 克　肉桂 5 克　仙灵脾 10 克

【用法】水煎，日 1 剂，分 3 次温服。

【功能主治】行气活血，补肾暖宫。主治原发性不孕症。

【按语】本方与温经汤互参。

## 氤氲育子汤

【组成】紫石英 40 克　仙灵脾 20 克　菟丝子 20 克　枸杞子 20 克　川椒 2 克　人参 10 克　蜂房 10 克　益母草 10 克　红花 10 克　香附 10 克　柴胡 10 克　枳壳 10 克　王不留行 10 克

【用法】水煎，日 1 剂，分 2 次温服。

【功能主治】补肾暖宫，行气活血。主治无排卵性不孕症。

【按语】本方适用于肾阳虚，子宫受寒影响排卵的不孕症。

## 柴胡通任煎

【组成】柴胡 10 克　皂角刺 10 克　王不留行 10 克　丹参 10 克　赤芍药 10 克　香附 10 克　鹿角霜 10 克　乌药 10 克　山茱萸 10 克　元胡 10 克　山甲珠 20 克　莪术 6 克

【用法】水煎，日 1 剂，分 2 次温服。

【功能主治】疏肝行气，活血通任。主治不孕症。

【按语】本方适用于肝气郁结所致的瘀血证。疏肝理气，活血化瘀，通任，治疗不孕症。

## 温阳疏通汤

【组成】柴胡 15 克　香附 15 克　红花 15 克　桃仁 20 克　三棱 20 克
莪术 30 克　牛膝 17 克　王不留行 15 克

【用法】水煎，日 1 剂，分 3 次温服。

【功能主治】疏肝解郁，破血化瘀。主治输卵管阻塞性不孕。

【加减法】肝郁气滞明显者，宜加青皮；伴寒凝，可加肉桂、附子；伴肾
阳虚，可加肉苁蓉等；一旦发生输卵管积水或附件炎，宜加猪苓、蒲公英、
车前子、地丁。

## 免疫性不孕验方

【组成】生晒参 9 克　炙远志 9 克　熟地黄 15 克　菟丝子 15 克　五味子
15 克　炙甘草 15 克　山药 20 克　山茱萸 10 克

【用法】水煎，日 1 剂，分 2 次温服。30 剂为 1 疗程。

【功能主治】补肾填精。主治免疫性不孕症，患者体内已有抗精子抗体
形成。

【按语】本方可与"滋肾生肝饮加减"互参或合方。

# 第十二章　性传播疾病

## 一、非淋菌性尿道炎

**【辨病与辨证】**

非淋菌性尿道炎指由除淋球菌外的其他病原体引起的泌尿生殖系统感染，诸如沙眼衣原体、分泌尿素支原体等病原体感染。患者经由性接触传播，表现有尿道刺痛、刺痒、伴有轻重不一的尿急、尿频和排尿困难，晨起或初次排尿时，常在尿道口出现稀薄的黏液性分泌物，如感染处理不当或治疗不及时，患者易于出现各种严重并发症，如感染性附睾炎、细菌性前列腺炎、眼炎、不育不孕等病。常可找到特异性病原抗体，此病大致相当于中医学的"淋证"，须按以下分型论治：湿热下注型，患者有尿道刺痒、轻度尿频、尿痛、排尿困难、余沥不尽，检查见有尿道口黏性分泌物、甚至出现脓性分泌物，伴有口干、舌红、苔微黄、脉弦数等；气滞不宣型，如患者表现为排尿刺痒或疼痛、滴沥不尽、晨起多有尿道口黏液封堵，伴少腹、会阴、阴囊内酸胀不适，舌质淡紫、苔薄白、脉细涩等。

### 当归贝母苦参丸

**【组成】** 当归 10～30 克　川贝母 10～30 克　苦参 10～30 克

**【用法】** 共研细粉，炼蜜为丸，如小豆大，初服 3 丸，加至 10 丸。亦可作汤，入蜂蜜 30 克冲服。

**【功能主治】** 小便淋漓不尽，溲时涩痛，尿色黄赤，大便干燥，舌质红，苔黄，脉滑数。

**【按语】** 临床常用于泌尿系感染、泌尿系结石、良性前列腺增生症等以小便不利或淋沥涩痛为主诉的疾病可以使用本方。本方可扩大运用于涕、痰、胃酸、带下、精液、前列腺液、皮肤渗液、局部汗液分泌增多或异常的疾病，以黄稠味重为特征，如鼻窦炎、中耳炎、急慢性支气管炎、消化性溃疡、盆腔炎、阴道炎、精液不液化症、急慢性前列腺炎、痔疮、痢疾、急慢性湿疹、皮炎、脚癣等。

## 龙胆泻肝汤

【组成】龙胆草5~10克　炒黄芩6克　炒栀子6克　木通6克　泽泻6克　生地黄6克　柴胡6克　车前子10克　当归3克　甘草3克

【用法】水煎2次分服。

【功能主治】泄肝胆实火，清利肝胆经湿热。主治肝胆实火上逆，胁痛口苦，目赤，耳聋，耳肿及头疼，肝经湿热下注，小便淋浊，阴肿，阴痒，囊痛，妇女带下等症。

【注意事项】本方药物多属苦寒，易于败胃，宜中病即止，不宜过剂。

【按语】本方症是由肝胆实火或湿热下注所致。近代常用本方治疗急性结膜炎、急性中耳炎、急性肝炎、急性胆囊炎等属于肝经实火，以及急性肾盂肾炎、膀胱炎、尿道炎、急性盆腔炎、外阴炎、睾丸炎等属于肝经湿热下注者。

## 龙胆泻肝汤当归芦荟丸合左金丸

【组成】龙胆草10克　黄芩6克　栀子6克　木通6克　泽泻6克　生地黄6克　柴胡6克　车前子10克　吴茱萸3克　当归3克　甘草3克　黄连3克　黄柏6克　大黄6克　木香3克

【用法】水煎，日1剂，分2次温服。

【功能主治】泻肝胆实火，清利肝胆湿热。主治肝胆实火上逆，胁痛口苦，目赤，耳聋耳肿，头晕目眩及头痛，眩晕惊悸抽搐，谵语发狂，肝经湿热下注，小便淋浊，阴肿，阴痒，阴囊痛，妇女带下。舌红苔黄腻，脉弦数有力。

【按语】本方治疗肝胆实火、肝郁化火、肝经湿热下注所致的疾病，如急性结膜炎、急性中耳炎，急性肝炎，急性胆囊炎，属于肝经实火者。以及急性肾益肾炎、膀胱炎、尿道炎、盆腔炎、外阴炎、睾丸炎属于湿热下注者。

## 地柏秦苓泽泻汤

【组成】熟地黄18克　茯苓10克　黄柏10克　秦艽10克　车前子15

克 泽泻 10 克

【用法】水煎，日 1 剂，分 2 次温服。

【功能主治】清热养阴，利湿通淋。主治非淋菌性尿道炎，证属湿热下注者，症见尿道刺痛，伴尿频、尿急等刺激症状，检查时有少量尿道口分泌物。

【按语】本方可用于湿热下注型，伴有口干、舌红、苔微黄、脉弦数等。

## 行气汤

【组成】青木香 10 克　瞿麦 10 克　沉香 5 克　六一散 20 克

【用法】水煎，日 1 剂，顿服。

【功能主治】理气行滞，清利湿热。主治非淋菌性尿道炎，证属气滞不宣者，症见茎中不适，尿道口黏液封堵，会阴坠痛等。

【按语】本方可与上方互参，或合方。

# 二、急性淋病

【辨病与辨证】

急性淋病是由淋病双球菌引起的一种泌尿生殖系统化脓性炎症，同时也可导致眼、咽、直肠、盆腔的播散性淋球菌感染，好发于性活跃期的中青年男性，而且也越来越趋于低龄化。此病以淋菌性尿道炎发病率最高，患者表现为尿道口红肿、发痒、流出稀薄或黏稠的黄色分泌物，同时伴有尿痛、尿频、尿急。尿道口分泌物检验或培养即可找到淋病双球菌。中医学称此病为"淋证"或"毒淋"，分为以下类型：①湿热蕴毒型，患者尿道红肿、疼痛、尿道口溢出大量黄色脓液，同时可伴发热、局部淋巴结肿大、舌红、苔黄、脉细数。②湿热瘀阻型，患者排尿疼痛、困难、脓尿、且以晨起时更加明显，可伴有心烦口干、失眠多梦，甚至经久不愈，舌暗红或有瘀斑，苔薄腻、脉涩。③肾气虚弱型，患者病程较长、迁延不愈、尿道口脓性分泌物较少，排尿不畅和疼痛、会阴部坠胀不舒，可伴有耳鸣、头晕、舌淡红、苔白、脉细弱。治疗时应以温补肾阳、化瘀利湿为主。

## 消淋解毒汤

【组成】土茯苓 30 克　蒲公英 30 克　马齿苋 30 克　连翘 15 克　败酱草 30 克　天花粉 30 克　车前子 15 克　蜂房 15 克　牛膝 15 克　甘草 15 克

【用法】水煎，日1剂，分3次温服。

【功能主治】清热解毒利湿，活血化瘀。主治急性淋病。

【按语】本方用于湿热瘀阻型。证见患者排尿疼痛、困难、脓尿、且以晨起时更加明显，可伴有心烦口干、失眠多梦，甚至经久不愈，舌暗红或有瘀斑，苔薄腻、脉涩。

## 通淋祛毒验方

【组成】龙胆草20克　土茯苓30克　萆薢15克　黄芩12克　金银花12克　泽泻10克　甘草10克　杏仁6克

【用法】水煎，日1剂，分2次温服。

【功能主治】清热解毒利湿。主治淋病。

【加减法】对肾阴亏虚，湿热蕴结者，宜去龙胆草、金银花，加牡丹皮、生地黄、续断；对肾阳不足，湿浊聚结者，去龙胆草、黄芩、金银花，加仙灵脾、巴戟天。

## 八正散化裁汤

【组成】大黄15克　萹蓄10克　瞿麦10克　甘草3克　车前子12克　滑石12克　木通6克

【用法】水煎，日1剂，分2次温服。

【功能主治】清热利湿。主治淋病。

【加减法】若伴血尿明显者，可加白茅根、旱莲草、地榆炭；若发生尿痛、尿急，宜加蒲公英、金银花。

## 解湿消淋汤

【组成】土茯苓30克　鱼腥草30克　败酱草30克　紫地丁30克　蜂房15克　牛膝15克　甘草15克

【用法】水煎，日1剂，顿服。

【功能主治】清热利湿，解毒通淋化瘀。主治湿热蕴毒型急性淋病。症见尿道肿痛，尿道口溢出黄色脓性分泌物，伴发热和局部淋巴结肿大等。

【按语】本方用于湿热蕴毒型。辨证以湿毒为重点，舌红、苔黄、脉细数。

## 化瘀消淋汤

【组成】黄柏 30 克　鸡血藤 30 克　赤芍药 12 克　泽兰 12 克

【用法】水煎，日 1 剂，顿服。

【功能主治】利湿通淋，活血化瘀。主治湿热瘀阻型淋病，症见脓尿，晨起后明显；伴有排尿困难、心烦口渴、失眠多梦、经久不愈、舌质红、有瘀斑、脉涩。

【按语】本方用于清热解毒利湿，活血化瘀型淋病。可与消淋解毒汤互参，或合方。

## 五神汤

【组成】紫地丁 20 克　金银花 15 克　车前子 14 克　茯苓 10 克　牛膝 10 克

【用法】水煎，日 1 剂，顿服。

【功能主治】清热解毒，利湿通淋。主治湿热蕴结型淋病。症见尿道肿痛、尿道口溢出黄色脓性分泌物、伴发热和局部淋巴结肿大。

【按语】本方可与八正散互参，或合用。

## 补肾消淋汤

【组成】马鞭草 20 克　熟地黄 15 克　石菖蒲 15 克　茯苓 10 克

【用法】水煎，日 1 剂，顿服。

【功能主治】补肾益气，化瘀通淋。主治肾气虚弱型淋病。症见病程较长，迁延不愈，尿道口脓性分泌物不多，但排尿仍有疼痛和不畅，会阴处重坠不舒，常伴有头晕、耳鸣、舌质淡红、脉细弱。

【按语】本方用于肾气虚弱型。可与通淋祛毒验方互参。

# 三、尖锐湿疣

【辨病与辨证】

尖锐湿疣是由人乳头瘤病毒感染引起的一种常见性传播疾病，为一种良性表皮起源的肿瘤，主要发生在性活跃期的年轻患者，且在 20～40 岁发病率最高。此病主要是通过与患病性伴侣或亚临床感染性伴侣性接触而感染。其病程长短不一，可从数月到数年不等，最初是单个、集簇或散在的淡红色丘疹，逐渐生长而产生具有特征性的乳头状或菜花样病变。有时也可自然消退，但极容易复发，极个别患者还易于转为恶性肿瘤，如阴茎癌、宫颈癌、肛门癌等。尖锐湿疣属于中医学"疣目"范畴，须按湿热蕴毒和正虚邪恋加以论治：①湿热蕴毒型，患者产生阴部或肛门四周瘀肿突起、呈乳头状或菜花状、潮湿、有恶臭味，小便发黄、舌红、苔黄腻、脉滑数。②正虚邪恋型，其病程较长、反复发作，局部仍有不典型皮肤损害，患者体质较差，易于感冒，舌淡、苔薄微腻、脉细，治宜扶正祛邪。

## 治尖锐湿疣方

【组成】马齿苋 50 克　板蓝根 30 克　紫草 15 克　红花 10 克　败酱草 50 克　生薏苡仁 30 克　赤芍药 12 克　香附 10 克

【用法】水煎，日 1 剂，分 2 次温服。

【功能主治】清热除湿，活血解毒。主治湿毒型扁平疣，传染性软疣，尖锐湿疣。

【按语】本方适应证的特点是皮疹色偏红，或有糜烂、渗出、恶臭、瘙痒。兼口干纳差腹胀，大便不畅，溲赤。舌红，苔腻，脉濡。

## 治尖锐湿疣外用方

【组成】苦参 30 克　百部 30 克　大青叶 30 克　马钱子 10 克　木鳖子 20 克　土茯苓 30 克　五倍子 20 克　蜂房 10 克　蛇床子 30 克　地肤子 30 克　马齿苋 50 克　苍术 15 克　白芷 10 克　细辛 3 克　板蓝根 30 克

【用法】水煎，洗或坐浴。7 天 1 疗程。

【功能主治】清热除湿解毒。主治湿热蕴毒所致的尖锐湿疣，症见阴部或肛门四周瘀肿突起、呈乳头状或菜花状，潮湿、有恶臭味，溲黄、舌红、苔黄腻、脉滑数。

【按语】本方有毒性药物较多，有以毒攻毒之效。水煎坐浴，药与病灶直接接触，疗效甚好。

## 根叶煎剂

【组成】金钱草 50 克　大青叶 30 克　板蓝根 30 克　大黄 10 克

【用法】水煎，日 1 剂，煎得药汁，取一半口服，另一半与药渣再煎，取汁熏洗。

【功能主治】清热解毒，利湿消疣。主治湿热蕴毒型尖锐湿疣。症见舌质红、苔黄腻、脉细数。

【按语】本方是内服方。可与上方互参。

### 湿疣验方

【组成】板蓝根 30 克　薏苡仁 20 克　苍术 10 克　牛膝 10 克　莪术 10 克

【用法】水煎，日 1 剂，顿服。

【功能主治】清热解毒。主治湿热蕴结型尖锐湿疣，症见阴部潮湿、溲黄、苔黄腻。可与上方合方，水煎熏洗。

【按语】本方外用内服均可。

## 四、生殖器疱疹

【辨病与辨证】

生殖器疱疹是由乙型单纯性疱疹病毒引起的一种性病，其发病率已呈不断上升态势，男女感染机会均等，任何年龄段都可发病，但以 20～30 岁的青年人居多。传染源为无症状的病毒携带者，感染不久后，患者体内可产生相应的抗体。主要临床症状是发热、头疼或肌肉酸痛，通常患者局部症状相对突出，多在生殖器处发生丘疹、小水疱或脓疱，一旦破裂则易于产生糜烂或溃疡，此病也极易反复。中医学曾称此病为"热疮"、"阴疮"，属于热证，常按以下分型辨证论治：①湿热下注型，阴部疱疹或糜烂、灼热痒痛、口苦纳差、小便发黄、大便干燥、舌红苔黄、脉滑数。②热毒蕴结型，阴部疱疹糜烂、脓液腥臭、局部疼痛、伴发热、头疼、心烦口渴、小便短赤、大便秘结、苔厚腻、脉弦数。③肝肾阴虚型，阴部疱疹反复发作、疱液量少、疮面破溃只有少量脓液，伴头晕耳鸣、腰酸背痛、咽干口渴、舌质红苔少、脉细数。

### 龙胆泻肝汤加减

【组成】板蓝根 20 克　薏苡仁 20 克　龙胆草 10 克　泽泻 15 克　栀子 12 克　柴胡 12 克　生地黄 12 克　车前子 12 克　木通 9 克　甘草 9 克

【用法】水煎，日1剂，分2次温服。

【功能主治】清热，利湿，解毒。主治生殖器疱疹。

【加减法】若患者大便干结，可加大黄、苦参；疱疹疼痛明显，可加蒲公英。

## 知柏地黄汤加味

【组成】板蓝根20克　熟地黄15克　山茱萸15克　牡丹皮15克　土茯苓15克　茯苓15克　紫草15克　山药15克　知母12克　泽泻12克

【用法】水煎，日1剂，分2~3次温服。

【功能主治】清热解毒，活血养阴。主治生殖器疱疹、软下疳。

【加减法】若患者肾阳虚，可配合右归丸加减。

## 黄连解毒汤

【组成】黄连9克　板蓝根20克　土茯苓20克　蒲公英15克　薏苡仁15克　黄芩12克　黄柏12克　牡丹皮12克　泽泻12克　甘草6克

【用法】水煎，日1剂，分2~3次温服。

【功能主治】清热解毒，利湿。主治生殖器疱疹、软下疳等。

【加减法】若伴发热、口渴，宜加生石膏、芦根。

## 疱疹汤

【组成】薏苡仁30克　板蓝根20克　土茯苓20克　柴胡10克　大青叶20克　甘草6克　黄柏10克　白花蛇舌草20克

【用法】水煎，日1剂，分2~3次温服。

【功能主治】清热解毒。主治生殖器疱疹。

【按语】本方功能清热解毒利湿。用于热毒蕴结型，症见阴部疱疹糜烂、脓液腥臭、局部疼痛、伴发热、头疼、心烦口渴、小便短赤、大便秘结、苔厚腻、脉弦数。

## 加减真人活命饮

【组成】炮山甲12克　皂角刺12克　金银花15克　天花粉15克　野菊花15克　赤芍药15克　生地黄15克　紫草15克　土茯苓20克　连翘10克　黄柏10克　人参6克

【用法】水煎，日1剂，分2~3次温服。

【功能主治】清热解毒，活血化瘀，益气养阴。主治生殖器疱疹、软下疳等。

【按语】本方与上方比较，两方均能清热解毒利湿。本方适用于气阴两虚体质者。

# 第十三章　儿科疾病

## 一、小儿急性上呼吸道感染

### 【辨病与辨证】

急性上呼吸道感染是儿科常见疾病，初起多以病毒感染为主，此后可有继发性细菌感染。本病症状轻者仅有鼻塞、流涕、喷嚏、咽部不适。重者可出现发热、头疼、全身乏力。婴幼儿患者会时常产生呕吐、腹泻甚或高热惊厥等症。本病中医辨证分为风寒证和风热证两大类型，风寒证治宜辛温解表，风热证治宜辛凉解表。对有夹痰者，要佐以宣肺化痰；对有夹食滞者，须佐以消食导滞；对有惊厥者，应佐以安神镇惊、息风之药物。

### 葛根汤

【组成】葛根10克　麻黄3克　桂枝8克　白芍药8克　甘草3克　生姜5片　大枣3枚

【用法】水煎，日1剂，分2次温服。

【功能主治】发汗解表，生津解肌。主治小儿外感风寒之表证。症见发热、恶寒、头疼无汗、项背强直。

【按语】本方成人儿童均适用。本方剂量乃10岁以下儿童用量。临症应以年龄酌定剂量。

### 柴葛解肌汤

【组成】柴胡10克　葛根10克　黄芩8克　羌活6克　白芷6克　白芍药6克　桔梗6克　石膏20克　甘草5克

【用法】水煎，日1剂，分2~3次温服。

【功能主治】解肌清热，宣肺和营。主治小儿外感发热，症见干咳、咽痛、纳差、食滞、腹泻等。

【加减法】咽痛明显，宜加山豆根、板蓝根；食滞，纳少，可加槟榔、鸡内金；腹泻明显，可加黄连、车前子；大便干结，可加大黄、杏仁。

## 清解汤

【组成】金银花 12 克　连翘 12 克　僵蚕 6 克　杏仁 6 克　麦门冬 6 克　蝉蜕 6 克　黄芩 6 克　石膏 30 克　大黄 6 克

【用法】水煎，日 1 剂，分 2~3 次温服。

【功能主治】疏风解表，清热生津。主治小儿外感高热。

【注意事项】本方不可用于风寒感冒。临症应注意辨证。

## 银翘蒿藿汤

【组成】青蒿 10 克　芦根 15 克　金银花 6 克　连翘 6 克　僵蚕 6 克　竹沥 6 克　半夏 6 克　杏仁 6 克　六神曲 6 克　黄芩 5 克　前胡 5 克　藿香 5 克　薄荷 3 克　蝉蜕 2 克

【用法】水煎，日 1 剂，分 2~3 次温服。

【功能主治】清热解毒，清宣透表。主治小儿外感高热，风热夹湿证。

【按语】本方常用于外感风热，引发的咽炎、扁桃体炎。

## 大柴胡汤

【组成】柴胡 10 克　枳实 6 克　生姜 6 片　黄芩 6 克　白芍药 6 克　半夏 6 克　大黄 4 克　大枣 3 枚

【用法】水煎，日 1 剂，分 2~3 次温服。

【功能主治】和解少阳，内泻热结。主治小儿高热，属少阳证或阳明证者。

【按语】本方用于少阳、阳明热结，高热患者。

## 清解凉血汤

【组成】薄荷 6 克　荆芥穗 6 克　青蒿 10 克　赤芍药 10 克　蒲公英 12 克　野菊花 12 克　黄芩 10 克

【用法】水煎，日 1 剂，分 2~3 次温服。

【功能主治】疏风解表，清热凉血。主治小儿外感发热。

【按语】本方常用于外感引发，热毒结聚之咽炎、扁桃体炎、腮腺炎等。

# 二、小儿急性扁桃体炎

**【辨病与辨证】**

扁桃体炎是扁桃体发生非特异性急性炎症，同时伴有一定程度的咽黏膜及其他淋巴细胞发炎。患者起病急，出现全身不适感、恶寒、发热、头疼、咽痛、腰背及四肢酸痛、大便秘结。部分患儿常因高热导致惊厥、抽搐。本病在中医学中称为"乳蛾"，多因内有极热、外感风邪、风热相搏，结于咽旁、气血阻滞、郁而化毒所致。治疗时应以清热解毒，消肿散结为主。对表证应佐以辛凉解表，对里证要佐以通腑泄热。倘若病情反复发作，可灼伤阴津而成阴虚乳蛾，治宜滋阴降火，清燥润肺。

## 牛蒡连桔汤

【组成】牛蒡子10克　连翘10克　元参10克　射干10克　黄芩10克
板蓝根10克　牛膝10克　桔梗9克　芦根9克　山豆根5克　胡黄连5克

【用法】水煎，日1剂，分2~3次温服。

【功能主治】疏风清热，解毒利咽。主治小儿化脓性扁桃体炎。

【按语】本方用于热伤阴津而成阴虚型乳蛾的患者。

## 半夏散及汤

【组成】半夏、桂枝、炙甘草各等份

【用法】散剂法：共研细粉，白开水冲服，每次5克，日3次；汤剂：以水200毫升，煮沸，再下制好之散剂10克，再煮沸，待小冷，徐徐含咽之。

【功能主治】咽中疼痛，或声音嘶哑，舌质淡嫩，苔薄湿润。

【按语】本方治以咽喉疼痛或声音嘶哑为主诉的疾病，如急慢性咽炎、咽喉炎、扁桃体及周围炎、感冒所致的声带水肿、声带小结，本方可扩大运用于急慢性胃炎、风湿性关节炎、痛经、冠心病、功能性消化不良、神经衰弱等。

## 通泻利咽汤

【组成】大黄6克　柴胡6克　黄芩6克　蒲公英10克　金银花10克

连翘 10 克　射干 10 克　夏枯草 10 克

【用法】水煎，日 1 剂，分 2～3 次温服。

【功能主治】清热解毒，利咽排脓。主治小儿急性扁桃体炎。

【加减法】表热盛者，宜加薄荷；里热盛者，可加石膏、黄连；若发生外感风热，宜加薄荷、牛蒡子；若有高热烦渴，须加生石膏、白芷、皂角刺。

## 清咽解毒汤

【组成】生地黄 30 克　元参 24 克　麦门冬 30 克　黄芩 15 克　白芍药 15 克　牡丹皮 15 克　蝉蜕 15 克　薄荷 6 克　甘草 6 克　桔梗 9 克　浙贝母 15 克　牛蒡子 15 克　板蓝根 45 克　山豆根 15 克

【用法】水煎，日 1 剂，分 2～3 次温服。

【功能主治】养阴清热，泻火解毒，消肿止痛。主治急性咽炎、扁桃体炎。

【加减法】若素体阴虚起病骤急者，多属虚火上炎，可加肉桂 2～3 克以引火归元；若脾胃素虚，不耐寒凉者，亦可稍佐肉桂或姜。

【按语】本方经药理研究，具有广谱抗菌作用，对炎症性渗出、水肿有抑制作用。

## 小柴胡汤加减

【组成】柴胡 6～15 克　黄芩 6～9 克　半夏 6～9 克　甘草 6～9 克　石膏 15 克～30 克　牛蒡子 6～12 克　元参 9～15 克　连翘 3～9 克　金银花 12～30 克　当归 6～9 克

【用法】水煎，日 1 剂，分 2－～3 次温服。

【功能主治】和解少阳，清凉肺胃。主治扁桃体炎。

【按语】本方用于小柴胡汤证兼扁桃体炎患者。

## 凉膈散加味

【组成】大黄 6 克　芒硝 3 克　甘草 6 克　栀子 6 克　黄芩 6 克　薄荷 6 克　连翘 6 克　金银花 6 克　牛蒡子 6 克　荆芥 6 克　防风 6 克

【用法】水煎，日 1 剂，分 2～3 次温服。

【功能主治】清热解毒，泻火通便。主治外感热病，肺胃热盛，症见高热、面赤、头疼、咽喉肿痛、口舌糜烂、齿痛鼻衄、急性扁桃体炎，大便秘结或不畅，苔黄，脉滑数。

【加减法】①如见黄疸时，加茵陈、郁金。②胸胁胀痛时加柴胡、川楝子、元胡。③有胆结石时加金钱草、虎杖、枳实等。④治疗乙型脑炎、流行性脑膜炎等疾病，见到便秘、烦躁时，也可在本方的基础上加入大青叶、板蓝根、蒲公英等，以清热、泻火、解毒。

【按语】本方除治疗以上诸证外，亦常用于急性胆囊炎，胆结石症，应用时应在本方的基础上进行加减。

## 升阳散火汤

【组成】生甘草6克　炙甘草9克　防风8克　升麻15克　葛根15克独活15克　羌活15克　白芍药15克　党参15克　柴胡24克

【用法】水煎，日1剂，分2~3次温服。

【功能主治】疏肝解郁，升阳散结。主治扁桃体炎。

【按语】本方用于胃气虚弱过食生冷，抑遏阳气于脾土，火郁而发的扁桃体炎。

## 消蛾合剂

【组成】蒲公英10克　夏枯草10克　连翘10克　前胡5克　板蓝根10克　桔梗5克　黄芩5克　甘草3克

【用法】水煎，日1剂，分2~3次温服。

【功能主治】清热解毒，降气化痰。主治急性扁桃体炎。症见发热头痛，咳嗽，咽痛，扁桃体红肿，或有脓，口渴饮冷，尿黄便秘，舌质红，苔黄，脉数。

【按语】本方用于内有积热、外感风邪、风热相搏，结于咽旁、气血阻滞、郁而化毒所致。本方清热解毒，消肿散结，适于治疗急性扁桃体炎。

## 会厌逐瘀汤加味

【组成】桃仁10克　红花10克　甘草6克　桔梗6克　生地黄20克当归10克　元参10克　柴胡6克　枳壳6克　赤芍药10克　金银花20克射干6克

【用法】水煎，日1剂，分2~3次温服。

【功能主治】活血化瘀，软坚散结。主治乳蛾（慢性扁桃体炎）。

【按语】本方用于阴虚有热，气血阻滞、郁而化毒所致的扁桃体炎。

## 养阴清肺汤

【组成】生地黄 10 克　元参 10 克　麦门冬 10 克　川贝母 10 克　白芍药 6 克　牡丹皮 6 克　薄荷 3 克　甘草 3 克

【用法】水煎，日 1 剂，分 2~3 次温服。

【功能主治】养阴润燥，化痰散结。主治扁桃体炎、急慢性喉炎、咽炎。

【加减法】热重者可加清热解毒之品，如石膏、金银花、连翘等；燥甚者可加清热生津之品，如天门冬、知母、芦根；咽喉肿痛甚者，可加板蓝根、蒲公英、射干、桔梗、僵蚕、马勃等以解毒利咽。

【按语】本方是一首清热解毒剂，也是治疗阴虚咽喉疾病较为有效的方剂。

# 三、小儿腮腺炎

## 【辨病与辨证】

流行性腮腺炎是由腮腺炎病毒引起的一种急性传染病，还包括少数病例的化脓菌感染等。本病主要临床特征是发热、耳下腮腺肿痛。中医学曾将此病称为"痄腮""蛤蟆瘟"，好发于学龄前儿童，年长儿童还可伴发睾丸肿痛。轻者宜选用疏风清热、清肝消肿法，重者宜采取解毒软坚、消肿止痛法。若有必要，还可配合外治疗法，则更有助于局部肿痛的消退。

## 蒿芩清胆汤加减

【组成】青蒿 20 克　黄芩 6 克　板蓝根 12 克　半夏 3 克　贯众 12 克　夏枯草 10 克

【用法】武火煎 10 分钟，分 8 份，日服 4 次，2 日服完。

【功能主治】清热泻火，解毒消肿。主治流行性腮腺炎。

【按语】蒿芩清胆汤本治少阳湿热证，寒热如疟，寒轻热重，胆胃湿热。常用于流感、急性胆囊炎。加入清热解毒之品，用于治疗腮腺炎效果良好。

## 小柴胡汤加减

【组成】柴胡 10 克　黄芩 12 克　半夏 6 克　贯众 15 克　夏枯草 20 克

浙贝母10克

【用法】水煎，日1剂，分2~3次温服。

【功能主治】疏肝解毒，软坚消肿。主治流行性腮腺炎。

【按语】本方与上方都是治疗少阳经证。治疗流行性腮腺炎，本方软坚散结的功能较上方强，上方清利湿热作用较本方强。应两方互参。

## 治腮腺炎外用方

【组成】黄连30克　黄柏20克　大黄20克　吴茱萸20克　胆南星10克

【用法】研细面，醋调，敷涌泉穴。

【按语】本方有药简效专使用方便的特点。

## 马氏验方

【组成】金银花10克　浙贝母10克　元参10克　升麻3克　夏枯草12克　蒲公英12克　板蓝根12克　柴胡5克　僵蚕5克　薄荷5克　蝉蜕3克　炒牛蒡子10克　紫地丁10克

【用法】水煎，日1剂，分2~3次温服。与此同时，用青黛醋调敷患处，每日2~4次换药。

【功能主治】清热疏风，解毒消肿。主治小儿腮腺炎。

【按语】本方以清热解毒，软坚散结为治。同时内服外用并行，效果良好。

## 黄氏解毒汤

【组成】金银花12克　连翘12克　防风12克　黄芩12克　甘草12克　荆芥12克　竹叶12克　夏枯草12克　大青叶12克

【用法】水煎，日1剂，分2~3次温服。本方剂量适用于8至12的年龄服用。

【功能主治】清热解毒，疏风退肿。主治儿童腮腺炎。

【按语】本方属于疏风清热解毒法。多用于腮腺炎初起。

## 黄僵腮腺炎验方

【组成】黄连4.5克　僵蚕5克　大黄5克　金银花12克　蒲公英12克

连翘9克 黄芩6克 牛蒡子3克 马勃3克 薄荷3克 桔梗3克 甘草3克 板蓝根6克 山豆根6克

【用法】水煎，日1剂，分2~3次温服。

【功能主治】清热解毒，疏散风热。主治儿童腮腺炎。

【按语】本方多用于急性期，发热较重的患者。

## 大柴胡汤加减

【组成】柴胡6克 黄芩6克 大黄6克 僵蚕10克 元参10克 碧玉散10克（布包）

【用法】水煎，日1剂，分2~3次温服。

【功能主治】疏表清里，解毒消肿。主治儿童腮腺炎。

【按语】本方属于疏风清热、清肝消肿法。功能解毒软坚、消肿止痛。若有必要，还可配合外治疗法，则更有助于局部肿痛的消退。

# 四、小儿病毒性心肌炎

【辨病与辨证】

病毒性心肌炎是由各种病毒感染后引起的心肌局灶或弥漫性炎症，且以儿童和青少年感染居多，男性多于女性。该病在秋冬季节更易于发生。患儿在出现病毒性心肌炎之前，常有急性上呼吸道感染或胃肠道病毒感染史。临床症状可轻可重，轻者无症状或仅有胸闷乏力；重者会出现胸痛、心悸、心力衰竭、期前收缩等，此时已经发生了心肌细胞水肿、坏死、心脏扩大；病情危重时，还可出现严重房室传导阻滞、休克以及心肌酶谱升高等。本病属于中医学"心悸""怔忡"范畴，须按以下类型辨证论治：气虚阴亏型，患者胸闷气短、心悸怔忡、头晕目眩、神疲乏力、多汗、失眠多梦、口干舌燥、小便少、大便干、舌质淡红、苔少、脉细数；心阳不振型，患者有胸闷气短、心悸不安、形寒肢冷、面色苍白、舌质淡白、苔薄、脉弱或沉数。

## 瓜蒌薤白半夏汤

【组成】瓜蒌12克 薤白6克 半夏6克

【用法】水煎，日1剂，分2次温服。

【功能主治】通阳豁痰。主治痰瘀互阻型小儿病毒性心肌炎，症见心悸、叹息、咳嗽痰多、恶心或呕吐等。

【按语】本方用于心阳不振，痰瘀阻滞型。症见舌质淡白、苔薄、脉弱或沉数者。

## 失笑散

【组成】 五灵脂 3 克　蒲黄 3 克　食醋 6 毫升

【用法】 水煎，日 1 剂，顿服。

【功能主治】 活血行瘀。主治痰瘀互阻型小儿病毒性心肌炎，症见胸闷胸痛、头晕、心悸、气短叹息、舌质微紫。

【按语】 本方可与上方互参，或合方。

## 黄芪桂枝五物汤

【组成】 黄芪 10 克　白芍药 10 克　桂枝 6 克　大枣 5 枚　生姜 3 片

【用法】 水煎，日 1 剂，顿服。

【功能主治】 扶正祛邪。主治正虚邪恋型小儿病毒性心肌炎，症见心悸气短、胸闷叹气、神疲乏力、低热、易患感冒等。

【按语】 本方用于气虚阳虚型病毒性心肌炎。表现为形寒肢冷、面色苍白、舌质淡白、苔薄、脉弱或沉数者。

## 生脉散

【组成】 人参 6 克　麦门冬 10 克　五味子 6 克

【用法】 水煎，日 1 剂，顿服。

【功能主治】 益气养阴。主治气阴两虚型小儿病毒性心肌炎。症见心悸不宁、活动后加重、少气懒言、燥热口渴等。

【按语】 本方用于气虚阴亏型心肌炎。症见舌质淡红、苔少、脉细数者。

# 五、百日咳

【辨病与辨证】

百日咳是由百日咳杆菌感染而引起的一种常见儿科呼吸道传染病。其临床特征为阵发性痉挛性干咳，时常伴有深长的鸡啼样吸气声。本病多见于 5 岁以下儿童，中医称之为"顿咳""鹭咳"等，通常分为初咳期、痉咳期和恢复期 3 期，治疗时要以化痰降气、疏利肺气为主，对初咳期患者要注意宣肺，对痉挛期应重视泻肺止痉，对恢复期须侧重于润肺之法。

## 百子平咳汤

【组成】百部 8 克　莱菔子 8 克　葶苈子 10 克　地龙 10 克　蝉蜕 10 克　桑白皮 10 克　白芥子 4 克　青黛 4 克　僵蚕 6 克　枳实 6 克　天竺黄 8 克　甘草 2 克

【用法】水煎，日 1 剂，分 3 ~ 4 次温服。

【功能主治】清肺化痰，止痉平咳。主治痉咳期的百日咳。

【按语】本方用于肺热痰粘之百日咳。

## 解痉止咳汤

【组成】紫菀 10 克　杏仁 10 克　百部 10 克　半夏 10 克　代赭石 30 克　橘红 3 克　蜈蚣 3 条　甘草 3 克

【用法】水煎，日 1 剂，分 3 次温服。

【功能主治】解痉，止咳，化痰。主治百日咳痉咳期。

【加减法】若痰多气逆时，可加葶苈子、枇杷叶；伴有鼻衄、目赤、咯血时，可加白茅根、侧柏叶。

## 林氏解痉汤

【组成】僵蚕 3 克　全蝎 3 克　蝉蜕 3 克　杏仁 3 克　地龙 3 克　胆南星 3 克　青黛 4 克　甘草 4 克　天竺黄 3 克　黄芩 4 克　瓜蒌 4 克　百部 4 克　地骨皮 4 克

【用法】水煎，日 1 剂，分 3 次温服。

【功能主治】清热化痰，解痉止咳。主治百日咳痉咳期，以痰热交结型为主。

【加减法】患者呕吐明显，宜加旋覆花、代赭石；若白睛出血，痰中带血，可加白茅根、藕节、菊花。

## 顿咳止汤

【组成】桑白皮 10 克　栀子 10 克　黄芩 10 克　鱼腥草 10 克　百部 10 克　沙参 10 克　天门冬 10 克　枇杷叶 10 克　麦门冬 10 克　甘草 6 克

【用法】水煎，日1剂，分3次温服。

【功能主治】清热化痰，解痉止咳。主治小儿百日咳，以痉咳期患者为主。

【按语】本方用于痉咳期，肺阴虚型之百日咳。

# 六、小儿急性支气管炎

【辨病与辨证】

急性支气管炎多由病毒、细菌或其两者混合感染所致，抑或继发于上呼吸道感染，以3岁以下儿童更为多见，一年四季均可发病，但以冬春两季居多。中医治疗须按风寒证、风热证、痰热证、痰湿证加以辨证论治，常用方法为宣肺、化痰、降气。由于小儿脏腑娇嫩、形气未充、病易多变，临床中须注意与肺炎早期进行鉴别。

## 宣降汤

【组成】麻黄3克　杏仁6克　前胡6克　桔梗5克　紫苏子5克　葶苈子5克

【用法】水煎，日1剂，分3次温服。

【功能主治】疏散外邪，宣肺降气。主治小儿表邪未尽，咳嗽不畅、痰稠量多。

【加减法】①若风寒证患儿，宜加紫苏叶、荆芥、防风。②风热证患儿，可加紫苏叶、薄荷、金银花。③咽喉肿痛，宜加板蓝根、蒲公英、生地黄。④伴有痰热蕴肺，可加鱼腥草、川贝母、桑白皮。⑤伴有口渴津伤，可加芦根、石膏。

## 儿咳清肺汤

【组成】鲜芦根90克　石膏30克　杏仁10克　僵蚕10克　枇杷叶30克　桔梗10克　甘草10克　陈皮10克　车前子30克　连翘10克　浙贝母10克

【用法】水煎，日1剂，分3次温服。

【功能主治】清肺化痰、止咳。主治小儿急性支气管炎。

【按语】本方用于肺热痰多型急性支气管炎。

# 三拗三子汤

【组成】麻黄 6 克　紫苏子 10 克　葶苈子 10 克　胆南星 9 克　地龙 10 克　竹茹 9 克　枳壳 9 克　杏仁 9 克　莱菔子 10 克　炙甘草 6 克

【用法】水煎，日 1 剂，分 3 次温服。

【功能主治】化痰止咳，肃肺平喘。主治小儿急性支气管炎，以气喘、咳嗽、痰涎壅盛为主者。

【注意事项】对 2 岁以下者，应减量；对久咳超过一周或反复发作者，宜加当归。

## 麻杏石甘汤合小陷胸汤加减

【组成】麻黄 2 克　杏仁 5 克　石膏 12 克　甘草 3 克　胆南星 3 克　瓜蒌仁 3 克　半夏 3 克　黄连 1.5 克　木蝴蝶 3 克

【用法】水煎，日 1 剂，分 3 次温服。

【功能主治】清热宣肺，祛痰止咳。主治小儿急性支气管炎，以痰热咳喘型为主。

【按语】本方用于肺热痰多为主证的小儿急性支气管炎。

## 射干麻黄细辛汤

【组成】射干 10 克　钩藤 10 克　青黛 10 克　乌梅 10 克　大枣 10 枚　麻黄 5 克　干姜 5 克　细辛 3 克

【用法】水煎，日 1 剂，分 3 次温服。

【功能主治】温肺化痰，散寒止咳。主治小儿毛细支气管炎。症见频咳、痰鸣、气促。

【按语】本方用于感冒风寒引发的小儿支气管炎。

## 咳喘汤

【组成】百部 10 克　紫苏子 10 克　白芥子 10 克　款冬花 10 克　莱菔子 10 克　紫菀 10 克　陈皮 10 克　甘草 4 克　葶苈子 10 克　半夏 6 克

【用法】水煎，日 1 剂，分 3 次温服。

【功能主治】止咳化痰，降肺平喘。主治小儿喘息性支气管炎，症见咳嗽、哮喘、气促、痰鸣等。

【按语】本方常用于素有哮喘，偶感风寒引发喘息性支气管炎。

# 七、小儿厌食症

**【辨病与辨证】**

小儿厌食证是指小儿出现较长时间的见食不贪、食欲不振、甚者拒食的一种常见疾病。究其病因，主要为平素饮食或喂养不当，从而导致脾胃不和、纳运失健，以1~6岁儿童更为多见。此病治疗应采取"运脾""养胃""健脾"的基本法则。治疗时既可水煎内服，也可选用相应的药品敷脐。

## 儿宝冲剂

**【组成】** 苍术10克　陈皮4克　焦山楂10克　党参10克　茯苓10克　六神曲10克　鸡内金3克

**【用法】** 共研细粉，每服3克，日3次。

**【功能主治】** 健脾燥湿，消食导滞。主治脾气不足、脾运失健型厌食症。

**【按语】** 小儿厌食症，多由肥甘厚味，食量过多伤及脾胃，导致脾胃运化失司造成本病，多以健脾助消化为治。本方散剂，服用方便，疗效可靠。

## 小儿厌食方

**【组成】** 太子参10克　山药10克　扁豆10克　鸡内金10克　麦芽12克　陈皮6克　莱菔子6克

**【用法】** 水煎，日1剂，分3次温服。

**【功能主治】** 益气健脾，消食导滞。主治小儿厌食症。

**【按语】** 可与上方互参。

## 运脾消食汤

**【组成】** 白术10克　茯苓10克　佛手10克　砂仁3克　陈皮6克　焦三仙各10克

**【用法】** 水煎，日1剂，分3次温服。

**【功能主治】** 健脾化湿，理气消食。主治小儿厌食症。

**【按语】** 本方用于脾胃虚寒，寒湿较重，影响脾的运化。主要见症为舌质淡胖，舌苔白厚。

# 芦荟开胃汤

**【组成】** 芦荟 1 克　胡黄连 2 克　苍术 6 克　党参 8 克　使君子 8 克　山楂 8 克

**【用法】** 水煎，日 1 剂，多次频服。

**【功能主治】** 健脾清热，杀虫消积。主治小儿厌食症。

**【按语】** 本方用于脾胃积滞，积久化热，湿热蕴结型小儿厌食症。

# 健脾饮

**【组成】** 木瓜 8 克　茯苓 8 克　乌梅 8 克　山药 15 克　扁豆 12 克　薏苡仁 12 克　麦芽 12 克　荷叶 20 克　甘草 5 克

**【用法】** 水煎，日 1 剂，分 3 次温服。

**【功能主治】** 健脾利湿，开胃消食。主治小儿厌食症。

**【按语】** 本方用于素体气血俱虚，脾胃运化功能不足，湿浊阻滞所致的小儿厌食症。

# 消化散

**【组成】** 六神曲 10 克　麦芽 10 克　山楂 10 克　鸡内金 5 克　莱菔子 5 克

**【用法】** 共研细粉，每服 10 克，加入淀粉开水冲调，睡前服。

**【功能主治】** 消食运脾。主治小儿厌食症。

**【按语】** 本方尽是消食化滞之品，对于恢复脾胃的运化功能有帮助作用。

# 敷脐膏

**【组成】** 大黄、槟榔、白蔻、焦三仙、良姜、陈皮各等份

**【用法】** 共研细粉，凡士林调膏敷脐上，日换 1 次。

**【功能主治】** 消食运脾。主治小儿厌食症。

**【按语】** 本方外用，使用简便，疗效可以。

# 八、新生儿黄疸

## 【辨病与辨证】

新生儿黄疸是由新生儿期血清胆红素增高而引起的一系列病证，出现特征性的皮肤和黏膜黄染。生理性黄疸常于出生后第 2 ~ 3 天出现，经由 4 ~ 5 天达到高峰，病理性黄疸多于出生 24 天以内出现，重症黄疸血清总胆红素 > 257 $\mu$mol/L，当黄疸迅速进展，检查血清胆红素总量每天将以 86 $\mu$mol/L 的速度增加，有时还可表现时轻时重，周而复始地加剧。中医学将本病称为"胎黄"或"胎疸"，须按以下分型辨证治疗：①湿热熏蒸型，有面部和全身皮肤发黄如橘皮色，小便赤黄、精神疲倦、不愿吸乳，湿热较重时，还可伴有烦躁不安、口渴舌干、呕吐、腹胀、抽搐、舌质红、苔黄。②寒湿内蕴型，有面部和皮肤发黄，色泽晦暗，持续不退，可伴有精神萎靡、四肢欠温、纳呆、恶心、呕吐、大便色灰白质稀、腹胀气急、小便深黄、舌质淡、苔白腻。③瘀积阻滞型，出现面部和皮肤发黄，逐渐加深、面色晦暗无华、右胁下痞块发硬、腹胀、青筋显露，部分患儿可伴有瘀斑或衄血、小便黄短、大便稀溏色灰白、舌紫暗、苔黄等症。

### 茵陈蒿汤

【组成】茵陈 10 克　栀子 10 克　大黄 1 克（后下）

【用法】水煎，2 天 1 剂，日服 3 次。

【功能主治】清热利湿，退黄。主治湿热熏蒸型黄疸，症见烦躁啼哭、皮肤及黏膜发黄，状如橘色。

【按语】黄疸一症，有阴黄、阳黄之别，湿热郁蒸则发为阳黄，本方所主阳黄，有清热利湿，退黄的功效。

### 茵陈理中汤

【组成】茵陈 10 克　当归 6 克　白术 6 克　干姜 2 克　甘草 2 克

【用法】水煎，日 1 剂，分 3 次温服。

【功能主治】健脾，温中，化湿。主治寒湿内蕴型新生儿黄疸，症见皮肤黏膜发黄，呈晦暗色、精神倦怠、不欲吸乳。

【按语】本方所主阴黄，是寒湿内蕴形成。本方能健脾，温中，化湿。

## 茵陈丹参汤

【组成】茵陈6克　丹参6克　车前子6克　甘草3克

【用法】水煎，日1剂，分3~5次温服。

【功能主治】清热，化瘀，解毒。主治瘀积阻滞兼湿热熏蒸型新生儿黄疸，症见皮肤黏膜发黄，较长时间迁延不退，甚或不断加重，发生胁痞硬块。面部呈晦暗色、精神倦怠、不欲吸乳。

【按语】本方适用于瘀积阻滞型，症见舌紫暗、苔黄等。

## 茵陈茅根汤

【组成】茵陈10克　茅根10克　茯苓5克　车前草5克

【用法】水煎，日1剂，分3~5次温服。

【功能主治】清热，利湿，退黄。主治湿热熏蒸型新生儿黄疸，症见患儿烦躁啼哭，伴皮肤黏膜黄染，状如橘色。

【按语】本方所主阳黄，可与茵陈蒿汤互参。

# 九、婴幼儿腹泻

【辨病与辨证】

婴幼儿腹泻又称婴幼儿消化不良，是一种儿科常见消化道综合征，以夏秋两季发病率最高。单纯性消化不良，表现为轻度腹泻，每日从数次到十余次，粪便呈黄色或黄绿色稀糊状，有时也呈蛋花样，体温正常，无明显脱水貌，中毒性消化不良，每日排便次数可达20次以上，常呈水样或蛋花样，多数病例可伴发热、呕吐、明显脱水等临床症状。本病在中医学属于"泄泻"范畴，主因脾胃运化失常、清浊不分、走于大肠所致。治疗时，首先要分寒热虚实，对实证者或祛寒、或清热、或祛湿消食；对虚证者或补益脾胃、或补益脾肾、或配合收敛涩肠的中药。

## 调气汤

【组成】苏梗10克　藿梗10克　木香10克　白术10克　茯苓10克　扁豆10克　葛根5克　陈皮5克　炒藕节10克　竹茹10克　白豆蔻3克

【用法】水煎，日1剂，分3~5次温服。

【功能主治】理气健脾，止泻。主治小儿腹泻，尤适于伴有脘腹胀满或呕吐明显者。

【按语】本方适用于脾胃运化失常、清浊不分所致的脘腹胀满，呕吐腹泻等症。益气健脾，升清降浊是其治疗常法。

## 小儿止泻汤

【组成】肉桂3克　肉豆蔻4克　党参10克　白术6克　茯苓6克　藿香3克

【用法】水煎，日1剂，分3次温服。

【功能主治】健脾化湿，温中止泻。主治小儿秋季腹泻。

【按语】本方用于寒湿阻滞所致的小儿腹痛腹泻，温中散寒，健脾化湿疗效甚好。

## 腹泻效灵汤

【组成】茯苓10克　泽泻10克　车前子10克　乌梅10克　党参6克　白术6克　干姜3克　滑石3克

【用法】水煎，日1剂，分3次温服。

【功能主治】健脾利湿，涩肠止泻。主治小儿秋季腹泻。

【按语】本方适用于脾虚湿重型的小儿秋季腹泻。

## 健脾止泻灵

【组成】扁豆12克　党参6克　金银花6克　莲子6克　山楂6克　车前子6克　黄连2克　干姜3克　黄芩3克

【用法】水煎，日1剂，分3~5次温服。

【功能主治】调和肠胃，健脾止泻。主治小儿慢性腹泻。

【按语】本方适用于寒热互结，脾胃不和所致的慢性腹痛腹泻。

## 丁香散

【组成】丁香3克　车前子2克　荜茇0.5克　胡椒0.5克　肉桂0.5克　吴茱萸0.5克

【用法】共研细粉，用时取0.1~0.3克，置入脐内，以胶布固定，每隔1~2天，换药1次。

【功能主治】温中止泻。主治小儿腹泻。

【按语】此方属温中止泻法。小儿服药困难，脐敷法是一个很好的治疗方法，疗效非常好。

## 小儿敷脐散

【组成】吴茱萸、苍术、干姜、白术各等份

【用法】共研细粉。用时以适量黄酒调匀，贴敷肚脐，胶布固定，每日换药1次。

【功能主治】温中止泻，燥湿健脾。主治婴幼儿腹泻。

【按语】可与上方互参。

# 十、小儿营养不良

【辨病与辨证】

小儿营养不良又称蛋白质－能量营养不良综合征，是一种缓慢进行性营养缺性疾病。此时婴幼儿表现为较长时间的热量和蛋白质不足、逐渐消瘦、皮下脂肪组织逐渐减少、水肿，随着病情发展，患儿还可伴免疫力低下、抗感染能力降低、缺钙、低糖血症、全身各重要脏器功能障碍等。对此须迅速纠正其体液代谢异常、维持机体内环境稳定，挽救以心、肾等为代表的重要脏器功能衰竭。中医称此病为"疳证"，常分为"疳气"、"疳积"和"干疳"等。①疳气证，患儿形体消瘦、面色萎黄少华、发稀少泽、精神欠佳、易烦躁、纳呆或能食善饥、便稀不调、舌质淡、苔薄白或微黄、脉细。②疳积证，出现明显消瘦、肚腹膨胀、伴有青筋暴露、腹大肢细、面色萎黄、毛发稀疏、精神萎顿、易躁不宁、咬指磨牙、舌淡、苔薄腻、脉细数。③干疳证，患儿极度消瘦、皮肤干瘪起皱、腹陷如舟、毛发干枯、表情呆滞、啼哭无力、唇淡口干、不思饮食、时有低热、舌红嫩、苔少、脉沉细弱等症。

## 运脾合剂

【组成】苍术10克　焦山楂10克　鸡内金5克　陈皮5克

【用法】水煎，日1剂，顿服。

【功能主治】健脾助运。主治疳气证的营养不良。症见面色微黄，形体略瘦，纳差、毛发稀疏，大便不调。

【按语】此方助脾利湿，治疗小儿营养不良，疗效很好。亦可为改散剂服用。

## 异功散

【组成】人参6克　白术6克　茯苓6克　炙甘草6克　陈皮3克

【用法】水煎，日1剂，顿服。

【功能主治】健脾理气。主治疳气证的营养不良。症见形体消瘦，面色萎黄、纳差、大便不调。

【按语】四君子汤是治疗脾胃虚弱，中气不足的主方，加入陈皮后，加强了健脾、和胃、理气的作用。用于小儿脾胃虚弱所致的形体消瘦，面色萎黄，是常用良方。

## 参桂理中汤

【组成】人参6克　白术6克　干姜4克　炙甘草3克　肉桂5克

【用法】水煎，日1剂，分3~5次温服。

【功能主治】补气温脾。主治疳积证的营养不良，症见极度消瘦、精神萎靡、毛发干枯、杳不知食等。

【按语】理中汤是治疗脾胃虚寒的常用方剂。加入肉桂后增强了助阳散寒作用。用于小儿脾胃虚寒之疳积疗效甚好。

## 龙牡健脾散

【组成】煅龙骨50克　煅牡蛎50克　苍术15克　五味子5克

【用法】共研细粉，每服1~2克，日3次。

【功能主治】益气健脾平肝。主治脾肺气虚所致的佝偻病、营养不良。症见形体虚胖、面色苍白、肌肉松软等。

【按语】此方用于小儿营养不良所致的佝偻病。散剂服，2月为1疗程。

# 十一、小儿遗尿症

【辨病与辨证】

小儿遗尿症通常是指3岁以上儿童于睡眠中发生自遗，轻者数夜1次，重者1夜数次。临床表现时轻时重，有的延至青春期以后才可消失。本病主要是由大脑皮质和皮质下中枢功能失调所致，故可称为功能性遗尿症。其病因可能与遗传因素、泌尿系统功能发育不成熟、精神因素等有关。中医学认为本病是由肾虚膀胱失养、脾肺气虚水道约束无权、肝失疏泄膀胱失约所致。本病虚证居多，实证源于肝经湿热。治疗时应当分清虚实，虚证采取温肾收涩或益气固摄，实证则以清利疏泄为主。

## 治咳嗽小便失禁

【组成】黄芪30克　沙参15克　百部24克　百合15克　款冬花15克　五味子6克　升麻9克　沉香6克　紫河车10克

【用法】水煎，日1剂，分3次温服。

【功能主治】补肺益气，降气纳肾。主治肺气虚，肾不纳气之咳嗽小便失禁。

【按语】根据"肺为水之上源"的理论，本证采用从肺论治之法。久咳当予补虚。补虚止咳，降气纳肾，咳嗽愈，小便失禁亦愈。

## 节泉汤

【组成】枣仁15克　党参10克　鸡内金10克　菟丝子12克　桑螵蛸12克

【用法】水煎，日1剂，分2次温服。

【功能主治】补肾益气，固涩止遗。主治儿童遗尿症。

【加减法】若兼有膀胱湿热者，宜加黄柏。

## 固泉汤

【组成】益智仁20克　补骨脂10克　党参10克　桑螵蛸10克　石菖蒲6克　炒白术6克　山药15克　鸡内金9克　覆盆子15克　肉桂5克　麻黄3克

【用法】以上剂量为9岁以上儿童剂量，水煎，日1剂，分2次温服；9岁以下儿童2日1剂。

【功能主治】补肾益气，缩泉止遗。主治儿童遗尿症。

【按语】本方乃缩泉丸之变方，治疗小儿遗尿，疗效很好。

## 遗尿合剂

【组成】党参10克　沙参10克　白术10克　生地黄10克　覆盆子10

克　桑螵蛸10克　当归3克　远志3克　仙鹤草10克　石菖蒲6克　五味子3克　牡蛎30克（先煎）

【用法】水煎，日1剂，分3次温服。

【功能主治】益气健脾，补肾固涩。主治儿童遗尿症。

【按语】此方用于脾虚不能运化，肾虚不能固涩所致的儿童遗尿症。

### 遗尿散

【组成】麻黄42　五味子28克　菟丝子28克　益智仁21克

【用法】共研细粉，分成7包，每晚睡前服1包。

【功能主治】宣肺，补肾止遗。主治儿童遗尿症。

【按语】本方用于肺气不宣，肾虚不能固涩所致的儿童遗尿症。

### 何首乌散

【组成】何首乌3克　五倍子3克

【用法】共研细粉，醋调成软膏，睡前敷脐上，纱布覆盖，次晨取下。

【功能主治】补肾固涩。主治儿童遗尿。

【按语】本方可与上方互参或合方。

# 十二、小儿多动症

【辨病与辨证】

　　小儿多动症是以多动、注意力难以集中和情绪不稳、易于冲动为特征的疾病。其发生原因并不十分清楚，可能与大脑额叶发育迟缓、神经纤维髓鞘化过程延迟等因素相关。随着患儿年龄不断增加，临床症状可趋于减轻或消失，大多数可至青春期后消失。中医学认为，此病主因是肾虚、脑髓不充、发育迟缓，患儿出现肝阳上亢、心神不宁仅是一部分的外在表现，治疗时要以补肾、填精充脑之法治其本，以潜阳安神之法治其标。

### 三甲复脉汤加减

【组成】生地黄10克　麦门冬10克　鳖甲10克　龟板10克　白芍药12克　太子参12克　阿胶6克（烊化）　炙甘草6克　郁金6克　远志6克　川芎6克　牡蛎20克　石菖蒲9克　地龙9克

水煎，日 1 剂，分 3 次温服。

【功能主治】滋阴潜阳，息风安神。主治儿童多动症。

【按语】此方适用于肝肾阴虚，肝阳上亢型儿童多动症。养阴，潜阳标本兼治。

## 清脑益智汤

【组成】鹿角粉 6 克　益智仁 6 克　熟地黄 20 克　龙骨 30 克　炙龟板 15 克　石菖蒲 9 克　丹参 15 克　栀子 9 克　砂仁 3 克　远志 3 克

【用法】水煎，日 1 剂，分 3 次温服。鹿角粉冲服。

【功能主治】补肾填精，宁心安神。主治儿童多动症。

【按语】本方用于肾精不足，心神不宁所致的儿童多动症。此方用填精充脑之法，治疗本病。

## 女贞牡蛎汤

【组成】女贞子 15 克　枸杞子 12 克　夜交藤 12 克　牡蛎 12 克　珍珠母 10 克　白芍药 10 克

【用法】水煎，日 1 剂，分 3 次温服。

【功能主治】滋补肝肾，平肝潜阳。主治儿童多动症，尤以治疗阴血不足型的疗效更佳。

【加减法】若患儿面色萎黄，宜加熟地黄、阿胶；若脾虚纳少、便溏、乏力，可加白术、茯苓；若夜寐不安，可加炒枣仁。

## 菖志龙牡汤

【组成】龙骨 30 克　牡蛎 30 克　陈皮 15 克　九节石菖蒲 15 克　远志 5 克　琥珀粉 2 克（冲）

【用法】水煎，日 1 剂，分 3 次温服。

【功能主治】镇心安神，益智开窍。主治儿童多动症。

【加减法】肝火旺盛者，宜加龙胆草、黄连、钩藤、火麻仁；痰湿严重时，宜加半夏、陈皮、茯苓；若阳虚时，可加鹿角片、附子、黄芪；若阴虚时，须加龟甲、生地黄、百合、石斛。

# 第十四章 外科病症

## 一、疮痈

【辨病与辨证】

疮痈主要是由金黄色葡萄球菌感染引起的多个相邻毛囊和皮脂腺急性化脓性炎症。损害以局部红肿热痛的明显浸润为特征，炎症中央可呈现坏死，从而形成脓栓，或似蜂窝改变，治疗不当还可形成大片的溃疡，出现脓性分泌物。此病好发于颈、项、腰背，伴有高热、寒战等全身性中毒症状。该病属中医学"痈证"范畴，主因过食膏粱厚味、湿热火毒内生，阴虚内热、复感外邪或热毒阻塞经络所致，治疗时应选择清热解毒、活血消痈的中药。

### 消疮饮

【组成】金银花20克　天花粉10克　当归10克　赤芍药10克　浙贝母6克　白芷6克　乳香5克　没药5克　防风5克　穿山甲5克　皂角刺5克　陈皮5克　甘草3克

【用法】水煎，日1剂，分2次温服。

【功能主治】清热解毒，消肿溃坚，活血止痛。主治疮疡肿毒初起，局部红肿热痛，或已成脓而未溃，或身热微恶寒，苔薄白或微黄，脉数有力，属于阳证者。

【加减法】①如头部加川芎。②颈项加桔梗。③胸部加瓜蒌皮。④腰背加秦艽。⑤上肢加姜黄。⑥下肢加牛膝。⑦胁部加柴胡。⑧若红肿痛甚，去白芷、陈皮，加地丁、蒲公英、连翘、野菊花等。⑨血热甚，加生地黄、牡丹皮。⑩便秘加大黄、芒硝。⑪若肿块范围不大不深，可去穿山甲、皂角刺。⑫痛不甚可去乳香、没药。本方可用于多种化脓性炎症而未溃破者。

【按语】应用时可根据疮疡肿毒所在部位的不同，适当加入引经药。

## 五味消毒饮

【组成】金银花 15 克　紫地丁 15 克　蒲公英 15 克　野菊花 12 克　天葵子（紫背天葵）10 克

【用法】水煎，加黄酒 1～2 匙和服。盖被出汗，药渣可捣烂敷患处。

【功能主治】清热解毒，消散疔疮。主治各种疔毒，痈疡疮疖，红肿热痛，发热恶寒。

【加减法】如热重可加连翘、黄连之类，以清热解毒；肿甚者可加防风、蝉蜕以散风消肿；血热毒盛可加赤芍药、牡丹皮、生地黄等以泄热凉血。

本方加蚤休（七叶一枝花）、甘草，可治多发性疖肿；若再加石斛、夏枯草、茯苓、牛膝、车前草等可治唇疔走黄；加瓜蒌、浙贝母、青皮，可治乳痈。

本方用于急性肾炎，浮肿发热，小便短黄，舌红脉数，伴有急性扁桃体炎，可加清热利尿药，如白茅根、玉米须、车前子等。

## 金银花解毒汤

【组成】金银花 15～24 克　紫地丁 18～24 克　茯苓皮 10 克　连翘 10 克　夏枯草 10 克　牡丹皮 10 克　黄连 3 克　水牛角 15 克

【用法】水煎，日 1 剂，分 2 次温服。

【功能主治】清热解毒，凉血利湿。主治湿热火毒，疔疮初起，寒热交作，麻痒相兼，红肿热痛，心烦口渴，二便不利，苔黄腻，脉数沉实。

以上三方都能清热解毒，是痈疡疔毒常用方剂。但消疮饮和五味消毒饮都以疏散活血消肿为主，兼有清热解毒作用，前者消散溃坚之力为大，后者清热解毒之功较胜，却无溃坚之效。金银花解毒汤以清热解毒为主，兼能清利湿热。总之以上三方在清热解毒的共有功能中，以金银花解毒汤的清热解毒作用最强。如要疏散消肿，仍以上两方为优。

【按语】本方是清热解毒之重剂，凡因火毒引起的疔疮、脑疽、发背及其他阳热之证均可使用。

## 五味消毒饮合四妙勇安汤

【组成】金银花 15 克　地丁 15 克　蒲公英 15 克　野菊花 12 克　天葵子

10 克　元参 30 克　当归 20 克　甘草 10 克

【用法】水煎，日 1 剂，分 2 次温服。

【功能主治】清热解毒，凉血活血。主治各种疔毒，痈疡疮疖，红肿热痛，发热恶寒。或脱疽证，或溃烂疼痛，脓水淋漓，烦热口渴，舌红，脉数。

【按语】对上列各症两方合用较单用疗效增强。

### 四妙勇安汤加味

【组成】原方：金银花 90 克　元参 90 克　当归 60 克　甘草 30 克

【用法】水煎，日 1 剂，分 2 次温服。

【功能主治】清热解毒，养阴泻火。主治阳证热毒火炽证。用于脱疽（血栓闭塞性脉管炎）溃烂疼痛，脓水淋漓，烦热口渴，舌红脉数。

【按语】用时可加入桃仁、红花、丹参、赤芍药加强活血祛瘀之力，疼痛剧烈可加乳香、没药，病在上肢加姜黄，病在下肢加牛膝。

### 阳和汤

【组成】熟地黄 30 克　白芥子 6 克　鹿角胶 10 克　肉桂 3 克　炮姜 2 克 生甘草 3 克　麻黄 2 克

【用法】水煎，日 1 剂，分 2 次温服。

【功能主治】温阳补血，散寒通滞。主治一切阴疽，如贴骨疽、脱疽、鹤膝风、流注、痰核、瘰疬、寒性脓疡等属于阴寒之证者，苔白，脉沉细而迟。

【按语】本方用治一切慢性虚弱性之阴疽诸证，而以血虚寒凝为主。如气不足可加党参、黄芪；本方在临床上对骨结核、腹膜结核、淋巴结核、血栓闭塞性脉管炎、慢性深部脓肿及腰椎间盘突出、腰椎肥大等属于上述虚寒症候者，均可使用。

### 冲和汤

【组成】党参 12 克　黄芪 12 克　白术 10 克　茯苓 10 克　当归 10 克 金银花 10 克　皂角刺 10 克　陈皮 6 克　乳香 5 克　没药 5 克　白芷 5 克　川芎 5 克　甘草 5 克

【用法】水酒各半煎服，日 1 剂，分 2 次温服。

【功能主治】补气养血，消肿止痛。主治半阴半阳之疮疡，症见似溃非溃，漫肿无头，微痛不甚，微热不着，微红色淡，属于元气虚弱，失于补托者。

【按语】本方介于四妙勇安汤和阳和汤之间，属半阴半阳之疮疡，临证宜慎重。

## 银芷消疮汤

【组成】金银花30克　白芷9克　当归12克　丹参12克　甘草6克

【用法】水煎，日1剂，分2次温服。轻者每日1剂，重者每日2剂。

【功能主治】清热解毒，活血消肿。主治各种疮痈。

【加减法】若痈将化脓，须加穿山甲、皂角刺；出脓后伤口愈合不良，宜加生黄芪。

## 创愈膏

【组成】黄芪30克　黄柏30克　干姜粉30克　铅粉6克　大黄10克黄连20克　樟脑6克　冰片6克

【用法】共研细粉，适量凡士林调制成膏。治疗时用生理盐水冲洗疮面，将药膏根据疮面大小摊于纱布上，敷于疮面上，加以固定。1~2天换药1次。

【功能主治】清热解毒，消肿愈疮。主治各种疮痈。

【按语】临床应用效果良好。


# 二、颈淋巴结结核

【辨病与辨证】

颈淋巴结结核是颈部淋巴结的慢性特异性感染，常以儿童、青年结核杆菌感染为主，其次则是继发于活动性肺结核或支气管结核。初起时颈部结核灶如豆大、皮色不变，其疼痛或触痛不明显，随着病情进展，病灶逐渐增大，超过了胸锁乳突肌的前、后缘，病灶与其周围组织粘连时，也可融合成团，形成不易推动的结节性肿块，疾病晚期也可产生干酪样坏死、液化或寒性脓肿，一旦破溃随即流出豆渣样或米汤样脓汁，从而形成经久不愈的慢性溃疡和窦道，此外，患者时有低热、盗汗、饮食下降、消瘦等全身症状。鉴于该病灶颈部结块重迭，犹如串珠状，中医学曾称其为"瘰病"、"老鼠疮"、"疬子颈"等。疾病初起主要起因于气滞痰瘀，中期多是由于阴虚火旺，后期是源于气血两虚，治宜疏肝理气、化痰散结、益气养血。

## 蝎蚣散

【组成】全蝎 10 克  蜈蚣 10 克  僵蚕 10 克  浙贝母 10 克  煅牡蛎 10 克

【用法】共研细粉，取 2 克和生鸡蛋搅拌均匀，用食油煎熟食用。日 1 次，连服 20 天为 1 疗程。

【功能主治】化痰软坚，解毒散结。主治气滞痰瘀型颈淋巴结结核，其包块已如串珠、质地坚硬、推之易动。

【按语】本方乃消瘰丸的变方，可与消瘰丸互参。

## 猫爪草汤

【组成】猫爪草 120 克（儿童减半）

【用法】水煎，加入黄酒 50 ~ 100 毫升顿服。服后，盖被取汗，隔日 1 剂。

【功能主治】散结，解毒，消肿。主治颈淋巴结结核。

【按语】猫爪草治瘰疬乃是正药，《本草》言其有小毒，本方用量较大，用时从半量开始，逐渐加量为妥。

## 消瘰丸

【组成】元参 120 克  生牡蛎 120 克  浙贝母 120 克

【用法】共研细粉，炼蜜为丸，每服 10 克，日 2 次。亦可适量作汤剂。

【功能主治】滋阴降火，化痰散结。主治肝肾阴虚，痰火凝结，形成瘰疬。多发于颈项，或延及胸腋。初起形如豆粒，皮色不变，渐渐长大串生，累累如串珠，推之能移，按之不痛，舌红，脉滑数，日久不愈，常伴有咳嗽虚热，或自汗盗汗。

【加减法】①若患者阴虚火旺，口燥咽干，可重用元参，并酌加麦门冬、生地黄、牡丹皮、栀子等以滋阴降火。②如痰火较盛，可重用浙贝母，并酌加瓜蒌、海浮石、连翘等以清热化痰。③如肿块坚硬可重用牡蛎，并酌加昆布、海藻、夏枯草等以加强软坚散结。④如肝气不舒，胁肋胀痛，可加柴胡、白芍药、郁金、青皮、当归等以疏肝解郁，理气行滞，则疗效更好。

【按语】本方是由阴虚火旺而形成的瘰疬、痰核。

## 治瘰丸

【组成】猫爪草 120 克　元参 90 克

【用法】共研细粉，加入适量面粉，制 21 丸，每服 1 丸，日 3 次。

【功能主治】清热解毒，软坚散结。主治阴虚火旺型颈淋巴结结核。症见包块不断增大，与周围组织发生粘连，相互融合成片，推之不动，且有隐痛者。

【按语】元参具有清热解毒散结的功能。本方用于阴虚火旺型淋巴结核，配合猫爪草，其解毒散结的功能更强。

# 三、丹毒

## 【辨病与辨证】

丹毒是指皮肤及网状淋巴管的急性感染性疾病，好发于下肢或面部，患有足癣者更为常见。起病紧急、畏寒、发热，皮肤片状红斑、色鲜红中间较淡、边界清楚、伴有轻度隆起，产生局部的烧灼样痛和四周淋巴结肿大。如治疗不当，炎症范围会不断迅速扩大，如果处理得当亦能消失，但易于复发。倘若下肢反复发作，最终也可出现淋巴性水肿或象皮腿。中医学曾称本病为"包头火丹""流火""内发丹毒"或"赤游丹"，临床中须按以下分型治疗：①风火邪毒型，于头面部出现小片红斑、迅速蔓延成片、肿胀疼痛、边界尚清，病情加重时，伴有高热，局部出现大小不等的水泡，舌红、苔薄白或薄黄、脉洪大或滑数。②湿热下注型，患者出现下肢皮肤肿胀、潮红、灼热、疼痛、伴口苦咽干、胁痛、舌红、苔黄腻、脉濡数等，治宜清热利湿、凉血解毒。③肝火郁结型，出现胸腹腰胯部皮肤潮红、灼热、胀痛，伴有口苦咽干、胁痛，舌红、苔黄、脉弦数等，治宜清肝泻火、凉血解毒。

## 解毒活血汤加减

【组成】荆芥 10 克　防风 10 克　地龙 10 克　川芎 10 克　红花 10 克远志 10 克　葛根 10 克　连翘 10 克　郁金 10 克　当归 10 克　桃仁 10 克　柴胡 15 克　赤芍药 15 克　生地黄 15 克　枳壳 8 克　细辛 2 克　甘草 6 克　合欢皮 10 克

【用法】水煎，日 1 剂，分 2 次温服。

【功能主治】疏风清热，散瘀止疼，凉血解痉。主治丹毒，带状疱疹后遗神经痛。

【按语】本方用于肝火郁结型之神经痛。

## 板蓝牛蒡汤

【组成】板蓝根 50 克　马齿苋 100 克　野菊花 30 克　牛蒡子 15 克

【用法】水煎，日 1 剂，顿服。

【功能主治】疏风清热，凉血解毒。主治风火邪毒型丹毒，症见面部片状红斑，蔓延迅速，并产生肿痛等。

【按语】本病多由湿、热、毒互结为患。本方清热解毒，消肿止痛疗效可靠。

## 野菊土茯苓汤

【组成】野菊花 30 克　土茯苓 30 克

【用法】水煎，日 1 剂，分 2 次温服。

【功能主治】清热解毒，凉血化瘀。主治肝火郁结或湿热下注型丹毒，症见局部出现片状红斑，迅速成片，肿胀明显，呈烧灼样疼痛。

【按语】本方可与上方互参或合方。

## 五神汤

【组成】野菊花 20 克　川牛膝 10 克　紫地丁 10 克　茯苓 10 克　车前子 10 克

【用法】水煎，日 1 剂，分 2 次温服。

【功能主治】清热利湿，凉血解毒。主治湿热下注型丹毒，症见发热、下肢皮肤肿胀、潮红、灼热、疼痛、舌质红、苔黄腻、脉濡数。

【按语】本方用于湿热毒，以湿热为主的证型。辨证要注意舌脉。

## 金银花牡丹皮汤

【组成】金银花 30 克　牡丹皮 10 克　蒲公英 10 克　紫地丁 10 克　生栀子 10 克

【用法】水煎，日 1 剂，顿服。

【功能主治】清热解毒，凉血化瘀。主治肝火郁结型或湿热下注型丹毒，症见局部片状红斑、迅速蔓延、局部灼痛等。

【按语】本方凉血解毒作用较强。用于肝郁化火兼湿热的患者。

### 野菊牡丹皮汤

【组成】野菊花 30 克　土茯苓 30 克　牡丹皮 10 克　赤芍药 10 克　甘草 5 克

【用法】水煎，日 1 剂，顿服。

【功能主治】清热解毒，凉血化瘀。主治肝火郁结型或湿热下注型丹毒，症见发热、下肢疼痛、皮肤潮红、舌红、苔黄腻、脉数。

【按语】本方可与上方互参。

## 四、急性淋巴结淋巴管炎

【辨病与辨证】

急性淋巴结淋巴管炎是继发于某些化脓性感染病灶、侵及周围淋巴系统而产生的一种急性炎症。临床特征为突然发生淋巴管或（和）淋巴结明显增大、出现疼痛或压痛，有时还易于导致多个淋巴结融合、变硬，不能推动、甚或出现皮肤红线或发红、肿痛，病情严重时还可产生脓肿，时常伴发热、畏寒、头疼等全身性临床症状。倘若治疗不当，还可致使病灶进一步扩散脓肿破溃等。炎症经久不愈，同样也可形成慢性淋巴结炎，甚者出现全身化脓性感染而危及生命。中医学称此病为"痈"或"红丝疔"，分为火毒入络、火毒入营、风热湿毒、气血耗伤等类型。风热湿毒型，表现为出现了皮肉之间的肿胀不适、很快产生硬结、皮肤发红、灼热疼痛，同时伴全身发热、寒战、舌质红、苔黄腻、脉洪数等；气血耗伤型，表现为局部病灶破溃、稠脓引流不畅，伴面色萎黄、纳谷不佳、舌淡红、苔薄白、脉细。本病治疗则须选用补益气血、扶正祛邪的方剂。

### 板蓝金银花汤

【组成】板蓝根 60 克　金银花 60 克　甘草 3 克

【用法】水煎，日 1 剂，顿服。

【功能主治】疏风清热，活血解毒。主治风热湿毒型急性淋巴结淋巴管炎。症见皮下硬结、局部红肿、灼热疼痛等。

【按语】 本方以清热解毒为主，治疗红肿热痛等急性淋巴管炎是常用之方。

## 金银花甘草汤

【组成】 金银花 50 克　绿豆 50 克　甘草 5 克

【用法】 水煎，日 1 剂，顿服。

【功能主治】 疏风清热，行气活血。主治风热湿毒型急性淋巴结淋巴管炎。症见皮肉之间突然肿胀不适、局部发红、灼热疼痛等。

【按语】 本方可与上方互参，或合方。

## 金银花桑白汤

【组成】 金银花 15 克　桑白皮 12 克　土茯苓 24 克　甘草 10 克

【用法】 水煎，日 1 剂，顿服。

【功能主治】 清热解毒，托毒排脓。主治淋巴结淋巴管炎，症见淋巴结淋巴管明显肿大、跳痛加剧、包块变软化脓。

【按语】 本方用于慢性化脓性淋巴管炎。

## 金银刺甲汤

【组成】 金银花 15 克　连翘 15 克　皂角刺 10 克　穿山甲 10 克

【用法】 水煎，日 1 剂，顿服。

【功能主治】 清热解毒，托毒排脓。主治急性淋巴结淋巴管炎，症见淋巴结淋巴管明显肿胀、跳痛加剧、包块开始变软化脓。

【按语】 本方与上方互参或合方。

## 白薇苍术汤

【组成】 白薇 30 克　苍术 10 克

【用法】 水煎，日 1 剂，顿服。药渣可捣成糊状敷于患处。

【功能主治】 清热解毒，凉血和络。主治急性淋巴管炎，证属火毒入络者。症见局部出现细小红丝、色泽鲜红、略有压痛。

【按语】 白薇功能解毒疗疔，苍术治湿痰留饮或挟瘀血成窠囊。本方清热解毒，凉血和络，内服，外用收效甚捷。

## 当归补血汤

【组成】 当归 30 克　黄芪 30 克

【用法】 水煎，日 1 剂，顿服。

【功能主治】 补益气血，扶正祛邪。主治淋巴结淋巴管炎证属气血耗伤者，症见局部出现破溃、流出稀薄脓液、纳差、伴面色萎黄，舌淡、苔白、脉细。

【按语】 此方用于气血耗伤型。症见局部病灶破溃、引流不畅，舌淡红、苔薄白、脉细，形体不足之象。

## 加味消毒汤

【组成】 金银花 30 克　野菊花 30 克　牡丹皮 30 克　甘草 15 克

【用法】 水煎，日 1 剂，顿服。

【功能主治】 清热解毒，凉血和络。主治急性淋巴管炎，证属火毒入络者。病灶局部出现红丝、色泽鲜红、略有触痛。

【按语】 此方用于火毒入络型急性淋巴管炎。本方与白薇苍术汤合方比单用效佳。

# 五、化脓性骨髓炎

【辨病与辨证】

化脓性骨髓炎是由金黄色葡萄球菌或溶血性链球菌感染所致的骨膜、骨质或骨髓炎症。急性期患者可出现严重局部及全身性中毒症状，一旦合并败血症则将危及生命。慢性骨髓炎多由急性期炎症失治、病程迁延而成。病变好发于胫骨、股骨、桡骨等长骨骨髓端。患者病初，突然高烧、寒战、头疼等，白细胞显著增加，有局部红肿热痛，约经 3～4 周可穿破皮肤形成脓性窦道。患者晚期可见长骨部位有一个或多个窦道、反复流脓、致使疮口长期不愈。局部皮肤及皮下组织常形成坚硬而粗厚的瘀痕，如脓液引流不畅，会导致患者局部肿痛加剧、配合 X 线摄片检查，可见骨破坏及死骨。中医学称此病为"附骨疽""咬骨疽"或"附骨流毒"。主因湿热邪毒内蕴、留于筋骨，导致血凝毒聚、经络阻塞、燎热蕴蒸，久病还会造成肝肾不足、气血两虚、正气无力抗邪，此时应选择益气养血、清热化湿的方剂治疗。

## 骨髓炎糊剂

【组成】白及 30 克　绿豆粉 500 克　黄连 25 克　细辛 25 克　冰片 25 克　制乳香 25 克　制没药 25 克　儿茶 25 克　血竭 25 克

【用法】共研细粉，用时取适量药粉开水调成药糊，敷于患处，纱布覆盖，固定。5～7 天换药 1 次。

【功能主治】提毒拔脓，消肿散结。主治各种化脓性骨髓炎。

【按语】本病主因湿热邪毒内蕴，留于筋骨，导致血凝毒聚、经络阻塞、燎热蕴蒸等。本方外用作用缓慢。

## 茯苓车前汤

【组成】茯苓 30 克　车前子 30 克　紫地丁 30 克　金银花 10 克　牛膝 6 克

【用法】水煎，日 1 剂，分 3 次温服。

【功能主治】清热化湿，化瘀通络。主治骨髓炎，证属湿热瘀阻者，症见高热、寒战、肢痛、拒按、多汗、小便赤黄。

【按语】本方与上方内外同治能缩短疗程。

## 金银花蜈蚣散

【组成】金银花 60 克　蜈蚣 100 条　三七 45 克

【用法】共研细粉，分为 60 包，每服 1 包，日 2 次。

【功能主治】清热化湿，化瘀通络。主治骨髓炎证属湿热瘀阻者，症见高热、寒战、肢痛，但皮肤外观变化不明显。

【按语】此方解毒、化瘀、通络作用较强，亦可外用。

## 透脓散

【组成】黄芪 30 克　当归 10 克　川芎 10 克　皂角刺 10 克　炮山甲 10 克

【用法】水煎，日 1 剂，顿服。

【功能主治】清热化湿，和营拔毒。主治骨髓炎、热盛肉腐者。此时恰于病变中期，症见患肢红肿、骨胀明显，伴烦躁口渴、身热不退。

【按语】此方用于血凝毒聚、经络阻塞、燎热蕴蒸、热盛肉腐之重症患者。

### 复方蜈蚣散

【组成】蜈蚣 60 克　仙灵脾 30 克　黄芪 10 克　甘草 5 克　肉桂 10 克

【用法】共研细粉，每次 10～15 克，温水冲服，日 2 次。

【功能主治】益气养血，清热化湿。主治慢性骨髓炎，证属气血亏虚者，症见病灶溃破、迟迟不敛、淋漓难尽，甚或产生死骨和窦道。

【按语】本方用于属气血不足，脾肾虚寒，病灶溃后不敛的患者。

### 蛇蜕蜂血散

【组成】蛇蜕 60 克　蜂房 100 克　黄芪 10 克　血余炭 10 克

【用法】共研细粉，每次 30 克，黄酒送下，日 2 次。

【功能主治】益气养血，解毒化湿。主治慢性骨髓炎，证属气血亏虚者，症见病灶溃破，如切开治疗有大量脓液外溢、迟不敛口，甚或产生死骨和感染性瘘管。

【按语】此方益气养血、清热化湿解毒，用于治疗慢性溃破性骨髓炎。可与上两方互参互用。

## 六、急性乳腺炎

【辨病与辨证】

急性乳腺炎是最为常见的乳房急性化脓性疾病，以产后尚未满哺乳期的女性发病率最高，尤见于初产妇，大致占 80%。致病菌主要是金黄色葡萄球菌或链球菌。病初有乳头皲裂、刺痛，继而出现乳房胀痛和硬结，伴全身不适，甚至有发热和畏寒，严重时乳房肿胀、剧痛和压痛，发生蜂窝组织炎的全身性症状表现，如寒战、高热、食欲下降等。中医学称本病为"乳痈"或"吹乳痈"，治疗应选用清热解毒、消肿散结、疏肝理气、活血化瘀的方剂，若有硬块变软或脓成，一定要及时实施切开引流术。

### 通乳汤

【组成】金银花 30 克　蒲公英 30 克　路路通 15 克　王不留行 15 克　赤芍药 12 克　皂角刺 12 克　甲珠 12 克　丝瓜络 9 克　当归 9 克　陈皮 9 克

【用法】水煎，日1剂，分2次温服。

【功能主治】清热解毒，通乳散结。主治乳腺炎等。

【按语】乳腺炎的治疗，清热解毒，消肿散结，疏肝理气，活血化瘀是其常法。本方即常用之方。

## 乳没蜂黄膏

【组成】乳香10克　没药10克　大黄10克　蜂房10克　蜂蜜适量

【用法】共研细粉，加入蜂蜜搅成糊状，敷于乳腺结块处，上覆纱布，胶布固定。每天或隔日换药1次。

【功能主治】清热解毒，消肿止痛。主治产后乳痈。

【按语】本方是一外用之方。常用于产后患者乳房红、肿、热、痛，以此药敷之。

## 复方仙人掌糊

【组成】仙人掌120克（去皮刺）　青黛30克　朱砂30克　冰片15克甘草5克

【用法】仙人掌捣成泥，加入其他药粉，涂于患处，注意保持湿润，每天涂药3~4次，严重者可涂7~8次。

【功能主治】清热，拔毒，化腐。主治不同时期的乳痈。

【按语】可与上方互参互用。

# 七、乳腺增生症

【辨病与辨证】

乳腺增生又称乳腺小叶增生，好发于25~40岁的妇女，可能与卵巢功能失调相关。本病主要临床症状是乳房胀痛，常于月经前期出现或加重；检查时可触及乳房单侧或双侧包块，呈结节状，大小不一，质地韧而不硬，与皮肤和深部组织之间并无粘连，推之易动，待到经期后可以缩小。有部分患者的乳头出现不同程度的溢乳。中医学称此病为"乳癖"，主因肝气郁结或冲任失调所致，治疗时要以疏肝理气为主，佐以活血行瘀或化痰散结的方剂治疗。

## 乳腺增生汤

【组成】柴胡10克　当归12克　元参12克　浙贝母12克　白术12克

茯苓 15 克　牡蛎 15 克　鹿角霜 15 克　薄荷 6 克　甘草 6 克

【用法】水煎，日 1 剂，分 2 次温服。

【功能主治】疏肝解郁，软坚散结。主治乳腺增生症。

【加减法】血虚者，宜加鸡血藤；肾虚者，宜加紫石英；若肝郁化火，可加牡丹皮、栀子；局部痛甚可加路路通、川楝子；伴月经不调，可加益母草。

【按语】乳腺增生多由肝气郁结或冲任失调所致，治疗时要以疏肝理气为主，佐以活血行瘀或化痰散结的方剂治疗。

## 鹿甲散

【组成】鹿角片 60 克　穿山甲 60 克　王不留行 100 克　三棱 100 克　莪术 100 克

【用法】共研细粉，每服 9 克，日 3 次。

【功能主治】补肾温阳，化瘀散结。主治乳腺增生症。

【按语】现代研究，鹿角有抑制催乳素的作用，故须注意。

## 消癖汤

【组成】丹参 20 克　穿山甲 20 克　元胡 20 克　蛤粉 20 克　月季花 15 克　青皮 15 克　佛手 15 克　姜黄 15 克　香附 15 克　蜂房 15 克　猫爪草 15 克　牡蛎 50 克

【用法】水煎，日 1 剂，分 2 次温服。

【功能主治】行气止痛，活血软坚。主治乳腺增生症。

【加减法】若乳腺较硬时，宜加石见穿、三棱、莪术；气血亏虚时，宜加党参、黄芪；腰膝无力时，宜加山茱萸、鹿角霜、杜仲；心烦不宁时，可加栀子、生地黄。

## 乳癖消

天门冬 30 克　生麦芽 30 克　昆布 15 克　海藻 15 克　浙贝母 12 克　鹿角片 12 克　橘核 12 克　荔枝核 12 克　牡蛎 30 克　白芥子 10 克　三棱 10 克　莪术 10 克　僵蚕 10 克　蜂房 10 克

水煎，日 1 剂，分 2 次温服。

【功能主治】软坚散结。主治乳腺增生症。

【按语】现代研究，天门冬有抑瘤作用。

# 八、急性肠梗阻

## 【辨病与辨证】

急性肠梗阻是指由不同原因引起的肠内容物通过障碍,其临床特征是腹痛、腹胀、排便和排气障碍,治疗及时能迅速恢复,若处理不当,可导致肠麻痹、肠穿孔、肠坏死及弥漫性腹膜炎,以及造成中毒性休克和危及生命。究其原因,一是因机械性因素而致的肠腔狭窄,以至于发生完全性闭塞,造成肠内容物通过障碍,二是由于自主神经抑制、毒素刺激、肠管收缩和舒张功能失调所引起的肠内容物通过障碍。本病属中医学的"肠结""腹胀""关格"等范畴,可分为气滞型、瘀结型和疽结型三型:①气滞型,相当于单纯性机械性肠梗阻,表现为阵发性腹痛、自觉气体窜行、肠鸣音亢进、伴有恶心、呕吐、腹软、无排便排气、多无腹膜刺激征、舌淡、苔白或薄腻、脉弦。②瘀结型,相当于绞窄性肠梗阻,表现为剧烈腹痛、中度腹胀、可见到较明显的肠型、有腹肌紧张、固定性疼痛、反跳痛、可触及肠襻、肠鸣音亢进、有气过水声,经常伴有胸闷、发热、呕吐、无排气排便,舌红绛、苔腻、脉弦数洪大。③疽结型,相当于晚期绞窄性肠梗阻或中毒性肠麻痹症等,患者腹痛腹胀持续不止,腹胀似鼓、全腹压痛、腹肌紧张、反跳痛、肠鸣音减弱或消失、剧烈呕吐、自肛门排出血性液体,伴有发热、烦躁、自汗、冷汗、四肢厥冷、舌红苔黄腻、脉沉细或沉数。

## 厚朴三物气滞汤

【组成】厚朴30克　枳实30克　炒莱菔子30克　大黄20克

【用法】水煎,日1剂,分2次温服。

【功能主治】理气通腑。主治气滞型肠梗阻。症见阵发性疼痛、肠鸣音亢进、腹部膨胀、出现肠型或蠕动波、恶心呕吐、无排便排气。

【按语】肠梗阻一症主要症状有:腹痛、腹胀、呕吐、大便不通。主要治法为理气通腑。

## 莱菔大黄汤

【组成】炒莱菔子12克　大黄9克　木香9克

【用法】水煎,日1剂,分2次温服。

【功能主治】理气通腑。主治气滞型粘连性肠梗阻，手术后肠梗阻，症见腹痛、腹胀、恶心呕吐、无排便排气、无腹膜刺激征。

【按语】本方可与上方互参互用。

### 黄芪皂刺粥

【组成】黄芪30克　皂角刺30克　糯米50克

【用法】前2味煎汤，放入糯米熬粥，日1剂，早晚分食。

【功能主治】理气通腑。主治气滞型粘连性肠梗阻，如手术后，症见腹痛腹胀、肠鸣音亢进、恶心呕吐、见有肠型和蠕动波、无排便排气、无腹膜刺激征。

【按语】此方为药食两用方。适用于病情不甚严重的患者。

### 硝菔汤

【组成】炒莱菔子25克　大黄12克　芒硝12克（冲）

【用法】前2味水煎，加入蜂蜜，冲服芒硝。可少量多次服用。

【功能主治】理气通腑，安蛔驱虫。主治蛔虫性肠梗阻，症见腹部略膨胀、可触及移动的条状物、随肠管收缩而变硬、伴有恶心呕吐、腹软、无排便排气、无腹膜刺激征。

【按语】本方为理气通腑法。适用于身体强壮者之蛔虫性肠梗阻。

## 九、雷诺病

【辨病与辨证】

雷诺病为一种发作性指端动脉痉挛综合征，大多数是因血管神经功能紊乱所导致的小动脉痉挛，在患者发生情绪波动和受到寒冷刺激时诱发，且以青壮年女性更为常见。患者通常表现为阵发性指端皮肤发白、发绀和潮红，以前臂和手指更为常见，待其诱因消失后即可恢复常态。中医学将此病归属于"手足逆冷"或"脉痹症"等，须按以下分型辨证论治：①阴寒型，患者肢体发凉，呈苍白色或淡红色，有麻木疼痛感，喜暖怕冷。②血瘀型，患者手指出现持续性青紫、发凉、胀痛，甚至产生瘀肿，舌绛或有瘀斑、苔薄白、脉细涩。③湿热型，患者手指肿胀、潮红、疼痛比较明显，有时可合并局部溃疡，舌质红、苔黄、脉数。④脾肾阳虚型，患者手指苍白，迟迟不能转红、冬季寒冷时更甚，或合并腰酸背痛，舌淡、苔白、脉沉细。

## 丹参胶丸

【组成】壁虎 50 克　丹参 50 克

【用法】上药瓦上焙干，共研细粉，装入 0 号胶囊，每服 9 克，日 3 次。

【功能主治】活血化瘀，理气止痛。主治血瘀型雷诺病，症见指端持续性青紫、胀痛、肢体麻木等。

【按语】此方用于气滞血瘀型雷诺病。症见手指出现持续性青紫、发凉、胀痛、甚至产生瘀肿，舌绛或有瘀斑、苔薄白、脉细涩。

## 姜附汤

【组成】附子 10 克　干姜 15 克　葱白 15 克

【用法】水煎，日 1 剂，顿服。

【功能主治】温经散寒，通络止痛。主治阴寒型雷诺病。症见肢冷、麻木疼痛、喜温怕冷、得温则舒。

【按语】此方用于阴寒型雷诺病。症见肢体发凉，呈苍白色或淡红色，有麻木疼痛感，喜暖怕冷，得温则舒。舌质淡白，脉沉细紧。

## 黄苏汤

【组成】黄芪 60 克　苏木 15 克　川芎 15 克

【用法】水煎，日 1 剂，顿服。

【功能主治】健脾益气，活血止痛。主治血瘀型雷诺病，症见指端青紫、苍白潮红，以冬天变冷时更为明显。

【按语】此方用于气虚血瘀型雷诺病。症见手指出现持续性青紫、发凉、胀痛、甚至产生瘀肿，舌绛或有瘀斑、苔薄白、脉细涩。可与丹参胶丸互参或合方。

## 回阳逐瘀汤

【组成】桂枝 15 克　炮姜 10 克　鹿茸 6 克　附子 6 克

【用法】水煎，日 1 剂，顿服。

【功能主治】温阳散寒，通经化瘀。主治阴寒型或脾肾阳虚型雷诺病。症见指端寒冷、苍白、迟不转红、以冬天发作频繁。

【按语】此方用于阴寒型或脾肾阳虚型雷诺病。可与姜附汤互参或合方。

## 四妙勇安汤

【组成】金银花20克 当归15克 元参15克 甘草6克

【用法】水煎，日1剂，顿服。

【功能主治】清热解毒，和营止痛。主治湿热型雷诺病。症见手指潮红、时常发生破溃、可伴有疼痛。

【注意事项】此方用于湿热型雷诺病，只适用于热毒火炽之候。若寒症显著者宜温经散寒，宜用上方。

## 舒脉酒

【组成】黄芪500克 丹参500克

【用法】加酒1000毫升，一周后，兑水制成含乙醇10%的药酒，每服50毫升，日服2次。

【功能主治】益气健脾，和营止痛。主治湿热型雷诺病。症见遇寒则出现指端潮红、以至于手指瘀肿、发凉等。

【按语】此方益气活血治疗雷诺病。加白酒强心，助气，疏通经络，增强了疗效。

# 十、血栓闭塞性脉管炎

【辨病与辨证】

血栓闭塞性脉管炎是一种由周围脉管慢性持续性、进行性血管炎症病变所导致的血栓形成、管腔闭塞、肢体缺血性损害的疾病，并且好发于青年男性。临床上可见患者足趾或手指冷痛、麻木、苍白、发绀、休息或遇暖略可减轻，活动中易于出现典型的间歇性跛行。严重者还可见有患指（趾）剧痛，甚至发展成持续性静息痛，足趾等局部皮肤出现黑斑、坏死或溃疡。本病属中医学"脱疽"的范畴，可分为血瘀型、阴虚型、气血两虚型、湿热型、热毒型等。急性期以湿热型和热毒型多见，好转稳定期以血瘀型、阴虚型和气血两虚型更为多见。依据坏疽的范围，也可以将血栓闭塞性脉管炎分为局部缺血期、营养障碍期、组织坏死期三级。一级为坏疽仅局限于指（趾）部，二级为坏疽已延及趾（指掌）关节，三级为坏疽已上延至足跟、踝、（腕）

关节以上。

## 活化汤

【组成】当归 30 克　丹参 30 克　鸡血藤 30 克　地龙 12 克　土元 6 克（粉冲）红花 12 克　桃仁 10 克　水蛭 6 克　山甲珠 10 克　黄芪 20 克　桂枝 12 克

【用法】水煎，日 1 剂，分 2 次温服，以酒为引。

【功能主治】活血化瘀，温经通脉。主治血脉运行不畅，瘀滞凝聚，或血脉痹阻不通，气滞血瘀所致周围血管及其他血管炎疾患。

【加减法】①若患肢局部热甚，感染较重者，可加金银花、蒲公英、牡丹皮。②患肢冷痛者，加附子、细辛。③患肢肿胀明显者，可加薏苡仁、益母草、牛膝、赤芍药。④治疗胸中瘀痹，胸痛日久，心血管疾病，本方去水蛭，加柴胡、枳壳、薤白。⑤治疗脑血管疾患，瘀血内阻，肢体不遂，加川芎、牡丹皮。

【按语】临床常用于大隐静脉血栓性静脉炎、急性浅静脉血栓性静脉炎、血栓闭塞性脉管炎、小腿深静脉血栓形成、慢性肺源性心脏病、脊椎管狭窄并发症、中风后遗症等。

## 当归四逆汤

【组成】当归 10~20 克　桂枝 10~20 克　白芍药 10~30 克　细辛 3~10 克　炙甘草 6~10 克　通草 3~6 克　红枣 10~30 克

【用法】水煎，日 1 剂，分 3 次温服。

【功能主治】温经散寒，活血通脉。主治血虚受寒，手足厥冷，舌淡苔白，脉沉细，或脉细欲绝，以及寒入经络，腰腿疼痛等症。

【按语】①本方常用于以末梢血管狭窄或闭塞导致血液循环障碍为特征的疾病是本方的主治方向。如血管神经性头痛、雷诺氏病、血栓闭塞性脉管炎、冻疮、阳痿、红斑性肢痛、硬皮病、手足皲裂、精索静脉曲张等。②大动脉炎也可使用本方。③大脑基底动脉供血不足造成的头晕，冠状动脉供血不足导致的冠心病也有使用本方的场合，临床不可忽视，高血压头痛、脑外伤头痛、牙龈炎、三叉神经痛、消化性溃疡、肠痉挛、输尿管结石、肩周炎、慢性腹膜炎、腰肌劳损、子宫附件炎、子宫内膜异位症、胆囊炎、胆道蛔虫症、坐骨神经痛等各种疼痛性疾病见有四肢末端发冷者也有使用本方的机会。

④还可用于梅尼埃综合征、过敏性紫癜、慢性荨麻疹、急慢性前列腺炎、附睾炎、阴吹、缩阴症、腱鞘炎等疾病。⑤外感病初期、发热无汗、月经期或同房时（后）感寒受凉也容易出现本方证。

## 当归四逆汤化裁

【组成】当归10克　桂枝10克　赤芍药10克　丹参15克　郁金10克　金银花15克　元参10克　附子10克　党参10克　黄芪15克　牛膝12克　益母草15克　鸡血藤12克　王不留行10克　鹿角霜10克　蒲公英15克　川椒5克　大枣6枚

【用法】水煎，日1剂，分2次温服。

【功能主治】益气活血，温经通脉。主治血栓闭塞性脉管炎。

【按语】本方用于血虚寒入经络的肢体痹痛。常用于血栓闭塞性脉管炎。

【加减法】若久寒严重者，可加吴茱萸、生姜。

## 当归四逆汤加味

【组成】当归10克　桂枝10克　白芍药10克　细辛3克　炙甘草6克　地龙10克　牛膝10克　丹参10克　乳香10克　没药10克　桃仁6克　红花6克　通草6克　大枣5枚

【用法】水煎，日1剂，分2次温服。

【功能主治】温经散寒，活血通脉。主治血瘀型血栓闭塞性脉管炎。

【按语】本方用于血瘀型血栓闭塞性脉管炎。症见下肢冷痛，患处色紫，未溃破，手足厥冷，舌淡苔白，脉沉细或脉细欲绝。

## 四妙勇安汤

【组成】元参90克　金银花90克　当归60克　炙甘草30克

【用法】水煎，日1剂，分2次温服。

【功能主治】养阴清热，活血通脉。主治血栓闭塞性脉管炎。

【加减法】根据病情需要益气养阴及活血者，宜加石斛、黄芪、党参、牛膝、土茯苓、鸡血藤、红花等。

## 舒脉宁

【组成】黄芪15克　党参15克　丹参15克　红花10克　附子6克　肉

桂 3 克　金银花 12 克　连翘 12 克　乳香 10 克　没药 10 克　石斛 10 克　元胡 10 克

【用法】水煎，日 1 剂，分 2 次温服。

【功能主治】益气温阳，活血止痛。主治血栓闭塞性脉管炎。

【按语】本方用于阳虚，气虚，血瘀型患者，证见四肢逆冷。

# 十一、下肢静脉曲张

【辨病与辨证】

下肢静脉曲张指下肢浅静脉系统血液回流障碍、静脉内压上升、腔壁逐渐扩张、整个血管被拉长，呈蚯蚓状迂曲，其从事站立工作和参与重体力劳动者的发生率最高，好发于下肢大隐静脉、小隐静脉。下肢大隐静脉曲张，出现局部青筋怒张、小腿酸胀感，甚至出现隐痛，或易于疲劳。若站立时间较长，还会引发足踝部水肿，长期静脉曲张，还将导致局部皮肤营养不良、色素沉着等，甚至产生经久不愈的溃疡。本病中医学称为"筋瘤"、"恶脉"、"老烂腿"，应按照以下分型辨证论治：①湿热下注型，表现为下肢静脉迂曲、局部红肿热痛、轻度足踝红肿，偶见合并溃疡，舌红、苔黄腻、脉细数。②湿阻瘀滞型，表现为下肢静脉迂曲成团、皮肤发紫、溃疡经久不愈，舌淡、苔薄白、脉涩。③气血两虚型，表现为静脉迂曲成团，多呈囊状、皮肤发绀、溃疡流脓不止、经久不愈，舌淡红、苔薄白，脉细。

## 利湿逐瘀汤

【组成】黄柏 20 克　鸡血藤 20 克　赤芍药 15 克　苍术 10 克

【用法】水煎，日 1 剂，顿服。

【功能主治】利湿通络，活血散结。主治湿阻瘀滞型下肢静脉曲张。症见下肢青筋怒张、迂回成团、状如蚯蚓、皮肤青紫、可触及静脉结。

【按语】静脉曲张一症，瘀血痰浊瘀阻是其主因，尤以湿热多见。

## 清营解瘀汤

【组成】益母草 100 克　紫地丁 30 克　紫草 15 克　赤芍药 15 克　牡丹皮 15 克

【用法】水煎，日 1 剂，顿服。

【功能主治】清热利湿，化瘀消肿。主治湿热下注型下肢静脉曲张，症见下肢青筋怒张、迂回成团、局部红肿热痛、可触及静脉结。

【按语】本方可与上方互参，或合方。

### 五神汤

【组成】紫地丁 20 克　金银花 15 克　车前子 15 克　茯苓 10 克　牛膝 10 克

【用法】水煎，日 1 剂，顿服。

【功能主治】清热解毒，化瘀消肿。主治湿热下注型下肢静脉曲张，症见下肢静脉怒张、红肿灼痛、伴发热、恶寒、大便秘结、小便赤黄。

【按语】本方与上两方互参，用于湿热较重者。

## 十二、血栓性静脉炎

【辨病与辨证】

血栓性静脉炎常发生于下肢浅静脉，偶尔可见于上肢或胸腹壁静脉。倘若发生在下肢，患者会出现浅静脉及其四周组织红肿和疼痛，部分患者还可伴有恶寒、高热等全身性临床症状。当局部红肿、疼痛消退后，在皮肤上可留下深褐色改变。胸腹壁浅静脉炎可产生触痛、牵拉痛的硬性条索状物，一般不会产生明显的全身性症状。急性期患者可以有白细胞及中性粒细胞增高，多数病例有多年静脉曲张病史。中医学称此病为"恶脉"或"脉痹"，须按照以下分型进行辨证论治：脉络湿热型，可延静脉走行区或原来迂曲团突然产生肿胀和灼痛，触及静脉硬结或索状物，有时还可伴不同程度的发热、大便干结、小便赤黄、舌红、苔黄腻、脉滑数；脉络瘀阻型，主要沿静脉走行区出现长短不一、粗细不等的条索状物，伴有肿胀和灼痛、可有轻微触痛或牵拉痛、舌质淡紫、苔薄白、脉涩。

### 活血通脉汤

【组成】当归 15 克　赤芍药 15 克　丹参 20 克　莪术 10 克

【用法】水煎，日 1 剂，顿服。

【功能主治】活血化瘀，通络散结。主治脉络瘀阻型血栓性静脉炎，症见静脉走行区硬块、牵引皮肤两端出现凹陷性浅沟、四周皮肤紫暗而经久未愈。

【按语】本方用于脉络瘀阻较重者，皮肤紫黯肿胀严重者。

## 三妙丸

【组成】苍术 180 克　黄柏 120 克　牛膝 60 克

【用法】共研细粉，泛水为丸，每服 10 克，日 3 次。

【功能主治】清热利湿，消肿散结。主治脉络湿热型血栓性静脉炎，症见静脉走行区红肿疼痛、伴有周围皮肤灼痛。

【按语】本方用于湿热较重之血栓性静脉炎效果较理想。

## 四虫丸

【组成】全蝎、蜈蚣、地龙、土元各等份

【用法】共研细粉，装 0 号胶囊，每服 6 克，日 2 次。

【功能主治】活血化瘀，通络止痛。主治脉络瘀滞型血栓性静脉炎，症见浅静脉走行区硬块，压痛不太明显，但局部皮肤紫暗。

【按语】本方服用方便，药专、力宏、疗效甚佳。

# 十三、褥疮

【辨病与辨证】

褥疮多见于昏迷、半身不遂或下肢瘫痪长期卧床患者，好发于容易受压迫和摩擦的部位，例如尾骶、脊背、坐骨结节、足跟等。最初在上述部位皮肤上出现破损面，或产生褐色红斑，逐渐呈暗红色，终于溃腐，造成局限性浅表性溃疡，不易收敛。若病情进一步发展，溃疡可向深处的四周蔓延，严重时也可伤筋损骨。中医中药治疗应以补益气血、和营托毒为主，并须结合严格的科学护理。

## 溃疡速愈散

【组成】麝香 1 克　儿茶 30 克　玳瑁 30 克　乳香 30 克　赤石脂 30 克冰片 20 克　青黛 50 克

【用法】共研细粉，装瓶备用。治疗时先用消毒剂清理疮面，将药粉均匀撒在疮面上，每日或隔日换药 1 次。

【功能主治】清热活血，拔毒生肌。主治各种褥疮性皮肤溃疡。

【按语】本方为外用方，临床应用效果良好。

## 十四、烧伤

【辨病与辨证】

烧伤是由火焰、灼热气体、液体、固体、电与放射线或由化学物质作用于人体所引起的一种损害。要正确判断患者烧伤的程度，须首先了解烧伤面积和深度。中医学称此病为"水火烫伤"，治疗宜采用清热解毒、凉血止痛、敛疮消肿或润肤生肌的方剂治疗。

### 紫　霜

【组成】紫草 90 克　白芷 60 克　金银花 60 克　大黄 60 克

【用法】共研细粉，装瓶备用，用时将药粉均匀撒于伤面，2～3 天换药 1 次。

【功能主治】清热凉血解毒。主治烧伤，更适用于Ⅱ度烧伤。

【按语】临床应用效果良好。

### 烧伤油膏

【组成】紫草 30 克　儿茶 30 克　大黄 20 克　黄连 20 克　黄柏 20 克地榆 20 克　白及 20 克　薄荷 10 克　冰片 10 克　麻油 1000 毫升　医用凡士林 150 克

【用法】先将前 7 味药，加入麻油内浸泡 24 小时，文火煎约 30 分钟，过滤去渣，加入凡士林，再将薄荷、冰片研为极细粉，拌入药膏内，调匀冷却备用。日涂 3～4 次。

【功能主始】清热凉血，敛疮生肌。适用于治疗Ⅱ度或Ⅲ度烧伤。

【按语】临床应用此方疗效比上方更好。

## 十五、冻伤

【辨病与辨证】

冻伤是人体在遇到低温侵袭时所产生的病理生理反应之一，此时将导致严重的血管痉挛、血液循环障碍。此病在冬季或严寒气候更易发生，有时可随着天气变暖而逐渐恢复。正常情况下，冻伤更易于发生在人体暴露部位，如手背、手指、足趾、足跟、外耳郭、面颊等处。病初为局限性红斑、暗红色或紫色肿块、轻微触痛或发痒、有时出现突然加重，若病情不断加重，将使局部肿胀更加明显突出，即可产生水疱，疱内流出黄色或脓性液，倘若破溃则易于糜烂或形成溃疡。中医学称本病为"冻疮"，主因元气虚弱、寒邪外袭所致。治疗时须采取温经散寒、活血通络的方剂治疗。

## 桂枝当归饮

【组成】当归 12 克　桂枝 10 克　白芍药 10 克　甘草 5 克　生姜 5 片

【用法】水煎，日 1 剂，顿服。

【功能主治】温经散寒，活血通络。主治素体气虚、寒邪外袭症。

【按语】本方温通血脉，用于初期冻伤者。

## 桂枝汤

【组成】桂枝 10 克　白芍药 10 克　甘草 6 克　生姜 10 克　大枣 50 克

【用法】水煎，日 1 剂，顿服。

【功能主治】调和营卫，解表散寒。主治冻伤。症见耳郭紫红，遇热则瘙痒等。

【按语】本方用于冻伤初起较为合适。

## 黄芪桂枝五物汤

【组成】黄芪 12 克　桂枝 10 克　白芍药 10 克　生姜 12 克　大枣 15 克

【用法】水煎，日 1 剂，顿服。

【功能主治】益气温经，通痹散寒。主治冻伤。

【按语】本方适于素体气虚阳虚患者。

## 当归疗冻验方

【组成】当归 12 克　桂枝 10 克　白芍药 10 克　通草 3 克　细辛 2 克

【用法】水煎，日 1 剂，顿服。

【功能主治】温经散寒，活血通络。主治冻伤。

【按语】本方温经通络作用较强。建议可与桂枝当归饮合方。

# 十六、痔疮

**【辨病与辨证】**

痔的概念有广义、狭义之分。广义的概念是指正常孔窍内的赘生物。而狭义的概念是专指为肛门直肠疾病的一种，痔的发病率最高最常见。有关痔形成的病因病机，早在《素问·生气通天论》中就指出："因而饱食，筋脉横解，肠澼为痔。"秦汉时期根据痔形成后所出现的证候，将痔分为牡痔、脉痔、血痔三种，至唐《外台秘要》中，始根据痔发生的部位，将其分为内痔、外痔两种。现在临床将痔分为三大类：内痔、外痔、混合痔。

内痔发生在齿线以上，直肠黏膜下的静脉丛发生扩大和迂曲所形成的柔软静脉团，称为内痔。

外痔位于齿线以下，其形成原因很多，而症状不同，名称也各异。肛管皮肤下静脉丛扩大曲张所形成的静脉曲张性外痔，有因静脉破裂出血所形成的血栓外痔，有因肛缘皮肤破损染毒而引起的炎性外痔；有因反复感染的刺激而形成的结缔组织外痔。

混合痔位于齿线下静脉丛同时扩大曲张，在同一方位，相互沟通吻合，而齿线在此处消失，有内痔、外痔的特征者，称为混合痔。

## （一）内痔方剂

1. 风热型：治宜清热凉血祛风，可用凉血地黄汤加减。

**【组成】**生地黄 20 克　当归 12 克　地榆 10 克　槐角 15 克　黄芩 10 克　大黄 10 克　枳实 6 克　火麻仁 10 克　荆芥炭 10 克

**【用法】**水煎，日 1 剂，分 2 次温服。

2. 湿热型：治宜清热利湿，可用芍药汤加减。

**【组成】**白芍药 15 克　地榆 10 克　黄芩 10 克　茯苓 12 克　大黄 10 克　萆薢 12 克　甘草 5 克　荷叶炭 15 克　车前子 10 克

**【用法】**水煎，日 1 剂，分 2 次温服。

3. 气虚型：治宜补中益气，可用补中益气汤加减。

**【组成】**黄芪 15 克　柴胡 5 克　升麻 3 克　五味子 5 克　枳壳 10 克　当归 10 克　乌梅 6 克　五倍子 3 克　补骨脂 10 克

**【用法】**水煎，日 1 剂，分 2 次温服。

4. 血虚型：治宜补气养血，可用归脾汤加减。

【组成】党参 12 克　黄芪 15 克　白术 10 克　鸡血藤 15 克　当归 10 克　升麻 3 克　枳壳 10 克　龙眼肉 12 克　生地黄 15 克　熟地黄 15 克

【用法】水煎，日 1 剂，分 2 次温服。

## （三）外痔方剂

混合痔的分型论治：详见于内痔、外痔的论治法则。

1. 湿热蕴阻型：治宜清热利湿活血散瘀，可用萆薢渗湿汤和活血散瘀汤加减。

【组成】萆薢 12 克　薏苡仁 15 克　桃仁 10 克　红花 10 克　升麻 10 克　枳壳 10 克　赤芍药 12 克　地榆 10 克　槐角 15 克

【用法】水煎，日 1 剂，分 2 次温服。

2. 血栓外痔型：治宜清热凉血，可用凉血地黄汤加减。

【组成】生地黄 20 克　牡丹皮 12 克　赤芍药 12 克　地榆 10 克　枳壳 10 克　大黄 10 克　槐角 15 克　槟榔 10 克　甘草 6 克

【用法】水煎，日 1 剂，分 2 次温服。

3. 炎性外痔型：治宜清热利湿，活血解毒，可用黄连解毒汤加减。

【组成】黄连 5 克　黄柏 10 克　地榆 10 克　槐角 15 克　苦参 10 克　苍术 10 克　荆芥 10 克　甘草 6 克　火麻仁 10 克

【用法】水煎，日 1 剂，分 2 次温服。

## （三）槐花散

【组成】炒槐花 10 克　炒侧柏叶 10 克　炒荆芥 10 克　炒枳壳 10 克

【用法】共研细粉，每服 6 克，日 3 次。或作汤剂，水煎服。

【功能主治】清肠止血，疏风利气。主治大便下血，或粪中夹血，痔疮出血，血色鲜红者，本方为治大便下血的常用方剂。本方是治风热或湿热壅遏大肠血分，血渗肠道而成。

【加减法】本方可加黄连、黄芩，以清肠热；下血多者，可再加地榆，以清肠凉血。亦可改用槐角丸。

【按语】本方与槐角丸同用于出血型。

# 十七、急、慢性阑尾炎

## 【辨病与辨证】

急、慢性阑尾炎是最常见的外科急腹症，现代医学多主张手术治疗。中医学认为，饮食不节，劳力过度，情志过极，喜怒无常，以致脾虚气滞，湿毒留阻，血气蕴结，湿浊与血气蕴蓄，腐化成肠痈。

### 复方大血藤煎

【组成】大血藤 30 克　地丁 30 克　乳香 6 克　没药 6 克　连翘 12 克金银花 12 克　牡丹皮 10 克　元胡 10 克　甘草 3 克　大黄 3 克

【用法】水煎，日 1 剂，分 2 次温服。

【功能主治】通腑泄热，化瘀消肿，止痛。主治痈脓未成症，症见妊娠腹痛，初起绕脐疼痛，随后疼痛转至右下腹，按之疼剧，身热恶寒，口渴引饮，恶心呕吐，大便秘结，舌红苔黄腻，脉滑数或洪数。

【加减法】恶心呕吐者，加陈皮、半夏、黄连、生姜；大便偏溏者，去大黄，加木香、山楂、青、陈皮、六神曲。

【按语】素有情志不畅，肝气瘀滞或妊娠胎阻，气机不畅，血行受阻，瘀血内生，气滞脘腹，则腹痛走窜。

### 排脓散加减

【组成】黄芪 15 克　当归 12 克　金银花 12 克　白芷 6 克　防风 6 克楼仁 10 克　续断 9 克　败酱草 30 克　薏苡仁 15 克　五灵脂 10 克　蒲公英 10 克

【用法】水煎，日 1 剂，分 2 次温服。

【功能主治】清热解毒，化瘀排脓。主治痈脓已成症，症见小腹或脘胁疼痛剧烈，拒按，发热，体温可达 39℃，烦躁口渴，不欲饮，腹皮拘急隆起，尿黄便结，舌苔黄腻，脉滑数。

【加减法】腹胀便溏者，加白术、木香、六神曲、桔梗；发热较高者，需西药抗感染治疗。

【按语】本证为前证的进一步发展。热毒壅盛，与气血相搏，蕴积成脓，故高热，小腹或脘胁疼痛剧烈，拒按，腹皮拘急隆起。

## 牡丹皮散合参苓内托散

【组成】党参 12 克　黄芪 12 克　当归 10 克　牡丹皮 10 克　桃仁 10 克　赤芍药 10 克　薏苡仁 30 克　川芎 6 克　白芷 6 克　木香 5 克　甘草 5 克　肉桂 3 克　山药 12 克　茯苓 12 克　熟地黄 12 克　白术 10 克　地骨皮 10 克　附子 6 克　陈皮 5 克

【用法】水煎，日 1 剂，分 2 次温服。

【功能主治】补气养血，托毒排脓。主治肠痈已溃，腹痛未除，脓毒未清，时下脓血，饮食减少，面白神疲，气血俱亏者。

【按语】两方合用治疗阑尾炎已溃，时下脓血，气血两亏的患者。

## 大黄牡丹皮汤

【组成】大黄 10～12 克　牡丹皮 10 克　桃仁 10～15 克　冬瓜仁 15～30 克　芒硝 10 克（冲）

【用法】水煎服，日 1～2 剂。

【功能主治】清热解毒，泻下逐瘀，散结消肿。主治阑尾炎初起，尚未化脓，右下腹疼痛拒按，或右腿屈而不伸，伸则痛甚，怕冷发热，大便秘结，苔黄腻或黄燥，脉象弦紧（初期）或弦数、滑数、洪数（较后期）。

【加减法】若高热腹痛较剧，加黄连以清热解毒；大便似痢不爽，舌质红，脉细数，此为伤阴之象，宜去芒硝，以减缓泻下之力，加元参、生地黄养阴清热；右下腹出现肿块者，加当归、赤芍药、地丁等以加强活血祛瘀清热解毒的作用；脓已成需要增加清热解毒之药，如金银花、蒲公英、大血藤、白花蛇舌草均可选用。

【按语】肠痈有湿热瘀滞与寒湿瘀滞之分，本方只宜于湿热瘀滞之证。本方治肠痈（急性阑尾炎）有较好疗效，应用时可酌情加减。

## 阑尾解毒汤

【组成】大血藤 30 克　败酱草 30 克　金银花 30 克　蒲公英 30 克　冬瓜仁 15 克　赤芍药 12 克　大黄 12 克　木香 12 克　黄芩 10 克　桃仁 10 克　川楝子 10 克

【用法】水煎，2 次分服，重症病人可每日 2 剂。昼夜 4 次分服。或配合灌肠。

【功能主治】清热解毒，活血导滞，散结消痈。主治阑尾炎，阑尾脓肿。

【按语】本方清热解毒，活血化瘀，一般阑尾炎都可应用。

## 大黄牡丹皮汤合阑尾解毒汤

【组成】大黄 12 克　牡丹皮 10 克　桃仁 15 克　冬瓜仁 30 克　芒硝 10 克（冲）　大血藤 30 克　败酱草 30 克　金银花 30 克　蒲公英 30 克　赤芍药 12 克　木香 12 克　黄芩 10 克　川楝子 10 克

【用法】水煎，日 1 剂，分 2 次温服。

【功能主治】清热解毒，通腑泄热。主治肠痈初起，尚未化脓，右下腹疼痛拒按，或右脚屈而不伸，伸则痛甚，怕冷发热，大便秘结，苔黄腻，弦紧（初起）或弦数，滑数、洪数（较后期）。

【按语】本方用于急性阑尾炎，初起尚未化脓者。

## 加味大黄牡丹皮汤

【组成】大黄 12 克　牡丹皮 10 克　桃仁 15 克　冬瓜仁 30 克　芒硝 10 克（冲）　金银花 20 克　蒲公英 20 克　大血藤 20 克　白花蛇舌草 30 克

【用法】水煎，日 1 剂，分 2 次温服。

【功能主治】清热解毒，凉血化瘀。主治大黄牡丹皮汤证，能增强清热解毒之力。

【按语】本方用于湿热郁滞之阑尾炎。

## 薏苡附子败酱散

【组成】薏苡仁 30～100 克　附子 10～15 克　败酱草 30～60 克（鲜者连根用 100 克）。

【用法】水煎，日 1 剂，分 1～2 次温服。

【功能主治】排脓消肿。主治肠痈脓已成，身无热或低热，右下腹胀满，拒按，舌质红，苔黄腻或黄燥，脉数。

【按语】临床常用于以皮肤粗糙起屑伴有干裂、瘙痒或流脓水为特征的皮肤病。如湿疹（鹅掌风）、皮肤角化症、头癣、手足癣、银屑病、神经性皮炎、接触性皮炎、脂溢性皮炎、毛囊炎、传染性软疣、寻常疣、扁平疣、硬皮病、皮肤干燥症，痈、阑尾周围脓肿、局限性化脓性腹膜炎、多发性肝脓疡、卵巢囊肿、肛管直肠周围脓肿等包块性疾病不溃不消而呈慢性化者，其他如慢性化脓性中耳炎、鼻窦炎、寒湿瘀滞型慢性阑尾炎、溃疡性结肠炎、霉菌性肠炎、糖尿病性脱疽、慢性盆腔炎、慢性宫颈炎、慢性前列腺炎、精囊炎、阴茎痰核及男性不育症等也有应用本方的机会。

# 第十五章　皮肤科疾病

## 一、带状疱疹

**【辨病与辨证】**

带状疱疹是由疱疹病毒引起的常见病，可累及神经和皮肤，其特征为单侧性、沿被侵犯的三叉神经或脊神经分布区出现多片红斑带状基础上的成簇疱疹，常伴有发热和神经痛，并且可以出现区域性淋巴结肿大。因本病好发于胸胁及腰部，所以中医称其为"缠腰火丹""蛇丹""蛇串疮"。主要病因为肝火脾湿郁于内、毒邪乘虚于外，治疗时，应选用清肝泻火、利湿解毒、化瘀止痛的方剂。

### （一）热盛型

#### 龙胆泻肝汤加减

**【组成】** 龙胆草 15 克　栀子 10 克　板蓝根 20 克　连翘 12 克　当归 10 克　赤芍药 10 克　生地黄 20 克　木通 5 克　甘草 10 克

**【用法】** 水煎，日 1 剂，分 2 次温服。

**【功能主治】** 凉肝泻火，清利湿热。主治带状疱疹，症见局部皮肤鲜红，疱壁紧张，灼热刺痛。兼见口苦咽干口渴，烦躁易怒，食欲不佳。大便干或不爽，小便赤。舌质红，苔薄黄或黄腻，脉弦数。

**【加减法】** 有血疱坏死加牡丹皮、白茅根；有脓疱脓痂加蒲公英、金银花；发于头面加菊花；发于上肢加姜黄；发于下肢加牛膝；大便秘结加大黄。

### （二）湿盛型

#### 除湿胃苓汤加减

【组成】白术 12 克　厚朴 10 克　陈皮 10 克　茯苓 15 克　木通 6 克　泽泻 10 克　当归 10 克　赤芍药 10 克　板蓝根 20 克

【用法】水煎，日 1 剂，分 2 次温服。

【功能主治】健脾除湿，活血解毒。主治带状疱疹，症见皮肤淡红，水泡色白或渗出明显。疼痛略轻，兼见口渴不欲饮，纳差腹胀，便溏，女性白带多，舌淡嫩边有齿痕，苔白腻，脉濡。

【按语】湿热郁于皮肤，湿重于热，湿毒流窜于肌肤故皮肤淡红起水泡、有渗出，脾失健运，湿浊内停，故口渴而不欲饮，纳差腹胀便溏，湿浊下注故白带多，水湿阻滞故舌胖苔腻，血脉为湿邪所困故脉濡，湿毒盛土茯苓易茯苓。

### （三）气虚型

#### 四君子汤合桃红四物汤化裁

【组成】太子参 15 克　白术 12 克　茯苓 15 克　鸡血藤 20 克　甘草 6 克　当归 12 克　忍冬藤 20 克　白芍药 10 克　赤芍药 10 克　桃仁 10 克　红花 10 克

【用法】水煎，日 1 剂，分 2 次温服。

【功能主治】益气活血，清解余毒。主治带状疱疹，症见皮疹色红干瘪，或皮疹消退后局部疼痛不止。兼见体倦乏力，少气懒言，头晕目眩，动则汗出，老年见舌淡苔薄黄，脉弱。

【按语】本方适于老年体弱气虚者，气虚则血瘀，不通则痛。气虚脉搏鼓动无力故脉弱。元气不足故少气懒言，体倦乏力。气虚清阳不升故头晕目眩。卫气虚弱则动则汗出。

#### 补阳还五汤化裁

【组成】黄芪 40 克　当归 15 克　赤芍药 15 克　川芎 6 克　桃仁 10 克　红花 10 克　地龙 10 克　石菖蒲 10 克　厚朴 10 克　枳实 10 克　鸡血藤 30 克

【用法】水煎，日 1 剂，分 2 次温服。

【功能主治】补气疏气，活血化瘀，通络止痛。主治带状疱疹后遗神经痛。

【按语】本方多用于老年体弱者之带状疱疹后遗神经痛。

# 二、荨麻疹

【辨病与辨证】

荨麻疹是一种十分常见的过敏性疾病，表现为突然发生的皮肤黏膜血管扩张、通透性增加，从而出现的一种局限性水肿反应。主要临床特征是疹性风团，随起随消，消退后不留瘢痕，成人或儿童均可发病。本病中医学称为"瘾疹"、"风疹块"，是由腠理不密、汗出受风、正邪相搏、郁肤发疹、日久化热、伤及阴液、气血亏虚、久病不愈所致。治疗时，须以祛风为主，并佐以清热或祛寒之法，对老年体虚者，还应予益气、养血、调冲任的方剂治疗。

## 消荨汤

【组成】葛根 30 克　桑白皮 15 克　蝉蜕 10 克　白芷 10 克　栀子 10 克　苦参 10 克　竹叶 10 克　白鲜皮 10 克　地骨皮 10 克　大黄 3 克

【用法】水煎，日 1 剂，分 2 次温服。

【功能主治】清热解毒，祛风止痒。主治风疹块或粟粒状丘疹，瘙痒难忍，搔抓成片，即现代医学所称之荨麻疹。

【按语】本病多由汗出当风，风邪乘虚而入，或阴虚血燥，胃肠湿热内结，复感风邪而发。本病特点多以皮肤瘙痒、风疹、风疹块为主要症状。

## 当归饮子

【组成】当归 12 克　生地黄 15 克　白芍药 12 克　川芎 6 克　何首乌 12 克　防风 10 克　荆芥 10 克　黄芪 20 克　甘草 6 克　白蒺藜 10 克　金银花 12 克　连翘 12 克

【用法】水煎，日 1 剂，分 2 次温服。

【功能主治】养血祛风，发散风热。主治心血凝滞，内蕴风热，皮肤疥疮，或肿或痒，或脓水浸淫，或发赤疹、风疹、荨麻疹。

【按语】本方适于风热者。风寒加麻黄、桂枝。

## 加味消风散合银翘散

【组成】荆芥6克　防风6克　当归6克　生地黄6克　苦参6克　苍术6克　蝉蜕6克　麻仁6克　牛蒡子6克　石膏6克　知母6克　木通3克　甘草3克　金银花10克　连翘10克　赤芍药10克　芦根15克　豆豉10克　桔梗10克　竹叶10克　薄荷3克

【用法】水煎，日1剂，分2次温服。

【功能主治】疏风，清热，解毒，除湿，消肿。主治湿疹、风疹、荨麻疹、瘙痒，抓破后渗出水液，舌苔白或黄，脉浮数有力。

【加减法】风毒盛者，金银花、连翘用量加倍；血热盛者加紫草；湿热盛者加地肤子、车前子。

【按语】以上为常见的几种皮肤病，湿热重者效佳。

## 疏风活血汤

【组成】赤芍药20克　丹参20克　苦参20克　蛇床子20克　地龙15克　乳香15克　没药15克　地肤子20克　独活15克　防风15克　白芷10克

【用法】水煎，日1剂，分2次温服。

【功能主治】疏风活血，止痒。主治荨麻疹。

【按语】本病多由感受风邪（现代医学称过敏）而发。本方标本兼治，是一个常用方。

## 脱敏汤

【组成】蛇床子15克　地肤子15克　路路通15克　荆芥10克　蝉蜕10克　白蒺藜10克　蜂房10克　甘草6克　白鲜皮10克　乌蛇10克　防风6克　蛇蜕6克　全蝎6克

【用法】水煎，日1剂，分2次温服。

【功能主治】祛风止痒。主治荨麻疹。

## 消顽汤

【组成】熟地黄20克　当归20克　白芍药20克　黄芪30克　何首乌30克　白蒺藜12克　荆芥12克　防风12克　川芎12克　蝉蜕10克　甘草

10 克

【用法】水煎，日 1 剂，分 2 次温服。

【功能主治】益气养血，疏风止痒。主治顽固性荨麻疹。

【按语】本方适用于气血虚兼过敏体质者。

## 消风散

【组成】当归 12 克　生地黄 12 克　知母 12 克　石膏 20 克　苦参 8 克　亚麻籽 8 克　荆芥 8 克　防风 8 克　木通 8 克　牛蒡子 8 克　蝉蜕 8 克　甘草 5 克

【用法】水煎，日 1 剂，早餐前顿服。

【功能主治】养血祛风，清热燥湿。主治慢性荨麻疹。

【按语】本方适用于过敏体质罹患者，有季节性复发的特点。

## 过敏煎

【组成】防风 6 克　黄芪 15 克　乌梅 15 克　何首乌 15 克　地肤子 10 克　牡丹皮 10 克　甘草 10 克　地龙 10 克

【用法】水煎，日 1 剂，分 2 次温服。

【功能主治】疏风清热，益气凉血。主治荨麻疹。

【按语】本方适用于过敏体质，兼气虚血瘀者。

# 三、结节性红斑

【辨病与辨证】

结节性红斑是一种局限于皮下组织和真皮深层的毛细血管炎，以冬季发病率最高，且好发于青年女性。主要特征是皮肤红斑、结节、水肿，以及伴发热。患者常在疾病最初出现高热、寒战、咽痛、关节痛、疲劳乏力等。皮肤损害呈对称性，于小腿伸侧多发，其次为小腿屈侧和大腿或前臂等处，局部出现 1～5cm 不等的皮下结节，略高于皮面，并且出现散在性皮肤水肿、表面呈鲜红色。待皮肤损害消退后，结节略呈紫红或暗红色，也可以呈黄褐色，质地开始变软而不破溃，部分患者仍有小腿水肿、疼痛或略有压痛。中医称本病为"瓜藤缠"或"温热流注"。湿热瘀阻型，急性起病、肢体出现高出表面的皮下结节、比较坚硬，伴有发热、口渴以及局部红、肿、热、痛，舌质红、苔白腻、脉滑数；气血瘀滞型，反复发作，呈暗红色或紫红色、疼痛如刺，舌紫、有瘀斑或瘀点、苔薄白、脉弦或涩。临床治疗应采用活血化瘀、理气通络的方剂。

## 泻心汤

【组成】黄芩 10 克　黄连 10 克　大黄 10 克（后下）　黄柏 10 克　牡丹皮 15 克　赤芍药 15 克

【用法】水煎，日 1 剂，顿服。

【功能主治】清热利湿，凉血解毒。主治湿热瘀阻型结节性红斑。

【按语】本方用于湿热体质的丹毒，疗效亦佳。

## 凉血五枢汤

【组成】白茅根 50 克　天花粉 20 克　茜草 12 克　紫草 12 克　板蓝根 12 克

【用法】水煎，日 1 剂，顿服。

【功能主治】凉血活血，解毒化斑。主治湿热瘀阻型结节性红斑，症见患者发病急，局部产生明显的红、肿、热、痛。

【按语】舌绛，脉有力者，方可应用本方。

## 桃红四物汤

【组成】桃仁 10 克　红花 10 克　当归 10 克　赤芍药 10 克　生地黄 10 克　川芎 10 克

【用法】水煎，日 1 剂，分 2 次温服。

【功能主治】活血祛瘀。主治气血瘀滞型结节性红斑，症见皮肤结节反复发作，疼痛较剧，舌紫或有瘀斑，苔薄白，脉弦或涩。

【按语】本方可与上方互参，或合方。

## 四妙药

【组成】黄柏 200 克　薏苡仁 200 克　苍术 120 克　牛膝 120 克

【用法】共研细粉，水分为丸，每服 6 克，日 2 次。

【功能主治】清热利湿，凉血解毒。主治湿热瘀阻型结节性红斑。症见起病急、结节略高于皮面、触之坚硬、红肿疼痛较为明显。

【按语】湿热瘀毒是主要病机，舌质绛，苔黄腻是辨证依据。

# 四、扁平疣

## 【辨病与辨证】

扁平疣好发于青少年，主要侵及面部、手背和前臂。基本损害是发生群集或分散的扁平丘疹、质软、顶部光滑、呈粟粒状或绿豆粒样大小、皮色淡褐不痛不痒或微痒。此病中医学称为"扁瘊"，其发生机理可能与风毒（或夹湿）邪气入侵、阻于经络有关，或肝热搏于肌腠、或痰气交结于络、而终行于皮里膜外。治疗时应选用清热解毒、活血软坚、行气、化痰散结的方剂。

### 桃红四物汤加味

【组成】熟地黄 15 克　赤芍药 12 克　白芍药 12 克　桃仁 10 克　红花 10 克　何首乌 12 克　白术 10 克　陈皮 6 克　穿山甲 10 克　牡蛎 20 克　香附 10 克

【用法】水煎，日 1 剂，分 2 次温服。

【功能主治】养血柔肝，活血软坚。主治血虚型寻常疣、扁平疣久病不愈者。

【按语】本方适应证的特点是疣体色淡或褐色，表面干燥粗糙。舌淡、苔白、脉弱。兼见面色苍白，萎黄，头晕眼花，心悸失眠，妇女经量少。

### 血府逐瘀汤加味

【组成】当归 10 克　生地黄 12 克　桃仁 10 克　红花 6 克　甘草 3 克　枳壳 6 克　赤芍药 10 克　柴胡 3 克　川芎 5 克　牛膝 10 克　菊花 15 克　牡蛎 30 克　灵磁石 30 克

【用法】水煎，日 1 剂，分 2 次温服。

【功能主治】活血化瘀，理气通络，软坚散结。主治扁平疣（面部扁平疣，褐色）。

【按语】活血化瘀是治疗瘊疣类皮肤的常用方法。

### 乌蛇祛风汤

【组成】乌蛇 10 克　蝉蜕 6 克　荆芥 10 克　防风 10 克　白芷 10 克　羌

活 10 克　黄连 8 克　黄芩 10 克　金银花 10 克　连翘 10 克　甘草 6 克

【用法】水煎，日 1 剂，分 2 次温服。

【功能主治】搜风剔邪，清热解毒。主治扁平苔藓，以及慢性荨麻疹，泛发性神经性皮炎，皮肤瘙痒症，结节性痒疹等顽固瘙痒性皮肤病。

【按语】扁平苔藓属中医的"乌癞风"或"紫癜风"范畴，临床表现可见皮肤表面有光泽的紫红色扁平丘疹，大小从针头大至黄豆大，往往多发，皮疹成片呈苔藓化。

### 化湿解毒汤

【组成】土茯苓 30 克　紫草 30 克　大青叶 30 克　薏苡仁 30 克　徐长卿 10 克　苦参 10 克　地肤子 15 克　白术 10 克　昆布 15 克　虎杖 15 克　代赭石 50 克　车前子 12 克　甘草 10 克

【用法】水煎，日 1 剂，分 2 次温服。

【功能主治】清热解毒，化痰软坚。主治扁平疣。

【按语】本方用于痰湿瘀毒型扁平疣，症见舌质暗，苔厚腻，脉细濡。

### 平疣汤

【组成】蒲公英 15 克　夏枯草 15 克　木贼 15 克　连翘 10 克　黄芩 10 克　紫草 10 克　赤芍药 10 克　白蒺藜 10 克　桑叶 10 克　土牛膝 12 克　薏苡仁 15 克

【用法】水煎，日 1 剂，分 2 次温服。

【功能主治】清热解毒，疏风活血。主治扁平疣。

【按语】本方可与上方互参。

### 消疣汤

【组成】薏苡仁 30 克　板蓝根 15 克　生地黄 15 克　赤芍药 15 克　桃仁 15 克　香附 15 克　柴胡 9 克　红花 9 克

【用法】水煎，日 1 剂，分 2 次温服。

【功能主治】清热利湿，活血行气。主治扁平疣。

【按语】本方用于湿、毒、瘀，郁结型扁平疣。

## 五、痤疮

**【辨病与辨证】**

痤疮是毛囊及皮脂腺发生的明显炎症性皮肤病，在青春期发病率最高，好发于面部、胸部、背部等富有皮脂腺的部位，时常形成丘疹、粉刺、脓疱、囊状或结节样损害。中医学称本病为"青春痘"或"粉刺"，主因肺气不清、外受风热所致，其次还可由膏粱厚味、胃热上蒸、月经不调、瘀滞化热所致。治疗时应选用疏风清热，凉血化瘀的方剂。

### 痤愈汤

**【组成】** 桑白皮10克 黄芩10克 知母10克 栀子10克 赤芍药10克 连翘10克 菊花10克 石膏12克 元参12克 丹参12克 薏苡仁15克

**【用法】** 水煎，日1剂，分2次温服。

**【功能主治】** 疏风清热。主治痤疮。

**【按语】** 本病多由肺气不清、外受风热所致，其次是膏粱厚味、胃热上蒸、瘀滞化热而成。本方清肺胃热，解毒散风，是常用之方。

### 清痤汤

**【组成】** 蒲公英30克 白花蛇舌草30克 山楂30克 虎杖24克 茵陈24克 败酱草24克 大黄15克 黄连10克 薏苡仁15克 甘草8克 透骨草24克

**【用法】** 水煎，日1剂，分2次温服。

**【功能主治】** 清热解毒，化瘀利湿。主治痤疮。

**【加减法】** 痤疮呈红色丘疹、顶端带有黄色脓头，宜加黄芩、重楼；痤疮壁厚、质地较硬时，须加三棱、莪术、皂角刺；痤疮增大或增多时，须加浙贝母、昆布、海藻等。

### 美容煎

**【组成】** 枇杷叶12克 桑叶12克 麦门冬12克 天门冬12克 黄芩12克 菊花12克 生地黄12克 茅根12克 牡丹皮12克 白鲜皮12克 牛

蒡子 12 克　白芷 12 克　桔梗 12 克　地肤子 12 克　茵陈 12 克　苍耳子 12 克

【用法】水煎，日 1 剂，分 3 次温服。

【功能主治】疏风清肺。主治痤疮。

【按语】本方与上方相比，病情轻，可与上方互参。

### 加味枇杷清肺饮

【组成】枇杷叶 30 克　薏苡仁 30 克　生地黄 30 克　皂角刺 15 克　山甲珠 15 克　赤芍药 10 克　桑白皮 10 克　知母 10 克　黄柏 10 克　牡丹皮 10 克　白芷 6 克　僵蚕 6 克

【用法】水煎，日 1 剂，顿服。

【功能主治】清肺泄热，活血利湿。主治痤疮。

【按语】本方用于湿热郁于肌肤所致的痤疮。

## 六、脓疱疮

【辨病与辨证】

　　脓疱疮是由金黄色葡萄球菌或溶血性链球菌感染引起的一种急性化脓性皮肤病。此病传染性较强，常在夏季于幼儿园内流行。皮肤损害好发于面部、头皮和四肢，其次是口周、鼻孔附近、外耳郭处，若病情不断进展，可蔓延至全身。最初表现为红斑或水疱，随后发展成为脓疱，呈粟状或黄豆大小不等，见四周红晕。水疱壁较薄，易于破溃，将流出清澈或浑浊的脓液，脓包破溃时仍可产生糜烂面，干燥后形成黄色结痂。单个脓疱可经由 4～8 天后吸收、脱痂自愈，患者会产生高热，伴有附近淋巴结肿大或淋巴管炎。中医学称本病为"黄水疮""滴脓疮"，须按湿热证或脾虚证选取相应的方剂治疗。

### 五味消毒饮

【组成】金银花 20 克　野菊花 15 克　天葵子 15 克　紫地丁 15 克　蒲公英 15 克

【用法】水煎，日 1 剂，顿服。

【功能主治】清热解毒。主治脓疱疮湿热证，症见发热口干、尿黄、局部脓疱密集、脓疱四周有红晕。

【按语】本方多用于青春期。

## 银连汤

【组成】金银花 10 克 连翘 10 克 陈皮 3 克 甘草 3 克 桔梗 3 克

【用法】水煎，日 1 剂，顿服。

【功能主治】清热解毒，理气祛湿。主治脓疱疮湿热证，症见发热口干、尿黄、局部脓疱密集、糜烂、脓疱四周有红晕、小便黄赤。

【按语】可与上方互参或合方。

## 蒲丁汤

【组成】蒲公英 10 克 紫地丁 10 克 苍术 9 克 黄柏 6 克

【用法】水煎，日 1 剂，顿服。

【功能主治】清热、解毒、燥湿。主治脓疱疮湿热证，症见局部脓疱密集、潮红、发热、口渴、大便秘结。

## 菊花饮

【组成】野菊花 20 克

【用法】水煎，日 1 剂，顿服。

【功能主治】清热解毒，祛湿止痒。主治脓疱疮湿热证，症见局部脓疱密集、脓疱四周有红晕。

【按语】可与上方互参或合方。

## 土茯苓验方

【组成】土茯苓 25 克 金银花 25 克 黄柏 10 克

【用法】水煎，日 1 剂，分 2 次温服。

【功能主治】清热，利湿，解毒。主治脓疱疮湿热证，症见发热、大便秘结、局部脓疱密集、皮肤潮红。

【按语】应用本方要注意舌脉。

# 七、股癣

【辨病与辨证】

股癣是指发生于大腿内侧而靠近生殖器及臀部皮肤的浅部真菌感染，以夏秋季节天气湿热时多见，冬春季节可减轻或消退。初起为局部红色丘疹，逐渐向外扩展，中心皮损逐渐消退，形成环状或半环状，其边缘由丘疹、水疱形成，伴有鳞屑。因为股内侧部位经常发生摩擦，可以失去环状和半环状改变，若日久不愈，还可产生不同程度的苔藓样或湿疹样变。中医中药治疗应以清热燥湿、祛风杀虫为主。

## 复方苦参酊

【组成】苦参、地榆、地肤子、胡黄连各 200 克

【用法】上药加入 75% 酒精 1000 毫升之中，浸泡 7 天，再加入 75% 的酒精 1000 毫升开始用。每日 3 次搽于患处。

【功能主治】清热燥湿，杀虫止痒。主治体癣、股癣、足癣、手癣等。

【按语】本方是外用方，比较安全。半个月为 1 疗程。

## 香连复方外洗液

【组成】藿香 30 克　大黄 30 克　黄连 15 克　龙胆草 15 克　枯矾 15 克　薄荷 15 克　丁香 12 克　冰片 1 克

【用法】水煎，日 1 剂，分 3 次泡洗患处。

【功能主治】清热燥湿，杀虫止痒。主治股癣及其他真菌感染。

【按语】本方外用洗剂，见效迅速，可用于各种癣症。

## 股癣汤

【组成】蛇床子 20 克　白头翁 20 克　黄精 20 克　藿香 15 克　黄柏 10 克

【用法】水煎，日 1 剂，加入食醋 25 毫升泡洗患处。

【功能主治】清热燥湿，杀虫止痒。主治股癣。

【加减法】瘙痒较重时，加地肤子 25 克、白鲜皮 15 克、川椒 10 克、苦参 10 克；出现红肿时，可加金银花 15 克、龙胆草 25 克。

# 八、手足癣

【辨病与辨证】

当真菌感染手掌、足底及指（趾）间的皮肤组织，即统称为手足癣。足

癣俗称"脚气"，手癣又俗称"鹅掌风"。根据临床表现特征，可分为鳞屑角化型、趾间糜烂型和水疱性。中医药治疗时，须选用清热解毒、燥湿收敛、杀虫止痒的药物。

## 木瓜甘草洗足方

【组成】木瓜 30 克　甘草 30 克

【用法】水煎泡洗，日 1 剂。

【功能主治】除湿解毒，止痒。主治足癣。

【按语】本方两味中药，使用方便，无副作用，适用于病情较轻患者。

## 愈癣洗剂

【组成】大蒜 200 克　枯矾 20 克　桃仁 20 克　苦参 30 克　川椒 30 克
青木香 30 克

【用法】水煎泡洗，日 1 剂。

【功能主治】杀虫止痒。主治足癣等。

【按语】本方与上方相比，适用于病情较重者。

## 参柏浸泡液

【组成】苦参、黄柏、蛇床子、野菊花各 30 克

【用法】水煎泡洗，日 1 剂。

【功能主治】清热燥湿，解毒杀虫。主治足癣合并感染。

【按语】若合并感染，可加马齿苋 30 克。

## 苏木钩藤汤

【组成】苏木 30 克　钩藤 30 克　川椒 30 克　枯矾 9 克

【用法】水煎泡洗，日 1 剂。

【功能主治】活血杀虫止痒。主治足癣。

【按语】本方止痒效果显著。

## 丁黄洗剂

【组成】丁香 10 克　黄精 20 克　蛇床子 20 克　白蒺藜 20 克

【用法】水煎泡洗，日 1 剂。

【功能主治】燥湿杀虫止痒。主治足癣。

【按语】本方适于感染渗液者。

# 九、银屑病

【辨病与辨证】

银屑病又名牛皮癣，是一种原因不明、易复发的慢性皮肤病。通常，此病可以累及患者全身的任何部位，且好发于患者的头皮、躯干和四肢伸侧面。临床可分为下列类型：①寻常型，出现红色丘疹，可融合成片、边缘明显，上覆多层银白色鳞屑，强行刮擦可有发亮的薄膜，被剥脱处产生点状出血。②脓疱型，出现的针头大小的浅表性无菌脓疱。③关节炎型，时常与脓疱型银屑病共存，多伴发关节病变。④红皮病型，出现全身皮肤的弥漫性发红，有大量银屑。中医学称此病为"松皮癣"，主因肺脾湿热、复感风湿热邪、蕴于肌肤，而导致局部气血运行失畅、久郁则生热，或因为风寒外袭、营卫失调、郁久则化燥，而致皮肤失养。治疗时应选用清热、凉血、润燥、活血、祛风的方剂。

## 银屑汤八方

**101 方**

【组成】槐花 30 克　紫草 15 克　赤芍药 15 克　生地黄 30 克　丹参 15克　鸡血藤 30 克　白茅根 30 克　秦艽 10 克　乌蛇 10 克　白藓皮 10 克　刺蒺藜 10 克　防风 10 克

【用法】水煎，日 1 剂，分 2 次温服。

【功能主治】清热凉血，祛风化湿。主治银屑病进行期，血热型，症见风盛者（痒甚）。

【按语】前七味为基础方。临证应辨证加减。

**102 方**

【组成】槐花 30 克　紫草 15 克　赤芍药 15 克　生地黄 30 克　丹参 15克　鸡血藤 30 克　白茅根 30 克　薏苡仁 20 克　茵陈 10 克　土茯苓 20 克防己 10 克　泽泻 10 克

【用法】水煎，日 2 剂，分 2 次温服。

【功能主治】清热解毒，凉血化湿。主治银屑病，进行期，血热型，症见挟湿者。

**103 方**

【组成】槐花30克 紫草15克 赤芍药15克 生地黄30克 丹参15克 鸡血藤30克 白茅根30克 龙胆草10克 大黄6克 栀子10克 黄芩10克 牡丹皮10克

【用法】水煎,日1剂,分2次温服。

【功能主治】清热凉血,化瘀解毒。主治银屑病进行期,血热型,症见热盛者。

**104 方**

【组成】槐花30克 紫草15克 赤芍药10克 生地黄30克 丹参15克 鸡血藤30克 白茅根30克 红花10克

【用法】水煎,日1剂,分2次温服。

【功能主治】凉血解毒,活血化瘀。主治银屑病进行期,血热型,症见血瘀者。

**201 方**

【组成】鸡血藤30克 土茯苓30克 当归15克 生地黄15克 威灵仙15克 山药15克 蜂房15克 白术10克 茯苓12克 薏苡仁10克 猪苓10克

【用法】水煎,日1剂,分2次温服。

【功能主治】养血活血,化湿解毒。主治银屑病静止期,血燥型,症见脾虚内湿者。

【按语】前七味为基础方,临证应辨证加减。

**202 方**

【组成】鸡血藤30克 土茯苓30克 当归15克 生地黄15克 威灵仙15克 山药15克 蜂房15克 知母10克 黄柏10克 天门冬15克 麦门冬15克 槐花10克

【用法】水煎,日1剂,分2次温服。

【功能主治】养阴凉血,解毒清热。主治银屑病静止期,血燥型,症见阴虚血热者。

【按语】本方适于阴虚血燥型,舌质淡红,少苔,脉沉细或沉缓。

**203 方**

【组成】鸡血藤30克 土茯苓30克 当归15克 生地黄15克 威灵仙

15 克　山药 15 克　蜂房 15 克　熟地黄 15 克　白芍药 15 克　丹参 15 克

【用法】水煎，日 1 剂，分 2 次温服。

【功能主治】养血活血，解毒通络。主治银屑病静止期，血燥型，症见血虚明显者。

【按语】本方适于阴虚血虚血燥型，舌质淡红，少苔，脉沉细或沉缓者。

**204 方**

【组成】鸡血藤 30 克　土茯苓 30 克　当归 15 克　生地黄 15 克　威灵仙 15 克　山药 15 克　蜂房 15 克　白藓皮 15 克　地肤子 10 克

【用法】水煎，日 1 剂，分 2 次温服。

【功能主治】解毒化湿，润燥除风。主治银屑病静止期，血燥型，症见痒感明显者。

【按语】以上八方是学习《赵炳南临床经验集》总结而成的。八方分为两个类型：一是血热型，二是血燥型。

血热型：皮疹发生及发展比较迅速，泛发潮红，新生皮疹不断出现，鳞屑较多，表层易于剥离，底层附着较紧，剥离后有筛状出血点，基底浸润较浅，自觉瘙痒明显，常伴有口干舌燥、大便秘结、心烦易怒、小溲短赤等全身症状，舌质红绛，苔薄白或微黄，脉弦滑或数（相当于西医所谓之牛皮癣进行期）。法宜清热凉血活血。在前四方（101～104）中辨证选用。

血燥型：病程日久，皮疹呈硬币状或大片融合，有明显浸润，表面鳞屑少附着较紧，强行剥离后基底部出血不明显，很少有新鲜皮疹出现，全身症状多不明显，舌质淡，苔薄白，脉沉缓或沉细（相当于西医所谓的牛皮癣静止期）。法宜养血润肤，活血散风。在后四方（201～204）中辨证选用。

## 银屑汤

【组成】白藓皮 30 克　土茯苓 30 克　白茅根 30 克　鸡血藤 25 克　地肤子 15 克　生地黄 30 克　苦参 15 克　防风 10 克　丹参 15 克　当归 15 克　连翘 15 克　金银花 40 克（单煎）

【用法】水煎，日 1 剂，分 2 次温服。

【功能主治】清热解毒，活血祛风。主治银屑病。

【按语】银屑病的疗效与能否忌口关系甚大，服药期间忌饮酒、嗜食辛辣腥膻及所谓一切"发物"。

## 白疕1号

【组成】生槐花30克 紫草15克 赤芍药5克 鸡血藤30克 生地黄30克 丹参15克 白茅根30克

【用法】水煎，日1剂，分2次温服。

【功能主治】清热凉血，解毒化瘀。主治牛皮癣血热型，症见初期皮疹发展迅速，泛发潮红，新生皮疹不断出现，鳞屑较多，表层易于剥离，底层附着较紧，剥离后有筛状出血点，基底浸润较浅，瘙痒明显，常有口干舌燥，大便秘结，心烦易怒，小便短赤等全身症状，舌质红绛，苔薄白，或微黄，脉弦滑或数。

【按语】银屑病的疗效与能否忌口关系甚大，服药期间忌饮酒、嗜食辛辣腥膻及所谓一切"发物"。

## 白疕2号

【组成】生地黄15克 当归15克 山药15克 蜂房15克 鸡血藤30克 土茯苓30克 威灵仙15克

【用法】水煎，日1剂，分2次温服。

【功能主治】养血润肤，活血散风。主治牛皮癣血燥型，病程日久（静止期），皮疹呈硬币状，或大片融合，有明显浸润，表面鳞屑附着较紧，强行剥离后基底出血点不明显，很少有新皮疹出现，全身症状多不明显，舌质淡，苔薄白，脉沉缓或沉细。

【按语】本方适用于病程日久，血虚血燥的患者，脉多沉缓或沉细。与上方相比，上方是血热兼瘀，脉多弦滑或数。

## 搜风解毒汤

【组成】土茯苓30克 白鲜皮15克 薏苡仁15克 防风15克 金银花15克 皂角刺15克 木通15克 木瓜15克

【用法】水煎，日1剂，分2次温服。

【功能主治】清热解毒，利湿祛风。主治寻常型银屑病。

【加减法】血热者，加生地黄、赤芍药、牡丹皮；血虚者，可加当归、制首乌；血瘀者，宜加丹参、桃仁、红花。

## 乌蛇搜风汤

【组成】乌蛇 25 克　金银花 20 克　生地黄 20 克　苦参 15 克　蝉蜕 15 克　槐花 15 克　牡丹皮 10 克　赤芍药 10 克　百部 10 克　甘草 10 克　蜂房 5 克　白鲜皮 20 克

【用法】水煎，日 1 剂，分 3 次温服。

【功能主治】搜风剔邪，凉血解毒。主治银屑病。

【加减法】患者若血热重者，可加重楼 20 克、紫草 20 克、土茯苓 30 克；若血燥较甚，可加全蝎 5～10 克、荆芥穗 10 克或重用乌蛇至 30 克；若湿毒较甚，宜加丝瓜络 25 克、黄芩 10 克、蜈蚣 1 条。

# 十、湿疹

**【辨病与辨证】**

急性湿疹初起有局部皮肤潮红，很快发展成红色丘疹、小水疱，如搔抓或摩擦致疮破，即形成糜烂、渗液面。经由治疗，急性炎症减轻，皮损干燥、结痂、脱屑，则进入湿疹亚急性期。慢性湿疹主要源于急性或亚急性日久不愈的演变，但有的也可能开始即为慢性病程，皮损较为局限、其边界明显、皮损增厚而粗糙，时常伴有少量抓痕、瘀斑及色素沉着、发生奇痒。中医学称本病为"面游风"、"旋耳疮"、"绣球风"、"肾囊风"等，通常是由风热或风湿相搏、侵淫肌肤所致，病久可伤及营血、化燥生风、肌肤失养则转为慢性。急性期治疗应采取清热解毒、祛风利湿之法，慢性期须选用清热利湿、活血养阴、化瘀软坚的中药治疗。

## 滋阴除湿汤加味

【组成】生地黄 30 克　元参 10 克　丹参 15 克　蛇床子 10 克　茯苓 10 克　泽泻 10 克　地肤子 10 克　当归 10 克　土茯苓 30 克

【用法】水煎，日 1 剂，分 2 次温服。

【功能主治】滋阴养血，除湿润燥。主治慢性湿疹、亚急性湿疹、脂溢性皮炎、异位性皮炎反复发作者。

【按语】凡由于渗液日久，阴伤血耗，皮肤干燥，脱屑发痒，舌红少苔，或舌淡苔光等证属阴虚湿恋者，均可投用本方。本方加入土茯苓效果更好。

## 龙蚤清渗汤

【组成】龙胆草 10 克　蚤休 30 克　黄芩 10 克　栀子 10 克　白藓皮 30 克　牡丹皮 15 克　生地黄 30 克　赤芍药 12 克　地肤子 30 克　苦参 15 克　滑石 30 克　甘草 6 克

【用法】水煎，日 1 剂，分 2 次温服。

【功能主治】清热利湿，凉血解毒，祛风止痒。主治急性湿疹，脂溢性皮炎，药物性皮炎等属湿热型者。

【按语】本方主要用于湿热俱盛，肝失疏泄而引起的各种急性皮肤病属湿热型者，故法取清热利湿、凉血解毒，祛风止痒，使邪热清撤，则病可告愈。

## 健脾除湿汤

【组成】薏苡仁 30 克　白扁豆 30 克　山药 30 克　芡实 15 克　枳壳 15 克　萆薢 15 克　黄柏 15 克　白术 15 克　茯苓 15 克　大黄豆卷 15 克　土茯苓 30 克

【用法】水煎，日 1 剂，分 2 次温服。

【功能主治】健脾除湿利水。主治慢性湿疹渗出较多者，慢性下肢溃疡（湿臁疮），慢性足癣（脚蚓）渗出液较多，下肢浮肿，盘状湿疹者。

【按语】本方适用于脾虚湿盛的慢性渗出性皮外科疾病。脾被湿困则湿盛，脾健湿运则病自去，旨在治本扶正以祛邪。本方加入土茯苓效更佳。

## 小儿化湿汤

【组成】苍术 6 克　白术 6 克　陈皮 6 克　茯苓 6 克　泽泻 6 克　滑石 15 克　甘草 3　炒麦芽 6 克

【用法】水煎，日 1 剂，分 2 次温服。

【功能主治】健脾除湿。主治小儿湿疹。

【按语】小儿湿疹，多由脾胃运化失职而成。治疗应调理脾胃为主，健脾除湿为治疗大法。

## 除湿止痒洗剂

【组成】土茯苓、薏苡仁、白鲜皮、黄柏、苦参、地肤子、五倍子、白矾各 30 克

【用法】水煎熏洗，日 1 剂。

【功能主治】清热解毒，利湿敛疮。主治皮肤湿疹。

【加减法】若急性湿疹色潮红热盛时，可加生地榆 30 克；亚急性、慢性湿疹皮损增厚时，可加皂角刺、三棱各 30 克。

# 十一、神经性皮炎

## 【辨病与辨证】

神经性皮炎是以局部皮肤阵发性瘙痒及慢性增厚为特征的疾病，病变部位多见于颈项、腘窝、股内侧和阴囊等处。迄今，导致神经性皮炎的病因尚不明确。中医称此病为"牛皮癣"，则不同于西医有关银屑病或称牛皮癣的描述。本病主因风、湿、热邪蕴于肌肤所致，日久不愈，也可能源于血虚生燥、经络阻滞以及皮肤失养等。

## （一）血热肝旺型

### 丹栀逍遥散加减

【组成】牡丹皮 12 克　栀子 12 克　白蒺藜 15 克　生地黄 15 克　泽泻 10 克　柴胡 6 克　白芍药 12 克　蚤休 10 克　车前草 20 克

【用法】水煎，日 1 剂，分 2 次温服。

【功能主治】疏肝解郁，清肝凉血。主治神经性皮炎初起或泛发性皮疹色红、痒，有部分患者皮损苔藓肥厚。舌红苔黄，脉弦滑。

【按语】本病是由七情内伤，心肝火旺，肝旺血热所致。如兼见心烦，气急，失眠，便干，溲赤者应随证加减。

## （二）风湿蕴阻型

### 全虫方加减

【组成】全蝎 10 克　皂角刺 12 克　刺蒺藜 20 克　槐米 20 克　苦参 12 克　白鲜皮 15 克　黄柏 15 克　威灵仙 20 克

【用法】水煎，日 1 剂，分 2 次温服。

【功能主治】搜风除湿。主治风湿蕴阻型神经性皮炎，症见病程长，可有糜烂，剧痒，皮损浸润肥厚，抓破则流水，舌微红或不红，苔薄腻，脉濡。

【按语】本证常兼见周身困乏，纳呆。可加入健脾消积类药物。

## （三）血虚风燥型

### 当归饮子加减

【组成】当归 20 克　川芎 10 克　熟地黄 20 克　白芍药 12 克　赤芍药 12 克　何首乌 12 克　防风 10 克　乌蛇 20 克　白蒺藜 20 克

【用法】水煎，日 1 剂，分 2 次温服。

【功能主治】养血润燥，养血除风。主治血虚风燥型神经性皮炎，病程更长，皮损干燥肥厚。舌淡红，苔薄白，脉细弱。

【按语】本证常兼见头晕，乏力，失眠。可适当加入镇静安神类药物。

### 消风化瘀汤

【组成】重楼 15 克　生地黄 15 克　紫草 20 克　荆芥 10 克　防风 10 克　三棱 10 克　莪术 10 克　甘草 10 克　蝉蜕 5 克　蜂房 3 克

【用法】水煎，日 1 剂，分 2 次温服。

【功能主治】祛风活血，凉血解毒。主治神经性皮炎。

【按语】本方与上三方相比，适用于以瘀、毒、风邪为特征的患者使用。

### 复方斑蝥酊

【组成】斑蝥 10 克　蜈蚣 10 克

【用法】上药用 75% 酒精 1000 毫升，浸泡 7 天，去渣兑入水杨酸 30 克、樟脑 10 克、薄荷冰 10 克。每日早晚用毛笔蘸药液涂患处，不可反复涂擦，否则会生疱。此药不宜在眼周、口周、会阴部位使用。2 个月为 1 疗程。

【功能主治】攻毒蚀疮，化瘀散结。主治神经性皮炎。

【注意事项】斑蝥为剧毒药，用量不宜过多，更要注意与有黏膜的部位保有一定的距离。

# 十二、酒渣鼻

## 【辨病与辨证】

酒渣鼻以中年人常见，好发于颜面中部，损害特征是皮肤潮红、不平、毛囊口出现丘疹脓疮以及毛细血管扩展。病情严重时，发生局部组织肥厚或鼻赘，呈紫红色结节状，表面凹凸扩大，皮质分泌旺盛。本病发生原因不清，有可能与颜面部皮脂溢出增多、毛细血管扩张有关。近年来，也有人认为此病乃毛囊蠕形螨虫感染引起。中药学认为该病主因饮食不节、脾胃积热上蒸、复感风邪、血瘀凝结所致。治疗时须选用清热凉血、活血化瘀、攻毒杀虫的中药，治疗期间，应当禁酒和采取清淡饮食。

## 凉血清肺饮

【组成】生地黄 15 克　元参 12 克　石斛 12 克　石膏 30 克　黄芩 9 克山楂 15 克　虎杖 15 克　甘草 13 克　寒水石 12 克　白花蛇舌草 30 克　桑白皮 12 克

【用法】水煎，日 1 剂，分 2 次温服。

【功能主治】养阴除湿清热。主治脂溢性皮炎、痤疮、酒渣鼻。

【按语】在服用本方治疗的同时，在饮食上忌食辛辣，少食油腻和甜食，多食蔬菜和水果，保持大便通畅，局部经常用硫磺肥皂温水洗涤，亦是防治的重要环节。

## 茵陈二花汤

【组成】茵陈 25 克　山楂 25 克　凌霄花 20 克　牡丹皮 20 克　乌梅 20克　丹参 20 克　野菊花 20 克　黄芩 10 克　栀子 10 克　大黄 10 克

【用法】水煎，日 1 剂，分 2 次温服。

【功能主治】清热解毒，凉血活血。主治酒渣鼻。

【按语】服药期间应注意忌食辛辣等刺激性食物，如烟酒。

# 十三、脱发

## 【辨病与辨证】

常见脱发包括斑秃、脂溢性脱发等。前者又称圆形脱发，民间叫作"鬼剃头"，指患者头部突然出现圆形或椭圆形"秃发斑"，尚无自觉症状，肉眼观察患处毛发脱失、皮肤无异常，后者头皮往往油腻发亮并有大量头屑，呈灰白色糠秕状、头发干燥、光泽缺失、感觉瘙痒，常由前额两侧和头顶部开始对称性脱发，头发逐渐变细变稀、毛囊萎缩，导致永久性不能再生。治疗时，应选用滋补肝肾、养血祛风的方剂。

## 生发饮

【组成】生地黄 20 克　熟地黄 20 克　当归 20 克　侧柏叶 15 克　黑芝麻 30 克　制首乌 25 克　旱莲草 20 克

【用法】水煎，日 1 剂，分 2 次温服。

【功能主治】滋补肝肾，乌须生发。主治脱发及须发早白。

【加减法】①若肝肾亏虚甚者多为斑秃，加枸杞子 20 克、菟丝子 20 克、女贞子 20 克、五味子 10 克。②风盛血热者多为脂溢性脱发，去熟地黄、黑芝麻，加蝉蜕 10 克、白鲜皮 20 克、地肤子 10 克、苦参 15 克、牡丹皮 10 克、川芎 10 克、蜈蚣 3 条（研末服）。③兼气滞血瘀者，加红花 10 克、桃仁 10 克、赤芍药 15 克、鸡血藤 30 克。

【按语】精神紧张，焦虑及过度操劳是脱发的重要原因，故治疗脱发一定要调摄情志，注意休息，避免过劳。斑秃病人病变局部可配用生发酊或生姜涂擦，脂溢性脱发要忌辛辣油腻食物及烟酒，并保持大便通畅。临床常见的是斑秃和脂溢性脱发，斑秃多为迅速脱落，脂溢性脱发症状为头皮多屑多油，瘙痒明显，前额及头顶部头发稀疏变细，逐渐脱落。

## 治脱发丸

【组成】制首乌 150 克　枸杞子 60 克　菟丝子 45 克　桑叶 45 克　地肤子 90 克　当归 45 克　熟地黄 45 克　菊花 45 克　白蒺藜 45 克　陈皮 45 克　砂仁 45 克　乌药 45 克　桑寄生 150 克　槲寄生 120 克

【用法】制用法：槲寄生、桑寄生水煎两遍，过滤，浓缩。其余药共研细粉，合入浓缩液中，制成水丸，干燥。每服 10 克，日 3 次。

【功能主治】补肝肾，养血祛风。主治肝肾不足，血虚风盛，须发脱落。

【按语】本病多由肝肾不足，阴血亏虚所致。血虚肌肤失养，风邪乘虚而入。风盛血燥，不能营养毛发导致脱发。

## 一麻二至丸

【组成】黑芝麻 30 克　女贞子 10 克　旱莲草 10 克　侧柏叶 10 克　枸杞子 10 克　生地黄 15 克　黄精 20 克　制首乌 10 克　熟地黄 15 克

【用法】共研细粉，炼蜜为丸，每服 10 克，日 3 次。

【功能主治】补肝肾，养血生发。主治斑秃、全秃。

【注意事项】忌食辛辣、油炸、海产品、虾、羊肉等。

## 补阳还五汤加减

【组成】黄芪 120 克　当归 10 克　川芎 15 克　赤芍药 15 克　红花 10 克　桃仁 15 克　地龙 15 克　何首乌 15 克　山甲珠 10 克　牛膝 18 克　白芷 15 克　蜈蚣 2 条　桑白皮 15 克　云故纸 15 克　丹参 30 克　甘草 6 克

【用法】水煎，日 1 剂，分 2 次温服。

【功能主治】养血化瘀，通络祛风。主治斑秃。

【按语】本方适用于气虚不能运血，瘀血阻络，血不荣发，毛发失养而致。服用本方能增强血运，化瘀通络，毛发得以濡养，自然治愈。

## 生发灵

【组成】补骨脂 20 克　旱莲草 10 克　川椒 10 克　干姜 10 克　红花 5 克　斑蝥 2 只

【用法】将上药放于 75% 的酒精 200 毫升内，浸泡 7 天，过滤装瓶备用。用时用棉签蘸药液涂患处，日 3~5 次。

【功能主治】补益肝肾，活血祛瘀。主治斑秃。

【注意事项】本方中的斑蝥为剧毒药，用药不宜过量，日涂 3~5 次为宜。过量可引发水泡。

## 十四、脂溢性皮炎

**【辨病与辨证】**

脂溢性皮炎是常发生在人体皮脂溢出部位的一种渗出性皮炎，其特征是皮肤油腻、潮红瘙痒、产生白色或黄色的皮屑，以青壮年和新生儿发生率最高，好发于患者的头皮、面部、耳后等处。主要临床表现为干性或油性脱屑以及结痂，搔抓时更容易脱落，并且伴有皲裂、毛发干枯和脱发，甚至可泛发至周身皮肤，出现湿疹样皮肤损害。治疗中应忌食辛辣、油腻食品、浓茶、咖啡、烟酒等。本病中医学称为"白屑病"，可按以下两种病症加以辨证论治：血湿风燥型，病变部位主要在头皮、眉弓、鼻唇沟、耳前、项后、腋窝等处，出现大小不等的斑片、基底部微红、产生弥漫性粉状脱屑，舌红、苔少、脉细弦；湿热蕴结型，皮损为红斑、糜烂、流液，产生大量的油腻性脱屑或结痂和轻度瘙痒，同时还可伴胸闷、纳差、口苦、大小便异常，舌红、苔黄腻、脉濡或弦。治疗时应选取养血、祛风、润燥、清热利湿类方剂。

### 皮炎汤

**【组成】** 生地黄30克　牡丹皮10克　赤芍药10克　知母10克　石膏30克　金银花10克　连翘10克　竹叶10克　甘草6克

**【用法】** 水煎，日1剂，分2次温服。

**【功能主治】** 清营凉血，泄热化毒。主治药物性皮炎、接触性皮炎（包括漆性皮炎、油彩性皮炎），日旋光性皮炎。

**【按语】** 本方治疗范围除上述主治外，凡辨证符合血热外壅症者，症见口渴咽干，小便黄赤短少，舌质红绛，苔净或薄黄，脉细滑或数，皮肤潮红，红斑明显，触之灼热者，病机属于热入营血，血热沸腾，外走肌腠者，均可使用本方化裁治疗而取效。如过敏性紫癜，痤疮，玫瑰糠疹，银屑病进行期，色素性紫癜性苔藓样皮炎等，尤其头面部急性红斑明显的病证，其疗效更佳。

### 茵陈汤

**【组成】** 茵陈18克　栀子15克　大黄6克

**【用法】** 水煎，日1剂，分2次温服。

**【功能主治】** 清热利湿。主治湿热蕴结型脂溢性皮炎，症见皮损处发红或糜烂、流液、产生油腻性脱屑或结痂。多数病例伴有胸闷、口苦、纳差、大便或秘或溏、小便赤黄等。

【按语】症见舌质多暗红，苔多黄厚腻。

## 山楂荷叶汤

【组成】山楂80克　甘草50克　荷叶1~2张

【用法】水煎，日1剂，分2次温服。

【功能主治】清热利湿，解毒止痒。主治湿热蕴结型脂溢性皮炎，症见油腻性脱屑或结痂、轻度瘙痒、局部有红斑、糜烂、流液、舌质红、苔黄腻、脉濡或数。

【按语】本方要与上方互参，或合方。

# 十五、黄褐斑

【辨病与辨证】

黄褐斑俗称为肝斑，为通常发生在面部的一种皮肤病，可见色素沉着。对称分布于颊部、眉弓、眼周、鼻翼、上唇下颌等，其发生原因多与女性激素代谢失调相关。本病中医学称为"面皯"，证属血滞等，主因肝郁气滞、肝郁化热、肝病及脾，以及痰湿内停、气血不荣、肾水不足所致。据此，应当选用疏肝解郁、清肝利湿、活血化瘀、凉血活血的方剂治疗。

## 二至丸合六味地黄汤加减

【组成】女贞子12克　旱莲草12克　山药10克　熟地黄10克　山茱萸10克　牡丹皮10克　茯苓10克　泽泻10克　丹参15克　何首乌15克　牛膝15克　赤芍药15克　白芍药15克

【用法】水煎，日1剂，分2次温服。

【功能主治】滋补肝肾，调理冲任。主治肾阴不足，症见面部色呈深褐色，头晕耳鸣，腰背酸软，五心烦热，少寐健忘，月经失调，量或多或少，色红无块，婚久不孕，舌红少苔，脉细弦。

【加减法】火旺者，加知母、黄柏；失眠者，加炒枣仁、青龙齿；尿频肢凉者，加菟丝子、巴戟天。

【按语】肾阴亏耗，精髓不足，故头晕耳鸣，水亏火旺，火燥于面部，故结成黑斑。

## 血府逐瘀汤加减

**【组成】** 柴胡 9 克　当归 12 克　赤芍药 12 克　白芍药 12 克　川芎 6 克　桃仁 9 克　红花 9 克　泽兰 10 克　香附 10 克　丹参 10 克　桔梗 6 克　枳壳 6 克

**【用法】** 水煎，日 1 剂，分 2 次温服。

**【功能主治】** 疏肝解郁，行气化瘀。主治肝郁血瘀证，症见颜面褐斑，胁肋胀痛，胸满痞闷，烦躁易怒，纳谷不馨，月经失调，经量偏少，色紫红有血块，或经行腹痛，舌苔薄白，脉弦滑。

**【加减法】** 偏于气滞者，加郁金、青陈皮；若有郁火者，加牡丹皮、栀子；偏于瘀血者，加莪术。

**【按语】** 肝郁气滞，故胁肋胀痛，烦躁易怒，气滞则血行不畅，久而成瘀，瘀结于面部，故颜面褐斑。

## 苓桂术甘汤加减

**【组成】** 桂枝 10 克　苍术 12 克　白术 12 克　茯苓 12 克　陈皮 6 克　半夏 5 克　泽泻 9 克　生姜 6 片　仙茅 6 克　仙灵脾 9 克　薏苡仁 15 克

**【用法】** 水煎，日 1 剂，分 2 次温服。

**【功能主治】** 健脾燥湿，兴阳利湿。主治痰湿内阻证，症见面部黄褐斑，胸胁支满，头晕目眩，呕吐清水痰涎，脘腹有振水音，小便偏少，形体肥胖，或素盛今瘦，月经大多后期，舌质淡苔腻，脉弦滑。

**【加减法】** 腰酸下肢冷者，加制附子、肉桂；大便溏泻者，加砂仁、炮姜、六神曲；烦躁乳胀者，加青皮、荆芥、婆罗子。

**【按语】** 痰湿中阻，饮渍于上，生为黑斑。

## 右归丸化裁

**【组成】** 熟地黄 12 克　肉桂 5 克　附子 9 克　鹿角胶 10 克　枸杞子 10 克　巴戟天 10 克　茯苓 10 克　肉苁蓉 10 克　山药 10 克

**【用法】** 水煎，日 1 剂，分 2 次温服。

**【功能主治】** 补肾助阳，调理冲任。主治肾阳虚衰证，症见面部黄褐斑，头晕耳鸣，腰酸腿软，精神萎靡，神疲乏力，四肢不温，经期错后或闭止，舌质淡胖，苔白滑，脉沉无力。

【加减法】脾阳虚者，加党参、白术、炮姜；胃纳欠佳者，加陈皮、炒谷麦芽。

【按语】肾阳偏虚，温运不足，气血不畅，脉络失和，故面部生斑，肾阳虚损及肾阴精血不足，故头晕耳鸣，腰膝酸软。

## （一）肝郁型

### 清肝丸加减

【组成】柴胡 30 克　白芍药 36 克　生地黄 45 克　丹参 45 克　牡丹皮 30 克　栀子 30 克　香附 30 克　白芷 18 克　益母草 45 克　凌霄花 30 克

【用法】共研细粉，炼蜜为丸，丸重 10 克，每服 1 丸，日 2 次。

【功能主治】疏肝理气，凉血解郁。主治面生黄色或红褐色斑片，大小不等，形状不规则，边界明显，对称分布。兼见口苦咽干，目眩耳鸣，头胀痛，两胁胀满，纳呆，太息，食后腹胀，易惊易怒，目涩失眠，多梦善忘，月经不调，舌红苔白，边有瘀斑，脉弦。

【加减法】带下而质粘色黄者加龙胆草、苦参；失眠、烦躁者加钩藤、珍珠母。

## （二）脾虚型

### 实脾丸加减

【组成】党参 15 克　白术 12 克　薏苡仁 20 克　木香 10 克　茯苓 15 克　生地黄 12 克　当归 12 克　鸡血藤 15 克　鸡内金 10 克　冬瓜皮 15 克

【用法】共研细粉，炼蜜为丸，丸重 10 克，每服 1 丸，日 2 次。

【功能主治】健脾益胃，利湿消斑。主治颊部散在蝶形污秽色斑，大小不等，边缘明显，同时伴有面肿，肢浮，气短懒言，面色微黄。兼见心慌气短，纳差，喜热饮，食后腹胀，月经延期，经色稀淡，白带多而色白，大便溏，小便不利。舌质淡润，苔白，脉缓弱。

【加减法】气虚明显加黄芪；心气不足加太子参。

## （三）肾虚型

### 益阴丸加减

【组成】菟丝子15克　女贞子15克　牡丹皮10克　生地黄15克　熟地黄15克　桑寄生10克　当归12克　旱莲草15克　天花粉10克　茯苓15克　鸡血藤15克

【用法】共研细粉，炼蜜为丸，丸重10克，每服1丸，日2次。

【功能主治】滋水涵木，养血润肤。主治面呈灰褐色斑，伴有乏力，腰痛酸，兼见消瘦，虚热盗汗，失眠，头晕耳鸣，五心烦热，舌红少苔，脉细。

【按语】以上三方为临床常见者，尚有其他原因者，如以下几方。

### 通窍活血汤加味

【组成】赤芍药12克　红花12克　川芎15克　当归12克　桑叶12克　白芷10克　柴胡12克　白芍药30克　枳壳15克　郁金15克　炙甘草12克　桑白皮30克　白蒺藜30克　制首乌30克

【用法】水煎，日1剂，分2次温服。

【功能主治】疏肝理气，活血化瘀。主治黄褐斑（面部色素沉着，熊猫眼）属肝郁气滞，瘀血阻滞型。

【按语】本方适于面部黄褐斑兼见两胁胀满，月经延后，量少挟少量瘀块，两脉细弦。

### 少腹逐瘀汤化裁

【组成】川芎9克　当归12克　炮姜6克　前胡12克　肉桂3克　五灵脂9克　川楝子12克　柴胡12克　白芍药18克　三棱12克　桃仁12克　半夏9克　香附9克　益母草30克

【用法】水煎，日1剂，分2次温服。

【功能主治】活血化瘀，温经通脉。主治气滞血瘀型黄褐斑兼见经量少，少腹坠胀，量少色暗，乳房胀痛。舌质暗，脉弦涩。

【按语】本证属肝郁气滞所致的月经量少，色黯，乳房胀痛，月经后期及面部黄褐斑，甚则闭经。兼见心烦易怒，郁闷不舒，嗳气时作，失眠多梦，少腹胀痛，大便不爽等。

# 十六、白癜风

## 【辨病与辨证】

白癜风是一种原发性皮肤色素脱失症，可发生在任何年龄段，全身各处都可出现白斑，尤其易于手摩擦和暴露部位更为常见。通常在临床中分成下列类型：局限性、散发型、泛发型、节段型和颜面肢末型。此病易诊难治，中医学称此病为"白驳风"，主因七情内伤、肝气郁结、复感风邪、搏于肌肤，从而导致气血失和而发病。治疗时，应当以活血祛风，祛风退斑为主。

### 消白冲剂

【组成】补骨脂、当归、牡丹皮各100克　陈皮、白蒺藜、赤芍药、茜草、鸡血藤、沙参各200克　甘草120克　磁石600克

【用法】前三味共研细粉，后8味水煎3次，去渣浓缩成膏，加入药粉，制成丸剂或散剂。每服10克，日3次。

【功能主治】活血祛风。主治白癜风。

【按语】本病属顽疾，需长期用药。

### 十七、白癜酊

【组成】补骨脂200克　骨碎补100克　川椒50克　黑芝麻50克　石榴皮50克

【用法】75%的酒精500毫升，将上药放入酒精内浸泡1周，过滤去渣备用。治疗时用棉签蘸药液涂于患处。涂药后最好在日光下晒10~20分钟。每日2~3次，连用30天为1疗程。

【功能主治】祛风，补肾，消斑。主治白癜风。

【按语】上方为内服方，本方为外用方。可两方同时使用，亦可两方交替使用。

# 十七、皮肤瘙痒

## 【辨病与辨证】

皮肤瘙痒症其特点是无原发皮损而只有瘙痒。中医学称为"风瘙痒""痒

风"，因搔抓，血痕累累又称"血风疮"。依据其只限于一处，发于肛门周围者为"谷道痒"、"肛门作痒"，发于妇女阴部者为"阴痒"。中医治疗可分为：血虚风燥、湿热内蕴，外感风邪、素体血热，血热生风。

## 治慢性顽固性瘙痒性皮肤病方

【组成】全蝎6克　皂角刺12克　皂角6克　刺蒺藜20克　槐花20克　威灵仙20克　白藓皮15克　黄柏15克　苦参6克

【用法】水煎，日1剂，分2次温服。

【功能主治】息风止痒，除湿解毒。主治慢性湿疹，慢性阴囊湿疹，神经性皮炎，结节性痒疹等慢性顽固瘙痒性皮肤病。

【按语】本方用于顽固性蕴久深在之湿毒作痒效果最为明显。如效果不甚明显，体质又很健壮，可加乌梢蛇、大黄。若年老、体弱者可减量服用。

## 膈下逐瘀汤加减

【组成】五灵脂10克　川芎10克　赤芍药10克　桃仁10克　红花10克　当归12克　枳壳12克　防风12克　生地黄12克　地肤子9克　甘草9克

【用法】水煎，日1剂，分2次温服。

【功能主治】活血化瘀，祛风止痒。主治奇痒难忍。

【按语】此方属瘀血阻络，血不荣养肌肤而致。治以活血化瘀，养血除风，奇痒可愈。

## 助阳止痒汤加减

【组成】黄芪30克　桃仁10克　威灵仙10克　皂角刺10克　赤芍药15克　紫草15克　红花6克　穿山甲6克　绿豆60克　鸡血藤15克

【用法】水煎，日1剂，分2次温服。

【功能主治】益气化瘀，活血止痒。主治皮肤瘙痒症，痒甚难忍。

【按语】此方属肺气不足，不能充养皮肤，而致的湿、毒、瘀郁滞皮肤形成奇痒。治以补气，化瘀，解毒、除湿、通络，奇痒可愈。

## 十八、玫瑰糠疹

**【辨病与辨证】**

玫瑰糠疹是现代医学病名，相当于中医的"血疳疮""风癣"，指发于躯体的红斑性皮疹，略起白屑，自觉瘙痒，青壮年发病。

辨证要点：青壮年发病，春秋季多见，起病于躯干部，出现椭圆形淡斑，边缘高起，上覆细薄鳞屑，椭圆长轴与皮疹一致，皮疹成批出现，约6~8周消退。

本病发病原因有：素体血热，外受风邪，风热相搏而发病。治疗应以风热、血热辨证论治。

### 治玫瑰糠疹三方

**方一**

**【组成】** 白茅根30克　生地黄30克　丹参15克　大青叶15克　牡丹皮12克　黄连2克　黄芩10克　白鲜皮30克　车前子12克　猪苓10克　泽泻10克

**【用法】** 水煎，日1剂，分2次温服。

**【功能主治】** 清热凉血，解毒除湿。主治红色环形皮疹，有薄鳞屑，痒感明显，色红浸润，苔薄白，稍腻，脉弦滑。

**方二**

**【组成】** 白芍药12克　赤芍药12克　茜草10克　茅根30克　蝉蜕6克　金银花15克　枳壳10克　当归10克　甘草10克　白鲜皮30克　白蒺藜15克

**【用法】** 水煎，日1剂，分2次温服。

**【功能主治】** 凉血疏风，清热解毒。症见剧痒，出现环形皮疹，红色丘疹，有薄鳞屑。

**方三**

**【组成】** 生地黄12克　紫草10克　茜草10克　茅根15克　苦参15克　当归6克　龙胆草6克　泽泻10克　薏苡仁15克　土茯苓15克　白鲜皮30克

**【功能主治】** 清热凉血，散风止痒，佐以利湿。主治玫瑰糠疹，舌苔薄白稍腻，脉弦细滑。

　　【按语】玫瑰糠疹是一种原因不明的红斑鳞屑性皮肤病。初起往往发生于躯干、颈部或四肢某处的较大皮疹称母斑，约 1~2 周后，相继成批发出较小皮疹，并有不同程度的瘙痒。本病多发生于春、秋季节，以中年和青年人较多，乃中医六癣中之"风癣"，多因内有血热，外感风毒，内外合邪而致。血热热毒凝结，故见黄红色环形红斑，若挟湿邪则病程迁延时间较长。

# 第十六章　眼耳鼻喉科疾病

## 一、老年白内障

### 【辨病与辨证】

白内障以眼内晶状体混浊为主，主要是指 60 岁后发病的患者，其发病率随增龄不断递增，因而是导致老年患者失明的主要原因之一。本病属于中医学"圆翳内障"的范畴，可辨证分为肝肾亏虚型、脾胃气虚型、阴虚阳亢型等。如肝肾亏虚者主要表现为不同程度的晶体混浊、视力减退、近视或单眼复视等，同时，还可伴有头晕耳鸣、腰酸背痛、舌淡、脉细弱，治疗时应当选用以补益肝肾为主的方剂。

### 明目治障饮

【组成】桑葚 100 克、枸杞子 100 克　五味子 60 克　白蒺藜 80 克　谷精草 80 克

【用法】水煎 3 次，每次 30 分钟，去渣浓缩成 500 毫升，加入红糖。每服 50 毫升，日 3 次。

【功能主治】补养肝肾，延缓发展。用于老年白内障。

【按语】本方用于肝肾亏虚型之老年白内障。此方属于糖浆剂型，服用方便。

### 补肾汤

【组成】熟地黄 80 克　黄精 100 克　何首乌 100 克　桑螵蛸 60 克

【用法】水煎 3 次，每次 30 分钟，去渣浓缩成 500 毫升，加入红糖。每服 50 毫升，日 3 次。

【功能主治】补益肝肾，消障明目。主治肝肾亏虚型白内障，症见不同程度的晶体混浊，伴头晕、耳鸣、腰膝酸软等。

【按语】本方用于肝肾阴虚阳亢型之老年白内障。此方属于糖浆剂型，宜长期服用。

## 蠲翳饮

【组成】石决明 30 克　决明子 10 克　枸杞子 10 克　女贞子 10 克　白芍药 15 克

【用法】水煎，日 1 剂，分 2 次温服。

【功能主治】养阴平肝，蠲翳明目。主治阴虚阳亢型老年白内障，症见患者伴有头痛、头晕、口干、舌质红、苔少、脉细。

【按语】本方用于肝肾亏虚，阴虚阳亢之老年白内障。头疼，头晕是肝经有热的表现。

# 二、青光眼

【辨病与辨证】

青光眼是由于病理性眼压增高或视神经乳头不良而引起的视觉功能障碍，多见于 40 岁以上的患者，检查中发现眼压高、视神经乳头凹陷或萎缩，出现不同程度的视野缺损和视力降低。中医学称本病为"绿色内障"或"清风内障"等，可按以下 5 个证型辨证论治：①风火攻目证，患者发病紧急、剧烈眼疼、视力突降、瞳孔散大，伴恶心呕吐、苔黄、脉弦数。②痰火上扰证，除以上表现外，患者可伴身热面赤、眩晕、苔黄腻、脉滑数等。③阴虚风动证，患者在劳倦后，眼部症状加重、头晕眼胀、五心烦热、视物昏蒙、红视、舌红少苔、脉细数。④气郁化火证，除上述眼部症状外，患者尚有神志不舒、胸闷嗳气、口苦舌红、苔黄、脉弦数等。⑤肝肾两虚证，患者病久视力渐降、视野缩小加重、凹陷加深、眼压持续升高、头晕耳鸣、精神倦怠、舌淡、苔薄、脉细无力。

## 绿风羚羊汤

【组成】羚羊角粉 0.3 克　元参 10 克　黄芩 10 克　大黄 10 克　车前子10 克

【用法】水煎，日1剂，分2次温服。羚羊粉分2次冲服。

【功能主治】清热凉肝息风。主治老年闭角性青光眼急性发作期，证属风火攻目证。症见发病急骤、出现剧烈眼痛和偏头痛、有角膜雾状浑浊、混合性充血和眼压升高等。

【按语】本方用于风火攻目之急性发作。视力下降，瞳孔散大，伴恶心呕吐，舌苔黄，脉弦数者。

## 绿风安胶囊

【组成】芦荟50克　丁香50克　牵牛子50克　磁石100克

【用法】共研细粉，装0号胶囊。每服2～3粒，早晚各1次。

【功能主治】清热泻肝，降逆和胃。主治各种青光眼。

【按语】本方用于气郁化火者。患者同时伴有呕吐反酸、口苦、舌红、苔黄、脉弦数。

## 礞石逐痰饮

【组成】礞石15克　黄芩10克　天麻10克　陈皮6克　大黄6克（后下）

【用法】水煎，日1剂，分2次温服。

【功能主治】降火逐痰，平肝息风。主治急性期闭角型青光眼。

【按语】本方适于痰火上扰证，症见眩晕、恶心呕吐、舌红、苔黄腻、脉弦滑数。

## 五苓散

【组成】泽泻12克　茯苓9克　猪苓9克　桂枝6克　白术6克

【用法】水煎，日1剂，分2次温服。

【功能主治】温肾通阳，化气利水。主治慢性青光眼，症见眼压增高，视神经乳头苍白并扩大、视野缺损明显。服药1周，眼压明显下降的有效率可达90%。

【按语】本方用于脾肾阳虚之痰湿体质的慢性青光眼。常用于眼压高的患者。

## 三子草茯汤

【组成】女贞子10克　茺蔚子10克　五味子8克　夏枯草12克　茯苓

15 克

【用法】水煎，日1剂，分2次温服。

【功能主治】补益肝肾，利水明目。主治肝肾两虚型青光眼。

【按语】本方适用于头晕、耳鸣、腰膝酸软、精神欠佳、舌淡、苔薄、脉细无力等。

# 三、老年视网膜血管病

【辨病与辨证】

老年视网膜血管病通常由视网膜中央静脉主干或其分支血栓形成所致，其危险因素包括糖尿病、动脉粥样硬化、高血压等。中医学称本病为"暴盲""视瞻昏渺""云雾移睛"等。须按以下分型辨证论治：①气血瘀阻型，患者有视力下降、视神经乳头充血和水肿、乳头边缘模糊、眼底静脉曲张，以及发生眼底视网膜大量出血或水肿，伴头疼、头晕、胸胁胀痛、脉弦涩等。②肝风内动型，患眼表现同上，同时伴有头晕、耳鸣、烦躁易怒、口干口苦、腰膝酸软、舌绛少苔、脉细弦。③痰火上壅型，眼部症状同前，还可伴有严重头晕、胸闷、烦躁、纳差、恶心、痰稠口苦、舌红、苔黄腻、脉弦滑。④正虚血瘀型，多指患者有迁延不愈或反复发作的慢性病，如出现神疲食少、面色无华、气短心慌、舌质红、苔薄白、脉细弱的症状。

## 加味逍遥散

【组成】柴胡10克　当归10克　白术10克　白芍药10克　茯苓12克　炙甘草5克　薄荷5克　菊花15克　石决明15克　白蒺藜9克　车前子6克

【用法】水煎，日1剂，分2次温服。

【功能主治】补血养肝，凉肝泻火。主治慢性目疾视物不明，属肝血久虚，肝火上炎者。

【按语】本方用于肝血不足，肝郁不舒，肝火上炎的患者。症见头疼，头晕，烦躁易怒，口干口苦，舌绛少苔，脉细弦。

## 蒲黄明目汤

【组成】蒲黄15克　当归10克　赤芍药10克　生地黄15克　菊花10克　枸杞子15克　茅根15克　旱莲草15克

【用法】水煎，日1剂，分2次温服。

【功能主治】补血养阴，凉血止血。主治眼底出血和玻璃体混浊。

【加减法】气虚加黄芪，血压高加天麻，脾胃虚加茯苓、陈皮。

## 治晶状体混浊方

【组成】丹参30克　黄芪30克　川芎15克　熟地黄20克　枸杞子15克

【用法】水煎，日1剂，分2次温服。

【功能主治】益气养血，养肝明目。主治晶状体混浊，视物不明。

【按语】本病多由肝肾精血不足和气虚血瘀所致，本方用药精当，是一首好方。

## 茵陈防己汤

【组成】茯苓10克　茵陈12克　防己12克　薏苡仁30克　防风10克　白芷10克　连翘12克　金银花12克　地肤子30克　焦栀子6克　乌梢蛇15克　老鹳草20克　鱼腥草30克

【用法】水煎，日1剂，分2次温服。

【功能主治】祛风除湿，清热解毒止痒。主治春季卡他性结膜炎及一切过敏性眼炎，眼睑湿疹等。

【加减法】可随证加减：若痒甚者，加苦参12克；睑皮湿烂，体壮者，加石膏30克。

【按语】本病为一种季节性过敏性眼结膜炎，症见类似中医的"目痒症""椒疮"或"粟疮"症等。《审视瑶函》中的"时复症"所载症状也与此相似。多为双目发痒，常见于春夏季节，秋凉时好转，儿童及青少年多见，中年偶有患者。其病愈后不留痕迹，一般认为是对热或某些物质过敏。临床上多以脾肺湿热外加风邪，即脾肺风热夹湿毒所致。治以祛风除湿、清热解毒常能获效。

## 祛飞蚊方

【组成】党参10克　黄芪50克　山药10克　白术10克　黄精10克　当归10克　丹参10克　牛膝10克　枳壳10克　熟地黄15克　红花10克　枸杞子15克　山楂15克　夜明砂10克　鸡血藤10克

【用法】水煎，日 1 剂，分 2 次温服。

【功能主治】改善眼部微循环，排毒。主治飞蚊症。

【按语】飞蚊症多是眼底病变，由气虚血瘀所致。治疗应益气活血化瘀，改善眼底微循环。

## 逍遥散加味

【组成】柴胡 10 克　当归 10 克　白芍药 10 克　白术 10 克　茯苓 12 克　甘草 5 克　熟地黄 10 克　何首乌 10 克　枸杞子 10 克　菊花 10 克　枣仁 10 克　薄荷 3 克　白蒺藜 10 克　玫瑰花 5 克　黄精 10 克

【用法】水煎，日 1 剂，分 2 次温服。

【功能主治】补养肝肾，疏肝解郁，理气养血。主治肝肾阴虚，目暗不明诸证。

【按语】本方可与加味逍遥散互参。

## 还睛汤

【组成】人参 6 克　茯苓 6 克　枸杞子 10 克　熟地黄 12 克　生地黄 10 克　麦门冬 3 克　石斛 3 克　枳壳 6 克　五味子 3 克　川芎 3 克　牛膝 3 克　菟丝子 3 克　炙甘草 3 克

【用法】水煎，日 1 剂，分 2 次温服。

【功能主治】补肝肾，升水降火，养气血，明目清心。主治内外目疾，翳膜风火，迎风流泪，视物昏花。

【按语】本方用于气血不足，肝肾阴虚所致的多种眼病。

## 治眼泪多症方

【组成】知母 2 克　黄柏 2 克　柴胡 2 克　薄荷 2 克　川芎 2 克　青皮 2 克　防风 2 克　羌活 2 克　菊花 2 克　龙胆草 1 克　黄芩 2 克　栀子 2 克　桔梗 2 克　枳壳 2 克　陈皮 2 克

【用法】水煎，日 1 剂，分 2 次温服。

【功能主治】滋肾水清虚热。主治迎风流泪，或平时眼多泪症。

【按语】多泪症的原因：肾之虚热并于肝也。经曰：肾主五液入肝为泪，……肾虚不能摄水液，又乘肝之虚热，则从而泪多也。

## 补阳还五汤加减

【组成】黄芪 15 克　当归 15 克　桃仁 15 克　红花 10 克　川芎 10 克　地龙 15 克　赤芍药 20 克　僵蚕 12 克　葛根 15 克　甘草 10 克

【用法】水煎，日 1 剂，分 2 次温服。

【功能主治】益气化瘀通络。主治复视（眼外肌麻痹斜视）。症见神疲乏力，面色苍白，舌质淡红，苔薄白，脉细弱。

【按语】本方是治疗气虚血瘀所致的眼部肌肉麻痹性斜视。

## 苓桂术甘汤加味合茯苓除湿汤

【组成】茯苓 27 克　桂枝 20 克　白术 14 克　炙甘草 14 克　柴胡 6 克　独活 3 克　羌活 3 克　苍术 6 克　前胡 3 克　川芎 3 克　薄荷 2 克　防风 3 克　车前子 10 克

【用法】水煎，日 1 剂，分 2 次温服。

【功能主治】健脾祛湿，化饮明目。主治饮家目疾者。症见苓桂术甘汤症候。

【按语】陆渊雷曰："苓桂术甘汤，治饮家眼目生云翳，昏暗疼痛，上冲头眩，睑肿，眼疼生赤脉，眵泪多，不能开者，合入风药，取其'风药升阳，清升浊降'之力，湿除目明。"

## 桃红枳柴汤

【组成】红花 8 克　桃仁 10 克　枳壳 10 克　赤芍药 10 克　柴胡 10 克

【用法】水煎，日 1 剂，分 2 次温服。

【功能主治】活血化瘀，理气导滞。主治视网膜中央静脉阻塞，属气滞血瘀证。患者还可伴有情志抑郁、食欲下降、嗳气、舌紫暗、苔薄白、脉弦或涩。

【按语】本方用于内伤七情，精神抑郁所致的气血瘀滞型眼底病变。

## 钩藤菊花饮

【组成】钩藤 20 克　枸杞子 12 克　菊花 10 克　丹参 10 克　赤芍药 10 克

【用法】水煎，日 1 剂，分 2 次温服。

【功能主治】养阴平肝，凉血散瘀。主治视网膜中央静脉阻塞，属肝风内动证。患者多伴有头晕耳鸣、烦躁易怒、舌红苔少、脉细弦等。

【按语】本方用于肝阴不足，气滞血瘀所致的眼底病变。常用于高血压、糖尿病患者。

## 消血饮

【组成】葛根 20 克　川芎 10 克　当归 10 克　赤芍药 10 克　生地黄 10 克　防风 6 克

【用法】水煎，分 2 次温服。病情较重者，1 日 2 剂。

【功能主治】养血活血，凉血散瘀。主治视网膜中心静脉阻塞。患者久治未愈，发生眼底出血、色泽偏淡、头晕眼花、心慌气短、舌淡苔薄、脉细弱。

【按语】本方用于素体血虚血热，所致的眼底静脉病变。治以补血凉血散瘀。

## 益气活血汤

【组成】黄芪 20 克　丹参 10 克　川芎 10 克　白术 10 克　地龙 10 克

【用法】水煎，日 1 剂，分 2 次温服。

【功能主治】益气通络，活血散瘀。主治视网膜中央静脉阻塞，患者伴发神疲乏力、食少便溏、舌淡苔薄、脉细弱。

【按语】补气活血通络是其常法。

## 疏肝活血汤

【组成】当归 10 克　柴胡 10 克　川芎 10 克　白芍药 10 克　牡丹皮 10 克

【用法】水煎，日 1 剂，分 2 次温服。

【功能主治】疏肝理气，活血通脉。主治中心性脉络膜视网膜病变，属气滞血瘀型。症见病程已久、黄斑区不清、视网膜中心凹四周出现灰黄色渗出和色素游离。

【按语】本方用于肝气郁结所致的气滞血瘀型，眼底视网膜病变。

## 五苓散

【组成】茯苓 15 克　猪苓 10 克　桂枝 10 克　白术 10 克　泽泻 10 克

【用法】水煎，日1剂，分2次温服。

【功能主治】健脾利湿。主治中心性浆液性脉络膜视网膜病变属脾虚湿盛者。症见视物模糊、变形变色、黄斑区有渗出、中心凹反光不清、神疲无力、头重胸闷、纳差、便溏、舌淡、苔薄、脉弱。

【按语】此方用于脾虚湿盛型眼底视网膜脉络膜病变。治以健脾除湿通脉。

## 活血利水验方

【组成】丹参30克　黄芪30克　茯苓30克　川芎10克　茺蔚子10克

【用法】水煎，日1剂，分2次温服。

【功能主治】健脾利湿，活血通脉。主治中心性浆液性脉络膜视网膜炎，属脾虚湿盛、兼气滞血瘀型。症见黄斑区水肿、中心凹周围产生灰黄色斑块、伴渗出和色素游离。

【按语】本方可与上方互参，或合方。

## 玉女煎

【组成】石膏30克　生地黄15克　麦门冬12克　知母10克　牛膝10克

【用法】水煎，日1剂，分2次温服。

【功能主治】养阴清热，生津润燥。主治单纯糖尿病视网膜病变，属阴虚燥热型，症见视力下降、眼底微血管瘤、斑片状出血、大多伴发新生血管、可出现口渴、多饮、舌红、苔微黄而燥、脉细数。

【按语】本方用于糖尿病眼病，属阴虚体质者。

## 滋肾活血汤

【组成】生地黄15克　丹参15克　葛根15克　熟地黄10克　牡丹皮10克

【用法】水煎，日1剂，分2次温服。

【功能主治】滋肾活血，养阴明目。主治单纯性糖尿病视网膜病变、增生性糖尿病视网膜病变等。症见肾阴亏虚兼血瘀，伴有偏暗的静脉曲张、口干乏力、腰酸、尿多、舌质暗红、苔少、脉细涩。

【按语】本方用于糖尿病眼病，血虚血瘀型患者。

## 增液白虎汤

【组成】石膏 30 克　生地黄 10 克　知母 10 克　麦门冬 10 克　元参 10 克

【用法】水煎，日 1 剂，分 2 次温服。

【功能主治】清热生津，养阴明目。主治单纯糖尿病视网膜病变，属阴虚燥热者，症见视力下降、眼底斑片状出血、口渴多饮、舌红、苔黄而燥、脉数。

【按语】本方用于糖尿病眼病，阴虚燥热型患者。

# 四、耳聋

### 【辨病与辨证】

耳聋一证，中西医同名。中医认为本病多由脑外伤后遗，听神经受损，肾虚耳聋，痰湿阻络几种类型。

## 通窍活血汤合通气散

【组成】赤芍药 3 克　川芎 3 克　桃仁 10 克　红花 10 克　葱白 3 根　生姜 10 克　大枣 7 枚　麝香 0.015 克（冲）　柴胡 12 克　磁石 18 克

【用法】水煎，日 1 剂，分 2 次温服。

【功能主治】活血通络，通利少阳。主治耳聋（脑震荡后遗症）。

【按语】外力击伤，脑震荡后遗，多缘于耳内瘀血阻滞，用通窍活血汤疏通耳内微循环，通气散加磁石，疗效更捷。

## 通窍活血汤加味

【组成】桃仁 12 克　赤芍药 12 克　当归 12 克　石菖蒲 12 克　川芎 15 克　黄芩 15 克　车前子 15 克　白术 15 克　泽泻 15 克　红花 10 克　柴胡 10 克　葱白 7 根　麝香 0.003 克（冲）　生姜 3 片　黄酒 50 毫升

【用法】水煎，日 1 剂，分 2 次温服。

【功能主治】活血化瘀，通利少阳。主治暴聋（神经性耳聋）。

【按语】神经性耳聋、耳鸣，属瘀血阻滞较多，用活血通窍法治愈者也不少见。本方为通窍活血汤加味疗效很好。

### 通气汤合六味地黄汤加味

**【组成】**柴胡 12 克　香附 9 克　川芎 12 克　石菖蒲 12 克　熟地黄 12 克　山药 6 克　山茱萸 6 克　茯苓 10 克　牡丹皮 6 克　泽泻 10 克　骨碎补 9 克

**【用法】**水煎，日 1 剂，分 2 次温服。

**【功能主治】**补肾养阴，通利少阳。主治肾虚耳聋，耳聋已久。

**【加减法】**气血虚明显者，可加少量党参、当归、白芍药；肝气郁滞明显者，可加郁金；胃纳不佳者，加陈皮、炒谷芽。

**【按语】**本病多因肾虚日久兼气滞血瘀而致，本方以行气、活血条达瘀滞，使肾虚得补，气滞血凝得散，耳道得通，耳聋则愈。

### 三拗汤加味

**【组成】**麻黄 5 克　甘草 5 克　桔梗 6 克　前胡 10 克　杏仁 10 克　石菖蒲 10 克　木通 3 克　茯苓 20 克

**【用法】**水煎，日 1 剂，分 2 次温服。

**【功能主治】**宣肺通窍化痰。主治耳聋。

**【按语】**一般治耳聋多从肝肾考虑，此方用宣肺通窍法治疗。临床若见有感受风寒史，兼有鼻塞流涕，咳嗽等肺系症状者，可用本方。

# 五、外耳道炎

**【辨病与辨证】**

外耳道炎是一种由细菌感染引起的非特异性炎症，以夏秋两季易于发病。主要临床表现为外耳道灼热、发痒、疼痛，而出现慢性充血、肿胀、表皮糜烂，伴有浆液性和脓性分泌物，病情严重者，可出现耳周淋巴结肿大、压痛、张口不利等。本病中医学称为"耳疮"，主要是肝胆湿热夹风证，检查时见有局部慢性充血、肿胀、有少许淡黄色分泌物、舌质红、苔黄腻、脉弦数。治疗时，须选取清泻肝胆、化湿消肿的中药。

### 五味消毒饮

**【组成】**金银花 10 克　野菊花 10 克　紫地丁 15 克　蒲公英 15 克　天葵子 15 克

【用法】水煎，日1剂，分2次温服。

【功能主治】疏风清热，解毒消肿。主治肝胆湿热夹风型外耳道炎。

【按语】本方适用于外耳道局部灼热、发痒、疼痛、部分患者出现红肿和表皮糜烂等。

# 六、外耳湿疹

【辨病与辨证】

外耳湿疹源于耳郭、外耳道及其周围皮肤对药物或其他过敏物质的刺激，患者以耳部皮肤瘙痒、破溃、局部产生液体为特征表现。疾病初起有外耳道皮肤红肿、出现小水疱流出黄色分泌物；一旦发生皮肤糜烂，尚能产生黄色结痂，倘若不断搔抓，还可发生感染，则导致皮损面积扩大、渗液增多，出现不易愈合的溃疡等。长时间不愈，还可导致慢性外耳湿疹，表面粗糙、皮肤增厚、出现脱屑、皲裂、颜色加深等。本病中医学称为"旋耳疮"，须按照以下两型辨证论治：湿热上蒸型，患者出现皮肤潮红、灼热、瘙痒、溃烂或水泡等，见有黄色脂水外溢、黄痂，舌质红、苔黄腻、脉弦数或滑数；血虚化燥型，患者反复发作、病程较长，皮肤呈苔藓化增厚、粗糙、皲裂或鳞屑等，舌淡红、苔白、脉细缓，治疗时应选用滋阴养血、息风润燥的方剂。

## 黄柏苍术汤

【组成】黄柏10克　苍术10克　蒲公英10克　滑石15克　龙胆草5克

【用法】水煎，日1剂，顿服。

【功能主治】清热利湿。主治湿热上蒸型外耳湿疹。

【按语】本方适用于外耳局部皮肤潮红、灼热、瘙痒、甚者流黄水等。

## 四物汤

【组成】熟地黄10克　当归10克　白芍药10克　川芎6克

【用法】水煎，日1剂，顿服。

【功能主治】养血滋阴。主治血虚化燥型外耳湿疹。

【按语】本方适用于外耳皮肤呈苔藓化增厚、粗糙、皲裂状改变者。

# 七、化脓性中耳炎

## 【辨病与辨证】

化脓性中耳炎为中耳黏膜以至于骨膜、骨质的化脓性炎症。按病理及临床表现，此病可分为单纯型、骨疡型和胆脂瘤型。骨疡型、胆脂瘤型容易产生危及生命的并发症，应当及时手术治疗，中医中药治疗以单纯型中耳炎为主。单纯型中耳炎表现为间歇性流出无臭味的脓液、有鼓膜穿孔，部分病例可伴有听力减退。本病属中医学的"脓耳"的范畴。内服中药治疗，重在健脾渗湿、托毒排脓，外治中药要以清热解毒、消肿止痛、敛湿、祛腐生肌为主。与此同时，还须加强清洗耳道，确保局部脓性分泌物引流通畅。

### 麻黄汤加味

【组成】麻黄6克　桂枝6克　杏仁10克　桔梗10克　前胡10克　石菖蒲10克　远志10克　茯苓10克　甘草9克

【用法】水煎，日1剂，分2次温服

【功能主治】宣肺降气化痰。主治分泌性中耳炎。

【按语】本方是一个耳闭耳聋（分泌性中耳炎）从肺论治的方剂。症见患者耳闭塞失聪，同时伴有鼻涕清稀，咳嗽气急，咳痰清稀且多，可用本方。

### 四黄耳炎灵

【组成】大黄2克　黄连2克　黄芩2克　黄柏2克　苦参2克　麻油50毫升　冰片0.6克　液体石蜡100毫升

【用法】先将前5味药置入麻油内浸泡24小时，加热炸枯成黑黄色，滤净药渣，兑入石蜡、冰片细面，分装在空眼药瓶内备用。治疗时，用棉签拭净耳内脓液，滴入本品1~2滴，还可用纱布条蘸药液塞入耳内，每日换药1~2次。

【功能主治】清热利湿，解毒，止痛。主治化脓性中耳炎。

### 三黄栀子液

【组成】黄连15克　黄柏9克　黄芩9克　栀子6克

【用法】水煎浓缩，加入2%的苯甲酸防腐剂备用。治疗时，随时滴入耳道即可。

【功能主治】解毒消炎。主治慢性化脓性中耳炎。

## 紫参滴耳油

紫草 10 克　苦参 1 克　麻油 100 毫升　冰片 1.2 克　枯矾 0.6 克

先将前 2 味药置入麻油内浸泡 24 小时，加热炸枯成黑黄色，滤净药渣，兑入冰片、枯矾细面，搅匀备用。治疗时，用棉签拭净耳内脓液，滴入本品 1 ~2 滴，还可用纱布条蘸药液塞入耳内，每日换药 1 ~2 次。

【功能主治】清热解毒，收湿敛疮。主治急慢性化脓性中耳炎。

【按语】以上三方都是外用方，同是治疗化脓性中耳炎，都是以清热解毒，利湿，止痒，止痛为治，要辨证选方。

# 八、耳源性眩晕

【辨病与辨证】

耳源性眩晕又称梅尼埃病、膜迷路积水。临床特征是发作性眩晕、波动性听力减退和耳鸣。眩晕患者，时常出现突发性旋转性眩晕，并且伴有恶心、呕吐、面色苍白、出汗和血压下降等迷走神经刺激症状，整个发作过程可持续 10 ~15 分钟或者数天。本病中医学也属"眩晕"范畴，主因脾肾两虚、肝阳上亢所致，因而可表现出本虚标实的临床特点。治疗时，须选取平肝潜阳、健脾化痰、利水补肾的方剂。

## 温胆汤合泽泻汤

【组成】陈皮 10 克　半夏 10 克　茯苓 12 克　甘草 5 克　枳实 10 克　竹茹 10 克　白术 15 克　泽泻 15 克

【用法】水煎，日 1 剂，分 2 次温服。

【功能主治】清胆和胃，化痰。主治眩晕耳鸣耳聋，属胆虚痰热，虚烦不寐，胸闷，口苦，呕涩等症。苔厚腻，脉弦滑，属痰湿较重者。

【加减法】本方加石菖蒲、远志、胆南星用于治疗精神分裂症。

【按语】本方常用于神经官能症，属痰热者，亦可用于高血压病患者，属痰湿较重者。

## 半夏白术天麻汤加味

【组成】半夏 12 克　白术 20 克　天麻 10 克　陈皮 10 克　茯苓 15 克　甘草 3 克　泽泻 20 克　石菖蒲 12 克　远志 10 克

【用法】水煎，日 1 剂，分 2 次温服。

【功能主治】健脾，利湿，化痰。主治脾虚湿滞，上蒙清窍之头晕、耳鸣、目眩。

【按语】本方亦可用于以上原因所致的精神分裂症。

## 泽泻汤

【组成】泽泻 30 ~ 50 克　白术 15 ~ 20 克

【用法】水煎，分 2 次温服。通常上下午各 1 剂。

【功能主治】健脾利湿。主治痰湿型头晕目眩，泛恶作呕，如坐舟车之中，动则加重。小便不利而身重者。舌胖大苔白腻，脉沉。

【按语】本方常用于梅尼埃综合征、颈椎病、椎基底动脉供血不足、脑动脉硬化、中耳积液、化脓性中耳炎、脑积水、脑外伤后遗症、高血压病、低血压等以头眩为主证者，其他如冠状动脉硬化性心脏病、充血性心力衰竭、高脂血症、血管神经性头痛、偏头痛、术后脑积水、泪囊炎、青光眼、飞蚊症、夜盲症、鼻炎、急性胃炎、肝硬化腹水、脂肪肝、急性肾炎、慢性肾盂肾炎、糖尿病、习惯性便秘等疾病也可用到本方。

## 加味血府逐瘀汤

【组成】桃仁 10 克　红花 10 克　川芎 10 克　赤芍药 10 克　枳壳 10 克　桔梗 10 克　僵蚕 10 克　熟地黄 15 克　牛膝 15 克　当归 15 克　黄芪 15 克　全蝎 5 克　蜈蚣 2 条

【用法】水煎，日 1 剂，分 2 次温服。

【功能主治】益气活血，化瘀通络。主治气血瘀滞型耳源性眩晕。

【按语】本方用于气血瘀滞于内耳所致的眩晕、耳鸣。活血通络是常用之方。

## 平眩汤

【组成】泽泻 40 克　天麻 15 克　丹参 30 克　磁石 30 克　白术 30 克

代赭石 30 克

【用法】水煎，日 1 剂，分 2 次温服。

【功能主治】平肝潜阳，健脾利湿。主治耳源性眩晕。

【按语】本方内含泽泻汤，以健脾除湿，平肝潜阳为治。症见苔厚腻，脉弦。

## 化痰通窍汤

【组成】半夏 20 克　石菖蒲 20 克　白术 12 克　菊花 12 克　生南星 12 克　泽泻 12 克　桂枝 12 克

【用法】水煎，日 1 剂，分 2 次温服。

【功能主治】燥湿化痰，宣邪通窍。主治顽痰阻络型耳源性眩晕。

【按语】若头疼剧烈者，可加蔓荆子；肝火旺者，宜加龙胆草、牡丹皮；气虚者，宜加黄芪、党参；耳鸣重听时，宜加郁金、葱白、砂仁。

## 定眩汤

【组成】白术 15 克　石菖蒲 15 克　钩藤 15 克　泽泻 20 克　茯苓 20 克　桑叶 10 克　天麻 10 克　半夏 10 克　菊花 10 克

【用法】水煎，日 1 剂，分 3 次餐前温服。

【功能主治】平肝潜阳，化痰利湿。主治痰湿型美尼埃综合征。

【加减法】若肝阳上亢，血压偏高，须加代赭石、龙骨、牡蛎各 15～30 克；患者在恢复期，还应选加益气滋肾、固本的中药。

# 九、鼻内出血

【辨病与辨证】

中医学称本病为"鼻衄"，可能与肺经热甚、胃火炽盛、肝火上炎、肝肾阴虚、脾不统血有关。①肺经热甚型，为点滴渗血、色鲜红、伴有咳嗽、发热等，舌质偏红、苔黄、脉数。②血热妄行型，有鼻黏膜充血，出血量中等、色深红、伴身热口渴、大便秘结、舌红、苔黄、脉洪数。③肝火上炎型，出血起于恼怒之后，多伴有头疼头晕、胸胁苦闷、咽干、舌红、苔黄、脉弦数。④肝肾阴虚型，局部出血量小、有咽干口渴、头晕眼花、手足心热、舌红、苔少、脉细数。⑤脾主统血型，鼻出血量不多，可有面白肢冷、大便溏稀、鼻黏膜色淡、舌质红、苔白、脉数。

## 泻白散汤

【组成】 地骨皮 15 克　桑白皮 15 克　甘草 3 克　粳米 50·克

【用法】 前三味药煎汤 2 次取汁，加入粳米煮粥顿服，日 1 剂。

【功能主治】 清肺泻火，凉血止血。主治肺经热甚型鼻衄。症见患者经常鼻出血、同时伴有鼻塞、咳嗽等。

【加减法】 若肺热较重者，可合芦根汤；兼燥热咳嗽者，加瓜蒌皮、川贝母；若阴虚潮热明显者，加青蒿、鳖甲、银柴胡；肺气偏虚，加沙参或党参。

【按语】 本方是清泻肺热之剂。用于治疗肺经有热所致的鼻出血疗效较好。

## 独圣汤

【组成】 黄芩 150 克

【用法】 水煎，日 1 剂，分 2 次温服。

【功能主治】 清热止血。主治血热妄行型鼻衄，症见经常鼻出血，有臭味。

【按语】 本方单味独用，药专力宏，适于体质强壮者。

## 犀角地黄汤

【组成】 水牛角 30 克　生地黄 30 克　赤芍药 12 克　牡丹皮 9 克

【用法】 水煎，日 1 剂，顿服。

【功能主治】 清热，凉血止血。主治血热妄行型鼻衄，症见出血颜色鲜红、量大势急、伴咽燥口干、发热、舌质红绛、脉弦数有力。

【加减法】 若血热甚者，加大青叶、板蓝根；若热甚痉厥，加羚羊角、钩藤、地龙。

## 止血立应散

【组成】 大黄 15 克　血余炭 15 克　青黛 3 克　槐花 3 克

【用法】 水煎，日 1 剂，顿服。

【功能主治】 清热，凉血，止血。主治血热妄行型鼻衄，症见出血色鲜红、量大。

## 镇逆止血汤

【组成】代赭石 30 克　生地黄 30 克　茅根 30 克　牛膝 10 克

【用法】水煎，日 1 剂，顿服。

【功能主治】降逆，凉血，止血。主治肝火上炎型鼻衄，症见患者多在恼怒之后发病，出现头疼、头晕、胸胁苦满、舌红、苔黄、脉弦数。

【按语】本方与上方均以清热，凉血，止血为治。下方尚有降逆，引血下行之效。若病情严重者，可合方使用。

# 十、过敏性鼻炎

【辨病与辨证】

过敏性鼻炎又称变态反应性鼻炎，是由于患者对于某些变应源的反应性增高，导致以局部鼻黏膜为主的过敏性疾病。常以发作性鼻痒为起始症状，随之则产生连续不断地喷嚏、难以制止的大量清水样流涕以及轻重不一的鼻塞和嗅觉障碍。鼻黏膜检查可见有水肿，西医治疗应以脱敏和抗过敏治疗为主。中医学称此病为"鼻鼽"，主要以肺气或脾气虚寒、肾阳亏虚所致，多在卫阳不固或脾肾阳虚基础上发生外感风寒乘虚而入、气不化津或鼻窍阻塞。据此应选择益气固表、温肾、通窍散邪的方剂治疗。

## 祛风脱敏汤

【组成】黄芪 20 克　白术 10 克　防风 10 克　当归 10 克　辛夷 10 克五味子 10 克　石菖蒲 10 克　白芍药 15 克　蝉蜕 6 克　甘草 6 克　细辛 3 克

【用法】水煎，日 1 剂，分 2 次温服。

【功能主治】益气固表，通窍散邪。主治过敏性鼻炎。

【加减法】头疼剧烈时，宜加白芷 10 克；若伴有黄色脓涕时，宜加黄芩10 克。

## 劫敏汤

【组成】黄芪 10 克　乌梅 10 克　诃子 10 克　地龙 10 克　柴胡 3 克　防风 6 克　蜂蜜 30 克（和水后服）

【用法】水煎，日 1 剂，顿服。

【功能主治】益气固表，敛肺通窍。主治过敏性鼻炎。

【按语】本方宜晚上睡前顿服。注意保暖。

## 玉屏风散

【组成】黄芪 60 克　白术 60 克　防风 30 克

【用法】水煎，日 1 剂，顿服。

【功能主治】益气固表。主治肺气虚寒型过敏性鼻炎，症见患者感受风冷异气、恶风、气短、咳嗽、咯痰、面色苍白，苔薄白、脉细数。

【按语】本方适用于气虚自汗，罹患感冒者之过敏性鼻炎。本方剂量偏重，使用时应辨证准确。

## 固表止嚏汤

【组成】黄芪 20 克　白术 15 克　防风 15 克　柴胡 10 克　苍耳子 10 克防己 10 克　黄芩 10 克　乌梅 10 克　五味子 10 克　甘草 6 克　麻黄 6 克

【用法】水煎，日 1 剂，分 2 次温服。

【功能主治】益气固表，敛肺止嚏。主治过敏性鼻炎。

【按语】本方适用于嚏多，清涕多的特点。脉象多浮紧。

## 鼻敏宁

【组成】黄芪 12 克　党参 12 克　白术 10 克　防风 6 克　乌梅 6 克　柴胡 6 克　五味子 5 克　细辛 3 克

【用法】水煎，日 1 剂，顿服。

【功能主治】益气固表，敛肺通窍。主治过敏性鼻炎。

【按语】本方与上方可互参互用。

## 黄芪乌梅汤

【组成】黄芪 15 克　当归 10 克　乌梅 10 克　甘草 5 克

【用法】水煎，日 1 剂，顿服。

【功能主治】益气固表，敛肺脱敏。主治肺气虚寒型过敏性鼻炎。患者若感受冷风异气，出现清涕不止。

【按语】本方可与玉屏风散互参，或合方使用。

### 脱敏验方

【组成】黄芪 10 克　白术 10 克　防风 6 克　辛夷 6 克

【用法】水煎，日 1 剂，顿服。

【功能主治】益气固表，敛肺通窍。主治肺气不足型或卫表不固型过敏性鼻炎。如患者遇到冷空气时易发作。

【按语】本方与玉屏风散相比，若出现风寒头疼，鼻塞，鼻流清涕时，可用本方。

### 治过敏性鼻炎方

【组成】五爪龙 15 克　木贼 12 克　菊花 10 克　元参 15 克　白芍药 15 克　白蒺藜 12 克　桔梗 10 克　甘草 6 克　辛夷 10 克　太子参 15 克　大枣 4 枚

【用法】水煎，日 1 剂，分 2 次温服。

【功能主治】益气固表，疏风通窍。主治过敏性鼻炎。

【按语】如无五爪龙，可用黄芪 15 克代。

## 十一、慢性单纯性鼻炎

【辨病与辨证】

慢性单纯性鼻炎是指在鼻腔黏膜和黏膜下层产生的一种可逆性慢性炎症，其发病率男性高于女性 2 倍。本病既可继发于若干全身性慢性疾病，也可源于局部如鼻腔、鼻窦部的慢性炎症刺激，某些职业或行业的外部环境因素，如石灰、煤炭及化学气体长期刺激鼻黏膜也可引起本病。主要临床表现鼻塞和多涕。治疗时，一方面要去除全身、局部及环境等方面的相关因素，并加强身体锻炼和增强机体的防御能力，另一方面无论是属寒属热均应注重"宣肺通窍"的法则，若出现肺气虚，还宜伍用补肺益气之品。

### 慢性鼻炎汤

【组成】麦门冬 20 克　白芷 20 克　葛根 15 克　黄芩 15 克　苍耳子 10 克　藁本 10 克　薄荷 10 克

【用法】水煎，日 1 剂，分 2 次温服。

【功能主治】宣肺通窍，清肺养阴。主治慢性单纯性鼻炎。

【按语】本方用于素有鼻炎，因感冒引发加重者。

## 鼻炎方

【组成】党参18克　黄芩9克　远志9克　川芎9克　苍耳子9克　细辛3克　炙甘草3克　徐长卿15克

【用法】水煎，日1剂，分2次温服。

【功能主治】益气抗炎，宣肺通窍。主治过敏性鼻炎。

【加减法】头疼剧烈者，可加白芷。

## 清肺润燥鼻炎汤

【组成】沙参12克　麦门冬12克　桑叶12克　黄芩12克　金银花12克　苍耳子12克　白芷10克　川芎10克　薄荷10克　防风10克　石膏20克　连翘20克

【用法】水煎，日1剂，分2次温服。

【功能主治】清肺润燥，宣通鼻窍。主治慢性鼻炎、鼻窦炎、过敏性鼻炎。

【加减法】慢性鼻炎急性发作时，宜加荆芥、杏仁各10克，黄芩改用15克；萎缩性鼻炎久治不愈，须加龙胆草12克、鱼腥草20克、杏仁10克。

## 苍耳子散

【组成】苍耳子10克　辛夷10克　荆芥10克　黄芩10克　桔梗10克　薄荷6克　白芷6克　甘草5克

【用法】水煎，日1剂，分2次温服。

【功能主治】宣肺通窍。主治慢性鼻炎。

【按语】现代研究，苍耳子具有抗组织胺，抗菌消炎的作用。

## 加减玉屏风汤

【组成】黄芪15克　白术10克　细辛3克　辛夷10克　甘草5克

【用法】水煎，日1剂，顿服。

【功能主治】益气，固表，通窍。主治肺虚邪滞型慢性鼻炎。症见鼻塞间歇发生，时轻时重，清涕量大，遇寒加重。

【加减法】本方加苍耳子5克，效佳。

# 十二、慢性化脓性鼻窦炎

【辨病与辨证】

慢性化脓性鼻窦炎是起因于鼻窦黏膜感染长期不愈和反复发生的慢性炎症，常可累及骨膜和骨质，且颌窦的发病率最高。主要临床症状是鼻塞、流脓涕、头部闷胀或呈沉重感以及嗅觉功能减退等。本病属于中医学"鼻渊"的范畴，大多因脾胃湿热或肝胆郁火所致，以至于循经上犯，燔灼气血，化为浊涕，停聚窦窍。治疗时，应以清热解毒、清利湿热为主，并佐以活血通窍排脓之法。

## 川芎茶调散合苍耳子散

【组成】川芎10克　薄荷10克　荆芥10克　羌活6克　白芷6克　甘草6克　防风5克　细辛3克　苍耳子8克　辛夷6克

【用法】水煎，日1剂，分2次温服。

【功能主治】疏风清热通鼻窍，风热上攻所致的鼻渊。症见鼻塞不知味，流黄浊涕，头额疼痛。

【按语】用本方治疗慢性鼻炎、鼻窦炎及过敏性鼻炎属于风热者，两方合用较单用苍耳子散治鼻炎，效果更好。

## 三花汤合苍耳合剂

【组成】金银花10克　野菊花10克　辛夷6克　苍耳子6克　薏苡仁10克　桃仁10克　黄芩10克　白芷10克　连翘10克　茜草6克

【用法】水煎，日1剂，分2次温服。

【功能主治】清热解毒，利湿化瘀。主治鼻渊（付鼻窦炎）。症见头晕，头痛，嗅觉减退，神疲乏力，痛苦难堪，口干口苦，苔薄黄，脉数。

【按语】三花汤和苍耳合剂都是治疗鼻炎的常用方，临床证明两方合用比单用效果好。

## 苍辛散

【组成】苍耳子10克　辛夷10克　白芷10克　木通6克　藁本10克

升麻 3 克　　川芎 6 克　　细辛 3 克　　金银花 15 克　　蒲公英 12 克　　地丁 12 克

菊花 10 克　　薄荷 5 克　　石膏 50 克　　甘草 3 克

【用法】共磨细粉，每次 6 克，日服 2 次。

【功能主治】清热解毒，利湿化瘀。主治鼻窦炎。

【按语】使用本方必须注意舌脉，症为舌红咽干脉数。

## 辛夷散

【组成】辛夷、川芎、防风、木通、细辛、藁本、升麻、白芷、甘草各 3 克

【用法】研极细粉，擦鼻腔内，或香油调涂于鼻腔内。

【功能主治】祛风除湿解毒。主治流涕型鼻炎。

【按语】本方与上方同名，两方应鉴别应用。

## 苍耳子散加减

【组成】苍耳子 10 克　　辛夷 10 克　　白芷 10 克　　藿香 10 克　　薄荷 5 克

桔梗 5 克　　石菖蒲 5 克

【用法】水煎，日 1 剂，分 2 次温服。

【功能主治】除湿化痰解毒。主治慢性鼻炎。

【加减法】清涕为风寒，加麻黄 3 克、羌活 10 克、荆芥 10 克；黄涕为肺热，加黄芩 10 克、桑白皮 10 克、石膏 30 克。

## 玉屏风合桂枝汤加苍耳子

【组成】黄芪 15 克　　白术 10 克　　防风 10 克　　桂枝 10 克　　白芍药 10 克

甘草 5 克　　苍耳子 10 克　　生姜 6 片

【用法】水煎，日 1 剂，分 2 次温服。

【功能主治】补气固表，调和营卫。主治过敏性鼻炎，流涕严重，身体弱者。

【按语】两方合后适用于年老体弱，表虚不固，营卫不调，感受风邪的荨麻疹，过敏性鼻炎，阳虚自汗者。

## 治鼻炎方

【组成】苍耳子 12 克　　枇杷叶 15 克　　白芷 12 克　　细辛 12 克　　薄荷 9 克

桔梗 9 克　夏枯草 30 克　黄芩 12 克　桑白皮 12 克

【用法】水煎，日 1 剂，分 2 次温服。

【功能主治】疏风清热，宣通鼻窍。主治慢性肥厚性鼻炎。症见易感冒，头疼、鼻塞、鼻流浊涕、涕味奇臭，难以近人。

【按语】头疼、浊涕、奇味往往是鉴定鼻炎轻重的关键。临床应辨证加减应用。

## 鱼腥草合剂

【组成】鱼腥草 10 克　桔梗 5 克　甘草 3 克

【用法】水煎，日 1 剂，分 2 次温服。

【功能主治】清热解毒，宣肺排脓。主治鼻渊、鼻窦炎。

【加减法】气虚加黄芪；口咽干燥加芦根、天花粉。

## 苍耳鼻渊汤

【组成】炒苍耳子 30 克　连翘 20 克　元参 20 克　桑白皮 20 克　桔梗 15 克　藿香 15 克　牡丹皮 15 克　石膏 15 克　白芷 12 克　辛夷 12 克　荆芥 10 克　麻黄 6 克　甘草 6 克

【用法】水煎，日 1 剂，分 3 次温服。

【功能主治】清热解毒，宣肺通窍。主治鼻渊、鼻窦炎。

【加减法】若兼发热恶寒，可加金银花、黄芩；兼有口苦咽干，宜加龙胆草、栀子。

# 十三、咽部异感症

【辨病与辨证】

咽部异感症是指患者有一种主观的异物样梗阻感，但经多次细心检查并未见到器质性病变。咽部异物感明显，以至于严重影响患者的情绪，自认为得了"不治之症"。咽部异感症以中年妇女常见，主要临床特征为自觉咽部不适、空咽时更为明显、吐之不出、吞之不下，伴有胸闷气促，咽喉部检查或配合上消化道钡透均未见异常。中医学称此证为"梅核气"，多因痰气互结、肝郁气滞、心脾气虚所致。①痰气互结型，表现为咽部异物吞之不下，吐之不出，时常出现嗳气，恶心，呃逆，胸脘胀满，苔薄白而腻，脉弦滑。②肝郁气滞型，患者自觉咽中发生梗阻，嗳气频频，胁下胀闷，嗳气后稍舒，苔薄白，脉弦。③心脾气虚型，患者自觉咽中异物，口中无味，不思饮食，面白神疲，少气懒言，悲伤欲哭，惶恐不安，小便清长，大便溏稀，舌质淡、苔白、脉弱。

## 半夏厚朴汤

【组成】半夏 10~20 克　厚朴 10~15 克　茯苓 10~30 克　生姜 10~15 克　干苏叶 6~15 克

【用法】水煎，日 1 剂，分 4 次温服，昼 3 次，夜 1 次。

【功能主治】行气降逆，化痰散结。主治气滞郁结，痰涎壅滞，咽间如有物阻塞，咯吐不出，吞咽不下，胸闷不舒，即所谓"梅核气"证。或湿痰壅阻，胸满气急，或中脘痞痛，伴有呕吐，苔多厚腻、白腻、口内黏腻等症。

【按语】本方证多由于因精神刺激所致的咽喉异物感，胸闷气塞感，咳嗽气喘，痰多胸闷，或腹胀，食欲不振。①临床常用于以咽部异物感为突出表现的多种神经官能症，如胃神经官能症，心胃神经官能症，神经性呕吐，神经性尿频，神经性皮炎，肠易激综合征，心因性勃起功能障碍等。②神经衰弱，精神分裂症，癔病，癫痫，抑郁症，震颤麻痹等神经系统疾病及更年期综合征也经常用到本方。③咽喉部的疾病如咽炎，扁桃体炎，喉源性咳嗽，声带水肿以及生理性的悬雍垂过长，表现为咽部异物感时也可使用本方。④咽喉附近的颈部疾病如甲状腺肿大，甲亢，颈椎骨质增生等也能用本方。⑤消化系统的食管狭窄，食管痉挛，急慢性胃炎，胃下垂，功能性消化不良等出现动力性障碍时可考虑使用本方。⑥呼吸系统的急慢性支气管炎，肺气肿，支气管哮喘等表现为喉间痰鸣声重，咳喘声音重浊，咳喘剧时则呕，痰多易于咯出或呕出，痰出则咳喘减轻等特征者也可参考使用本方。⑦其他还用于妊娠恶阻，梅尼埃综合征，椎基底动脉供血不足等。

## 半夏厚朴汤合会厌逐瘀汤

【组成】半夏 12 克　厚朴 10 克　茯苓 12 克　紫苏叶 6 克　桃仁 12 克　红花 12 克　甘草 6 克　桔梗 10 克　生地黄 12 克　当归 6 克　元参 5 克　柴胡 5 克　枳壳 6 克　赤芍药 6 克

【用法】水煎，日 1 剂，分 2 次温服。

【功能主治】降逆逐瘀，化痰散结。主治咽部痰瘀互结，症见咽中如有物堵，咳之不出，吞咽不下，咽后壁淋巴滤泡增生，甚者红肿疼痛，胸胁脘腹满闷疼痛，舌质暗有瘀斑，苔白腻或黄腻，脉弦滑涩为主。

【按语】本方主治咽部有瘀血之梅核气，或扁桃体摘除后之咽部不适疼痛。

## 半夏厚朴汤合乌药汤

【组成】乌药 12 克　香附 10 克　当归 10 克　木香 5 克　甘草 3 克　半夏 10 克　厚朴 6 克　茯苓 10 克　紫苏子 6 克　生姜 5 片

【用法】水煎，日 1 剂，分 2 次温服。

【功能主治】行气降逆，化痰散结。主治气机郁滞，血行不畅，痰涎壅滞，喉间如有物阻塞，咯吐不出，吞咽不下，胸闷不舒，脘腹胀痛，行经时腹胀腹痛，或乳房胀痛，精神抑郁。舌质淡，苔薄白，脉弦滞涩。

【按语】凡气机郁滞，血行不畅，症见胃腹胀痛而略偏于寒性者，皆可使用。两方合用后行气化痰作用增强。

## 消梅十味饮

【组成】苏梗 12 克　香附 12 克　半夏 10 克　陈皮 10 克　厚朴 10 克桔梗 10 克　枳壳 10 克　乌药 10 克　甘草 6 克　生姜 3 片

【用法】水煎，日 1 剂，分 2 次温服。

【功能主治】降气，化痰，散结。主治梅核气（慢性咽炎）。

【按语】本方用于痰气郁阻之梅核气。脉弦，苔厚腻是其特征。

## 消梅散核汤

【组成】半夏 10 克　厚朴 10 克　柴胡 10 克　升麻 5 克　香附 10 克　红花 10 克　白芥子 10 克　甘草 6 克　陈皮 6 克　桔梗 6 克

【用法】水煎，日 1 剂，分 2 次温服。

【功能主治】升降气机，化瘀消痰。主治梅核气，症见咽中似有异物，吐之不出，咽之不下，咽干口燥，苔白，脉弦。

【按语】本方用于肝气郁结，气机不畅所致的痰瘀互结型梅核气，临床应用较多。

## 参梅片

【组成】沙参 30 克　乌梅 30 克　麦门冬 20 克　射干 15 克　薄荷 10 克

元参 18 克　　天花粉 30 克　　桔梗 15 克　　甘草 9 克　　皂角刺 10 克

【用法】水煎，日 1 剂，分 2 次温服。

【功能主治】养阴生津，润喉止痛。主治慢性咽炎及咽喉干燥综合征，症见舌红，苔少，脉细数。

【加减法】属肾亏者，加核桃仁；肺虚者加百合、银耳；脾虚者加山药。

## 养阴利咽汤

【组成】白芍药 9 克　　百合 10 克　　沙参 20 克　　天花粉 9 克　　桔梗 5 克
甘草 3 克　　射干 5 克

【用法】水煎，日 1 剂，分 2 次温服。

【功能主治】滋养肺胃，清热利咽。主治阴虚喉痹（慢性咽喉炎）。

【加减法】辨证加减：①如喉头无痰而音哑者，加玉蝴蝶、凤凰衣、藏青果润肺开音。②头晕目眩者，加绿豆衣、钩藤、菊花以平肝益阴。③两目红丝缠绕者，加牡丹皮、菊花凉肝明目。④失眠者，加远志、小麦、合欢花、忘忧草养心安神。⑤胸闷者加郁金、炒枳壳、野蔷薇花理气解郁开胸。⑥痰粘喉头，加川贝母粉、地骷髅以清化痰热。⑦纳少、腹痛者，加广木香、炒白术、台乌药理气健脾和中。⑧肾虚遗尿者，加益智仁、制首乌、山茱萸益肾养阴。⑨大便干燥者，选加瓜蒌仁、制首乌、桑葚子滋阴润肠通便。⑩咽部嫩红、赤脉纹粗、面色红者，加牡丹皮、赤芍药清热凉血。⑪咽底壁结节色淡而肥厚者，加薏苡仁、茯苓、泽泻等淡渗利湿。⑫对阴虚喉痹恢复期患者，常用太子参、白桔梗、生甘草、射干等药适量，以开水泡，代茶常饮。

【按语】咽部异物梗阻感、咽干、咽痛和声音嘶哑乃是阴虚喉痹，亦即现代医学所谓"慢性咽喉炎"相近似的主要临床表现。咽部异物梗阻感，与中医学的"梅核气"相近似，多由肝气郁结所致。若兼有痰粘难咯或痰厚色黑成块，则属痰阻。咽干作痛之证，每于午后或夜间为甚者，多系阴液不足之故，应结合其他见证进行辨证，若语声无力，动则气急，属肺阴虚挟有郁热，兼见纳少，食后脘腹满闷或大便溏泻者，为脾胃失运，津液不得上承，见有头晕目眩，两目红丝缭绕者，属阴虚肝旺。声音嘶哑者，多属肺热阴亏，亦有的兼见痰堵喉头，为痰热互阻所致。失眠者，为心神不宁。大便干者，为阴液不足，腑气失于滋润。至于咽喉总归于火，不过其色暗红者属虚火，鲜红者属实火。红点又称"小瘰"，赤脉又叫"哥密纹"。哥密纹粗而鲜红者，属虚火与实火相参，纹细而色暗红者为虚，小瘰细而色红者属虚火上炎，小瘰形大，斜视之如水晶状，其色透明者，往往挟湿。若是咽底壁结节色红而高实者，为火盛，色淡而肥厚者，为痰湿内阻。这些对辨证用药有一定的参考价值。

## 治慢性咽炎方

【组成】人参 10 克　麦门冬 60 克　半夏 10 克　川贝母 10 克　甘草 6 克大米 15 克　大枣 6 枚

【用法】共研细粉，每服 10 克，日 3 次。

【功能主治】益气，养阴，化痰。主治咽喉干燥，疼痛，吞咽不爽。

【按语】本方服用简便，宜长期服用，直至症状缓解为止。

## 会厌逐瘀汤加减

【组成】桃仁 12 克　红花 12 克　柴胡 12 克　枳壳 12 克　桔梗 12 克甘草 12 克　生地黄 15 克　当归 15 克　元参 15 克　赤芍药 15 克　麦门冬 20克　沙参 20 克　百合 20 克　蝉蜕 10 克　胖大海 10 克

【用法】水煎，日 1 剂，分 2 次温服。

【功能主治】疏肝解郁，养阴清肺。主治声哑。

【按语】本方适用于肺胃阴虚兼声哑、咽部肿痛。

## 会厌逐瘀汤合消瘰丸

【组成】桃仁 10 克　红花 10 克　桔梗 10 克　柴胡 10 克　当归 20 克生地黄 20 克　赤芍药 20 克　枳壳 20 克　牛膝 15 克　川芎 15 克　甘草 15 克元参 15 克　牡蛎 12 克　浙贝母 9 克　香附 10 克

【用法】水煎，日 1 剂，分 2 次温服。

【功能主治】活血化瘀，软坚开结。主治颗粒性咽炎（咽后壁淋巴滤泡增生性咽炎）。

【按语】血府郁热，痰火郁结，痰瘀互结是致病的主要病机。

## 会厌逐瘀汤合泻肺散

【组成】桃仁 6 克　红花 6 克　桔梗 6 克　柴胡 6 克　枳壳 6 克　当归 10克　生地黄 10 克　赤芍药 10 克　元参 10 克　牛膝 20 克　地骨皮 15 克　桑白皮 10 克

【用法】水煎，日1剂，分2次温服。

【功能主治】养阴清热，活血逐瘀。主治声带结节。

【按语】凡咽喉疾病，属于瘀血者，均可运用会厌逐瘀汤加减施治。

## 会厌逐瘀汤合二陈汤

【组成】桃仁15克　红花15克　当归15克　生地黄15克　赤芍药15克　甘草12克　桔梗12克　枳实12克　陈皮12克　半夏12克　茯苓30克　白术10克　苍术10克　白芥子9克

【用法】水煎，日1剂，分2次温服。

【功能主治】逐瘀通络，燥湿化痰。主治声带息肉。

【按语】咽部疾病属瘀血和痰浊者较为多见。

## 四逆散加味

【组成】郁金10克　白芍药10克　枳实6克　香附6克　柴胡3克　甘草3克

【用法】水煎，日1剂，顿服。

【功能主治】疏肝和脾，解郁利咽。主治肝郁气滞型梅核气，症见咽中梗阻感、胁下胀闷、频繁嗳气或呃逆，苔薄白、脉弦。

【按语】本方是调和肝脾的祖方。治疗肝郁气滞，肝脾失调所引起的多种病症，也常用于治疗肝郁气滞型梅核气。

## 越鞠丸

【组成】川芎10克　苍术10克　香附10克　栀子10克　六神曲10克

【用法】水煎，日1剂，顿服。

【功能主治】行气解郁。主治由气滞而致的气、血、痰、火、湿、食诸郁型梅核气，症见咽部不舒、或有异物感。常伴见胸脘痞闷、嗳气不舒、吞酸呕吐、消化不良等症。

【按语】本方可与上方互参或合方。

## 四七汤

【组成】半夏10克　茯苓10克　紫苏叶9克　厚朴9克　大枣7枚

【用法】水煎，日1剂，顿服。

【功能主治】行气开郁，降逆化痰。主治痰气互结型梅核气，症见咽部不舒、或有异物感。常伴见胸脘痞闷、嗳气不舒、吞酸呕吐、消化不良等症。

【注意事项】若咽干口渴，阴伤津少者，虽有咽中如有物阻塞，则不宜使用本方。

【按语】本方为治梅核气的主方。本病多由七情郁结，痰气交阻，胃失和降而成。

# 十四、口腔溃疡

【辨病与辨证】

口腔溃疡是指发生在口腔黏膜的病变，反复发作而不易于彻底治愈。每次发病都能产生不同程度的黏膜溃疡，既可以单个也可以多发，多出现黄豆粒大小的糜烂面，常有白色假膜，严重者可因疼痛而影响说话和进食。究其发病原因，可能与患者睡眠不足，便秘，疲劳，精神紧张，过敏等因素有关。中医学称本病为口疮，主要是由心脾积热，阴虚火旺，气血亏虚所致。心脾积热型，症见口内疼痛，伴有口渴，小便短赤，大便秘结，舌红苔黄，脉数；阴虚火旺型，症见口内疼痛口干，手足心热，疲乏无力，舌红苔少，脉细数；气血亏虚型，症见口内疼痛不渴，伴畏寒，大便溏稀，溃疡面四周无充血，舌质红，苔薄白，脉细弱。

## （一）实火型

### 凉膈散

【组成】连翘10克　栀子10克　黄芩6克　大黄10克　甘草6克　竹叶6克　薄荷5克　芒硝10克

【用法】水煎，日1剂，分2次温服。

【功能主治】清热泻火。主治实火型口腔溃疡。

【按语】症见口渴，舌质红，脉洪大者。

## （二）虚火型

### 清热化火汤

【组成】生地黄12克　元参12克　知母10克　麦门冬12克　天花粉12

克　黄芩 10 克　栀子 10 克　甘草 10 克　竹叶 10 克　石膏 15 克

【用法】水煎，日 1 剂，分 2 次温服。

【功能主治】养阴化火。主治虚火型口腔溃疡。

【按语】症见舌质红，脉细数者。

### （三）虚寒型

## 芪附汤

【组成】黄芪 30 克　附子 10 克　白术 10 克　薏苡仁 20 克　甘草 30 克
土茯苓 30 克

水煎，日 1 剂，分 2 次温服。

【功能主治】补气助阳，利湿解毒。主治顽固性口腔溃疡。

【按语】症见舌质淡红，苔薄白，脉弦细弱者。

## 十味肾气丸

【组成】熟地黄 20 克　山药 10 克　山茱萸 10 克　茯苓 10 克　牡丹皮 10
克　泽泻 10 克　附子 10 克　肉桂 3 克　白芍药 15 克　元参 15 克

【用法】水煎，日 1 剂，分 2 次温服。

【功能主治】补肾助阳，阴中求阳。主治老年复发性口腔溃疡。

【按语】本方适应于肾阳亏虚，右尺脉无。

## 附子理中汤

【组成】党参 12 克　白术 10 克　干姜 5 克　炙甘草 3 克　附子 6 克

【用法】水煎，日 1 剂，分 2 次温服。

【功能主治】温中气，散虚寒。主治虚寒型复发性口腔溃疡。

【按语】本方适应于脾肾阳虚，右脉沉细弱。

### （四）阴虚火旺型

## 养阴清热汤

【组成】生地黄 15 克　熟地黄 15 克　白芍药 12 克　天门冬 10 克　麦门
冬 10 克　黄芩 12 克　牡丹皮 12 克　元参 12 克　栀子 10 克　桔梗 12 克　山

药 12 克　甘草 12 克　地骨皮 12 克　女贞子 12 克

【用法】水煎，日 1 剂，分 2 次温服。

【功能主治】养阴清热。主治复发性口疮，口腔扁平苔藓，干燥综合征，盘状红斑狼疮，属阴虚火旺型者。

【按语】症见舌质偏红，或舌尖红，舌苔薄黄，脉细弦或细数者。

## 方 2

【组成】菟丝子 18 克　黄精 12 克　天门冬 15 克　金银花 10 克　黄柏 12 克　知母 12 克　天花粉 12 克　甘草 6 克　竹叶 10 克

【用法】水煎，日 1 剂，分 2 次温服。

【功能主治】养阴，补脾肾，清虚火。主治脾肾阴虚，虚火上炎之口腔溃疡。

【按语】症见舌质暗红，无苔，脉细数者。

### （五）脾胃郁热型

## 方 1

【组成】炒枣仁 45 克　覆盆子 12 克　菟丝子 30 克　白头翁 10 克　白芍药 12 克　白术 12 克　鸡内金 12 克　白豆蔻 10 克　天门冬 15 克　黄柏 6 克　金银花 10 克　黄精 12 克　甘草 5 克　柿霜 10 克　牡丹皮 6 克　陈皮 12 克

【用法】水煎，日 1 剂，分 2 次温服。

【功能主治】养心肾，清虚火。主治心肾不足，脾胃蕴热之口腔溃疡。

【按语】症见舌质暗红，苔微黄，脉洪无力者。

## 方 2

【组成】元参 10 克　麦门冬 12 克　青果 10 克　金银花 6 克　天花粉 10 克　土茯苓 10 克

【用法】水煎，日 1 剂，分 2 次温服。

【功能主治】养阴清火，解毒。主治脾肾阴虚，阳明郁热型复发性口腔溃疡。

【按语】症见舌质暗红，脉细数者。

## （六）湿热型

### 四三饮

【组成】栀子 12 克　连翘 30 克　桑白皮 30 克　六神曲 30 克　山楂 30 克　麦芽 50 克　枳壳 15 克　苍术 15 克　草豆蔻 12 克　豆豉 30 克　甘草 10 克　锦鸡儿 30 克

【用法】水煎，日 1 剂，分 2 次温服。

【功能主治】清热利湿，消积化滞。主治复发性口腔溃疡（湿热型）。

【按语】症见大便黏腻，苔厚腻，脉濡者。

### 胡连汤

【组成】胡黄连 12 克　当归 10 克　生甘草 12 克

【用法】水煎，日 1 剂，分 2 次温服。

【功能主治】清热解毒利湿。主治口腔糜烂，持续不断或长期反复发作。

【按语】症见苔厚腻或黄腻，大便不爽，脉濡等。

## （七）气血虚型

### 补中益气汤

【组成】黄芪 15 克　党参 12 克　白术 12 克　当归 10 克　陈皮 5 克　炙甘草 5 克　柴胡 6 克　升麻 3 克

【用法】水煎，日 1 剂，分 2 次温服。

【功能主治】补气养血。主治气血虚型复发性口腔溃疡。

【按语】症见少气懒言，脉虽洪大，按之虚软者。

### 八珍姜枣汤

【组成】熟地黄 12 克　当归 10 克　白芍药 10 克　川芎 5 克　党参 12 克　白术 10 克　茯苓 10 克　炙甘草 5 克　生姜 2 片　大枣 4 枚

【用法】水煎，日 1 剂，分 2 次温服。

【功能主治】补气养血，健脾除湿。主治气血虚型口腔溃疡。

【按语】症见面色苍白，精神困倦，舌质淡白，脉沉细弱者。

## 复方细辛敷贴（散）

【组成】吴茱萸 10 克　细辛 10 克　肉桂 2 克

【用法】共研细末，醋调，取蚕豆大小一粒，敷于两足涌泉穴，覆盖纱布，以胶布固定，日换药 1 次。

【主治】治疗复发性口疮。

【按语】本方适用于阳虚体质患者。

## 黄连升麻汤

【组成】黄连 3 克　升麻 9 克

【用法】水煎，日 1 剂，顿服。

【功能主治】清热泻火。主治心脾积热型口腔溃疡。

【按语】本方适用于口渴，小便短赤，大便秘结，舌红，苔黄，脉数者。

## 导赤散

【组成】生地黄 10 克　甘草 10 克　竹叶 10 克　木通 3 克

【用法】水煎，日 1 剂，顿服。

【功能主治】清热泻火。主治心脾积热型口腔溃疡，症见口痛、口渴、口臭、小便短黄、大便秘结。

【按语】本方适应于舌质红、苔黄、脉数有力者。

## 元参汤

【组成】元参 10 克　天门冬 10 克　麦门冬 10 克

【用法】水煎，日 1 剂，顿服。

【功能主治】滋阴降火。主治阴虚火旺型口腔溃疡，症见口痛、口干、手足心热。

【按语】本方适应于舌红、苔少、脉细数者。

# 十五、失音症

【辨病与辨证】

失音症主要因声带息肉和声带小结所致，极少数患者也可见于脑神经核功能损害。主要临床特征是声音嘶哑，以至于出现失音，本病常见于中青年，尤以唱歌演员、教师、讲解员发病率较高。中医称此病为"慢性喉瘖"或"久瘖"。治疗时，须采用养阴清肺、化痰散结、活血化瘀的方剂，患者服药期间，应加强声带休息，甚者需要绝对噤声，及时纠正不良发音习惯，禁止吸烟饮酒和摄入辛辣刺激性食物。

## 治音哑方

【组成】蝉蜕 6 克　滑石 30 克　麦门冬 15 克　胖大海 5 克　桑叶 10 克　薄荷 6 克

【用法】水煎服或代茶饮。

【功能主治】声音嘶哑。

【注意事项】禁止吸烟饮酒和辛辣刺激性食物。

【按语】本方养阴清肺，化痰散结，治疗声音嘶哑。

## 海藻玉壶汤

【组成】海藻 15 克　昆布 30 克　牡蛎 30 克　当归 12 克　赤芍药 12 克　川芎 12 克　麦门冬 12 克　蒲公英 20 克　金银花 20 克　浙贝母 9 克　陈皮 9 克

【用法】水煎，日 1 剂，分 2 次温服。

【功能主治】清热化痰，软坚散结。主治声带小结引起的失音症。

【按语】本方清热解毒，化痰软坚散结治疗本病。禁止吸烟饮酒和辛辣刺激性食物。

## 消结响声汤

【组成】元参 30 克　威灵仙 30 克　牡蛎 30 克　地榆 20 克　桔梗 10 克　射干 10 克　僵蚕 10 克　半夏 10 克　大黄 10 克　山甲珠 10 克　胖大海 10 克　浙贝母 15 克　天花粉 12 克　赤芍药 12 克　山慈菇 10 克

【用法】水煎，日 1 剂，分 2 次温服。

【功能主治】清热利咽，化痰散结。主治声带小结所致的声音嘶哑、失音症。

【按语】本方应与上方互参。

## 加味二陈汤

【组成】昆布 20 克　海藻 20 克　陈皮 10 克　茯苓 10 克　半夏 10 克

苍术 6 克　白术 6 克　枳实 6 克　白芥子 6 克　甘草 6 克　五味子 3 克　煅瓦楞 15 克　夏枯草 15 克

【用法】水煎，日 1 剂，分 2 次温服。

【功能主治】燥湿化痰，软坚散结。主治由声带小结或息肉引起的失音症。

【注意事项】禁止吸烟饮酒和辛辣刺激性食物。

### 加味麦门冬汤

【组成】麦门冬 15 克　粳米 15 克　天花粉 10 克　百合 10 克　人参 5 克　诃子 5 克　半夏 3 克　木蝴蝶 3 克　甘草 3 克　大枣 10 枚　蝉蜕 5 克

【用法】水煎，日 1 剂，分 2 次温服。

【功能主治】养阴润肺，清热利咽。主治声嘶，属肺燥阴虚型。

【加减法】患者若虚火明显，宜加元参、知母、黄柏；瘀血明显者，可加赤芍药、牡丹皮、茜草。

### 石菖蒲复音汤

【组成】石菖蒲 12 克　藿香 12 克　元参 12 克　甘草 6 克　板蓝根 12 克　桔梗 10 克　射干 10 克

【用法】水煎，日 1 剂，分 2 次温服。

【功能主治】清热利咽，化湿祛痰。主治肺热痰浊型失音症。

【注意事项】禁止吸烟饮酒和辛辣刺激性食物。

【按语】本方养阴清肺、化痰散结治疗肺热痰浊型失音症。

## 十六、牙痛

【辨病与辨证】

常见的牙痛有牙髓炎、根尖周炎、牙周炎、三叉神经痛等。牙髓炎多由龋齿引起，受冷热刺激疼痛加剧；根尖周炎一般可见龋齿、牙折裂引起，有时可伴发颌下淋巴结肿、压痛；牙周炎多见牙龈红肿、溢脓、出血，可伴发牙松动、无力。治疗往往以止痛为主，或去医院手术治疗。

### 牙痛得效方

【组成】生地黄 30 克　山药 15 克　山茱萸 6 克　茯苓 10 克　泽泻 10 克

牡丹皮 12 克　丹参 30 克　金银花 12 克　骨碎补 15 克

【用法】水煎，日 1 剂，分 2 次温服。

【功能主治】养阴解毒。主治肾阴虚牙痛。

【按语】本方适于下门齿痛，症见舌质红，脉细数。

## 治牙病方

【组成】基本方：石膏 6 克　生地黄 18 克　荆芥 9 克　防风 9 克　牡丹皮 9 克　甘草 6 克　青皮 5 克

【用法】水煎，日 1 剂，分 2 次温服。

【功能主治】本方加减可治疗各种牙痛。

【加减法】根据病情加味：①上门齿痛，心火，加半夏、麦门冬。②下门齿痛，肾火，加知母、黄柏。③两边上痛，胃火，加白芷、川芎。④两边下痛，脾火，加白芷、白芍药。⑤左边上痛，胆火，加羌活、龙胆草。⑥左边下痛，肝火，加柴胡、栀子。⑦右边上痛，肠火，加枳壳、大黄。⑧右边下痛，肺火，加桔梗、黄芩。

【注意事项】轻者 1 剂，重者 2 剂，孕妇忌用牡丹皮、川芎、大黄。

# 第十七章　骨关节疾病

## 一、颈椎病

**【辨病与辨证】**

颈椎病曾经称为颈肩综合征，是由颈椎及其周围软组织发生病理改变并引起压迫或刺激性临床症状。比如，出现椎间盘、后纵韧带、黄韧带、脊髓鞘膜等对颈神经根、颈椎、椎动脉及交感神经的压迫，以超过 40 岁以上的中老年更为常见。由于颈部受压部位不同，临床上可分为神经根型、脊髓型和椎动脉型颈椎病。中医学认为，此病主因络脉瘀阻，风寒湿邪入侵，痹阻太阳经脉，精髓不通或气血不足，从而导致筋脉失养，肾虚精亏，髓不养骨。治疗时，应选用解肌通脉，缓急止痛，舒筋活血，化痰宁心的方剂。

### 颈椎 1 号

**【组成】**葛根 30 克　桂枝 20 克　白芍药 30 克　炙甘草 10 克　麻黄 6 克生姜 12 克　大枣 7 枚

**【用法】**水煎，日 1 剂，分 2 次温服。或散剂服，每服 6 克，日 2 次。

**【功能主治】**解肌通脉，缓急止痛。主治颈椎病。

**【按语】**本方用于风寒入侵，痹阻太阳经脉，精髓不通或气血不足型颈椎病。此方发散风寒，缓急止痛。

### 颈椎 2 号

**【组成】**白芍药 240 克　甘草 30 克　伸筋草 90 克　葛根、乳香、没药、桃仁、红花各 60 克

**【用法】**共研细粉，每服 6 克，日 2 次。

【功能主治】缓急止痛，舒筋活血。主治神经根型颈椎病。

【按语】此方用于太阳经因络脉痹阻，气血不通型颈椎病。本方舒筋活络，化瘀通络止痛。

## 定眩汤

【组成】天麻9克　半夏9克　全蝎9克　僵蚕9克　白芍药24克　钩藤20克　茯苓15克　丹参30克　首乌藤24克

【用法】水煎，日1剂，分2次温服。

【功能主治】平肝息风，化痰宁心。主治椎动脉型颈椎病，症见项强背痛，眩晕，恶心呕吐，头疼耳鸣，视物模糊等。

【按语】本方用于痰饮上逆所致的椎动脉型颈椎病兼眩晕患者。

# 二、落枕

**【辨病与辨证】**

落枕又称"失枕"，是因睡眠姿势不端或颈部受风受凉引起的颈项疼痛，以至于出现不能随意转动，可发生在任何年龄阶段，并以春冬两季发病居多。患者起病较急，时常于睡眠后突然感觉一侧颈部酸痛或活动不便，并向上肢或肩部放射，严重者甚至造成头部歪向另一侧，然而，经X线摄片或CT扫描无异常发现。中医学认为，本病是因睡眠姿势不当，颈部血流不畅或风寒侵袭，痹阻经络所致。治疗时，须选用祛风散寒，行气活血，温经止痛的方剂。

## 加味芍甘汤

【组成】葛根20克　木瓜15克　防风12克　威灵仙12克　白芍药20克　甘草10克

【用法】水煎，日1剂，顿服。

【功能主治】祛风散寒，舒筋通络。主治风寒痹阻型落枕，症见肩背疼痛，拘急麻木，舌质淡，苔薄白，脉弦紧。

【加减法】寒重者，宜加桂枝；久病或外伤者，可加地龙、没药。

## 加减益气汤

【组成】黄芪12克　人参12克　升麻9克　葛根9克　白芍药3克

【用法】水煎，日 1 剂，顿服。

【功能主治】益气养血，解痉止痛。主治各种不同类型的落枕，症见恶风畏寒，肩部隐痛，舌质淡，苔白，脉缓。

【按语】本病是因睡眠姿势不当，颈部血流不畅，痹阻经络所致。首先要改变不正确的睡姿，结合药物治疗。

### 刀豆壳汤

【组成】刀豆壳 15 克　羌活 9 克　防风 9 克

【用法】水煎，日 1 剂，顿服。

【功能主治】疏风通络。主治风寒痹阻型落枕，症见肩背疼痛，恶风，头痛不舒，舌淡，苔白，脉弦紧。

【按语】本病是因睡眠姿势不当，颈部血流不畅或风寒侵袭，痹阻经络所致。本方是祛风散寒，行气活血，温经止痛的方剂。

## 三、肩关节周围炎

【辨病与辨证】

肩关节周围炎，简称肩周炎，又称"冻结肩"或"漏肩风"，指以肩关节疼痛和活动性强直为主要表现的一种临床综合征，易发生在 50 岁左右的中年人，女性多于男性。中医学认为，本病是由肝肾亏虚，气血虚弱，血不荣筋，外伤后遗，痰浊瘀阻，复感风寒湿邪所致，从而造成患者血流不畅，筋脉拘挛，治疗时应选用祛风胜湿，益气活血，温经散寒，祛风活络之类的方剂。

### 蠲痹汤

【组成】羌活 25 克　黄芪 30 克　防风 20 克　当归 20 克　姜黄 15 克赤芍药 15 克　甘草 5 克　生姜 10 克

【用法】水煎，日 1 剂，分 2 次温服。

【功能主治】祛风胜湿，益气活血。主治肩周炎。

【加减法】畏寒较剧时，宜加桂枝、制川乌、制草乌各 10 克；肩部痛甚时，可加没药、乳香各 10 克；屈伸不利时，须加木瓜、防己各 15 克；若偏于气虚应加重黄芪，再加肉苁蓉、巴戟天等；血瘀明显，可加红花、桃仁。

## 温通活血汤

【组成】鸡血藤30克　黄芪20克　海风藤25克　桑枝25克　制川乌8克　制草乌8克　细辛6克　附子15克　路路通15克　川芎15克　当归15克　羌活15克　姜黄15克　红花15克　地龙12克　桂枝12克　炙甘草10克

【用法】水煎，日1剂，分2次温服。川乌、草乌、附子先煎2小时。

【功能主治】温经散寒，祛风通络。主治肩周炎。

【按语】本病是由肝肾亏虚，气血虚弱，血不荣筋，痰湿痹阻，复感风寒湿邪所致。本方用于风、寒、湿邪所致的肩凝病。

## 秦艽木瓜酒

【组成】透骨草30克　鸡血藤30克　木瓜20克　秦艽10克　制川乌10克　制草乌10克　郁金10克　羌活10克　川芎10克　全蝎2克　红花8克

【用法】上药浸入1000毫升高度白酒中，半个月后即可服用，每晚服15~30毫升

【功能主治】祛风胜湿，通络止痛。主治肩周炎。

【按语】本方可与上方互参。

# 四、肱骨外上踝炎

【辨病与辨证】

肱骨外上踝炎是一种以提物或前臂扭转时疼痛明显加重为主的综合征，其病理改变是肱骨外上踝以及前臂上端伸肌的炎症，常见于家庭主妇、网球运动员和计算机操作人员等，因局部肌肉组织等过度疲劳而导致的慢性炎症。主要症状是局部酸痛无力，提物或扫地时酸痛明显加重，查体局部微热有压痛，但不红不肿，如长期不得治疗，有可能导致轻度骨骼肌萎缩。中医学认为，此病产生除由于腕及前臂长期劳累外，还可能与气血亏虚，血不荣筋相关。据此，须依据以下分型辨证论治：①风寒阻络型，出现肘部酸痛，麻木，伸屈不便，遇寒加重，得温缓解，苔薄白，脉弦紧或浮紧。②气血亏虚型，病程较长，肘部酸痛反复发作，提物无力，喜按喜揉，面色苍白，舌质淡，苔白，脉沉细。③湿热内蕴型，以肘外侧疼痛明显，有微热、局部压痛、活

动后减轻、可伴口渴不饮、苔厚腻、脉濡数。

## 仙鹤草汤

【组成】仙鹤草 30 克　桑枝 30 克　忍冬藤 30 克　白芍药 20 克　姜黄 9 克

【用法】水煎，日 1 剂，顿服。

【功能主治】祛风散寒，除湿通络。主治风寒阻络型肱骨外上踝炎，症见肘部酸痛，拘急麻木，屈伸不利，喜温，苔白厚、脉弦紧。

【按语】本方可与上方互参，或合方。

## 舒筋活络汤

【组成】羌活 12 克　杜仲 10 克　威灵仙 15 克　徐长卿 15 克

【用法】水煎，日 1 剂，顿服。

【功能主治】祛风散寒，除湿通络。主治风寒阻络型肱骨外上踝炎，症见肘部酸痛、麻木、屈伸不便、遇寒加重，苔薄白或薄腻、脉弦紧。

【按语】此病除由于腕及前臂劳累外，还可能与气血亏虚、血不荣筋相关。本方用于风寒阻络型，症见遇寒加重，得温缓解，苔薄白，脉弦紧或浮紧。

## 黄芪川芎汤

【组成】黄芪 20 克　大血藤 15 克　当归 9 克　川芎 9 克　白芍药 9 克

【用法】水煎，日 1 剂，顿服。

【功能主治】补益气血，活血通络。主治气血亏虚型肱骨外上踝炎，症见病程较久，肘部酸痛反复发作，提物无力，喜按喜揉，面色苍白，舌质淡，苔白，脉沉细。

【按语】本方与上方合用较好。

## 芍术玄胡汤

【组成】白芍药 30 克　元胡 30 克　党参 15 克　白术 10 克　甘草 10 克

【用法】水煎，日 1 剂，顿服。

【功能主治】补益气血，活血止痛。主治气血亏虚型肱骨外上踝炎，症见肘部反复发作性疼痛，于活动后加重，以肘外侧面更重，面苍懒言，舌质淡，苔白，脉沉细。

【按语】本方可与上方互参或合方。

# 五、骨质增生症

【辨病与辨证】

骨质增生症主要见于中老年人，是由骨质退行性改变，逐渐形成的刺状或唇样骨质增生。骨刺一旦形成，可对软组织产生机械性刺激。有时还可见于外伤后、出血、肿胀，一并导致局部疼痛不适及不能耐劳累等。因而，患者时常出现错综复杂的临床症状。中医学曾称本病为"骨痹"，治疗时须选用补肾壮骨，活血化瘀，软坚消肿，通经活络的方剂。

## 骨痹四虫汤

【组成】乌蛇 25 克　秦艽 25 克　全蝎 10 克　土元 10 克　穿山甲 10 克当归 15 克　丹参 15 克　狗脊 15 克　木瓜 15 克　补骨脂 20 克　苏木 20 克威灵仙 20 克　蜈蚣 3 条

【用法】水煎，日 1 剂，顿服。

【功能主治】祛风湿，通经络，强筋骨。主治骨质增生症。

【按语】本方补肾壮骨，活血化瘀，软坚消肿，通经活络，用于治疗各种类型骨质增生。

## 白芍木瓜汤

【组成】白芍药 30 克　木瓜 12 克　甘草 12 克　鸡血藤 15 克　威灵仙 15克

【用法】水煎，日 1 剂，分 2 次温服。

【功能主治】祛风通络，缓急止痛。主治骨质增生症。

【加减法】颈椎增生，加葛根 12 克；胸椎增生，宜加狗脊 12 克；腰椎增生，宜加杜仲 12 克、牛膝 12 克。

# 六、急性腰扭伤

**【辨病与辨证】**

急性腰扭伤多由姿势不正确、用力过度、腰部肌肉用力失调等原因所致，临床表现为肌肉、韧带、筋膜甚至椎间关节过度牵拉或扭伤，患者出现持续性剧痛、活动时加重，口服一般镇痛药无效。中医学认为，本病乃跌仆闪挫，从而导致局部气滞血瘀、经脉受阻、不通则痛，治疗的基本原则是行气活血、化瘀止痛，或者"从风论治"，并且及时采用舒筋活络手法予以"理筋"，否则缓解疼痛仍有一定困难。

## 身痛逐瘀汤

**【组成】** 川芎12克　羌活9克　没药9克　当归9克　五灵脂9克　桃仁9克　香附9克　牛膝9克　地龙9克　秦艽6克　红花6克　甘草6克

**【用法】** 水煎，日1剂，分2次温服。

**【功能主治】** 行气活血，通络止痛。主治急性腰扭伤。

**【加减法】** 老年体弱者，须加黄芩、党参；局部痛剧时，宜加元胡、重楼。

## 插骨散

**【组成】** 白术、白芍药、川芎、肉桂、牛膝、木香、乳香、甘草各5克

**【用法】** 水煎，日1剂，分2次温服。

**【功能主治】** 行气活血，缓解止痛。主治急性腰扭伤。

**【按语】** 本病因跌仆闪挫，从而导致局部气滞血瘀、经脉受阻、不通则痛，治疗的基本原则是行气活血、化瘀止痛。

## 治腰扭伤验方

**【组成】** 海风藤15克　续断15克　牛膝15克　桑寄生15克　独活10克　防风10克　元胡10克　降香10克　枳壳10克　细辛3克　小茴香5克　甘草5克

**【用法】** 水煎，日1剂，分2次温服。

**【功能主治】** 祛风通络，补肾强筋。主治急性腰扭伤。

【按语】本方行气活血，化瘀止痛，祛风通络，缓解疼痛，用于治疗各种情况的急性腰扭伤。

# 七、腰椎间盘突出症

### 【辨病与辨证】

中医学认为，此病是因经脉痹阻所致，辨证论治要以除痹通络为主。①瘀血内阻型，患者痛有定处，日轻晚重，俯仰旋转受限，舌暗紫，有瘀斑，脉弦紧或濡缓。②湿热风蕴型，患者出现腰疼腿软，阴雨天疼痛加重，活动后减轻，伴恶热口渴、小便赤少、苔厚腻、脉濡或弦数。③风湿痹阻型，出现腰腿冷痛，转侧不便，阴雨天加重，肢体发凉，舌淡、苔白腻、脉沉紧或濡缓。④肝肾亏虚型，患者腰酸腿软，动重卧轻，心烦失眠，阳痿早泄，妇女带下清稀，舌质红，苔少，脉弦细数。

## 麻薏参甘汤

【组成】麻黄 15 克　薏苡仁 40 克　党参 15 克　甘草 12 克　木通 12 克

【用法】水煎，日 1 剂，分 2 次温服。

【功能主治】祛风散寒，渗湿止痛。主治寒湿痹阻型椎间盘突出症，症见腰腿冷痛，游走不定，转侧不便，阴雨加重，恶寒怕冷，舌质淡，苔薄白，脉弦。

【注意事项】方中麻黄易导致服药者心率加快，故不适于癫痫，神经官能症和严重高血压、心脏病患者服用。

## 蝎蛇散

【组成】乌梢蛇、蜈蚣、全蝎各 10 克

【用法】共研细粉，分为 8 包，每服 1 包，首日 2 次，次日起日 1 次。

【功能主治】活血化瘀，通络止痛。主治不同程度的坐骨神经痛，症见腰腿痛、日轻夜重、舌质紫暗、有瘀斑、脉涩或弦紧。

【按语】本方用于湿、瘀内阻型之腰椎间盘突出压迫坐骨神经痛。此方活血化瘀，通络止痛效果良好。本方具有药简力专服用方便的特点。

## 五虎散

【组成】地龙 21 克　全蝎 9 克　山甲珠 9 克　乌蛇 9 克　土元 9 克

【用法】急性期煎服，日 1 剂，顿服；慢性期制粉口服，每服 3 ~ 4 克，日 2 次。

【功能主治】活血化瘀，舒筋通络。主治血瘀阻络型椎间盘突出症。症见腰腿刺痛，日轻夜重，腰部板硬，痛处拒按，舌质紫暗，苔薄腻，脉弦紧或涩。

【按语】本方可与上方互参。

## 加味芍药甘草汤

【组成】白芍药 15 克　牛膝 10 克　当归 10 克　杜仲 10 克　地龙 10 克　甘草 10 克

【用法】水煎，日 1 剂，顿服。

【功能主治】补益肝肾，固本止痛。主治肝肾亏虚型椎间盘突出症，症见腰腿酸痛，无力，活动后更甚，男性阳痿早泄，女性带下清稀，舌质淡，脉沉细。

【按语】本方补益肝肾，通络止痛。多用于老年体弱者。

# 八、足跟痛症

【辨病与辨证】

足跟痛症主要是指跟骨底面由慢性损伤引起的疼痛，部分患者还可伴有跟骨结节部前缘骨刺。本病起病缓慢，在晨起站立时疼痛较重，行走片刻后可以减轻，若行走时间过长，又会使局部疼痛加重，检查时足跟底部压痛明显。治疗时应选用活血止痛，补肾壮骨类方剂。

## 加味活络效灵丹

【组成】当归 15 克　丹参 15 克　牛膝 15 克　威灵仙 15 克　鹿角霜 15 克　续断 15 克　五加皮 15 克　乳香 10 克　没药 10 克　木瓜 10 克

【用法】水煎，日 1 剂，分 2 次温服。

【功能主治】补肾壮骨，活血止痛。主治足跟痛。

【加减法】若阴虚者，宜加石斛 15 克、生地黄 15 克、黄柏 12 克；气虚者宜加党参、黄芪各 12 ~ 15 克。

# 九、软组织挫伤

## 【辨病与辨证】

软组织挫伤多因跌仆、压轧、挤扭等外力作用于人体，损及脉络，从而导致血流瘀滞或脉络破损，血溢脉外，瘀血聚积皮肤、筋膜、肌腠之间，造成局部肿胀疼痛，皮肤瘀紫。因此，行气活血、消肿止痛是本病的基本治疗原则，有郁热者伍用凉血散瘀药，出现寒滞者可伍用温经通络等中药。如果患者发生严重膝关节软组织损伤，还可出现膝关节渗出性滑膜炎、关节腔积液等，由此也可产生膝部肿胀、疼痛和活动受限等。急性期治疗要限制活动、加强休息，抽出瘀血后采取加压和包扎治疗。

### 苓薏渗湿汤

【组成】茯苓 20 克　薏苡仁 40 克　黄芪 45 克　白术 10 克　木瓜 10 克

【用法】水煎，日 1 剂，顿服。

【功能主治】利水渗湿，通络消肿。主治慢性膝关节滑膜炎，症见膝关节反复发作性肿痛、局部可触及棉絮状波动、舌质淡、苔白腻、脉弦滑。

【按语】本病是由外力所致络脉受损，瘀血与湿浊瘀积导致肿痛。本方能利水渗湿，通络消肿止痛。

### 活络祛痛膏

【组成】赤芍药、大黄、五倍子、没药、元胡、樟脑各等份

【用法】共研细粉，用凡士林调膏，摊敷患处，固定，每日换药 1 次。

【功能主治】行气活血，消肿止痛。主治各类软组织挫伤。

【按语】本方可与复元活血汤内服外用联合治疗。

### 桂芍知母汤

【组成】桂枝 12 克　白芍药 12 克　知母 12 克　防风 12 克　白术 15 克

【用法】水煎，日 1 剂，顿服。

【功能主治】清热利湿，活血消肿。主治湿热内蕴型膝关节滑膜炎，症见局部红、肿、热、痛、拒按、关节活动受限、舌质红、苔黄腻、脉濡数。

【按语】本病是由外力所致膝关节软组织损伤而导致膝部肿胀，疼痛和活

动受限等。本方能清热利湿，活血消肿止痛。

## 复元活血汤

【组成】柴胡10克 当归10克 天花粉15克 桃仁10克 红花6克 山甲珠6克 大黄6克 甘草3克

【用法】水煎，日1剂，分2次温服，或加黄酒兑服。

【功能主治】疏肝通络，活血祛瘀。主治跌打损伤，瘀血留积胁部引起的胸胁疼痛等症。

【加减法】方中行气药较少，用时可酌加川芎、郁金、乳香、没药、土元、元胡等行气活血之品，使气行血活，增强疗效。

【按语】本方是伤科常用的内服方剂。治疗各种跌打损伤，瘀血肿痛，特别是胸胁疼痛的常用要方，尤其是软组织扭挫伤所致的积瘀疼痛等症。

## 血府逐瘀汤合复元活血汤

【组成】当归12克 生地黄12克 桃仁10克 红花10克 甘草6克 枳壳6克 柴胡6克 川芎10克 桔梗6克 牛膝12克 大黄10克 穿山甲6克 天花粉10克 赤芍药10克

【用法】水煎，日1剂，分2次温服。

【功能主治】疏肝通络，活血祛瘀。主治胸中淤血症及跌打损伤胁下瘀血证，症见头痛，胸痛，胁下疼痛，痛不可忍，日久不愈，痛如针刺，痛有定处，或急躁善怒，或心悸失眠，或内热瞀闷，或入暮潮热，或呃逆日久，饮水即呛，干呕，舌质暗红，舌边有瘀点或瘀斑，唇暗或两目暗黑，脉弦紧或涩。

【加减法】可酌加川芎、郁金、乳香、没药、元胡等行气药。穿山甲可用皂角刺代替。

【按语】本方治疗因跌打损伤所致的胁部瘀血疼痛不可忍，比单用复元活血汤效果好。还可用于各种外伤瘀血肿痛，尤其是软组织扭挫伤所致的积瘀疼痛等症。

# 十、梨状肌综合征

## 【辨病与辨证】

现代医学证明，坐骨神经分支与其走行均距梨状肌较近。因此，一旦出现梨状肌损伤、变性，就易于使坐骨神经受到压迫，从而导致患者一侧臀和腿部疼痛。例如，发生髋部扭转时，梨状肌猛然收缩或其关节突然内收内旋，都能导致急性梨状肌损伤，发生局部充血、水肿、痉挛等，此类刺激即可压迫与之相邻的坐骨神经，出现臀与腿部疼痛，甚至发生麻木、跛行、双下肢屈曲困难、夜间影响睡眠等。中医学认为，此病主因瘀血内阻，经络不通所致，其次还可能由先天不足，肝肾不足引起，治疗重点应当选用活血化瘀，通络止痛的方剂。

## 五味煎加味

【组成】赤芍药、甘草、牛膝、木瓜、鸡血藤各15克

【用法】水煎，日1剂，顿服。

【功能主治】活血化瘀，通络止痛。主治气滞血瘀型梨状肌综合征，症见臀痛如锥刺，拒按，并向大腿内侧和足跟处放射，活动时加重，舌暗红，苔黄，脉弦。

【按语】此病主因瘀血内阻，经络不通所致，其次还可能由先天不足，肝肾不足引起。本方能活血化瘀、通络止痛。

## 葛根汤

【组成】葛根12克　白芍药12克　麻黄9克　桂枝6克　甘草6克

【用法】水煎，日1剂，顿服。

【功能主治】疏风散寒，缓急解痉。主治风寒湿阻型梨状肌综合征，症见臀腿疼痛屈伸受限，肢体发凉，畏冷，舌淡苔白，脉濡缓。

【按语】本方用于风寒湿阻于梨状肌部位的经络而致的疼痛。此方能疏风散寒，解痉止痛。

## 二泽龙虎汤

**【组成】** 泽兰 15 克　泽泻 15 克　赤芍药 15 克　元胡 15 克　地龙 10 克

**【用法】** 水煎，日 1 剂，顿服。

**【功能主治】** 活血化瘀，缓急解痉。主治梨状肌综合征及其他软组织损伤。症见臀痛，拒按，疼痛向足部放射，痛处固定，舌淡红，苔微黄，脉濡。

**【按语】** 本方用于瘀血内阻，经络不通所致的本病。此方活血化瘀，通络止痛。

## 加味二妙汤

**【组成】** 苍术 10 克　黄柏 10 克　当归 12 克　防己 12 克　牛膝 10 克

**【用法】** 水煎，日 1 剂，顿服。

**【功能主治】** 清热利湿，活血通络。主治湿热蕴蒸型梨状肌综合征，症见臀腿灼痛，腿软无力，关节重着，口渴不欲饮，小便赤黄，舌淡、苔黄腻、脉滑数。

**【按语】** 本方用于湿热为主因的本病。症见红肿热痛为主的诸征。此方清热利湿，活血止痛。

# 十一、外伤性骨折

### 【辨病与辨证】

人体共有 206 块骨骼，其中包括颅骨 29 块、四肢骨 126 块、躯干骨 51 块，当各个相应的部位遭受外力伤害时，可使骨骼的完整性和连续性遭到破坏，这就是人们一般所说的骨折。对骨折患者，中医学常采用手法复位，小夹板局部固定，中药外敷，中药内服和及时进行功能锻炼等综合疗法，即能获得比较满意的治疗效果。临床常见的闭合骨折通常分 3 期实施中药疗法：初期局部瘀血凝结，肿胀疼痛，宜采用行气活血，治宜消肿止痛法；中期瘀化肿消，此时骨折断端已初步链接，治宜接骨续筋、和营通络；后期是骨折最终愈合阶段，治宜补益肝肾，益气养血。治疗时应临证酌情灵活掌握。

## 川红接骨汤

**【组成】** 当归 9 克　土元 9 克　骨碎补 9 克　续断 9 克　鸡血藤 9 克　杜

仲9克　煅自然铜12克　接骨木6克　牛膝6克　赤芍药5克　白芍药5克　红花5克

【用法】水煎，日1剂，分2次温服。药渣可水煎洗患处。

【功能主治】补肾养骨，活血通络。用于骨折或骨损伤。

【按语】本方用于骨折愈合阶段。此方补益肝肾，益气养血，活血通络，促使愈合。

## 平乐接骨丹

【组成】三七9克　土元9克　龙骨15克　自然铜15克　乳香5克　没药5克　麝香0.3克

【用法】共研细粉，装入0号胶囊，每服1.5克（约3粒），日3次。

【功能主治】活血化瘀，消肿止痛。主治骨折瘀滞疼痛。

【按语】本方用于初期局部瘀血凝结，肿胀疼痛。此方采用行气活血，消肿止痛法治疗骨折瘀滞疼痛。

## 生骨活血散

【组成】紫河车20克　三七20克　鹿茸15克　蟹粉20克

【用法】共研细粉，装0号胶囊，每服4粒，日2次。

【功能主治】补肾养血，活血通络。主治骨折中、后期，症见疼痛明显，肿胀开始消退，肢体仍不能活动，肌肉萎缩，骨折愈合迟缓者。

【按语】本方可与川红接骨汤互参。

## 股骨颈接骨验方一

【组成】当归9克　桃仁9克　牛膝9克　络石藤9克　丹参9克　苏木9克　土元9克　红花4.5克　川芎4.5克　乳香4.5克　没药4.5克　陈皮4.5克　枳壳4.5克

【用法】水煎，日1剂，分2次温服。

【功能主治】活血化瘀，消肿止痛。主治骨折初期，瘀血内结型。

【按语】本方可与平乐接骨丹互参。

## 股骨颈接骨验方二

【组成】当归9克　熟地黄9克　白芍药9克　川芎9克　党参6克　黄

芪6克　续断9克　桑葚9克　补骨脂9克　仙灵脾9克　鸡血藤9克　秦艽5克　陈皮5克

　　【用法】水煎，日1剂，分2次温服。

　　【功能主治】补肝肾，健筋骨。主治骨折后期。

　　【按语】本方可与川红接骨丹互参。

# 参 考 资 料

1. 孙家和. 常用中药三百味. 北京：学苑出版社，2022.

2. 李可著述，孙其新主编. 李可医论专辑. 北京：人民军医出版社，2014.

3. 李可. 李可老中医急危重症疑难病经验专辑. 太原：山西科学技术出版社，2002.

4. 南京中医药大学编著. 中药大辞典（第二版）. 上海：上海科学技术出版社，1977.

5. 陆渊雷. 金匮要略今释. 北京：人民卫生出版社，1957.

6. 〔明〕李时珍. 本草纲目. 重庆：重庆大学出版社，2004.

7. 〔民国〕盐山张锡纯寿甫. 医学衷中参西录. 石家庄：河北人民出版社，1957.

8. 湖北中医学院. 伤寒论. 北京：人民卫生出版社，1978.

9. 周仲瑛. 常见病中医临床手册（修订版）. 北京：人民卫生出版社，1995.

10. 〔清〕吴谦等. 医宗金鉴. 北京：人民卫生出版社，1993.

11. 吴大真等. 名中医肿瘤科绝技良方. 北京：科学技术文献出版社，2010.

12. 夏桂成. 夏桂成实用中医妇科学. 北京：中国中医药出版社，2009.

13. 王雨三. 治病法规. 上海：上海中医书局，1955.

14. 〔明〕傅仁宇. 审视瑶函. 上海：上海人民出版社，1977.

15. 刘玉洁，张军，王清. 临证心语. 北京：中国中医药出版社，2016.

16. 〔清〕傅山. 傅青主女科. 天津：天津科学技术出版社，2011.

17. 韩百灵. 百灵妇科. 哈尔滨：黑龙江人民出版社，1983.

18. 〔明〕薛己. 校注妇人良方. 太原：山西科学技术出版社，2012.

19. 〔明〕张介宾. 景岳全书. 北京：人民卫生出版社，1991.

20. 〔唐〕王焘. 外台秘要. 北京：人民卫生出版社，1982.

21. 北京中医医院，北京市中医学校. 中医原著选读. 北京：人民出版社，1978.

22. 山东省卫生厅. 山东省中医验方汇编. 济南：山东人民出版社，1959.

23. 李秋艳. 翁维良活血化瘀十二法. 北京：人民卫生出版社，2016.

24. 山东中医学院中药方剂教研室. 方剂学. 济南：山东人民出版社，1976.

25. 〔清〕黄元御著，孙洽熙校注. 四圣心源. 北京：中国中医药出版社，2009.

26. 论敏. 黄帝内经（文白对照本）. 北京：宗教文化出版社，2003.

27. 大塚敬节等著，唐正有译．中医诊疗要览．北京：人民卫生出版社，1955.

28. 周仲瑛，于文明．得配本草．长沙：湖南科学技术出版社，2014.

29. 〔清〕徐灵胎．神农本草经百种录．北京：中国医药科技出版社，2017.

30. 叶橘泉．现代实用中药（增订本）．上海：上海千顷堂书局，1955.

31. 胡定邦．温病学．北京：中医古籍出版社，1987.

32. 〔五代〕李殉著，尚志钧辑校．海药本草（辑校本）．北京：人民卫生出版社，1997.

33. 〔明〕陈嘉谟．本草蒙筌．北京：中医古籍出版社，2009.

34. 中医研究院中药研究所．中药制剂手册．北京：人民卫生出版社，1978.

35. 张丰强，郑英．首批国家级名老中医效验秘方精选．北京：国际文化出版公司，1996.

36. 杨仓良等．毒剧中药古今用．北京：中国医药科技出版社，1993.

37. 〔明〕李中立．本草原始．北京：人民卫生出版社，2007.

38. 吴玉生，柳青，陈琳主编．常见病中医处方手册．北京：化学工业出版社，2013.

39. 李志更等．名中医老年常见病特效方．北京：化学工业出版社，2017.

40. 〔明〕缪希雍著，李玉清等校注．神农本草经疏．北京：中国医药科技出版社，2011.

41. 〔明〕王肯堂著，江一平，戴祖铭点注．灵兰要览．南京：江苏科学技术出版社，1987.

42. 陆渊雷．伤寒论今释．北京：人民卫生出版社，1957.

43. 岳鑫，张弘．中国历代名医名方全书．北京：中国画报出版社，2003.

44. 陈蔚文主编．中药学（第2版）．北京：人民卫生出版社，2013.

45. 张谷才．张谷才临证集．石家庄：河北科学技术出版社，2004.

46. 窦志芳．医林改错注释及临床应用．太原：山西科学技术出版社，2006.

47. 〔清〕黄元御．玉楸药解．北京：中国医药科技出版社，2017.

48. 〔南朝〕陶弘景．名医别录辑校本．北京：中国中医药出版社，2013.

49. 〔明〕刘文泰．品汇精要．北京：北京科学技术出版社，2019.

50. 张弘．名医效方999．北京：中国中医药出版社，2003.

51. 〔清〕张山雷．本草正义．太原：山西科学技术出版社，2013.

52. 常敏毅．日华子本草辑注．北京：中国医药科技出版社，2016.

53. 彭用光．简易普济良方．北京：中国中医药出版社，2015.

54. 章恪．内经名言三百句．北京：学苑出版社，2005.

55. 单书健，陈子华．古今名医临床金鉴·心悸怔忡卷．北京：中国中医药出版社，1999.

56. 〔清〕郭佩兰．本草汇．北京：中医古籍出版社，2012.

57. 韩学杰，李成卫．沈绍功验案精选．北京：学苑出版社，2007.

58. 北京中医医院．赵炳南临床经验集．北京：人民卫生出版社，1975.

59. 〔明〕倪朱谟．本草汇言．上海：上海科技出版社，2005.

60. 〔清〕陈士铎著，柳长华等校注．本草新编．北京：中国中医药出版社，2018.

61. 马继兴主编．本草经辑注．北京：人民卫生出版社，2013.

62. 〔唐〕甄权撰，尚志钧辑释．药性论（辑释本）．合肥：安徽科学技术出版社，2006.

63. 〔明〕贾所学．药品化义．北京：中国中医药出版社，2013.

64. 〔金〕李东垣著，靳国印校注．脾胃论（第二版）．北京：中国医药科技出版社，2019.

65. 〔清〕黄宫绣著．本草求真．北京：中国中医药出版社，2008.

66. 〔明〕李梴．医学入门．北京：人民卫生出版社，2006.

67. 〔明〕张景岳．本草正．北京：中国医药科技出版社，2017.

68. 汪文娟．中医常用方药点津．上海：同济大学出版社，2005.

69. 〔清〕徐大椿．医学源流论．北京：人民卫生出版社，2007.

70. 〔唐〕苏敬等．新修本草．贵阳：贵州科技出版社，2018.

71. 〔元〕忽思慧．饮膳正要译注．上海：上海古籍出版社，2014.

72. 高学敏．药性赋白话解（第四版）．北京：人民卫生出版社，2013.

73. 〔唐〕孙思邈．千金方．北京：中国文史出版社，2003.

74. 〔清〕汪昂撰．本草备要．北京：人民卫生出版社，2005.

75. 〔元〕王好古．汤液本草．北京：中国中医药出版社，2018.

76. 〔清〕张璐撰，刘从明校注．本经逢原．北京：中医古籍出版社，2017.

77. 〔清〕汪绂．医林纂要探源．北京：中国中医药出版社，2015.

78. 〔清〕赵其光．本草求原．广州：广东科技出版社，2018.

79. 〔明〕龚廷贤．寿世保元．北京：人民卫生出版社，2014.

80. 〔唐〕孙思邈．千金翼方．北京：中国医药科技出版社，2007.

81. 〔清〕黄元御．长沙药解．北京：中国医药科技出版社，2017.

82. 〔明〕蒋仪撰，丁兆平校注．药镜．北京：中国中医药出版社，2015.

83. 〔清〕邹澍．本经疏证．北京：中国中医药出版社，2015.